DIE PROGRESSIVE PERNIZIÖSE ANÄMIE.

EINE KLINISCHE UND KRITISCHE UNTERSUCHUNG

VON

DR. HERMANN EICHHORST,
A. O. PROFESSOR DER MEDIZIN AN DER UNIVERSITÄT GÖTTINGEN.

MIT 3 LITHOGRAPHIRTEN TAFELN UND MEHREREN HOLZSCHNITTEN.

LEIPZIG,
VERLAG VON VEIT & COMP.
1878.

Druck von Metzger & Wittig in Leipzig.

SEINEM LIEBEN SCHWIEGERVATER

DEM

GEHEIMEN HOFRATH UND PROFESSOR DER CHIRURGIE

HERRN

DR. MED. FRANZ RIED

IN

JENA

WIDMET DIE FOLGENDEN ZEILEN ZUM ZEICHEN TREUER DANKBARKEIT
UND KINDLICHER VEREHRUNG

DER VERFASSER.

Vorwort.

Die nachfolgenden Blätter werden sich mit einer Krankheit beschäftigen, welche, wenn der Ausdruck nicht zu leichtfertig klingen sollte, in mehr als einem Sinne als modern bezeichnet werden darf. Die progressive perniziöse Anämie ist — zum mindesten ihrem Namen nach — ein Kind jüngsten Datums. Innerhalb des sehr kurzen Zeitraumes, seit welchem der neue Name entstanden ist, hat sich die Litteratur fast erstaunlich schnell angehäuft. Jedes Jahr bringt eine Zahl neuer Beobachtungen, und dabei derart, dass bisher die Zahl für jedes Jahr gewachsen ist, je mehr man sich von dem Geburtsjahr der neuen Krankheit entfernte. Man wird hierin den besten Beweis dafür finden, dass die progressive perniziöse Anämie vielfach ein Lieblingsthema moderner klinischer Untersuchung geworden ist.

Eine gute Kasuistik wird bei jeder Krankheit von bleibendem und hohem Werthe sein. Aber es muss derselbe bei einem Leiden um so mehr steigen, welches nur wenig bekannt gewesen ist oder wohl gar erst vor kurzer Zeit entdeckt wurde. Und dennoch wird man sich des Eingeständnisses nicht erwehren können, dass in Bezug auf die progressive perniziöse Anämie die Kasuistik der letzten Jahre eine eintönige Einförmigkeit darbietet, welche zum Verständniss über das Wesen der Krankheit auffällig wenig beigetragen hat. Es muss sich hierbei naturgemäss die Frage aufdrängen, ob der bisher eingeschlagene Weg unter allen Umständen der richtige gewesen ist.

Um nur einen kleinen Beweis dafür zu liefern, wie weit man noch von dem ersten Ziele entfernt ist, diene die Bemerkung, dass man bisher noch immer nicht im Stande gewesen ist, die Krankheit mit unumstösslicher Sicherheit während des Lebens zu diagnostiziren, und dass die Diagnose nur im Verein mit den Ergebnissen der Sektion gestellt werden konnte.

Wenn kein grober Fehler im Urtheil vorliegt, so ist gerade die Kasuistik der neuesten Zeit in Gefahr, auf Abwege zu gerathen, auf welche eine vorurtheilsfreie Kritik aufmerksam machen muss. Es dürfte sich kaum bei einer andern Krankheit eine geringe Abweichung von dem richtigen Pfade schwerer bestrafen als bei der unsrigen.

Die Beobachtungen, auf welchen die im Folgenden niedergelegten Anschauungen basiren, wurden von dem Verfasser in der Zeit gesammelt, in welcher er das Glück hatte, an dem Universitätsklinikum in der Charité zu Berlin, auf der Abtheilung des Geheimen Ober-Medizinalrathes Professor Dr. Frerichs als Assistent zu fungiren. Es ist ihm eine besonders angenehme Pflicht, seinem verehrten Lehrer an dieser Stelle für die Unterstützung mannichfacher Art Dank zu sagen, welche ihm so oft zu Theil geworden ist. Auch bin ich dem ärztlichen Direktor des Charité-Krankenhauses, Herrn Generalarzt Dr. Mehlhausen, zu besonderem Dank verpflichtet, welcher mir die Mittel der grossen Krankenanstalt in der zuvorkommendsten Weise und in grosser Ausdehnung für meine Zwecke zu Gebote stellte.

Die Zahl der eigenen Beobachtungen ist leider eine sehr kleine geblieben. Die Veröffentlichung derselben wäre sicherlich noch weiter hinausgeschoben worden, wenn sich eine einigermaassen sichere Aussicht dargeboten hätte, das kasuistische Material in der nächsten Zeit zu vermehren. Aber hier in Thüringen ist die Krankheit jedenfalls sehr selten zu beobachten, so selten, dass ich sie während eines Jahres ausser in der puerperalen Form niemals habe sehen können. Ausserdem wird man zugestehen müssen, dass bei dergleichen Dingen die Quantität mit der Qualität nur in einem lockeren Zusammenhange steht.

Die fremde Kasuistik habe ich von einem bestimmten Gesichtspunkte ausgehend ziemlich vollständig zu sammeln versucht. Der Leser, welcher sich für das Thema interessirt, wird vielleicht hierfür Dank wissen. Die einzelnen Beobachtungen sind meist so zerstreut, dass es nicht selten sehr schwer hält, sie im Original zu erhalten. Schon jetzt haben sich dadurch, dass einzelne Autoren Referate über Beobachtungen einfach von anderen abdruckten, nicht ganz unerhebliche Fehler in dieselben eingeschlichen. Wenn es trotz grosser Mühe zuweilen nicht gelang, die Originalarbeiten zu erhalten, so ist jedes Mal die Quelle angegeben worden, welcher die kurzen Berichte entlehnt wurden.

Sollten die folgenden Blätter das Resultat erreichen, dass sie der Sache auch nur in Etwas zu Gute gekommen sind, so würden sie ihren Zweck erfüllt haben.

Jena, am 11. Juni 1877.

Der Verfasser.

Inhaltsverzeichniss.

Seite

Vorwort . . . . V—VI

Kapitel I.

Einleitung 1

Kapitel II.

Historisches 10

1. Verzeichniss der Litteratur 10
   a) Moderne Litteratur (BIERMER 1868 — OSLER & GARDNER April 1877) 10
   b) Aeltere Litteratur (BARCLAY 1851 — PHILIPPS 1873) 11
2. BIERMER's Publikationen 13
3. Differenz der Anschauungen zwischen BIERMER und IMMERMANN . . . 15
4. Vervollkommnung des anatomischen Bildes 17
   a) durch PONFICK's Untersuchungen über das Fettherz 18
   b) durch den Fund von Knochenmarksveränderung (FEDE, PEPPER, SCHEBY-BUCH, BRADBURY, COHNHEIM, OSLER & GARDNER) . . . 19
   c) durch anatomische Untersuchung der Netzhaut (MANZ, NYKAMP) . 20
5. Prioritätsfrage 21
   a) ADDISON hat die Krankheit nach PYE-SMITH zuerst beschrieben . . 21
   b) LEBERT's Publikationen und Ansprüche auf Priorität 21
   c) SCHEBY-BUCH's historische Untersuchung 22
   d) ANDRAL hat nach LÉPINE die erste Beschreibung gegeben 23
6. Bezeichnung der Krankheit 23
   a) als progressive perniziöse Anämie (BIERMER) 23
   b) als essentielle Anämie (LEBERT) 23
   c) als Anaematosis (PEPPER) 24
   d) als essentielle maligne oder essentielle febrile Anämie (IMMERMANN) 24
   e) als perniziöse Anämie (QUINCKE) 24
   f) als progressive Anämie (LÉPINE) 24

Kapitel III.

Kritisches 25

Kapitel IV.

Fremde Kasuistik 42

1. Essentielle, primäre, idiopathische progressive perniziöse Anämie (17 Beobachtungen) 43

Seite
2. Sekundäre, symptomatische, deuteropathische progressive perniziöse Anämie . . . 51
a) Im Gefolge von Schwangerschaft und Geburt . . . 51
1) Im Gefolge der Schwangerschaft (19 Beobachtungen) . . . 51
2) Im Gefolge der Geburt (10 Beobachtungen) . . . 61
b) Im Gefolge von Erkrankungen des Darmtraktus (24 Beobachtungen) 66
c) Im Gefolge von Blut- und Säfteverlusten (7 Beobachtungen) . . 77
d) Im Gefolge schlechter äusserer Verhältnisse: schlechte Wohnung, unzureichende Nahrung, Sorgen, Ueberanstrengung etc. (7 Beobachtungen) . . . 81
3. Zweifelhafte Fälle von progressiver perniziöser Anämie . . . 84
a) Beobachtungen, deren Aetiologie sich wegen fehlender Anamnestika nicht fesstellen lässt (5 Beobachtungen) . . . 84
b) Beobachtungen ohne Sektion oder mit Heilung (27 Beobachtungen) 88
4. Beobachtungen mit anatomischen Veränderungen innerer Organe, also nicht zur progressiven perniziösen Anämie gehörig (19 Beobachtungen) 100
5. Anhang . . . 110
Kapitel V.
Krankheitsbild im Allgemeinen . . . 112
a) Klinisches . . . 112
b) Anatomisches . . . 119
Kapitel VI.
Eigene Kasuistik . . . 121
1) Beobachtung I (Fall Grünthal) . . . 121
2) Beobachtung II (Fall Neumann) . . . 128
3) Beobachtung III (Fall Fürstner) . . . 143
4) Beobachtung IV (Fall Heinrich) . . . 156
5) Beobachtung V (Fall Raschewcit) . . . 165
6) Beobachtung VI (Fall Doppel) . . . 174
7) Beobachtung VII (Fall S . . . . . .) . . . 180
Kapitel VII.
Analyse der klinischen Erscheinungen . . . 185
1. Konstitution des Kranken . . . 185
Allgemeine Ernährung . . . 185
Muskulatur . . . 185
Fettpolster . . . 186
Knochensystem . . . 186
Haut . . . 186
Farbe der Haut . . . 187
Oedem der Haut . . . 187
Hämorrhagien der Haut . . . 188
Veränderungen an den Haaren . . . 188
Veränderungen an den Nägeln . . . 189
Ausdünstung der Haut . . . 189
Entzündungen der Haut . . . 190
2. Allgemeinzustand . . . 191
a) Sensorium . . . 191
b) Subjektive Klagen . . . 192

Seite
c) Gesichtsausdruck 193
d) Kräftezustand 193
e) Schlaf 194
f) Körpertemperatur 195
3. Sekrete und Exkrete 198
a) Schweiss 198
b) Speichel 198
c) Thränenflüssigkeit 199
d) Auswurf 199
e) Erbrechen 200
f) Stuhl 201
g) Harn 203
4. Erscheinungen am Nervensystem 212
5. Erscheinungen an den Sinnesorganen 214
a) Auge 214
Netzhaut 215
Oedem 216
Blutungen 216
Brechende Medien 217
Konjunktiven 217
Oedem 217
Blutungen 217
Ikterus 217
Orbitalfettzellgewebe 218
Thränenapparat 218
Muskelapparat 218
b) Gehör 218
c) Geruch 219
d) Geschmack 220
6. Erscheinungen am Zirkulationsapparat 220
a) Herz 221
Herzgegend 221
Spitzenstoss 221
Herzdämpfung 221
Auskultatorische Erscheinungen 222
Systolische Geräusche 222
Diastolische Geräusche 224
b) Periphere Arterien 226
Arteria carotis 226
Arteria brachialis 227
Arteria radialis 227
Aorta abdominalis 227
Arteria cruralis 228
Puls 229
c) Periphere Venen 229
7. Beschaffenheit des Blutes 229
Angaben fremder Autoren 229
Eigene Beobachtungen 235

Seite
8. Erscheinungen am Respirationsapparat 238
a) Lungen, Bronchien, Pleurahöhle 238
b) Nasenhöhle 239
9. Erscheinungen am Darmtraktus 240
a) Mundhöhle 240
b) Magen und Darmkanal 240
c) Appetit und Durst 241
10. Erscheinungen an der Leber 241
11. Erscheinungen an der Milz 242
12. Erscheinungen am Geschlechtsapparat 242
13. Dauer der Krankheit 243
14. Rezidive der Krankheit 244
15. Einfluss von Geschlecht und Alter 245
Einfluss des Geschlechtes 245
Einfluss des Alters 246
16. Geographische Verbreitung der Krankheit 247
Kapitel VIII.
Anatomischer Befund 250
1. Allgemeines 250
2. Haut, Schleimhäute und seröse Häute 251
3. Muskulatur der Extremitäten, des Rumpfes und des Zwerchfelles . . 255
4. Knochensystem 258
5. Nervensystem 259
a) Gehirn 261
1) Hirnhäute 261
2) Hirnsubstanz 265
b) Rückenmark 269
c) Sympathikus 270
d) Periphere Nerven 270
6. Sinnesorgane 270
7. Blut 274
8. Blutbereitende Organe 278
a) Knochenmark 278
b) Milz 283
c) Lymphdrüsen 287
d) Leber 289
9. Organe der Blutzirkulation 293
a) Herz 293
Perikardium 293
Endokardium 295
Myokardium 296
b) Blutgefässe 303
10. Organe der Respiration 305
a) Lungen und Bronchialwege 305
b) Pleurablätter und Pleurahöhle 306
c) Larynx und Trachea 307
d) Schilddrüse 307
11. Organe des Darmtraktus 308

Seite
a) Mundhöhle und Speiseröhre 308
b) Magen 308
c) Dünn- und Dickdarm 310
d) Mesenterialdrüsen 311
e) Leber 311
f) Pankreas 312
g) Netz 312
h) Bauchfell 312
12. Organe des Harn- und Geschlechtsapparates 313
a) Nieren 313
b) Nierenbecken, Ureteren, Blase 315
c) Nebennieren 315
d) Geschlechtsapparat 315

Kapitel IX.
Aetiologie und Wesen der Krankheit 316
Eigene Ansichten 316
Fremde Ansichten 352
Resultat der Untersuchung 353

Kapitel X.
Diagnose der Krankheit 356
Diagnose 356
Differentialdiagnose 357

Kapitel XI.
Prognosis 361

Kapitel XII.
Therapie 363

Erstes Kapitel.

Einleitung.

An allen Veränderungen, welche der thierische Organismus erfährt und vornehmlich an jedem pathologischen Vorgange, welchen er durchzumachen hat, muss das Blut unter allen Umständen den innigsten Antheil nehmen. Man bedenke, wie dieses flüssige Gewebe, wie es Virchow in seiner kurzen und kernigen Sprache so vortrefflich bezeichnet hat, die Elementartheile des Thierkörpers theils direct, theils indirect überallhin umgiebt und umspült, wie es ihnen ununterbrochen Stoffe zum Leben und Aufbau zuführt, um auf der anderen Seite unbrauchbar gewordenes Material von ihnen zu nehmen und zu anderweitiger Verwendung dem allgemeinen Säftestrom von Neuem einzuverleiben — und es wird diese Vorstellung so selbstverständlich, dass es ungerechtfertigt, fast trivial erscheinen müsste, falls man den Versuch wagen wollte, sie durch längere Auseinandersetzungen ausführlicher zu begründen. Die Integrität des Lebens ist an die Integrität des Blutes gebunden, und es gilt heute genau wie vordem im weitesten Sinne des Wortes der uns von den Vorfahren überkommene Satz: sanguis pabulum vitae.

Will man sich über die Rolle, welche das Blut bei den krankhaften Vorgängen im Körper übernimmt, ganz und gar klar sein, so übersehe man nicht, dass ihm physiologisch — wie schon angedeutet — eine zwiefache Aufgabe zufällt. Zufuhr und Abfuhr sind die beiden Funktionen, welche dem Blute unter allen Verhältnissen obliegen und die beiden Faktoren repräsentiren, welche bei jedem Individuum eine bestimmte und geregelte Ordnung innehalten müssen, wenn sich das Leben des Einzelnen auf gesunder Basis entwickeln und auf ihr völlig gedeihen soll.

Nach alledem wird es sofort verständlich, dass man bei der Theilnahme des Blutes an den krankhaften Prozessen des Körpers zwei Gesichtspunkte festhalten und streng von einander scheiden muss, je nachdem das Blut primär oder sekundär erkrankt ist. Es ist, wie ich meine, einleuchtend, dass, wenn das Blut an seiner Bildungsstätte irgend welche anomalen Veränderungen in seiner Konstitution eingeht, der Körper sofort mit krankhaften Erscheinungen antworten muss, indem er — so zu sagen — in seiner Zusammensetzung und Function umgewandeltes Blut darstellt. Wie sollte man sich einbilden können, dass ein Gebäude fest und dauerhaft ist, wenn die Bausteine, aus welchen es aufgerichtet wird, fehlerhaft und gebrechlich sind!

Aber ebenso leicht begreiflich ist es auf der anderen Seite, dass, wenn die Elementartheile des Körpers ohne vorhergegangene Vermittelung des Blutes eine Veränderung ihrer korpuskulären und namentlich ihrer chemischen Zusammensetzung erlitten haben, dennoch das Blut an derselben Theil haben muss, indem es aus ihnen veränderte anomale Stoffe aufnehmen und in den Kreislauf überführen wird. Es ist für diesen Fall seine Betheiligung eine sekundäre geworden.

Die Anschauungen, welche soeben in möglichst kurzen Zügen entwickelt worden sind, werden dem Leser so allbekannt und selbstverständlich vorkommen, dass es ihn vielleicht Wunder nehmen wird, wenn an diesem Orte auf dieselben ein besonderes Gewicht gelegt worden ist. Und dennoch dürften derartige Erörterungen grade in Rücksicht auf den Gegenstand, welchen die nachfolgenden Zeilen als Vorwurf behandeln sollen, nicht ohne jeglichen Nutzen sein. Sehr bald wird es sich zeigen, dass aus der Verwechselung oder doch jedenfalls aus dem sehr wenig präzisen Festhalten des Begriffes von primären und sekundären Erkrankungen des Blutes Irrthümer entstanden sind, welche der Entwickelung der Lehre von der progressiven perniziösen Anämie nicht besonders förderlich gewesen sind.

An das Studium des Blutes müssen sich naturgemäss zweierlei Interessen knüpfen. Dem Chemiker und dem Anatomen, beiden ist das Blut seit jeher Gegenstand besonderer Aufmerksamkeit gewesen, und während jener seine Zusammensetzung unter den verschiedensten Bedingungen zu ergründen suchte, ging dieser mit besonderem Eifer dem Wechsel der Form nach. Im Vergleich zu der langen und grossen Mühe stehen die Endergebnisse dieser Untersuchungen in einem erschrecklichen Missverhältniss, und man wird aus diesem Grunde jedes neue und sichere Resultat — und mag es noch so unscheinbar sein — doppelt hoch zu schätzen haben.

Seitdem Andral und Gavarret zum ersten Male in einer umfassenden Weise den Versuch gemacht haben, die Hilfsmittel der Chemie auf die Analyse des Blutes anzuwenden, haben sich immer und immer von Neuem die Forscher an dieser schwer zu behandelnden Materie versucht. Und dennoch verfügen wir heute über wenig mehr als eine Reihe von Fakta, welche theils in gar keinem, theils nur in einem sehr losen Zusammenhange zu einander stehen. Noch weit entfernt ist man davon, aus dem chemischen Ergebniss die Natur und Erscheinungen einer Krankheit zu begreifen. Es muss hier unwillkürlich die Idee aufsteigen, ob die bisherigen Untersuchungsmittel an sich zu unvollkommen gewesen sind, um diesen Vorgängen und Abweichungen von der Norm bis in das kleinste Detail zu folgen, oder ob die Art ihrer Anwendung, d. h. die Methode der Untersuchung eine unzureichende ist und gewesen ist. Man wird ohne Mühe herausfinden, dass beide Einwürfe den Bestrebungen der Chemiker zu machen sind. Man erinnere sich, dass über gewisse Bestandtheile im Blut seit Jahrzehnten gestritten wird, ob sie ein normales Vorkommen in demselben darstellen oder nicht, und man wird sich vorstellen müssen, dass unsere Hilfsmittel nicht auf dem Höhepunkt der Vollkommenheit stehen. Aber auch die Untersuchungsmethode an sich kann nicht von jeglichem Tadel frei bleiben. Da das Blut offenbar eine Substanz ist, welche Veränderungen in ihrer Zusammensetzung überaus leicht eingeht, so ist es klar, dass Analysen von Leichenblut — und um solche handelt es sich in der Regel — oft nur von zweifelhaftem Werth sein können. Und vielleicht ist es auf diesen Umstand, dem eine fast unübersehbare Reihe von Zufällen anhaftet, zurückzuführen, wenn die Ergebnisse verschiedener Forscher bei ein und demselben Leiden nicht selten zu einem von einander überraschend abweichenden Resultat geführt haben.

Die Kenntnisse des Morphologen über krankhafte Veränderungen des Blutes haben vor denjenigen des Chemikers nicht viel voraus. Es knüpfen sich dieselben vorwiegend an die farblosen Bestandtheile des Blutes.

Ohne Frage nimmt hier die folgenschwere Entdeckung der Leukämie durch Virchow und dann durch Bennet die erste Stelle ein. Ihr zunächst dürften sich die Erfahrungen über die Melanämie anschliessen, wie sie in der gründlichsten und umfassendsten Weise von Frerichs gesammelt und mitgetheilt worden sind.

Unsere Kenntnisse über die pathologischen Veränderungen, welche die rothen Blutkörperchen durchmachen können, sind im Gegensatz dazu überaus dürftig. Es mögen hier die Worte eines Morphologen angeführt werden, welcher das Blut kennt, wie je einer. Virchow[1] sagt: „Die Veränderungen der rothen Körperchen des Blutes sind bis jetzt

[1] Virchow. *Die Cellularpathologie.* 4. Aufl. Berlin 1871. p. 265.

ausserordentlich wenig bekannt. Die Geschichte der rothen Blutkörperchen ist immer noch mit einem geheimnissvollen Dunkel umgeben.

Man würde sich das Beharren in der ursprünglichen Form unter pathologischen Bedingungen leicht erklären können, wenn die Beobachtung und der Versuch lehrten, dass die Form unter absichtlich variirten äusseren Bedingungen hartnäckig zu persistiren pflegt. Allein wir können tagtäglich die gegentheilige Erfahrung machen, und wer sich auch nur wenige Male mit Blutuntersuchungen beschäftigt hat, wird wissen, dass die rothen Blutkörperchen sehr leicht auf geringe Veranlassung einen Wechsel der Form eingehen und dadurch — wie sich unter Anderem auch im Verlauf der kommenden Untersuchung zeigen wird — zur Täuschung Ursache abgeben können.

Es kann nicht die Absicht vorliegen, an dieser Stelle alle diejenigen Momente aufzuführen, welche im Stande sind, eine Formveränderung der rothen Blutkörperchen künstlich hervorzurufen. In neuerer Zeit hat Max Schultze[1] gezeigt, dass die rothen Blutkörperchen unter dem Einfluss relativ hoher Wärmegrade die weitgehendsten Veränderungen eingehen, eine Beobachtung, welche bereits vordem von Klebs[2] und und Rollet[3] berührt, aber nicht erschöpfend behandelt worden war. Ebensogut weiss man, dass die Kälte, die Elektrizität und eine grosse Reihe von Reagentien im Stande sind, die Form der rothen Blutzellen hone Schwierigkeit abzuändern.

Von einem ganz besonderen Interesse müssen hierbei die Beobachtungen von Friedreich[4] erscheinen, der an den rothen Blutkörperchen amöboide Bewegung erkannte, welche unter gewissen Umständen zu einer besonderen Lebhaftigkeit anwachsen kann. Die Beobachtung wurde von Munk[5] und späterhin von Faber[6] bestätigt, und ihre Richtigkeit wird Jedem bekannt sein, der sich mit Untersuchungen des Blutes unter verschiedenen äusseren Bedingungen abgegeben hat.

---

[1] M. Schultze. *Ein heizbarer Objekttisch und seine Verwendung bei Untersuchungen des Blutes.* (Arch. f. Mikrosk. Anatomie Bd. I. 1865. p. 1—43.)

[2] E. Klebs. *Die Formveränderungen der rothen Blutkörperchen bei Säugethieren.* (Centralbl. f. d. Med. Wissenschaft 1863. Nr. 54.)

[3] A. Rollet. *Ueber die successiven Veränderungen, welche elektrische Schläge in den rothen Blutkörperchen hervorbringen.* (Sitzb. d. Akademie d. Wissenschaften zu Wien. Bd. 50. 1864.)

[4] N. Friedreich. *Ein Beitrag zur Lebensgeschichte der rothen Blutkörperchen.* (Virchow's Archiv. Bd. 41. 1868.)

[5] Ph. Munk. *Zur Lebensgeschichte der rothen Blutkörperchen und Eiterkörperchen.* (Berlin. Klin. Wochenschrift. 1868. Nr. 13.)

[6] C. Faber. *Ueber die rothen Blutkörperchen.* (Arch. d. Heilkde. 1873. Jhrg. 14. p. 481—511.)

Im Gegensatz zu der grossen Fragilität der Form, welcher die rothen Blutkörperchen beim Versuch so leicht und in oft störender Weise unterliegen, stellen sie sich, so lange sie in der Blutbahn kreisen, auch dann regelmässig unter einem konstanten und typischen Bilde dar, wenn der Organismus tiefgreifende krankhafte Veränderungen durchgemacht hat. Man wird hier vielleicht am besten mit der Vorstellung auskommen, dass die Gefässwand wie auf das Blut überhaupt, so auch auf unsere Elemente einen Einfluss dahin äussert, dass sie allen chemischen und mechanischen Wirkungen entgegenarbeitend ihre Form im lebenden Körper unter allen Umständen als konstant erhält.

Die besten Aufschlüsse über die Pathologie der rothen Blutkörperchen dürfte man ohne Zweifel den Entdeckungen Neumann's verdanken. Das Vorkommen der kernhaltigen rothen Blutkörperchen im Blute als das für die myelogene Leukämie wichtigste diagnostische Kennzeichen [1] — eine Zellenform, welche Neumann bereits vordem im Knochenmark gefunden und als Uebergangsform gedeutet und bezeichnet hatte — nimmt wohl unbestritten die erste und höchste Stufe in der Reihenfolge unserer Kenntnisse in dem berührten Thema ein.

Um historischen Ansprüchen einigermaassen gerecht zu sein, muss bemerkt werden, dass das Vorkommen dieser kernhaltigen Zellen im Blute von leukämisch erkrankten Personen bereits früher von Böttcher, Klebs [2] und Eberth [3] gesehen und beschrieben worden war, doch wurde das Bindeglied zwischen der Existenz einerseits und dem Ursprung und der Bedeutung andererseits erst von Neumann gegeben. Die Beobachtung Neumann's ist späterhin mehrfach in dem angedeuteten Sinne bestätigt worden, andere Beobachter dagegen wollen in Fällen von myelogener Leukämie die Uebergangsformen im Blute vermisst haben. Noch in jüngster Zeit hat Mosler [4]) unter Anderem eine scheinbar abweichende Beobachtung mitgetheilt. Wenn man sich jedoch die Mühe nimmt, die ziemlich umfangreiche Zahl von Beobachtungen kritisch durchzugehen, in welchen Erkrankungen des Knochenmarkes bei leukämischer Blutbeschaffenheit gefunden worden sind, so wird man zu der Vorstellung

---

1 E. Neumann. *Ein Fall von Leukämie mit Erkrankung des Knochenmarkes.* (Arch. d. Heilkunde. Jhrg. XI. p. 1—15. 1870.)

2 E. Klebs. *Ueber die Kerne und Scheinkerne der rothen Blutkörperchen der Säugethiere.* (Virchow's Arch. Bd. 38. p. 190. 1867.)

3 J. C. Eberth. *Zur Histologie des Blutes.* (Virchow's Arch. Bd. 43. p. 8. 1868.)

4 F. Mosler. *Klinische Symptome und Therapie der medullären Leukämie.* (Berlin. Klin. Wochenschrift. 1876. Nr. 49—51.)

gedrängt, dass vielfach Verwechselungen zwischen primären und secundären Knochenmarksveränderungen untergelaufen sind. Man hat sich des Oeftern zu der Anschauung verleiten lassen, als ob jede Leukämie mit pathologischen Veränderungen am Knochenmark in dem NEUMANN'schen Sinne myelogener Natur gewesen sein müsse. Von einer solchen Voraussetzung wird man um so eher zurückkommen, wenn man erfährt, dass WOOD[1] in Fällen von Pseudoleukämie ebenfalls Erkrankungen des Knochenmarkes aufgefunden hat. Und auch für die im Folgenden zu behandelnde Krankheit, für die progressive perniziöse Anämie, wird es sich zeigen, dass eine Erkrankung des Knochenmarkes bald gefunden, bald ganz und gar vermisst wird, so dass offenbar dieser Veränderung eine rein accidentelle, eine sekundäre und nicht eine bedingende, eine primäre Rolle zufällt.

Dass das Auftreten von rothen kernhaltigen Blutkörperchen im allgemeinen Blutstrom in einem bestimmten Lebensalter zu jenen Vorkommnissen gehört, welche sich innerhalb physiologischer Grenzen bewegen, hat NEUMANN[2] dadurch nachgewiesen, dass er sie im Blute von reifen Neugeborenen antraf. Demnach würde das Blut bei der myelogenen Leukämie gewissermaassen einen Rückschlag seiner Form in ein früheres Stadium eingehen.

An die ebenso schönen wie wichtigen Entdeckungen NEUMANN's reiht sich eine Beobachtung von MASIUS und VANLAIR,[3] welche unter dem Namen Mikrocythämie vor wenigen Jahren veröffentlicht worden ist. Im Verlauf der kommenden Untersuchung wird sich Gelegenheit bieten, auf diese Publikation genauer einzugehen. An dieser Stelle möge es genügen, daran zu erinnern, dass es sich um das reichliche Auftreten von sehr kleinen und vollkommen runden farbigen Blutkörperchen im Blute einer Frau handelt, welche unter ziemlich allgemeinen und auf eine bestimmte Organerkrankung nicht sicher hindeutenden Symptomen erkrankt war.

Bei einem Typhuskranken ist von mir selbst[4] der Fund gemacht und mitgetheilt worden, dass mehrere Tage hindurch in dem peripheren Blutstrom auffallend grosse und kontraktile farblose Blutzellen kreisten, welche in ihrem Innern bis zu 7 rothe Blutkörperchen eingeschlossen

---

[1] H. C. WOOD. *Relations of leukocythaemia and pseudoleukaemia.* (Americ. Journ. of med. scienc. Octob. 1871.)

[2] E. NEUMANN. *Kernhaltige Blutzellen bei Leukämie und bei Neugeborenen.* (Arch. d. Heilk. Jhrg. XII. 1871. p. 187.)

[3] VANLAIR und MASIUS. *De la Microcythémie.* Bruxelles 1871. p. 101.

[4] H. EICHHORST. *Ein merkwürdiger Fund im Blute eines Typhuskranken.* (Deut. Arch. f. klin. Med. Bd. XIV. 1874. p. 223—227.)

hielten. Seitdem REMAK[1] zuerst auf die Existenz dieser Blutkörperchenhaltigen Zellen aufmerksam gemacht hat, sind dieselben wiederholentlich gesehen und als ein normales Vorkommen innerhalb des Gefässsystemes der Leber und Milz erkannt worden.

Wenn man das Gebiet der rein internen Krankheiten nicht überschreiten will, so dürfte in dem bisher Mitgetheilten im Wesentlichen Alles das enthalten sein, was über die Formveränderung der rothen Blutkörperchen unter pathologischen Bedingungen bekannt geworden ist. Bei fieberhaften Zuständen beobachtete noch MAX SCHULTZE,[2] dass die bikonkaven rothen Blutkörperchen eine grosse Neigung verrathen, kugelig zu werden.

Mit grossem Eifer hat man noch von anderen Gesichtspunkten aus der Pathologie der rothen Blutkörperchen näher zu kommen versucht, indem man den Abänderungen ihrer Grösse, ihrer Farbe und ihrer Zahl nachzuforschen sich bemüht hat.

In Bezug auf den Wechsel der Grösse sei vor allem an die Untersuchungen von MANASSEIN[3] erinnert, welche mehr als 40,000 Maassbestimmungen an Säugethieren, Vögeln und Amphibien umfassen. Dabei ist es für uns interessant zu erfahren, dass im Gefolge der akuten Anämie, welche durch Aderlässe zu Wege gebracht wurde, die rothen Blutkörperchen an Grösse zunahmen. Auch LAPTSCHINSKY[4] berichtet, dass er bei Anämie im Gefolge eines morbus Brightii die rothen Blutkörperchen auffallend gross fand. In fieberhaften Zuständen dagegen und namentlich bei gleichzeitig bestehenden Infektionskrankheiten erschienen sie häufig klein, gequollen, getrübt und undeutlich konturirt. In neuester Zeit hat HAYEM[5] die Grössenverhältnisse der rothen Blutkörperchen bei anämischen Zuständen des Menschen einem sorgfältigen Studium unterworfen. Er beobachtete hierbei, dass akute Anämien die Dimensionen der rothen Blutkörperchen unbeeinflusst lassen, eine Angabe, welche offenbar mit den eben berührten Experimenten von MANASSEIN im Widerspruch steht. Bei allen chronischen Anämien dagegen (Chlorose und kachektische Zustände) nehmen die rothen

---

[1] R. REMAK. *Diagnostische und pathogenetische Untersuchungen.* Berlin 1845.

[2] M. SCHULTZE. *Ein heizbarer Objekttisch und seine Verwendung bei Untersuchungen des Blutes.* (Arch. f. mikrosk. Anat. Bd. I. 1865. p. 1—43.)

[3] W. MANASSEIN. *Ueber die Veränderungen in den Dimensionen der rothen Blutkörperchen unter verschiedenen Einflüssen.* (Centrabl. f. d. Med. Wissenschft. Nr. 44. 1871.)

[4] M. LAPTSCHINSKY. *Zur Pathologie des Blutes.* (Centralbl. f. d. Med. Wissenschft. Nr. 42. 1874.)

[5] G. HAYEM. *Des caractères anatomiques du sang dans les anémies.* (Gaz. Méd. de Paris. Juillet-Août 1876. Nr. 31—33.)

Blutkörperchen im Durchschnitt an Grösse ab, obschon vereinzelte Blutkörperchen (Riesenblutkörperchen nach HAYEM) auftreten — etwa 4:100 — welche das erstaunliche Maass von 14 μ erreichen, also die grössten Blutkörperchen eines gesunden Menschen um 5 μ übertreffen. Auch JÜRGENSEN[1] hat die Krankengeschichte eines 23jährigen Mannes mitgetheilt, welcher in Folge von Phosphorvergiftung in einen elenden und anämischen Zustand gerathen war, und in dessen Blute zwei Monate nach dem Vergiftungsversuch HENSEN und JACOBSEN neben unveränderten Blutkörperchen und diffusem violettrothen Farbstoff, der sich frei in der Flüssigkeit bewegte, auffallend viele sehr kleine Blutkörperchen fanden, welche kaum die Hälfte des normalen Durchmessers erreichten.

Ueber die pathologischen Veränderungen des Farbstoffes der rothen Blutkörperchen hat man bis vor Kurzem kaum mehr gewusst, als dass der Farbstoff in ihnen bei der Chlorosis an Menge abgenommen hat. Auch ist diese Angabe vielfach mehr vorausgesetzt, als wissenschaftlich bewiesen worden. Aus den älteren Beobachtungen, welche eine grössere Beachtung verdienen, sind vor Allem die vortrefflichen Untersuchungen von DUNCAN[2] zu erwähnen, welche unter STRICKER's Leitung ausgeführt wurden und zu dem eben erwähnten Ergebniss geführt haben. Auch HAYEM[3] ist neuerdings zu demselben Resultat gekommen, und zu gleicher Zeit konnte er mit Sicherheit nachweisen, dass die Färbekraft der einzelnen Blutkörperchen unter dem Gebrauch des Eisens zur Norm zurückkehrte. Ohne Zweifel dürfte eine Erweiterung unserer Kenntnisse durch die neuen und handlicheren Methoden von VIERORDT, HAYEM und MALASSEZ für die allernächste Zukunft zu erwarten sein, und welche Anfänge bereits in Rücksicht auf die progressive perniziöse Anämie gemacht sind, soll in einem der folgenden Kapitel genauer erörtert werden.

Für die pathologischen Schwankungen der Menge der rothen Blutkörperchen gilt ziemlich genau dasselbe, was soeben über ihren Farbstoff gesagt wurde. Während bisher mehr Voraussetzungen als Beweise Geltung hatten, haben wir für die nächste Zeit von den neuen Methoden und namentlich von den durch MALASSEZ[4] und HAYEM[5] eingeführten

[1] TH. JÜRGENSEN. *Drei Fälle von Transfusion des Blutes.* (Berlin. Klin. Wochenschrift. Nr. 21—26. 1871.)

[2] J. DUNCAN. *Beiträge zur Pathologie und Therapie der Chlorose.* (Stzb. d. k. Akad. der Wissenschft. in Wien. Bd. 55. 1867).

[3] G. HAYEM. *Note sur l'action du fer dans l'anémie.* (Gaz. Méd. de No. 50. Sér. 1876. u. Compt. rend. 83. p. 985.)

[4] L. MALASSEZ. *Nouvelle méthode de numération des globules rouges et des globules blancs du sang.* (Journ. de physiol. norm. et path. p. 28. 1874.)

[5] G. HAYEM. *De la numération des globules du sang.* (Gaz. hebdom. d. Paris. No. 19. 1875.)

Zählungsmethoden die weitgehendsten Aufschlüsse zu erwarten. Der rege Eifer, mit welchem man sich an die verschiedensten pathologischen Vorgänge gemacht hat,[1] ist auch für die Kenntniss der progressiven perniziösen Anämie nicht ohne Einfluss geblieben, und dürfte als eine sichere Bürgschaft für die Erfüllung der eben ausgesprochenen Hoffnung aufzufassen sein.

Wenn man nach Alle dem einen Rücklick auf unser gegenwärtiges Kennen und Können wirft, so wird man trotz der grossen Arbeitslust und Arbeitskraft überall nur auf die ersten Anfänge der Erkenntniss, nirgends auf ein abgerundetes Ganze stossen. Noch heute wie vordem gilt der VIRCHOW'sche Ausspruch: die Geschichte der rothen Blutkörperchen ist in ein geheimnissvolles Dunkel gehüllt.

Auch die nachfolgenden Zeilen können nichts mehr als einige schüchterne Versuche bringen. Die grossen Lücken in denselben dürfte Niemand schmerzhafter empfinden, als der Verfasser selbst. Möge der Leser dem besten Bestreben und Wollen das zum Guten anrechnen, was an Tüchtigkeit der That abgeht. Und damit der Leser von vorn herein mit dem Endziel bekannt sei, soll schon jetzt bemerkt werden, dass es sich darum handelt, eine bestimmte Form der progressiven perniziösen Anämie auf eine anatomisch charakterisirte Erkrankung der rothen Blutkörperchen zurückzuführen, ein Ziel, welches von dem Verfasser[2] bereits vor Kurzem in einer kleinen Mittheilung klar und präzis hingestellt worden ist.

---

[1] Vergl. u. A.: L. MALASSEZ. *De quelques variations de la richesse globulaire chez l'homme sain.* (Soc. de Biolog. Oct. 1874. Gaz. Méd. de Paris 1874.)

Idem. *Recherches sur quelques variations que présente la masse totale du sang.* (Arch. de physiol. norm. et pathol. 1875. p. 26.)

Idem. *Sur la richesse du sang en globules rouges chez les cancéreux.* (Progrès Med. No. 28. 1874.)

Idem. *Recherches sur la richesse du sang en globules rouges chez les tuberculeux.* (Le Progrès Med. No. 38. 1874.)

G. HAYEM. *Lc. cit.*

A. KELSCH. *Contribution à l'anatomie pathologique des maladies palustres endémiques.* (Arch. de physiol. norm. et path. 1875. p. 695.)

A. KELSCH. *Nouvelle contribution à l'anatomie pathologique des maladies palustres endémiques.* (Arch. de phys. norm. et path. 1876. p. 490.)

E. L. KEYES. *The effect of small doses of mercury in modyfing the numbre of the red blood corpuscles in syphilis.* (Americ. Journ. of the Med. Soc. 1876. I.)

[2] H. EICHHORST. *Ueber die Diagnose der progressiven perniziösen Anämie.* (Central. f. d. Med. Wissenschft. 24. Juni. Nr. 26. 1876).

Zweites Kapitel.

Historisches.

Litteratur.

a. Moderne Litteratur.

A. Biermer. Tageblatt der 42. Versamml. deutsch. Naturforscher und Aerzte in Dresden 1868. Nr. 8. IX. Section. p. 173. — A. Biermer. Korrespondenzblatt f. schweizerische Aerzte. Jhrg. II. Nr. 1. 1872. — E. Ponfick. Ueber Fettherz. (Berlin. Klin. Wochenschrift. Januar 1873. Nr. 1. u. 2.) — De Cérenville. Bulletin de la Société Médicale de la Suisse Romande (Décembre 1873. p. 379. No. 12). — G. Gfrörer. Tod einer Schwangeren in Folge hochgradigster Anämie ohne Blutverlust (Memorabilien 1874. Bd. XIX. Nr. 3. p. 116). — H. Immermann. Ueber progressive perniziöse Anämie (Deut. Arch. f. klin. Medicin. Mai 1874. Bd. 13. p. 209—244). — F. A. Zenker. Zur Kasuistik der progressiven perniziösen Anämie (Deut. Arch. f. klin. Med. Mai 1874. Bd. 13. p. 334—352). — S. T. Sörensen. Taellinger af Blodlegemer i. 3 Tilfälde af excessiv Oligocythaemi (Hospitals-Tidende. B. 2. Aargang 1874. p. 513. Referat: Virchow-Hirsch's Jhrb. 1874. Bd. II. p. 314). — H. Schüle. Beiträge zur Kenntniss perniziöser Anämien (Allgemeine Zeitschrft. f. Psychiatrie. Januar 1875. Bd. 32. p. 1—27). — W. H. Broadbent. Further illustrations of the therapeutic uses of phosphorus in angina, essential or pernicious anaemia, leukocythaemia (Practitioner January 1875. p. 16). — W. H. Broadbent. Therapeutic uses of phosphorus (Practitioner. January 1875. p. 22). — J. B. Chadwick. A case of immediate transfusion (Bost. Med. and surgic. Journ. 14. January 1875). — De Cérenville. Bullet. de la Société Méd. de la Suisse Romande. Mai 1875. p. 138). — F. Fede. Di un caso di anemia perniciosa progressiva con speciale anzi nuova pathogenesi in rapporto della singolare alterazione del fegato, della milza e della midolla di tutti le ossa (Movimento med. chir. 1875. VII. No. 17. 18). — W. Manz. Veränderungen in der Retina bei Anaemia progressiva perniciosa (Centralbl. f. d. Med. Wissenschft. September 1875. Nr. 40). — W. Pepper. Progressive pernicious Anaemia, or Anaematosis (Americ. Journ. of the Med. sciences October 1875. 140). — Pye-Smith. Zwei Fälle von Anaemia idiopathica perniciosa (Virchow's Archiv. Dezember 1875. Bd. 64. p. 507—512). —

KRIEG. Beitrag zur Kasuistik der progressiven perniziösen Anämie (Med. Korrespondenzbl. des Württemberg. ärztl. Vereins. Dezember 1875. Nr. 39). — H. IMMERMANN. Progressive perniziöse Anämie (Handb. d. speziell. Path. u. Therap., herausgegeben von Ziemssen. Leipzig 1875. Bd. 13. p. 615—654). — O. SCHUMANN. Ueber einen Fall progressiver perniziöser Anämie. Diss. inaug. Freiburg i. B. 1875. — J. O. HABERSHON. Case of idiopathic anaemia (Med. Times and Gaz. 4. March. 1876). — H. LEBERT. De l'anémie, olicocythémie, Dysémie et de ses diverses formes et de son traitement (Arch. général. Avril 1876. p. 385—416). — SCHEBY-BUCH. Zur Kasuistik und Literatur der essentiellen Anämie mit tödtlichem Ausgang (Deut. Arch. f. klin. Med. April 1876. Bd. 17. p. 467—490). — H. QUINCKE. Ueber perniciöse Anämie (Volkmann's Sammlung klin. Vorträge. Mai 1876. Nr. 100. p. 22). — H. EICHHORST. Ueber die Diagnose der progressiven perniziösen Anämie (Centralbl. f. d. Med. Wissenschft. 24. Juni 1876. Nr. 26). — E. H. BRADFORT. A case of progressive pernicious anaemia (Bost. Med. and surgis. journ. 6. July 1876). — T. GRAINGER-STUART. Note upon Prof. Eichhorst's new pathognomenic symptom of progressive pernicious anaemia (Brit. Med. Journ. 8. July 1876. p. 40). — A. BURGER. Ein weiterer Fall von progressiver perniziöser Anämie (Berlin. Klin. Wochenschrft. August 1876. Nr. 33). — J. B. BRADBURY. A case of idiopathic anaemia treated unsucccesfully by phosphorus; death; necropsy (Brit. Med. Journ. 19. August 1876). — R. LÉPINE. Sur un cas d'anémie grave dite essentielle (Union Méd. Septemb. 1876. No. 114. 115). — H. QUINCKE. Ueber Transfusion in Fällen von perniziöser Anämie (Beilage z. Tagebl. der 49. Versamml. deut. Naturforscher u. Aerzte in Hamburg. 22. September 1876. p. 131). — A. STRÜMPELL. Ein Fall von Anaemia splenica (Arch. d. Heilkunde 1876. p. 547—564). — J. COHNHEIM. Erkrankung des Knochenmarkes bei perniziöser Anämie (Virchow's Arch. Bd. 68. October 1876. p. 291—293). — FERRAND. Sur un cas d'anémie grave dite essentielle (Bullet. de la Société des hôpitaux de Paris. 24. Novemb. 1876). — C. LYCKE. Norsk Magazin for Laegevidenskaben. Udgivet af det medicinske Selksab i Christiania. Sjette Band. 8. de Hefte. p. 528—536. — H. LEBERT. Handb. d. allgemein. Pathol. und Therapie als Einleitung in das klin. Studium und die ärztliche Praxis. Tübingen 1876. Aufl. II. — R. LÉPINE. Sur les anémies progressives (Revue mensuelle de Médécine et de Chirurgie. Nr. 1. 2. Janvier et Février 1877). — STRICKER. Zur Lehre der perniziösen Anämie und dem Fettherz (Charité-Annalen. Berlin 1877. Jhrg. II. p. 287—299). — S. ROSENSTEIN. Ein Fall von perniziöser Anämie (Berlin. Klin. Wochenschrft. Februar 1877. Nr. IX). — A. NYKAMP. Ueber die Entstehung der Apoplexia retinae bei perniziöser Anämie (Berlin. Klin. Wochenschrft. Februar 1877. Nr. IX). — H. MÜLLER. Die progressive perniziöse Anämie nach Beobachtungen auf der medizinischen Klinik in Zürich. Zürich 1877. p. 250. — OSLER & GARDNER. Ueber die Beschaffenheit des Blutes und des Knochenmarkes in der progressiven perniziösen Anämie (Centralbl. f. d. Mediz. Wissenschft. April 1877. Nr. 15).

b. Aeltere Litteratur.

BARCLAY. Death from anaemia (Med. Tim. May 1851. p. 480). — H. LEBERT. Züricher Jhrsbericht über d. Verwaltung d. Medicinalwesens etc. f. 1853 p. 30. 40. — H. LEBERT. Résumé des maladies observées dans la division de clinique médicale de l'hôpital Zürich pendant l'année 1853 (Gaz. Méd. de Paris 1854. p. 14). — TH. ADDISON. On the constitutional and local effects of disease of the suprarenal capsules. London 1855. — F. A. ZENKER. Jhrsb. d. Gesellschft. f. Natur- und Heilkunde in Dresden 1853—1857. Vortrag am 5. April 1856. — SAMUEL WILKS. Cases of idiopathic fatty degeneration, with remarks on arcus senilis (Guy's Hospit. reports. 1857. p. 203). — H. LEBERT. Ueber essentielle Anämie (Wien. Med. Wochenschrft. 1858. Nr. 34). — H. LEBERT. Jahresberichte des Züricher Hospitals aus den Jahren 1854—1859 u. 1867. — SAMUEL WILKS. Lectures of Pathological Anatomy. 1859. p. 465. — TROUSSEAU. Clinique méd. T. III. p. 62. 2. édition 1859. — J. CAZENAVE. Trois observations d'anémie essentielle (Journ. de Médecine de Bordeaux. Février 1860. p. 53). — F. GROHE. Zur Geschichte der Melanämie nebst Bemerkungen über den normalen Bau d. Milz und Lymphdrüsen (Virchow's Arch. Bd. 22. 1861. p. 437—442). — HABERSHON. On idiopathic anaemia (Lancet 1863. p. 518). — PERROUD. Sur la polystéatose viscérale (Lyon Médical. 1865). — H. LEBERT. Grundzüge der ärztlichen Praxis. Tübingen 1868. p. 343. — L. CORAZZA. Storia di un caso di oligaemia con riflessioni su quest' affezione, sulla chlorosi e sulla degenerazione grassosa degli organi. Bologna 1869. — PERROUD. Note sur une variété d'anasarque cachectique liée à l'altération graisseuse du foie (Lyon. Médical. 7. Novemb. 1869. p. 281. Vergl. auch: Virchow-Hirsch. Jhrsbericht. f. 1869. II. p. 151. 152). — KING. A case of fatal Anaemia (Brit. Med. Journ. 1871. Nr. 25). — A. GUSSEROW. Ueber hochgradige Anämie Schwangerer (Arch. f. Gynäkolog. Bd. II. Hft. II. 1871. p. 218—235). — H. LEBERT. Handb. d. praktischen Medicin. 4. Aufl. Bd. I. Tübingen 1871. p. 876. — J. J. PHILIPPS. On sudden death from syncope soon after labour (Guy's Hosp. Rep. 3. Ser. XVIII. 1873. p. 159).

Der Name: progressive perniziöse Anämie taucht zum ersten Male und zuerst in der deutschen medizinischen Litteratur im Jahre 1872 auf. Will man den Ansprüchen an eine streng geschichtliche Darstellung völlig gerecht werden, so ist zu bemerken, dass BIERMER — der Begründer des neuen Namens — bereits 3 Jahre früher die ersten auf das eigenthümliche Leiden bezüglichen Beobachtungen auf der Versammlung deutscher Naturforscher und Aerzte in Dresden mitgetheilt hat. Es möge das kurze Protokoll über den BIERMER'schen Vortrag, welcher am 22. September 1868 gehalten wurde, an dieser Stelle wörtlich angeführt werden.[1]

„Prof. Dr. BIERMER, heisst es, macht eine vorläufige Mittheilung über fettige Degeneration des Herzens und der Gefässe in Folge von Anämie. Er hat mehrfach Fälle von idiopathischer und sekundärer Anämie beobachtet, welche nach einiger Zeit sich mit Verfettung des Herzens, der Arterien und Kapillaren verbanden. Es waren Kranke aus dem mittleren Lebensalter, anämisch geworden durch grosse Blutverluste, chronische Diarrhöen und dergleichen. (Ein Fall betraf eine sogenannte Anaemia splenica.) Die Symptomencomplexe waren der Art, dass zur Anämie sehr ausgesprochene Herzerscheinungen (Aftergeräusche etc.), Schnurren der Arterien, Venenpuls, Hydrops ohne Albuminurie,

[1] Tagebl. d. 42. Versamml. deutsch. Naturforscher u. Aerzte in Dresden. 1868. Nr. 8. Sektion IX. p. 173.

bisweilen Kapillarblutungen (einmal Erblindung durch Retinalapoplexien), Beengungsanfälle und einige Male Milzschwellung sich gesellten. Der Vortragende ist der Ansicht, dass hier ein ähnliches Gesetz sich geltend mache, wie bei den nekrobiotischen Fettmetamorphosen nach abgeschnittener oder mangelhafter Zufuhr von Arterienblut (Embolie), er meint also, das Zustandekommen der Verfettungsvorgänge sei in den beobachteten Fällen durch die mangelhaften Blutverhältnisse der Anämischen bedingt gewesen."

Man wird ohne Mühe erkennen, dass die vorstehenden Mittheilungen sich in erster Linie und fast ausschliesslich auf anatomische Veränderungen beziehen. Ihnen gegenüber treten die klinischen Erscheinungen sehr in den Hintergrund. Nachdem Biermer späterhin das Material sich hatte mehren und bis auf 15 Fälle anwachsen gesehen, machte er in einem sowohl klinisch als auch anatomisch vollendeteren und mehr abgerundeten Bilde seine Beobachtungen am 1. November 1871 der ärztlichen Gesellschaft des Cantons Zürich[1] bekannt. Da dieser Vortrag für die Lehre von der progressiven perniziösen Anämie geradezu epochemachend ist und naturgemäss den Ausgangspunkt für alle kommenden Betrachtungen bilden muss, so mag er hier wörtlich nach dem veröffentlichten Protokoll seinen Platz finden:

„Prof. Biermer hielt einen Vortrag über eine öfters von ihm beobachtete Form von progressiver perniziöser Anämie, welche mit Verfettungsvorgängen in den Zirkulationswegen und dadurch mit kapillaren Blutungen der Haut, Retina, des Gehirns, der Hirnhäute und anderer seröser Membranen einherzugehen pflegt. Der Vortragende hat den Eigenthümlichkeiten dieser Erkrankungsform schon seit 5 Jahren nachgeforscht und bereits im Herbst 1868 bei der Dresdener Naturforscherversammlung eine vorläufige Mittheilung darüber gegeben. Seitdem hat sich die Zahl seiner Beobachtungen auf 15 vermehrt, so dass man sagen kann, dass diese Krankheitsform im Canton Zürich nicht zu den Seltenheiten gehört. Sie findet sich bei armen Leuten, besonders bei Weibern in den dreissiger Jahren, wo ausser schlechten Lebensverhältnissen auch die Puerperien eine begünstigende Rolle zu spielen scheinen. Indessen kommt sie auch bei jüngeren und älteren Individuen beider Geschlechter vor. Die jüngste Patientin war 15, die älteste Kranke 52 Jahre alt. Ungenügende und unpassende Nahrung, schlechte Wohnung, Säfteverluste, besonders verschleppte Diarrhöe, bisweilen auch Blutungen pflegen der Krankheit vorauszugehen und sie zu bedingen. Das häufigste Moment war nach den bisherigen Beobachtungen in chronischen Diarrhöen mit und ohne Magenstörung zu finden. Chlorose scheint nur selten den

[1] Correspondenzbl. f. schweizerische Aerzte. Jhrg. II. 1872. Nr. 1.

Anfang zu machen, auch gehört ganz spontaner Beginn ohne klare Aetiologie zu den seltenen Ausnahmen. Mit Milzerkrankung steht das Leiden in keiner Verbindung, ebenso wenig mit Malaria. Die einzige Organerkrankung, welche bis jetzt in einigen Fällen als Ausgangspunkt der Anämie beschuldigt werden konnte, waren follikuläre Geschwüre des Dickdarmes.

Die Symptome bestehen in Folgendem: 1) Anämisch-hydrämisches Aussehen. Grosse Blässe, magere Ernährung, aber keine Atrophie des Fettpolsters wie bei Carcinom und Phthise. Oefters gelblich-weissliche Gesichtsfarbe ohne Ikterus. Im fortgeschrittenen Verlaufe leicht ödematöse Gedunsenheit des lockeren Unterhautgewebes im Gesicht, an Füssen und Händen; etwas Ascites. — 2) Die gewöhnlichen anämischen Nervensymptome, Schwäche, Schwindel, Herzklopfen etc. — 3) Digestionsstörungen, konsequente, fatale Appetitlosigkeit; schwache Verdauung, bisweilen Druckgefühl im Magen; sehr oft zeitweise Diarrhöen. — 4) Zirkulationssymptome, Geräusche am Herzen und den Gefässen, erstere so stark, dass man sich fragen muss, ob kein Klappenfehler vorhanden sei. Die Geräusche sind systolisch, einmal war auch ein diastolisches Geräusch neben dem systolischen zugegen, ohne dass post mortem eine Klappendegeneration gefunden wurde; an der Basis ist das systolische Geräusch gewöhnlich rauher als am Ventrikel, hier mehr blasend. Die Herzgeräusche sind nicht immer schon Anfangs zu konstatiren, kommen aber im Verlauf hinzu und werden stärker. An den Halsarterien Geräusche und bisweilen frémissement. Letzteres auch einmal an der Jugularvene, welche auch in einem Falle deutliche Pulsation zeigte, alles ohne Klappenfehler. Ist die Herzaktion gereizt, der Herzschlag diffus und die Dämpfung durch leichtes Hydroperikard vergrössert, was wiederholt zutrat, so wird das Krankheitsbild einer Herzkrankheit sehr ähnlich und kann, weil auch öfters Fieber dabei ist, sogar Verwechselung mit Endokarditis stattfinden. Die Sektion zeigt aber nichts dergleichen, sondern nur partielle Verfettung der Herzmuskulatur. Die Herzaktion ist in der Regel beschleunigt, der Herzschlag diffus undulirend, nicht kräftig. — 5) Fieber ist unwesentlich, aber beinahe in allen Fällen vorübergehend beobachtet worden, bald sehr gering, bald auch stärker, ohne besonderen Typus und nur kurze Perioden bildend. In einem Falle war das Fieber eine Zeit lang typhusähnlich, weshalb die Kranke vom behandelnden Arzte ins Absonderungshaus empfohlen wurde. Gewöhnlich trat das Fieber unbedeutend und unmotivirt hinzu, weshalb es in der Klinik kurzwegs als anämisches Fieber bezeichnet wurde. Prof. Biermer dachte dabei an eine humorale Veranlassung des Fiebers, hält es aber auch für möglich, dass die kleinen Blutungen im Innern des Körpers, sowie Digestionsstörungen, Ursache der Fieberbewegungen sein können. Deutliche lokale Gründe des Fiebers konnten nicht gefunden werden. — 6) Interessant sind die Retinalapoplexien, welche fast immer konstatirt werden konnten. Sie waren auch in Fällen, wo keine subjektiven Sehstörungeu geklagt wurden und die Sehprüfungen negativ ausfielen, nachweisbar. Wenn sie in der ersten Zeit fehlten, so kamen sie gewöhnlich später doch noch zu Stande. In einem Falle waren sie so bedeutend, dass plötzliche Erblindung des linken Auges eintrat. Natürlich waren die Retinalblutungen auch post mortem zu konstatiren und lieferten zierliche Bilder. — 7) Seltener waren Hautblutungen, kleine Petechien. Blutiger Urin und Nasenbluten wurden nur einmal beobachtet, Albuminurie ganz ausnahmsweise. — 8) Dagegen sind zerstreute Kapillarapoplexien im Gehirn an der Arachnoidalseite der Dura und in der Pia mater einige Male ohne charakteristische Erscheinungen während des Lebens gefunden worden. Eine Kranke ging an einem grösseren Herd kapillärer Hirnblutung zu Grunde. Bei einem anderen Kranken wurde plötzlich Schmerz im rechten Arm und Bein, lallende Sprache, Hemiplegie rechts (facialis inbegriffen) beobachtet, sämmtliche Hirnsymptome waren aber schon nach einer halben Stunde verschwunden. Delirien waren in der letzten Periode des Lebens öfters vorhanden.

Die Verlaufsweise zeigte in allen Fällen chronische Zunahme der Anämie und Hydrämie, Hinzutreten und Deutlicherwerden der Herzsymptome, accidentelle Kapillarblutungen, hydrämische Ergüsse, dazwischen etwas Fieber, konsequente Anorexie, oftmals Diarrhöen. Seltener finden sich Komplikationen: Pneumonie und Erysipele. — Der tödtliche Ausgang trat in allen Fällen ein, ausgenommen einen, der etwas gebessert austrat.

Bei der Sektion fand Prof. Biermer ausser der universellen Anämie fast immer partielle Verfettuug der Papillarmuskeln und der kleinen Gefässe, womit einerseits die Herzgeräusche und andererseits die kapillaren Blutungen zusammenhängen. Die verfetteten Papillarmuskeln erscheinen gelblich punktirt oder marmorirt, auch die Muskeln der Ventrikelwand und des Septums zeigen öfters ähnliches Verhalten. Grossartige Verfettung der Herzmuskulatur ist jedoch nur ausnahmsweise vorhanden gewesen. An den grossen Arterien ist nichts Abnormes oder höchstens sehr geringe fleckige Verfettung der Jntima; etwas öfter findet sich Verfettung kleinerer Arterien z. B. der Nieren. Zahlreicher sind Verfettungsstellen an den Kapillaren, besonders des Gehirns. Spinnengewebdünne, flächenhafte Extravasate, welche an der Arachnoidalseite der Dura in drei Fällen sich fanden, zeigten keine pachymeningitische Grundlage, weshalb der Vortragende sie als hämorrhagische Produkte ansieht und in Zusammenhang mit Fettmetamorphose an den Kapillaren bringt. Auch die Kapillarapoplexien des Gehirns, der Retina, des Epi- und Perikards werden mit den Ernährungsstörungen der Kapillarwände zusammenhängen. Letztere aber, wie auch die Verfettung der Herzmuskeln denkt sich BIERMER bedingt durch die veränderte Blutbeschaffenheit, analog den Verfettungsvorgängen, welche in den Geweben durch Unterbrechung der arteriellen Blutzufuhr so häufig entstehen. — Leber, Milz und Nieren boten nichts Auffallendes.“ —

Das Bild der progressiven perniziösen Anämie ist in den beiden vorstehenden Mittheilungen von BIERMER so ausgezeichnet und meisterhaft geschildert worden, dass durch alle späteren Beobachtungen — wenigstens in Bezug auf die Symptomatologie — kaum etwas Neues hinzugefügt worden ist. Allein es wird das Verständniss der kommenden Darstellung sehr wesentlich erleichtern, wenn man sich jederzeit daran erinnern will, dass BIERMER offenbar den neuen Namen nur in einer rein symptomatischen Bedeutung gebraucht hat. Der klinische Verlauf einer tiefgreifenden und meist zum Tode führenden Anämie, welcher bei der Sektion nur eine Verfettung einzelner innerer Organe entspricht, waren die Hauptcharakteristika des neuen Krankheitsbildes. Die Ursachen der Anämien treten in den BIERMER'schen Expositionen wesentlich in den Hintergrund. Meist hatten vorausgegangene Blutungen und Säfteverluste die Anämie bedingt, und nur sehr selten war das Leiden spontan, idiopathisch entstanden. Jedenfalls wurden von BIERMER sowohl in der älteren als auch in der neueren Publikation bei dem vorwiegenden Interesse an den klinischen und anatomischen Erscheinungen die primären (idiopathischen) und sekundären (symptomatischen) Formen der Anämien in Rücksicht auf ihren Verlauf unter dem neuen Namen der progressiven perniziösen Anämie mit einander vereint und zusammengefasst.

An die BIERMER'schen Mittheilungen schliessen sich der Zeitfolge nach die Publikationen von DE CÉRENVILLE[1] und von GFRÖRER[2] an, denen man kaum ein anderes Verdienst als eine numerische Vermehrung der Kasuistik wird zugestehen können. Dagegen stellt ein sehr bekannt gewordener Aufsatz von IMMERMANN[3] einen der wesent-

[1] DE CÉRENVILLE. *Bulletin de la Société Médicale de la Suisse Romande.* (Décembre 1873. p. 379. No. 12).

[2] G. GFRÖRER. *Tod einer Schwangeren in Folge hochgradigster Anämie ohne Blutverlust.* (Memorabilien 1874. Bd. XIX. Nr. 3. p. 116.)

[3] H. IMMERMANN. *Ueber progressive perniziöse Anämie.* (Deut. Arch. f. klin. Medizin. Mai 1874. Bd. 13. p. 209—244.)

Ebenso: H. IMMERMANN. *Progressive perniziöse Anämie.* (Handb. d. speciell. Path. u. Therap. herausgegeben von Ziemssen. Leipzig 1875. Bd. 13. p. 615—654.)

lichsten Wendepunkte in der Lehre von der progressiven perniziösen Anämie dar.

Durch alle späteren Arbeiten zieht sich der Gedanke hin, dass die progressive perniziöse Anämie von Biermer und diejenige von Immermann identische Dinge sind und sich im mathematischen Sinne vollkommen mit einander decken. Diese Auffassung ist meiner Ansicht nach nicht zutreffend, und der Hauptunterschied zwischen beiden Autoren besteht, wie ich meine, darin, dass Immermann den Hauptaccent vorwiegend auf das ätiologische Moment legte, welches von Biermer, wie vorhin erwähnt, ziemlich unberücksichtigt gelassen war.

Die Biermer'sche progressive perniziöse Anämie ist nichts weiter als ein wohl karakterisirtes Symptomenbild, welches sehr verschiedene Ursachen haben kann — die Immermann'sche progressive perniziöse Anämie ist dagegen, um den Ausdruck des Verfassers selbst zu gebrauchen, eine „besondere Kranheitseinheit". Man wird die Differenz zwischen beiden Auffassungen vielleicht am besten verstehen, wenn Immermann mit seinen eigenen Worten zitirt wird:

„So wichtig die von Biermer für die Mehrzahl seiner Fälle eruirten ätiologischen Daten für das schliessliche Zustandekommen der Krankheit auch in anderen Fällen sein mögen — heisst es auf p. 212 — so wenig geht aus seiner Mittheilung hervor, dass er selbst geneigt ist, denselben eine mehr als sekundäre, okkasionelle Bedeutung zu geben. Als Hülfsursachen, welche bei vorhandener sonstiger Disposition den Ausbruch der Krankheit unmittelbar veranlassen oder denselben beschleunigen helfen, möchte auch ich ganz entschieden jene erwähnten Schädlichkeiten auffassen, ihre kardinale Bedeutung aber für die Entstehung der progressiven perniziösen Anämie ganz entschieden leugnen."

Der Umstand, dass man sich über die Verschiedenartigkeit der Biermer'schen und Immermann'schen Auffassung nicht völlig klar gewesen ist, und das Zugeständniss von Hülfsursachen für die Entstehung einer nach Immermann späterhin als selbstständig und primär zu betrachtenden Form von progressiver perniziöser Anämie sind für die Entwicklung der Lehre über unsere Krankheit von der grössten Bedeutung geworden. Das Gebiet der Hülfsursachen ist offenbar ein so wenig begrenztes und so leicht dehnbares, dass man dasselbe fast beliebig gebrauchen und missbrauchen kann. Auf diese Ursache wird man es zurückzuführen haben, wenn die Litteratur über die progressive perniziöse Anämie im Verlauf von nur wenigen Jahren zu einem Umfang angewachsen ist, wie man Aehnliches nur selten bei einer neuen Krankheit antreffen wird. Nicht mit Unrecht hat man in jüngster Zeit gegen die Lehre von der progressiven perniziösen Anämie zu polemisiren versucht,[1] und es wird späterhin an einigen besonders auffälligen Beispielen gezeigt werden, wie weitgehend man mitunter den Begriff der „Hülfsursachen“ gefasst und unter dem neuen Namen Dinge einbegriffen hat, welche weder in dem Sinne BIERMER's, noch in dem Sinne IMMERMANN's hierher zu rechnen sein dürften.

Uebrigens würde man nicht vollkommen richtig handeln, wollte man IMMERMANN einen besonders grossen Vorwurf daraus machen, dass er das Moment der Hülfsursachen in das Gebiet der progressiven perniziösen Anämie eingeführt hat. Wenn man die mehr summarischen Mittheilungen BIERMER's und die beiden Beobachtungen IMMERMANN's,[2] von denen die eine sogar des Sektionsbefundes entbehrt, neben einander hält, so wird eine gewisse Berechtigung für eine derartige Anschauung nicht ganz und gar in Abrede gestellt werden können. Ein Vorwurf dürfte vielmehr allen späteren Beobachtern des Leidens darüber zu machen sein, dass sie fast sämmtlich die Auffassung BIERMER's und IMMERMANN's für dieselbe gehalten haben.

Es wird an dieser Stelle mit Absicht darauf Verzicht geleistet, die stattliche Reihe von Namen derjenigen Autoren nach einander aufzuführen, welche sich späterhin nach irgend einer Richtung hin um die Erkenntniss der progressiven perniziösen Anämie verdient gemacht haben. In dem Verzeichniss der Litteratur, welches diesem Kapitel an die Spitze gestellt ist, wird sich der Leser leicht mit den Beobachtern und ihren Aufsätzen bekannt machen können, welche sich dort in einer unparteiisch und streng chronologisch geordneten Folge verzeichnet finden. — — —

Es wurde bereits früher hervorgehoben, dass das klinische Bild der progressiven perniziösen Anämie durch die sich mehrende Kasuistik nur wenig gewonnen hat. Ganz anders verhält es sich mit der anatomischen Seite der Krankheit.

Es war ein überaus glücklicher Zufall, dass PONFICK[3] sehr bald nach der zweiten BIERMER'schen Publikation und unabhängig von ihr die Bedeutung des Fettherzens zum Gegenstand einer eingehenden Untersuchung gewählt hatte, welche an der Hand eines umfangreichen Leichenmaterials der Berliner Charité zu einem so vortrefflichen Endergebniss

---

[1] Vergl. namentlich: R. LÉPINE. *Sur un cas d'anémie grave dite essentielle.* (Union Méd. Sept. 1876. No. 114. 115.)

Idem. *Sur les anémies progressives.* (Revue mensuelle de Médecine et de Chirurgie. No. 1. 2. Janvier et Février 1877.)

[2] Vergl. Kap. IV. Kasuistik. p. 90—91 u. 205. Beobachtung. IV u. XLIII.

[3] E. PONFICK. *Ueber Fettherz.* (Berliner klin. Wochenschrift. Januar 1873. No. 1—2.)

geführt hat. Denn wenn ich auch glaube und späterhin hierfür ausführlicher die Begründung geben werde, dass es nicht gut möglich ist, eine progressive perniziöse Anämie allein aus dem Leichenbefunde zu diagnostiziren, ohne dass man nöthig hätte, von dem klinischen Verlauf des einzelnen Falles genaueste Kenntniss zu nehmen, so haben die PONFICK-schen Studien dennoch das Verständniss des Zusammenhanges zwischen der Fettentartung des Herzens und anderer innerer Organe und dem anämischen Zustand sehr wesentlich gefördert. Und man kann PONFICK nur dankbar dafür sein, wenn er späterhin PERL[1] veranlasste, mit Hülfe des Experimentes den Nachweis zu liefern, dass grössere Blutentziehungen bei Hunden eine fettige Degeneration des Herzmuskels zu Wege bringen.

Da die Autoren in Erinnerung an die Auseinandersetzungen IMMERMANN's stets der Meinung gewesen sind, als ob sie es alle mit einer primären progressiven perniziösen Anämie zu thun gehabt hätten, so wird es leicht verständlich, dass sich schon sehr früh die Vorstellung entwickelte, als ob man es bei diesem Leiden mit einer eigentlichen Erkrankung des Blutes zu thun habe. Und ebenso erklärlich wird es erscheinen, dass man sehr bald bei den Leichenöffnungen eine besondere Aufmerksamkeit der Beschaffenheit des Knochenmarkes schenkte, von welchem man nach den Untersuchungen NEUMANN's[2] und späterhin BIZZOZERO's[3] weiss, dass es mit der Blutbereitung im innigsten Zusammenhange steht.

Der erste, welcher bei der progressiven perniziösen Anämie oder wenigstens in einer Beobachtung, welche er als solche auffassen zu müssen geglaubt hat, Veränderungen am Knochenmark beschrieben hat, ist FEDE[4] gewesen. Seitdem haben sich ähnliche Befunde gemehrt. PEPPER,[5]

---

[1] L. PERL. *Ueber den Einfluss der Anämie auf die Ernährung des Herzmuskels.* (Virchow's Archiv. Dezember 1874. Bd. 59. p. 39—51.)

[2] E. NEUMANN. *Ueber die Bedeutung des Knochenmarkes für die Blutbildung.* (Centralbl. f. d. med. Wissensch. 10. Oktober 1868. No. 40.)

Idem. *Ueber die Bedeutung des Knochenmarkes für die Blutbildung.* Ein Beitrag zur Entwicklungsgeschichte der Blutkörperchen. (Archiv d. Heilkunde. 1869. Jahrg. X. p. 68—102.)

[3] G. BIZZOZERO. *Sulla funzione ematopoetica del midollo delle osse.* (Gaz. med. Ital. Lombardia. No. 46. 1868.)

[4] F. FEDE. *Di un caso di anemia perniciosa progressiva con speciale anzi nuova patogenesi in rapporto della singolare alterazione del fegato, della milza e della midolla di tutti le ossa.* (Movimento med. chirurg. 1875. VII. No. 17. 18. Vergl. Kap. IV. Kasuistik. Beobachtung CXXXV.)

[5] W. PEPPER. *Progressive pernicious Anæmia, or Anæmatosis.* (Americ. Journ. of the Med. sciences. October 1875. Beobachtung III. Vergl. Kap. IV. Kasuistik. Beobachtung LV.)

Scheby-Buch,[1] Bradbury,[2] Cohnheim[3] und noch vor wenigen Tagen Osler und Gardner[4] haben ebenfalls das Knochenmark verändert gefunden.

In ähnlicher Weise wie das Knochenmark haben auch die Erscheinungen in der Netzhaut in späterer Zeit ein eingehendes anatomisches Studium erfahren. Manz[5] hat das Verdienst, zuerst darauf hingewiesen zu haben, dass dem Zustandekommen der Netzhautblutungen sehr bemerkenswerthe Veränderungen an den Retinalgefässen vorauszugehen scheinen, und noch in jüngster Zeit hat Nykamp[6] in einem von Rosenstein[7] beschriebenen Falle den anatomischen Erscheinungen an der Netzhaut eine sorgfältige Untersuchung gewidmet. — —

Nach dem Erscheinen der Arbeiten von Biermer und Immermann war man wohl allgemein zunächst der Ansicht gewesen, dass man es in der progressiven perniziösen Anämie mit einer Krankheit zu thun habe, welche von früheren Beobachtern in ihrer Gesammtheit noch niemals beschrieben worden war. Die Form der Biermer'schen Publikation ist freilich derartig, dass auf ausführliche Litteraturangaben nicht gut eingegangen werden kann, und spätere und umfangreichere Mittheilungen besitzen wir von diesem Autor leider nicht. Aber Immermann jedenfalls lässt die Litteratur erst mit den beiden Biermer'schen Vorträgen den Anfang nehmen, und auch nach der erst vor Kurzem erschienenen Arbeit Müller's,[8] welche unter dem Einflusse Biermer's entstanden sein dürfte,

---

1 Scheby-Buch. *Zur Kasuistik und Litteratur der essentiellen Anämie mit tödtlichem Ausgang.* (Deut. Arch. f. klin. Medizin. April 1876. Bd. 17. Beobachtung II. p. 470. Vergl. Kap. IV. Kasuistik. Beobachtung LXXXV.)

2 J. B. Bradbury. *A case of idiopathic anæmia treated unsuccesfully by phosphorus; death; necropsy.* (Brit. Med. Journ. 19 August 1876. Vgl. Kap. IV. Kasuistik. Beobachtung LVIII.)

3 J. Cohnheim. *Erkrankung des Knochenmarkes bei perniziöser Anämie.* (Virchow's Archiv. Bd. 68. Oktober 1876. p. 291—293. Vergl. Kap. IV. Kasuistik. Beobachtung LXXXVII.)

4 Osler & Gardner. *Ueber die Beschaffenheit des Blutes und Knochenmarkes in der progressiven perniziösen Anämie.* (Centralbl. f. d. medizin. Wissenschaften. April 1877. No. 15. Vergl. Kap. IV. Kasuistik. Beobachtung LXXXVIII.)

5 W. Manz. *Veränderungen in der Retina bei Anaemia progr. pernic.* (Centralbl. f. d. med. Wiss. Nr. 40. 1875.)

6 A. Nykamp. *Ueber die Entstehung der apoplexia retinæ bei perniziöser Anämie.* (Berl. klin. Wochenschrift. Februar 1877. No. IX.)

7 S. Rosenstein. *Ein Fall von perniziöser Anämie.* (Ibidem. Vergl. Kap. IV. Kasuistik. Beobachtung LXXVII.)

8 H. Müller. *Die progressive perniziöse Anämie nach Beobachtungen auf der medizinischen Klinik in Zürich.* Zürich 1877. p. 250. Vergl. namentlich p. II und Anmerkung.

könnte es den Anschein haben, als ob die Krankheit vordem fast ganz und gar unbekannt gewesen ist. Diese Ansicht muss als irrthümlich bezeichnet werden. In dem Litteraturverzeichniss am Eingange zu diesem Kapitel habe ich in dem zweiten Abschnitt, welcher als ältere Litteratur bezeichnet ist, eine längere Reihe von Beobachtungen zusammenstellen können, welche nach meiner Auffassung ohne Frage dahin zu rechnen sind, was man heutzutage als progressive perniziöse Anämie zu benennen pflegt.

Die Prioritätsfrage ist bisher nur von wenigen Autoren berührt worden. Der erste, welcher sie aufgeworfen hat, ist Pye-Smith[1] gewesen, indem er darauf hinwies, dass namentlich Addison,[2] dann aber auch Wilks[3] und Trousseau[4] die Krankheit genügend gekannt und beschrieben hätten. Die Krankheit wäre demnach — so zu sagen — englischen Ursprunges.

Nur wenige Zeit später hat Lebert[5] die Ehre der Entdeckung für sich in Anspruch genommen, indem er darauf hinwies, dass er bereits im Jahre 1853[6] die Krankheit zum ersten Male gesehen und beschrieben, sie dann in den Jahren 1854—69[7] des öftern beobachtet und ihr einen besonderen und eingehenderen Journalartikel in der Wiener Medizinischen Wochenschrift aus dem Jahre 1858[8] gewidmet hätte. Es soll in diesem Kapitel, welches nur historische Interessen verfolgt, nicht genauer darauf eingegangen werden, wem die Ehre der Entdeckung zufällt, aber so viel sei schon hier bemerkt, dass Lebert unter den deutschen Autoren derjenige ist, welcher über die Krankheit zuerst und ausführlich geschrieben hat. Es geht dieses vielleicht am besten daraus hervor, dass Lebert als einziger bereits vor der Biermer'schen Publikation das Leiden, wenn

---

1 Pye-Smith. *Zwei Fälle von Anaemia progressiva perniciosa.* (Virchow's Archiv. Dezember 1875. Bd. 65. p. 507—512.)

2 Th. Addison. *On the constitutional and local effects of disease of the suprarenal capsules.* London 1855.

3 Samuel Wilks. *Cases of idiopathic fatty degeneration, with remarks on arcus senilis.* (Guy's Hospit. Reports. 1857. p. 203.)

Idem. *Lectures of Pathological Anatomy.* 1859. p. 465.

4 Trousseau. *Clinique médicale.* Tom. III. p. 63. 1868. 2. édition.

5 H. Lebert. *De l'anémie, oligocythémie, Dysémie et de ses diverses formes et de son traitement.* (Arch. général. Avril 1876. p. 385—416.)

6 H. Lebert. *Züricher Jahresber. üb. d. Verwaltung d. Medicinalwesens etc.* 1853. p. 30—40.

Idem. *Résumé des maladies dans la division de clinique médicale de l'hôpital Zurich pendant l'année 1853.* (Gaz. Méd. de Paris. 1854. p. 14.)

7 H. Lebert. Jhrb. d. Züricher Hospitals aus den Jahren 1854—1859 u. 1867.

8 H. Lebert. *Ueber essentielle Anämie.* (Wiener Med. Wochenschrift 1858. Nr. 34.)

auch kurz, so doch in einer unverkennbaren Weise in seinen Hand- und Lehrbüchern[1] beschrieben hat. Der Leser urtheile hierüber selbst, indem, um ihm das Nachschlagen zu ersparen, zwei Stellen wörtlich an diesem Orte eingeschaltet werden mögen.

In den LEBERT'schen „Grundzügen der ärztlichen Praxis“ (Tübingen 1868) heisst es auf Seite 343:

„In einer Reihe von Fällen habe ich dies ganze Krankheitsbild (der Anämie) ohne jede erklärende sonstige Erkrankung beobachtet, auch bei den Obduktionen nichts Erklärendes gefunden und deshalb diese Fälle als essentielle Anämie in meinen Krankengeschichten bezeichnet. Selten endet die idiopathische Anämie ohne Komplikation mit dem Tode und findet man alsdann bei der Obduktion kein Organ eigentlich erkrankt.“ —

Und in dem „Handbuch der praktischen Medizin (Tübingen 1871, 4. Aufl. Bd. I.) findet man auf Seite 876 folgende Stelle:

„In seltenen Fällen kann auch eine idiopathische Anämie ohne alle Komplikation mit Blutverlusten oder irgend einer organischen Erkrankung zum Tode führen. In mehreren von mir gemachten Leichenöffnungen habe ich die allgemeine Anämie, die mehr blosse Entfärbung der Gewebe, das wenig gerinnbare Blut abgerechnet, kein Organ eigentlich erkrankt gefunden. In meiner letzten Obduktion derart war die Leber etwas angeschwollen, leicht ikterisch und enthielt viel Leucin und Tyrosin. Man vergesse also nicht, dass Anämie an und für sich zum Tode führen kann, wiewohl dies sehr selten der Fall ist.“ —

Auch SCHEBY-BUCH[2] hat sich der mühevollen Aufgabe unterzogen, durch ein sorgfältiges Durchsuchen der älteren Litteratur den Nachweis zu liefern, dass die progressive perniziöse Anämie bereits früheren Beobachtern bekannt gewesen und von ihnen beschrieben worden ist. Ich glaube zwar nicht, dass SCHEBY-BUCH hierbei allerorts auf dem richtigen Pfade gewesen ist, aber jedenfalls wird man ihm für seine sehr sorgsame Zusammenstellung älterer Notizen grossen Dank wissen müssen. An mehr als einer Stelle habe ich ihm mit ausdrücklicher Nennung seines Namens bei den überaus beschränkten litterarischen Mitteln, über welche wir hier in Jena verfügen, direkt Notizen entlehnen müssen. Zieht man aus seinen Erörterungen ein kurzes Resultat, so ergiebt sich, dass abgerechnet von einigen sehr zweifelhaften Fällen die ersten

---

[1] H. LEBERT. *Grundzüge der ärztlichen Praxis.* Tübingen 1868. p. 343. Idem. *Handb. d. praktischen Medizin.* 4. Aufl. Bd. I. Tübingen 1871. p. 876

[2] SCHEBY-BUCH. *Zur Kasuistik u. Literatur der essentiellen Anämie mit tödtlichem Ausgang.* (Deut. Arch. f. klin. Med. April 1876. Bd. 17. p. 467—490.)

sicheren Beobachtungen 1851 von Barclay[1] und wenige Jahre später (1853) von Lebert veröffentlicht worden sind. Sehr zu bedauern ist es, dass Scheby-Buch die Arbeiten von Addison und Samuel Wilks, welche bald darauf folgen, ganz und gar entgangen sind.

In jüngster Zeit hat noch Lépine[2] die Frage nach dem Ursprung der Krankheit historisch zu lösen versucht. Die Art und Weise, in welcher sich Lépine dieser Aufgabe unterzogen hat, dürfte vielleicht nicht in jeder Beziehung zu billigen sein. Die deutschen Publikationen kommen dabei besonders schlecht fort, und vornehmlich werden die Mittheilungen von Biermer und Immermann einer nicht ganz zu rechtfertigenden Kritik unterzogen. Trotzdem hat Lépine die historischen Untersuchungen von Scheby-Buch in einer sehr ausgedehnten Weise benutzt und aus denselben Krankengeschichten direkt und wörtlich übersetzt, ohne den Namen seiner Quelle, was doch in mehrfacher Beziehung sehr wünschenswerth gewesen wäre, zu nennen. Lépine's Untersuchungen finden das Endergebniss, dass die Krankheit zuerst in Frankreich beschrieben wurde und bereits von Andral[3] und Piorry[4] erwähnt worden ist. —

Seitdem Biermer den neuen Namen: progressive perniziöse Anämie gebraucht hat, ist derselbe in Deutschland fast allgemein angenommen, und es hat sich derselbe in der Litteratur ein gewisses Bürgerrecht erworben. Trotzdem darf es nicht unerwähnt bleiben, dass einige Autoren denselben durch einen neuen vollkommen zu ersetzen oder doch theilweise umzuändern versucht haben. So hatte Lebert in seiner ersten Mittheilung aus dem Jahre 1853 die Bezeichnung akute Puerperalchlorose gewählt, weil seine ersten Beobachtungen Frauen betrafen, welche das Leiden während der Schwangerschaft und des Wochenbettes erworben hatten. Als er dann späterhin auch Männer unter ähnlichen Erscheinungen erkranken sah, hat er sie durch den Namen: essentielle Anämie zu ersetzen versucht, welchen wir bereits als Ueberschrift zu dem früher angeführten Journalartikel vorfinden, der im Jahre 1858 für die Wiener Medizinische Wochenschrift abgefasst worden ist. Uebrigens hat er späterhin wiederholentlich den Namen essentielle Anämie promiskue mit

---

[1] Barclay. *Death from anaemia.* (Med. Tim. Mai 1851. p. 480.)

[2] R. Lépine. *Sur les anémies progressives.* (Revue mensuelle de Médecine et de Chirurgie. No. 1. 2. Janvier et Février. 1877.)

[3] G. Andral. Clinique Médicale. t. III. p. 558—559. 1. édition. 1823.
Idem. Précis d'anat. path. t. 1. p. 80—81. 1829.
Idem. *Grundriss der pathologischen Anatomie.* Uebersetzt von Becker. Leipzig 1829. Th. I. p. 62.

[4] P. A. Piorry. *Traité des altérations du sang* Paris 1840. Article: Polyarchémie p. 5. (Zitirt nach Lépine.)

der Bezeichnung idiopathische Anämie gebraucht. Von PEPPER[1] ist der Vorschlag gemacht worden, die Krankheit als Anämatosis zu bezeichnen, und bei IMMERMANN[2] finden sich noch die Ausdrücke: essentielle maligne Anämie und essentielle febrile Anämie erwähnt.

Ausser LEBERT hat QUINCKE[3] zuerst gegen den BIERMER'schen Namen opponirt, indem er das Beiwort progressiv gestrichen und den BIERMER'schen Ausdruck durch die Bezeichnung perniziöse Anämie ersetzt wissen will. Besonders glücklich dürfte diese Korrektion kaum genannt werden können, abgesehen davon, dass sie für die Sache selbst von wesentlicher Bedeutung nicht ist. QUINCKE erklärt sich gegen den Beinamen progressiv deshalb, weil nicht alle Fälle unter beständig wachsender Verschlimmerung zum Tode führen müssen. Allein man wird zugestehen, dass zunächst die Regel und nicht die (seltene) Ausnahme einen Namen bestimmen, und es möge genügen, an die progressive Muskelatrophie zu erinnern, bei welcher in Bezug auf Verlauf und Namen der Krankheit ähnliche Verhältnisse statthaben. Jedenfalls ist es sehr bemerkenswerth, dass LÉPINE[4] dasjenige Beiwort verwirft, welches QUINCKE beibehalten hat und dasjenige lobt, was QUINCKE tadelt. LÉPINE schlägt den Namen progressive Anämie vor, indem der Zusatz „perniziös" an einen „miasmatischen" Einfluss erinnern solle.

Sehr zu wünschen wäre es, dass der Streit über einen passenden Namen nicht der Sache zum Nachtheil gereicht, und dass letztere selbst noch nicht den höchsten Grad der Vollendung erreicht hat, wird zum Theil im folgenden Kapitel gezeigt werden.

---

1 W. PEPPER. *Progressive pernicious Anaemia, or Anaematosis.* (Americ. Journ. of the Med. sciences. October 1875. 140.)

2 H. IMMERMANN. *Progressive perniziöse Anämie.* (Handb. d. speciell. Path. und Therap., herausgegeben von Ziemssen. Leipzig 1875. Bd. 13. p. 605.)

3 H. QUINCKE. *Ueber perniziöse Anämie.* (Volkmann's Sammlung klin. Vorträge. Mai 1876. Nr. 100. p. 7.)

4 R. LÉPINE. *Sur les anémies progressives.* (Revue mensuelle de Médecine et de Chirurgie. No. 1. Janvier 1871. p. 63. Anmerkung.)

Drittes Kapitel.

Kritisches.

Es ist schon früher darauf hingewiesen worden, dass die Litteratur über die progressive perniziöse Anämie im Verlaufe von nur fünf Jahren zu einem nicht unbedeutenden Umfang angewachsen ist. Leicht begreiflich ist es, dass, nachdem Biermer auf das Symptomenbild aufmerksam gemacht hatte, zerstreute und vereinzelte Beobachtungen fast aus allen Ländern mitgetheilt wurden. Aber auch die Zahl der Fälle, über welche der einzelne Autor verfügt, hat in den letzten Jahren schnell zugenommen. Es mögen zum Beweise hierfür einzelne Beispiele folgen.

Während Biermer im Verlaufe der ersten 5 Jahre nur 15 Beobachtungen sammeln konnte, stieg die Zahl an seiner damaligen Klinik in Zürich im Jahre 1871 um 6, 1872 um 8, 1873 um 5 und 1874 sogar um 16 Fälle, und wie man aus den kasuistischen Mittheilungen Müller's leicht ersehen kann, hatte sich die Gesammtsumme der Beobachtungen am Züricher Hospital von der bescheidenen Ziffer von 15 während der ersten 5 Jahre in den nächsten 5 Jahren genau vervierfacht und sich mit Einschluss der 6 nicht speziell beschriebenen Fälle bis zu der stattlichen Summe von 68 erhoben.

In der Immermann'schen Klinik zu Basel wurden in den Jahren 1872 und 1873 nur zwei Kranke mit progressiver perniziöser Anämie aufgenommen, während Quincke in Bern allein innerhalb von zwei Jahren 10 Beobachtungen gemacht hat. Dieses rapide Wachsthum der Zahlen muss den Gedanken nahe legen, ob nicht noch ausser dem augenblicklichen Interesse an dem neuen Symptomenbild andere Umstände im Spiele sind, welche das schnelle Anwachsen der Kasuistik bedingen. Und dieser Verdacht ist nicht ungerechtfertigt.

Man kann sich zunächst beim Durchsuchen der Kasuistik davon überzeugen, dass Beobachtungen als progressive perniziöse Anämie mitgetheilt sind, welche früher wenigstens in einen andern Krankheitstitel rubrizirt worden wären. Ich wähle als Beleg hierfür einige Beispiele aus, welche dem QUINCKE'schen Vortrag entlehnt sind. In der Beobachtung IV. (p. 15) berichtet QUINCKE[1] über eine 59jährige Frau, bei welcher er den Verdacht hatte, dass sie an einem carcinoma ventriculi litt. Die Frau verlässt das Hospital und stirbt schon nach 2 Tagen zu Hause, doch wurde eine Sektion nicht gemacht. Trotzdem führt QUINCKE diesen Fall als ein Beispiel von progressiver perniziöser Anämie an. Er stösst seine erste Diagnose um und basirt die neue allein darauf, dass die Kranke während der letzten Tage Netzhautblutungen bekam. Da die Netzhauthämorrhagien nur als Folgen der Blutarmuth zu betrachten sind, und letztere beiden Zuständen, sowohl dem Magenkärzinom als auch der perniziösen Anämie zukommt, so wird man das von QUINCKE gewählte Beispiel als ein Musterexempel für progressive perniziöse Anämie kaum betrachten dürfen.

Es wird in der dritten Beobachtung auf Seite 15 von QUINCKE die Krankengeschichte eines 35jährigen Landarbeiters mitgetheilt, welcher in ärmlichen Verhältnissen lebte und seit $1^1/_2$ Jahren an Verdauungsstörungen und Schwäche gelitten hatte. Er war bei der Aufnahme hochgradig anämisch, hatte Oedeme, Herzgeräusche, Netzhautblutungen, Appetitmangel und öfters Erbrechen. Der Kranke hustete, und man hatte Verdacht auf Lungenphthisis. Als der Patient kaum einen Monat später starb, fand man in seiner rechten Lunge einen alten Abszess, daneben eine sekundäre eitrige Pleuritis und Thrombose einer Pulmonalvene.

Nach dem kurzen — vielleicht zu kurzen — Referat QUINCKE's wird man nicht anders als sich die Vorstellung bilden können, dass es sich hier um einen Mann handelt, welcher an einem Lungenabszess und an eitriger Pleuritis litt und in Folge dessen — freilich unter anämischen Erscheinungen, wie es auch kaum anders zu erwarten sein dürfte — zu Grunde ging. Man wird mir vielleicht nicht ganz und gar Unrecht geben, wenn ich die Meinung äussere, dass in dem vorliegenden Falle die Beobachtung aus dem Rahmen eines wohlbekannten und anatomisch genau karakterisirten Bildes herausgenommen und etwas gewaltsam und nicht mit besonderem Glück in das Gebiet des modernen Symptomenkomplexes der progressiven perniziösen Anämie hineingezwängt worden ist.

Nicht um Vieles besser steht es mit der Beobachtung 10 (p. 19):

Eine 56jährige Frau litt seit 4 Monaten an Durchfällen, oft auch an Erbrechen und Magenschmerzen. Sie sollte angeblich Typhus nicht

[1] H. QUINCKE. *Ueber perniziöse Anämie.* (Volkmann's Samml. klin. Vorträge. Leipzig. Mai 1876.)

überstanden haben. Die Kranke, gleichfalls aus dürftigen Verhältnissen, starb schon am dritten Tage nach der Aufnahme im Hospital. Sie war benommen gewesen, delirirte, war abgemagert, anämisch, kraftlos, erbrach hartnäckig, hatte Durchfall und geringe Albuminurie. Im Blut wurden die weissen Blutkörperchen ebenso zahlreich angetroffen wie die rothen. Bei der Sektion fand man im Dünndarm zahlreiche frische Typhusnarben.

In der Form, in welcher der Fall mitgetheilt ist, wird man ihn kaum anders als derart auffassen können, dass die Anamnese unrichtig war, dass die Person dennoch an einem Darmtyphus gelitten hatte, welcher ausserhalb des Spitals übersehen und vernachlässigt worden war, und dass sie in Folge dessen, zumal bei ihrem hohen Alter, zu Grunde ging. Auch das erste Beispiel, welches Quincke (p. 14) anführt, scheint mir nichts anderes als eine chronische Dysenterie gewesen zu sein. Es handelt sich hier um einen Mann von 34 Jahren, welcher seit 6 Monaten an Durchfall litt und erst seit 3 Monaten schwach geworden war. Die Sektion ergab im Dünndarm eine leichte Schwellung der Schleimhaut, während sich dieselbe im ganzen Dickdarm im Zustande kroupöser Entzündung befand.

Die Zahl der gewählten Beispiele könnte noch durch andere vermehrt werden, doch wird man dieselben leicht herausfinden, wenn man sich die Mühe nehmen will, die nach bestimmten Gesichtspunkten geordnete Kasuistik im folgenden Kapitel genauer durchzusehen.

Als ein anatomisches Hauptkarakteristikum für die progressive perniziöse Anämie hat man überall und zu jeder Zeit daran festgehalten, dass ausser Verfettungsvorgängen, kleinen Hämorrhagien und mitunter einer leichten Milzschwellung andere Veränderungen an den inneren Organen nicht gefunden werden. Würde man diesen Standpunkt verlassen, so ist es klar, dass man berechtigt wäre, jede Krankheit als progressive perniziöse Anämie zu bezeichnen, welche unter anämischen Erscheinungen zum Tode führt. Wenn vorhin darauf hingewiesen wurde, dass nicht alle, fast die Hälfte, der von Quincke gegebenen Beispiele besonders glücklich ausgewählt sind, so liegt dies daran, dass Quincke den Fehler, vor welchem soeben gewarnt wurde, nicht vermieden hat. Es ist sehr zu bedauern, dass Biermer nicht ganz von der Schuld freizusprechen ist, zu diesem Fehler vielleicht verleitet zu haben. Denn wenn auch er an der anatomischen Integrität der inneren Organe als an einem Hauptmerkmale für die progressive perniziöse Anämie festhält, so gesteht er doch in seiner zweiten Mittheilung zu, „dass die einzige Organerkrankung, welche bis jetzt in einigen Fällen als Ausgangspunkt der Anämie beschuldigt werden konnte, follikuläre Geschwüre des

Dickdarms waren. Wir werden bald darüber kritisch zu entscheiden haben, ob das Symptomenbild der progressiven perniziösen Anämie bereits vor BIERMER bekannt gewesen ist. So viel steht jedenfalls fest, dass die älteren Autoren die Anämien im Verlauf der Dickdarmkrankheiten gekannt haben. Als meinen Gewährsmann führe ich WUNDERLICH[1] an. Bei Besprechung der Ursachen für sekundäre Anämie sagt WUNDERLICH: „Dickdarmkrankheiten, besonders wenn sie mit Diarrhöe verbunden sind, haben stets Anämie zur Folge und eine wenigtägige Diarrhöe pflegt fast immer ein auffallendes Erbleichen des Kolorits herbeizuführen.“ Es wäre besser gewesen, wenn BIERMER die im Gefolge von Dickdarmverschwärung auftretende Anämie trotz der gleichen äusseren Erscheinungen und ihres mitunter tödtlichen Verlaufes nicht mit jenen Anämien in Eines begriffen hätte, denen ein anatomisches Fundament ganz und gar mangelt.

Einen besonders reichen Zuwachs hat — wie es scheint — die Kasuistik dadurch gewonnen, dass IMMERMANN den eben so bequemen wie gefährlichen Begriff von okkasionellen oder Hilfsursachen in die Lehre von der progressiven perniziösen Anämie eingeführt hat. Wenn ich mich nicht täusche, so liegt schon in dem Ausdruck selbst kein geringer Widerspruch, und ich muss offen bekennen, dass ich mir nicht in jedem Augenblick vollkommen darüber klar werden kann, was ich unter diesem Namen begreifen soll. Ich kann mir nur vorstellen, dass eine Sache entweder eine Ursache für eine andere abgiebt oder nicht, obgleich ich gerne zugestehe, dass diese Ursache, wie bei Naturerscheinungen überhaupt, mit der endlichen Wirkung in einem sehr grellen und oft vielleicht unbegreiflichen Missverhältniss stehen kann. Da uns die Maschinerie des Lebens nicht in jedem einzelnen kleinen Rädchen bekannt ist, so wird es nicht ganz unbegreiflich erscheinen, wenn mitunter eine unscheinbare Ursache eine ungeahnte und überraschend grosse Folge herbeiführt. Es ist mir nicht verständlich, wie man im Einzelfalle die Grenze zwischen einer direkten und einer okkasionellen oder Hilfsursache wird bestimmen wollen.

Trotz Alledem hat der IMMERMANN'sche Begriff sehr viel Beifall gefunden. Fast in allen kasuistischen Mittheilungen kehrt er wieder, oder sehen wir ihn wenigstens bewusst oder unbewusst gebraucht. Man wird leicht erkennen, dass es, wenn man denselben acceptirt, sekundäre Anämie nur selten giebt, und wird sich demnach leicht erklären können, wenn sich die Zahl der sog. essentiellen, idiopathischen, primären

---

[1] C. A. WUNDERLICH. *Handb. d. Pathologie u. Therapie.* Stuttgart 1856. Bd. IV. p. 524.

progressiven perniziösen Anämien innerhalb weniger Jahre reichlich angesammelt hat. Schon Lépine macht nicht mit Unrecht darauf aufmerksam, dass Jedem, welcher viele Kranke gesehen und klinisch behandelt hat, solche anämische Zustände bekannt gewesen sein werden, nur hat man sich gescheut, dieselben früher als essentiell und primär aufzufassen.

Um es an einigen Exempeln nicht fehlen zu lassen, führe ich gleich die erste Beobachtung von Müller[1] an, welcher leider gleichfalls den alten Biermer'schen Standpunkt verlassen oder doch jedenfalls den Fehler gemacht hat, Biermer's und Immermann's Anschauungen als gleichbedeutend anzusehen.

Diese erste Beobachtung betrifft einen 30jährigen Landwirth, welcher bis vor $2^1/_2$ Jahren immer gesund gewesen war. „Vor $2^1/_2$ Jahren bekam er ohne bekannte Ursache heftigen Durchfall, der sich seither nie für längere Zeit verlor und mit grösseren oder kleineren Unterbrechungen bis zum heutigen Tage anhielt. Die Diarrhöe war oft mit kolikartigen Schmerzen im ganzen Bauche verbunden. Blut oder Eiter wurde nie im Stuhle beobachtet.“ Erst ein Jahr später nahm der Appetit ab, dann wurde auch der Kranke blass, er erbrach hin und wieder, und es bildeten sich die Zeichen der progressiven perniziösen Anämie nach einander aus.

Abgesehen davon, dass die in nuce mitgetheilte Beobachtung berechtigten Zweifeln deshalb Raum giebt, weil sie der Sektion entbehrt, so dürfte sie einer nüchternen Kritik gegenüber als sog. essentielle progressive perniziöse Anämie im Immermann'schen Sinne kaum imponiren. Denn gesetzt auch, dass man an den innern Organen ausser Verfettungen nichts Besonderes hätte auffinden können, so dürfte damit die Diagnose essentiell noch keineswegs begründet sein. Man würde besser und ungezwungener handeln, die Beobachtung in der Weise aufzufassen, dass es sich um eine Anämie handelt, welche, wie ausdrücklich von dem Kranken angegeben wird, erst ein Jahr nach dem Bestehen eines hartnäckigen Durchfalls, also sekundär zur Ausbildung kam, und dass dem letzteren eventuell ein anatomisches Substrat gefehlt hätte.

Beobachtungen, welche der mitgetheilten gleichen, finden sich gerade bei Müller in einer nicht kleinen Zahl, obschon sich der Durchfall nicht immer über mehrere Jahre hingezogen hat.

Um die Annahme von Hülfsursachen zu rechtfertigen, hat bereits Immermann angegeben, dass, wenn dieselben keine mehr okkasionelle Bedeutung hätten, die progressive perniziöse Anämie sehr viel häufiger gefunden werden müsste, als dies in Wirklichkeit der Fall ist, weil diese Ursachen so sehr verbreitet und alltäglich sind. Dieses Argument erscheint mir nicht völlig zutreffend. Handelt es sich um sogenannte Hülfsursachen von unscheinbarer Bedeutung, so wird man aus den mitgetheilten Krankengeschichten des folgenden Kapitels leicht die Ueberzeugung gewinnen können, dass mehrere Ursachen zu gleicher Zeit auf den Einzelnen einwirkten und deshalb den vielleicht unerwarteten Ausgang herbeiführten. Oft waren ungenügende Nahrung, schlechte Wohnung und Ueberanstrengung bei der Arbeit dafür im Spiel, dass eine anscheinend auch leichte Ursache den unglücklichen Ausgang veranlasste. Hieraus erklärt es sich auch, dass die progressive perniziöse Anämie vorwiegend die arme und mit Arbeit überbürdete Bevölkerung befallen hat, und dass ich kein sicheres Beispiel aus der Litteratur dafür anführen kann, dass die Krankheit einen sorgenlos und im grössten Genuss Lebenden ereilt hätte.

Wenn STRICKER[1] neuerdings berichtet hat, dass er bei einem 51jährigen Manne die progressive perniziöse Anämie sich entwickeln sah, welcher seit 19 Monaten an einem handtellergrossen Unterschenkelgeschwüre litt, das nur mässig eiterte und einmal ohne erheblichen Blutverlust zirkumzidirt wurde, so hat es zunächst viel Wahrscheinlichkeit für sich, wenn er den Schluss zieht, dass hier die Entwicklung der Krankheit unabhängig von dem Geschwür zu Stande kam. Man wird dem Autor einräumen, dass die Unterschenkelgeschwüre so häufig vorkommen, dass die Entwicklung der progressiven perniziösen Anämie in Folge derselben bis dahin fast ganz unbekannt war, und dass demnach sein Raisonnement viel Wahrscheinlichkeit für sich hat. Ueber den Grad der Wahrscheinlichkeit hinaus bis zur unumstösslichen Gewissheit kann sich dasselbe nicht und deshalb nicht erheben, weil die Erfahrung fast alltäglich lehrt, dass die einzelnen Individuen auf denselben Reiz ganz verschieden reagiren. Wenn man nun aber erfährt, dass auch SCHEBY-BUCH[2] eine sehr ähnliche Beobachtung gemacht hat, so wird man bei der Auffassung dieser Anämie als primär und essentiell in ein gerechtes Bedenken gerathen müssen.

Wenn man nicht die Mühe gescheut hat, den bisherigen etwas weitläufigen Erörterungen zu folgen, und wenn man dieselben auf die neuere Kasuistik anwenden will, so wird man leicht zu der Ueberzeugung gelangen, dass die im Vorigen aufgestellte Behauptung: die grosse Mehrzahl der als progressive perniziöse Anämie beschriebenen Fälle seien trotz

---

[1] STRICKER. *Zur Lehre von der perniziösen Anämie und dem Fettherz.* (Charité-Annalen. Berlin 1877. Jahrg. II. Beobachtung I. p. 289—295. Vgl. Kap. IV. Kasuistik. Beobachtung LXXIV.)

[2] SCHEBY-BUCH. *Zur Kasuistik und Litteratur der essentiellen Anämie mit tödtlichem Ausgang.* (Deut. Arch. f. klin. Med. April 1876. Bd. 17. Beobachtung I. p. 468—470. Vergl. Kap. IV. Kasuistik. Beobachtung LXXIII.)

des Mangels eines direkten anatomischen Substrates sekundärer und nicht essentieller Natur, ihre Richtigkeit hat. Und zu gleicher Zeit findet man hierin das Verständniss dafür, dass die Kasuistik so schnell an Umfang zugenommen hat. Nach wie vor bleibt BIERMER's Ausspruch richtig, „dass ein ganz spontaner Beginn ohne klare Aetiologie zu den seltenen Ausnahmen gehört.“ Die progressive perniziöse Anämie ist auch späterhin jeder Zeit im Sinne BIERMER's nichts anderes als ein bestimmtes Symptomenbild geblieben, welches verschiedene Ursachen haben kann, und man wird sich schliesslich zugestehen müssen, dass man sich einer — vielleicht oft bequemen — Selbsttäuschung hingegeben hat, wenn man mit Benutzung der IMMERMANN'schen okkasionellen oder Hülfsursachen die Beobachtungen grösstentheils als essentielle Anämien aufgefasst hat.

Nach alledem wird es sofort klar, dass man vom ätiologischen Standpunkte aus so viele Formen von progressiven perniziösen Anämien zu unterscheiden hat, als man Ursachen kennt.

Es ist durchaus nothwendig, dass man an diesem Satz festhält, wenn man darüber zur Klarheit kommen will, ob und welche Verdienste BIERMER um die neue Lehre hat und wieviel und von wem bereits vordem auf unserem Gebiete geleistet worden ist. Man hat bisher die Frage, wem die Ehre der Entdeckung unserer Krankheit zufällt, ungeschickt oder wenigstens nicht genau genug gestellt, und aus diesem Umstand leitet es sich wohl her, wenn man sich über das Anrecht älterer Autoren noch immer nicht klar bewusst geworden ist. Die Frage lässt sich in dieser Form überhaupt nicht beantworten. Sie zerfällt naturgemäss in eine Reihe von untergeordneten Fragen, darauf hinauskommend, wer zuerst für das betreffende ätiologische Moment auf die Anämie, ihren unglücklichen Verlauf und die ihr mangelnde anatomische Basis aufmerksam gemacht hat. Aber zu gleicher Zeit erhellt hieraus auch das grosse und unschätzbare Verdienst BIERMER's, welches sich der vortreffliche Kliniker um die Lehre von der progressiven perniziösen Anämie erworben hat.

LÉPINE [1] hat sicherlich Unrecht, wenn er BIERMER jegliches Verdienst streitig gemacht hat und ihn der Anmaassung beschuldigt, als ob er eine längst bekannte Sache als eigene und neue Entdeckung auf den litterarischen Markt getragen habe. Man wird zugeben müssen, dass es schon immer ein grosses Verdienst ist, gewisse Fragen zur allgemeinen und lebhaften Diskussion gebracht und sie theils direkt, theils indirekt — in Bezug auf die progressive perniziöse Anämie, vornehmlich in anatomischer Hinsicht — nicht unwesentlich gefördert zu haben. Zudem haben die

---

[1] R. LÉPINE. *Sur les anémies progressives.* (Revue mensuelle etc. Janvier 1877. p. 62. 63.

Studien BIERMER's noch den grossen Erfolg gehabt, dass sie verschiedene Formen von Anämie, welche vordem meist zerstreut und mitunter fast als Kuriosa in den Journalen veröffentlicht wurden, zum allerersten Male von gewissen gemeinsamen und wohl karakterisirten Gesichtspunkten ausgehend in eine einzige grosse und auch durch einen gemeinschaftlichen Namen schon äusserlich mit einander verbundene Gruppe vereinigen konnten.

Bereits SCHEBY-BUCH hat behauptet — und LÉPINE ist ihm hierin einfach gefolgt — dass schon in den älteren Lehrbüchern von SCHÖNLEIN,[1] CANSTATT[2] und WUNDERLICH[3] die progressive perniziöse Anämie beschrieben worden sei. Es sind die betreffenden Stellen, welche als Beweis hierfür angeführt worden sind, als Anmerkung unter den Text gesetzt. Auch die noch älteren Beobachtungen von MARSHALL HALL,[4]

---

[1] J. L. SCHÖNLEIN. *Spezielle Pathologie und Therapie.* Bd. II. p. 57. Herisau 1834.

„Der Ausgang (der Chlorose) in den Tod erfolgt selten durch die Krankheit an sich, die Zunge wird trocken, der Puls klein, fadenförmig, die Extremitäten werden kalt, endlich Deliriren und der Tod."

[2] C. CANSTATT. *Spezielle Pathologie und Therapie.* Erlangen 1843. Aufl. II. Bd. I. p. 48. Kapitel Chlorosis.

„Der Tod (im Verlaufe von Chlorose) erfolgt durch die Uebergänge (in atonischen Hydrops, Milzverhärtung und Milzatrophie, Pyämie und Lungenphthisis) oder durch Erschöpfung, Ohnmachten (bisweilen plötzlich und unerwartet), Diarrhöe, hektisches Fieber."

Diese Stelle wird von SCHEBY-BUCH als auf p. 38 stehend zitirt, was LÉPINE ebenfalls angiebt, so dass auch hieraus sich die Richtigkeit der früher aufgestellten Behauptung, dass LÉPINE vielfach SCHEBY-BUCH übersetzt habe, ohne ihn zu nennen, ergeben dürfte.

[3] C. A. WUNDERLICH. *Handbuch der Pathologie und Therapie.* Bd. IV. Stuttgart 1856. Aufl. II. p. 534. Kapitel Chlorose.

„Zuweilen zeigt die Chlorose von Anfang an einen akuten Verlauf mit mehr oder weniger heftigem Fieber, oder sie geht nach kürzerem oder längerem Bestand in solchen über. Dieses Fieber hat den adynamischen Karakter, stellt bei etwas längerer Dauer sich gern als hektisches dar und kann die Meinung, es sei Lungentuberkulose vorhanden, um so eher hervorrufen, als häufig auch ein leichtes Hüsteln besteht; bei rascherem Verlauf dagegen kann dasselbe vollkommen das Bild eines Typhus simuliren und nach 3—4 Wochen tödtlich werden."

Wenn überhaupt, so würde ich die angeführte Stelle viel eher als Beweis herangezogen haben, als das von SCHEBY-BUCH angeführte Zitat, dass trotz Anwendung von Eisen und roborirenden Verfahrens einzelne Fälle der Chlorose zu tödtlichem Ausgang neigten. LÉPINE hat sich auch hier damit begnügt, seinem Gewährsmanne SCHEBY-BUCH einfach zu folgen.

[4] MARSHALL HALL. *Encyclopæd. of pract. Med.* 1833. Bd. I. p. 405.

Idem. *Grundzüge der Theorie und Praxis der inneren Krankheiten,* übersetzt von LEWIN. Leipzig 1843. p. 351.

welche Fälle von tödtlich verlaufender Chlorose betreffen und von CANSTATT besonders berücksichtigt worden sind, hat man zur Begründung benutzen wollen. Allein diese Beobachtungen von MARSHALL HALL können nichts beweisen, weil bei zweien derselben eine Sektion nicht gemacht wurde, und bei den beiden neuen, welche in sehr wesentlichen Punkten mangelhaft beschrieben worden sind, der Verdacht einer Nephritis zum mindesten nicht ausgeschlossen ist. Ueberhaupt leiden alle diese Zitate an dem Fehler, dass sie sich stets und ausschliesslich auf die Chlorosis beziehen, so dass man, wenn sie zu einem Beweise benutzt werden sollen, die Voraussetzung macht, dass Chlorose und progressive perniziöse Anämie gleichbedeutende Dinge sind. BIERMER und auch alle späteren Autoren betonen ausdrücklich, dass beide Krankheiten, obschon sie gewisse Symptome gemeinsam haben, doch von einander verschieden sind. Oder will man gar einen bleichsüchtigen Zustand, welcher mit Genesung endet, als Chlorosis, und einen solchen mit unglücklichem Verlauf als progressive perniziöse Anämie bezeichnen?

Als einen Weg, welcher zu einem sicheren Entscheid darüber, ob und wie weit sich die Kenntnisse über die progressive perniziöse Anämie vor BIERMER zurückdatiren lassen, nicht führen kann, würde ich noch den Versuch zu bezeichnen haben, dass man sich hierüber aus dem Sektionsberichte der Anatomie klar zu werden versucht hat. Die Diagnose einer progressiven perniziösen Anämie erfordert unter allen Umständen zwei Dinge, wenn sie sicher ausfallen soll: die Kenntniss von dem klinischen Verlauf und von dem anatomischen Befund. Wie eine während des Lebens gestellte Diagnose zu berechtigten Zweifeln Veranlassung giebt, wenn sie der Bestätigung durch den Leichenbefund ermangelt, so kann man auch umgekehrt niemals aus dem Sektionsresultat allein auf eine vorausgegangene progressive perniziöse Anämie einen Rückschluss ziehen. Die Stelle aus ROKITANSKY,[1] welche SCHEBY-BUCH anführt und LÉPINE dann blindlings akzeptirt zu haben scheint, würde ich überhaupt kaum auf unsere Krankheit zu beziehen gewagt haben. Aber auch die Fälle von WAGNER,[2]

---

[1] C. ROKITANSKY. *Handb. d. patholog. Anatomie.* Bd. I. Wien 1846. p. 558.

„Ueberdies ist die Oligohämie nicht selten ein angeborener konstitutioneller Zustand und kommt besonders beim weiblichen Geschlechte vor. Ihm entspricht eine mangelhafte Entwicklung des Kalibers der Arterien mit Kleinheit des Herzens, und neben zurückbleibender Entwicklung der gesammten Körpermasse erscheinen beim weiblichen Geschlecht vorzüglich die Sexualorgane unentwickelt."

[2] C. WAGNER. *Menorrhagie. Morbus maculosus. Fettmetamorphose des Herzfleisches.* (Archiv f. physiol. Heilk. Stuttgart 1859. N. F. Bd. III. p. 415—416.)

Idem. *Die Fettmetamorphose des Herzfleisches.* Leipzig 1864. p. 148. Als besonders beweisend werden namentlich Fall 138 und 144 angegeben.

welche IMMERMANN[1] zuerst erwähnt und die dann von SCHEBY-BUCH und LÉPINE übernommen worden sind, können nichts Bestimmtes beweisen. Denn man wird sich erinnern, dass die Pathologie eine ganze Reihe tödtlicher Ursachen kennt, welche in dem Organismus nichts mehr als Verfettungen innerer Organe und kleine Blutaustritte in ihnen und auf der Körperoberfläche bedingen, und dass es dabei sicher gewöhnlich ohne weitere Hülfsmittel unmöglich ist, aus dem Leichenbefund allein auf die einwirkende Ursache Rückschlüsse zu machen. Genau aus demselben Grunde würde ich es mir nicht zu bestimmen getrauen, welche Beobachtungen von PONFICK der progressiven perniziösen Anämie angehören und welche nicht, ich weiss nicht einmal, ob überhaupt auch nur eine einzige seiner Beobachtungen als progressive perniziöse Anämie angesprochen werden könnte, und wenn diese PONFICK'sche Untersuchung trotz alledem für unsere Krankheit von unschätzbarem Werthe bleibt, so wird dieselbe, wie späterhin gezeigt werden soll, in einer ganz anderen Richtung zu suchen sein.

Wenn auch die bisher beschriebenen Versuche historischer Forschung zu einem sicheren Resultat weder geführt haben, noch auch in dieser Form fortgesetzt in Zukunft werden führen können, so vermag man sich dennoch der Erkenntniss unmöglich zu verschliessen, dass gewisse Formen der progressiven perniziösen Anämie bereits vor BIERMER beschrieben und mitgetheilt worden sind.

Hierbei wird es überraschend sein zu erfahren, dass trotz des seltenen Vorkommens gerade die eigentlich primäre, idiopathische, essentielle Form am frühesten und eingehendsten, und nicht allein in einzelnen Beobachtungen, sondern in einem vortrefflichen Gesammtbild beschrieben worden ist. PYE-SMITH[2] gebührt das Verdienst, darauf hingewiesen zu haben, dass bereits sein vortrefflicher Landsmann ADDISON[3] mit der Kenntniss über die essentielle Anämie wohl vertraut gewesen ist. Ich habe mich mehrfach, aber vergeblich darum bemüht, die ADDISON'sche Arbeit im Original zu lesen und kenne dieselbe nur aus dem vorzüglichen Referat, welches VIRCHOW[4] seiner Zeit für die Canstatt'schen Jahresberichte gegeben hat. Leider ist in demselben die uns

---

[1] Vergl. das dürftige Litteraturverzeichniss in H. IMMERMANN, *Progressive perniziöse Anämie.* (Ziemssen's Handb. d. spez. Pathologie und Therapie. Bd. 13. 1875. p. 615.)

[2] PYE-SMITH. *Zwei Fälle von Anæmia idiopathica perniciosa.* (Virchow's Arch. Dez. 1875. Bd. 65. p. 509. 510.)

[3] TH. ADDISON. *On the constitutional and local effects of disease of the supravenal capsules.* London 1855. (39 S. 11 Taf.)

[4] Vergl. Canstatt's Jahresbericht etc. i. J. 1856. Bd. IV. p. 372. Würzburg 1857.

augenblicklich interessirende Stelle ausgelassen; ich habe sie daher den wortgetreuen Uebersetzungen Lépine's und Pye-Smith's[1] entlehnen müssen:

„Durch eine Reihe von Jahren — schreibt Addison — habe ich von Zeit zu Zeit eine sehr auffallende Form allgemeiner Anämie bemerkt, welche ohne eine nachweisbare Ursache auftritt — ohne vorhergehenden Blutverlust, erschöpfenden Durchfall, Chlorose, Purpura; ohne Nierenkrankheit, Wechselfieber, Milz- oder (Lymph-) Drüsenerkrankung, Skrofulose und Krebs.

„Daher habe ich in meinen Vorträgen diese Anämie als idiopathische bezeichnet, um sie von jeder anderen (sekundären, symptomatischen) zu unterscheiden.

„Die Krankheit zeigte in allen Fällen denselben Karakter, denselben Verlauf, und, mit kaum einer einzigen Ausnahme, früher oder später denselben lethalen Ausgang.

„Sie kommt in beiden Geschlechtern vor, gewöhnlich nach der ersten Lebensperiode und hauptsächlich bei fettleibigen Individuen.

„Der Anfang entwickelt sich langsam und schleichend, so dass der Kranke nur schwer den ersten Beginn der Entkräftung bestimmt angeben kann. Das Gesicht wird allmählich blass, die Konjunktiven nehmen eine perlenweisse Farbe an, die Muskulatur wird mehr weich und welk, als dass sie an Umfang abnimmt, der Puls fühlt sich weich an, ist aber auffällig schwach und leicht unterdrückbar; zuweilen wird er hüpfend, namentlich bei der geringsten Aufregung. Der Kranke verräth eine zunehmende Abneigung gegen jegliche Anstrengung, und unterzieht er sich derselben, so stellt sich bei ihm ein beängstigendes Gefühl von Ohnmacht und Beklemmung ein. Es entsteht sehr leicht Herzklopfen. Die ganze Körperoberfläche sieht blass, gleich der Farbe des Wachses aus. Die Lippen, das Zahnfleisch und die Zunge erscheinen blutleer. Die Gewebe verlieren ihre natürliche Elastizität. Der Appetit schwindet. Den Kranken überkommt das Gefühl der Entkräftung und äussersten Schwäche. Athemnoth und Herzklopfen stellen sich bei geringer Bewegung und der unbedeutendsten körperlichen Anstrengung ein. Es erscheinen geringe Oedeme an den Knöcheln. Der Kräfteverfall nimmt den höchsten Grad an. Der Kranke ist nicht mehr im Stande sich von seinem Lager zu erheben, redet von Zeit zu Zeit irre, wird dann komatös und stirbt endlich.

„Trotzdem sich dies Leiden vielleicht über mehrere Monate hingezogen hatte, wird eine bedeutende Abmagerung nicht gefunden. Man

[1] Pye-Smith giebt an, dass sich der angeführte Passus auf p. 212. 213 der gesammelten und von der Sydenham Society abgedruckten Werke Addison's befindet.

kann sogar sagen, dass die Wohlbeleibtheit mit der Schwäche und allgemeinen Erschöpfung in grellem Widerspruch steht. Die Krankheit widerstand, einen Fall abgerechnet, nach meiner bisherigen Erfahrung jeder Behandlung und früher oder später tritt der tödtliche Ausgang ein. Bei der Sektion kann man keine Organveränderung entdecken, auf welche so schwere Erscheinungen zurückbezogen werden könnten. Die Krankheit hatte sich in allen Fällen bei kräftigen Personen entwickelt. Ich war natürlich anfangs zu der Annahme geneigt, dass die fettige Degeneration der Organe zum mindesten an dem Entstehen der Krankheit Theil haben könnte. In dem letzten Falle, den ich beobachtet habe, wurde das Herz verfettet angetroffen, und Quekett fand bei der mikroskopischen Untersuchung des Semilunarganglions und plexus solaris die gleiche Veränderung in den erwähnten Gebilden vor.“

Es sei gleich an dieser Stelle darauf hingewiesen, dass trotz des klaren und glänzenden Bildes, welches Addison von der idiopathischen perniziösen Anämie gegeben hat, dennoch für Biermer und einzelne spätere Autoren, namentlich Ponfick kein kleines Verdienst übrig bleibt. Denn es vermuthete Addison den Zusammenhang zwischen den Symptomen und den anatomischen Veränderungen genau in der entgegengesetzten Richtung, als wir das heute zu thun gewohnt und anzunehmen berechtigt sind. Nach Addison sollte die fettige Entartung innerer Organe den Grund für die anämischen Erscheinungen abgeben, während wir heute wissen, dass die Anämie das primäre ist, und dass sie erst sekundär die Verfettung der Organe hervorruft.

Zwei Jahre später als Addison hat Samuel Wilks[1] auf krankhafte Zustände aufmerksam gemacht, bei welchen excessive Anämie und hochgradige Schwäche während des Lebens als Hauptsymptome hervortreten, denen an der Leiche eine fettige Entartung fast aller Organe entspricht. Auch ist bereits von ihm hervorgehoben, dass vornehmlich der Herzmuskel einer fettigen Degeneration anheimfällt. Allein eine klare Erkenntniss zwischen den anatomischen und klinischen Erscheinungen wird auch bei ihm vermisst. Ausserdem begegnet man dem Fehler, dass er, wie das bisher fast immer geschehen ist, die primären und sekundären Formen der Anämie nicht streng von einander getrennt hat, obschon er das Leiden als von durchaus spezifischer Natur ansieht.[2]

---

[1] Samuel Wilks. *Cases of idiopathic fatty degeneration. With remarks on arcus senilis.* (Guy's Hospital Reports 1857. III. 3. p. 203.)

Idem. Lectures on Pathological Anatomy. 1859. p. 465.

[2] Vgl. hierüber z. B. Cap. IV., Beobachtung II. III. und Beobachtung XX.

Noch um vieles weniger ist PERROUD[1] zu einem richtigen Verständniss gelangt, indem er die Entwicklung einer Fettleber als Ursache dafür angesehen hat, dass sich die Anämie, die Kachexie und Oedeme entwickeln, indem die fettige Entartung die Funktion der Leber beschränken und damit die Bildung der rothen Blutkörperchen beeinträchtigen sollte. Uebrigens betreffen die 6 Beobachtungen PERROUD's, von denen nur 4 zur Autopsie kamen, fast ausschliesslich Formen sekundärer Anämie.

Aus dem bisher Erörterten dürfte sich mit Sicherheit ergeben, dass bereits den älteren Autoren die idiopathische Form der progressiven perniziösen Anämie bekannt gewesen ist, dass dieselbe am umfassendsten und zuerst von ADDISON beschrieben wurde, dass sie aber noch nicht nach jeder Richtung hin erforscht war, so dass die Mittheilungen von BIERMER sehr wesentlich zum völligen Verständniss beigetragen haben.

LÉPINE hat den Versuch gemacht, die Entdeckung der idiopathischen progressiven perniziösen Anämie als französischen Ursprunges darzustellen. Diese Bemühungen sind meines Erachtens sehr unglücklich ausgefallen. Die Stellen und ebenso die Beobachtung, welche LÉPINE aus ANDRAL citirt, sprechen um Vieles mehr für als gegen die Ansicht, dass es sich hier um Zustände von Nephritis gehandelt habe, und wenn LÉPINE dieses selbst herausgefühlt hat, so hätte es einer kälteren und unparteilichen Darstellung nur zum Vortheil gereichen können, wenn er von der Erwähnung derselben ganz Abstand genommen hätte. Ich habe das Zitat unter den Text gesetzt.[2]

---

[1] PERROUD. *Sur la polystéatose viscérale.* (Lyon. Médical. 1865.)
Idem. *Note sur une variété d'anasarque cachectique liée à l'altération graisseuse du foie.* (Lyon. Médical. 7. Novemb. 1869. p. 281. Vgl. auch das vortreffliche Referat von LIEBERMEISTER in Virchow-Hirsch, Jhrsb. f. 1869. II. p. 151—152).

[2] G. ANDRAL. Clinique Méd. T. III. Paris 1823. p. 553—559. Unter den Krankengeschichten, welche LÉPINE noch am wenigsten zweifelhaft hält, führt er folgende an: „Eine 24jährige Frau, welche vor 18 Monaten entbunden worden war, litt an Anasarka und Ascites, als sie in die Charité aufgenommen wurde. Die ersten Erscheinungen des Oedems hatten sich kurze Zeit nach der Entbindung gezeigt, ohne dass die Kranke irgend einen Schmerz in ihrem Leibe oder sonst wo verspürte. Allmählich wurde die Frau schwächer und ging 4 Monate nach ihrer Aufnahme zu Grunde, ohne dass Zeichen einer Organerkrankung aufgetreten waren. Bei der Sektion fand man die Bauchhöhle mit einer grossen Menge seröser Flüssigkeit erfüllt, ohne Flocken und ohne alte oder neue Pseudomembranen. Alle Organe wurden als gesund befunden. Nur ein einziger Umstand erregte die Aufmerksamkeit: der fast vollständige Mangel an Blut. Nur die grossen Arterien- und Venenstämme enthielten eine sehr kleine Menge röthlichen Blutes, und auch Organe wie der Darmtraktus, die Leber und Lunge, welche man gewöhnlich blutüberfüllt findet, und in denen sich das Blut während der Agonie und nach dem Tode angehäuft zu

Auch die Beobachtung von PIORRY[1], welche LÉPINE erwähnt, kann im strengsten Sinne des Wortes nicht als idiopathische Form progressiver perniziöser Anämie aufgefasst werden, weil sich der betreffende Kranke, ein 50jähriger Mann, geschlechtlichen Ausschweifungen hingegeben hatte, während er beständig mit Sorgen kämpfte und an Nahrungsmangel litt.

Mit grösserem Rechte dagegen wird man die erste der beiden Beobachtungen als essentielle perniziöse Anämie anzusprechen haben, welche BARCLAY[2] bereits 4 Jahre vor dem Erscheinen der ADDISON'schen Arbeit mitgetheilt hat. Und somit kommen wir denn zu dem Resultat, dass diese Form der perniziösen Anämie sowohl als Einzelbeobachtung als auch in einem Gesammtbilde zuerst in England (freilich noch nicht nach jeder Beziehung hin erschöpfend) beschrieben worden ist.

Auch die sekundäre progressive perniziöse Anämie ist den älteren Autoren nicht unbekannt geblieben. Am vertrautesten scheinen sie mit derjenigen Form gewesen zu sein, welche sich im Verlauf einer Schwangerschaft und Geburt entwickeln und selbst dann entwickeln kann, wenn beide Zustände ohne besonders grobe Abnormität bestehen. Diese Erscheinung muss ein um so grösseres Befremden erregen, als man nach den kürzlich veröffentlichten Mittheilungen GUSSEROW's[3] die Meinung hätte haben müssen, dass man vordem von solchen Zuständen keine Kenntniss gehabt habe. Denn als GUSSEROW, damals noch von Zürich aus, seine Beobachtungen beschrieben, welche seitdem immer als Prototypen progressiver perniziöser Anämie angeführt und gewissermassen als die ersten Vorläufer der BIERMER'schen Publikation angesehen worden sind, hebt er es ganz ausdrücklich hervor, dass er ähnliche Beobachtungen in der Litteratur nicht habe ausfindig machen können. Diese Angabe beruht auf einem Irrthum. Das Missgeschick hat GUSSEROW besonders

---

haben pflegt, waren bleich und blutarm." (Untersuchung des Urins auf Albumin wurde begreiflicherweise nicht gemacht.) Und:

G. ANDRAL. Précis d'anatom. patholog. t. I. p. 80—81. Paris 1829.

Idem. Grundriss der pathologischen Anatomie. Uebersetzt von Becker. Leipzig 1829. Th. I. p. 62. Cap.: Von der allgemeinen Anämie. „Ein solcher anämischer Zustand tritt zuweilen ohne irgend eine deutliche Ursache ein: ich habe ihn in der Leiche mehrerer wassersüchtig gestorbenen Kranken nachgewiesen, wo sonst gar keine Strukturveränderung der festen Theile entdeckt werden konnte."

1 P. A. PIORRY. *Traité des altérations du sang.* 1840. Article Polyanhémie p. 5. (Zitirt nach Lépine.) Vgl. Cap. IV. Kasuistik. Beobachtung LXXI.

2 BARCLAY. *Death from anaemia.* (Med. Tim. Mai 1851. p. 430.) Vergl. Kap. IV. Kasuistik. Beobachtung I.

3 A. GUSSEROW. *Ueber hochgradige Anämie Schwangerer.* (Arch. f. Gynäkolog. Bd. II. Heft II. 1871. p. 218—235.)

arg bedacht. Denn die ersten guten Beobachtungen, welche mitgetheilt sind, rühren gerade aus Zürich her. Die beiden ersten Fälle, welche LEBERT[1] beschrieb, und für welche er den geschickt gewählten Namen der akuten Puerperalchlorose vorschlug, dürften zwar hierher gehören, können aber zunächst, da sie beide in Besserung übergingen und demnach nicht ganz unanfechtbar dastehen, ohne Berücksichtigung bleiben. Dagegen wird man keine begründeten Zweifel gegen die zweite unter denjenigen Beobachtungen erheben können, welche LEBERT[2] 1858, also volle 13 Jahre früher als GUSSEROW, in dem schon einmal erwähnten Aufsatz „über essentielle Anämie" mitgetheilt hat.

Wenn die Angaben von LÉPINE richtig sind, so würde bereits ein Jahr vor LEBERT — 1852 — LAUTH[3] die ersten sicheren Beobachtungen beschrieben haben, welche hierher zu rechnen sind. Ich habe mir diese Beobachtungen nicht im Originale verschaffen können, weil sie in einer These niedergelegt sind; auch sind dieselben nicht in den Jahresberichten von SCHMIDT und CANSTATT aufgenommen worden. LÉPINE hebt namentlich die Beobachtungen VII. und VIII. hervor, welche mit dem Sektionsbefunde gegeben worden sind. Auch auf CHALOT's[4] Dissertation aus dem Jahre 1858 hat LÉPINE aufmerksam gemacht, welche gleichfalls hierher gehörige Dinge enthalten soll. Auch diese Arbeit ist mir aus den schon bereits angeführten Gründen zu meinem grossen Bedauern unbekannt geblieben.

Nach den neueren Publikationen ist man zu der Annahme berechtigt, dass die progressive perniziöse Anämie gerade im Verlaufe des Wochenbettes eine relativ häufige Erscheinung ist. Die ersten Beobachtungen, welche der ausführlichen BIERMER'schen Publikation folgten, befanden sich unter den angegebenen Verhältnissen, und unter den 72 Beobachtungen, welche MÜLLER[5] aus dem Züricher Spital mittheilt, befinden sich 12, also der sechste Theil, bei denen die Entwicklung der Krankheit auf die besprochene Aetiologie zurückzuführen war.

---

1 H. LEBERT. Züricher Jahresb. über die Verwaltung des Medizinalwesens etc. 1853. p. 30. 40.

Idem. *Résumé des maladies observées dans la division de clinique médicale de l'hôpital Zürich pendant l'année 1859.* (Gaz. Méd. de Paris. 1854. p. 14.) Vgl. Kap. IV. Kasuistik. Beobachtung XC. u. XCI.

2 H. LEBERT. *Ueber essentielle Anämie.* (Wien. Med. Wochenschrift. 1858. Nr. 34.) Vgl. Kap. IV. Kasuistik. Beobachtung XVIII.

3 LAUTH. De la cachexie séreuse des femmes enceintes et des accouchées. Thèse de Strassbourg. 1852.

4 CHALOT. Cachexie séreuse des femmes enceintes et des nouvelles accouchées. Thèse de Paris. 1858.

5 A. MÜLLER. Die progressive perniziöse Anämie etc. Zürich 1877. p. 179.

Die Beobachtung, dass sich Anämien im Verlauf von Erkrankungen des Darmtraktus entwickeln, ist bereits von BIERMER gemacht worden. Es wurde schon früher einmal auf WUNDERLICH[1] hingewiesen, welcher in seinem Handbuch der speziellen Pathologie und Therapie ganz besonders hervorhebt, dass die Dickdarmkrankheiten, vorzüglich wenn sie mit Durchfall verbunden sind, stets Anämie zur Folge haben, und dass selbst eine nur mehrtägige Diarrhöe fast immer ein auffallendes Erbleichen des Kolorits herbeizuführen pflegt. Jedoch über diese einfache Beobachtung an sich ist man kaum hinausgekommen, und jedenfalls hat man sie niemals in dem Umfange zu verwerthen verstanden, wie es späterhin von BIERMER gethan worden ist. Auch könnte ich aus der „älteren“ Litteratur nur wenige Beobachtungen anführen, welche etwas ausführlicher beschrieben worden und mit einiger Sicherheit zu verwerthen sind. GROHE[2] sah sich im Gefolge eines Durchfalles von $2^1/_2$ Jahren Dauer die Erscheinungen der progressiven perniziösen Anämie ausbilden, welche zum Tode führten, ohne dass bei der Sektion eine anatomische Organveränderung aufgefunden werden konnte. Und erst später schliessen sich hier ähnliche Beobachtungen von HABERSHON,[3] PERROUD[4] und KING[5] an, welche letztere kurz vor der zweiten BIERMER'schen Mittheilung beschrieben wurde. Auch gehört hierher die Erfahrung von HABERSHON, welcher beobachtete, dass ein 40jähriger Mann nach Jahre lang bestehendem Erbrechen anämisch wurde und an Erschöpfung starb. Bei der Sektion fiel nur die Verfettung des Herzens auf.

Noch unvollkommener als über die eben besprochene Form kommen in der älteren Litteratur unzusammenhängende und zerstreute Notizen über Zustände vor, welche bei gutem Willen als Erscheinungen der progressiven perniziösen Anämie gedeutet werden können und sich an Blut- und Säfteverluste, an Nahrungsmangel und schlechte Lebensweise, an Ueberanstrengung bei der Arbeit und verwandte Dinge angeschlossen

[1] C. A. WUNDERLICH. Handb. d. Pathologie u. Therapie. Bd. IV. Aufl. II. Stuttgart 1856. p. 524.

[2] F. GROHE. *Zur Geschichte der Malanämie nebst Bemerkungen über den normalen Bau der Milz- und Lymphdrüsen.* (Virchow's Arch. Bd. 22. 1861. p. 437—442.) Vgl. Kap. IV. Kasuistik. Beobachtung XLVIII.

[3] HABERSHON. *On idiopathic anaemia.* (Lancet 1863. p. 513.) Vgl. Kap. IV. Kasuistik. Beobachtung XLIX.

[4] PERROUD. *Note sur une variété d'anasarque cachectique liée à l'altération graisseuse du foie.* (Lyon. Méd. Nov. 1869.) Vergl. Kap. IV. Kasuistik. Beobachtung L. LI.

[5] KING. *A case of fatal Anaemia.* (Brit. Med. Journ. No. 25. 1871.) Vgl. Kap. IV. Kasuistik. Beobachtung LII.

haben. Aber allen diesen Beobachtungen fehlt ein bestimmter Ausgangspunkt und einheitlicher Ueberblick, sie sind meist mehr als Merkwürdigkeiten beschrieben und jedenfalls niemals auch nur einigermaassen erschöpfend behandelt worden. PIORRY[1] theilt einen tödtlich verlaufenden Fall mit, in welchem geschlechtliche Ausschweifungen im Verein mit Sorge und Nahrungsmangel den Grund für die Entwicklung der Anämie abgaben. BARCLAY[2] sah eine Frau anämisch zu Grunde gehen, welcher man wegen eines wunden Mundes Fleisch und Bier entzogen hatte, während sie trotzdem ihr Kind weiter stillte. SAMUEL WILKS[3] hat angegeben, dass Kummer allein im Stande ist, eine tödtlich verlaufende Anämie zu erzeugen. Und endlich wären noch die Mittheilungen von LEBERT,[4] CAZENAVE[5] und TROUSSEAU[6] zu nennen, in welchen theils schlechte äussere Verhältnisse allein, theils im Verein mit Ueberanstrengung durch Arbeit Anämie mit tödtlichem Ausgang bedingten.

Versuchen wir nun am Schluss das Resultat der vorhergehenden längeren Untersuchung in nuce zusammenzufassen, so kommen wir zu dem Ergebniss, dass die verschiedenen Formen der progressiven perniziösen Anämie bereits vor BIERMER mehr oder minder gut, niemals aber vollkommen bekannt gewesen sind. Vornehmlich hat man der essentiellen progressiven perniziösen Anämie grosse Aufmerksamkeit gewidmet und die Lehre über sie Dank den Bemühungen ADDISON's relativ am weitgehendsten ausgebaut. BIERMER aber erst hat sich das grosse Verdienst erworben, alle diese Formen vom rein symptomatischen Standpunkte aus durch den gemeinsamen und neuen Namen zusammengefasst, die Reihe ihrer klinischen Erscheinungen erweitert und namentlich das Verständniss für die anatomische Veränderung sehr wesentlich gefördert zu haben.

---

[1] C. A. PIORRY. *Traité des altérations du sang.* 1840. Article Polyanhémie. p. 5. (Zitirt nach Lépine.) Vgl. Kap. IV. Kasuistik. Beobachtung LXXI.

[2] BARCLAY. *Death from anaemia.* Medic. Tim. May 1851.) Vgl. Kap. IV. Kasuistik. Beobachtung LXVIII.

[3] SAMUEL WILKS. *Cases of idiopathic fatty degeneration with remarks on arcus senilis.* (Guy's Hosp. Reports. 1857. p. 203.) Vgl. Kap. IV. Kasuistik. Beobachtung LXXIX.

[4] H. LEBERT. *Ueber essentielle Anämie.* (Wien. Med. Wochenschrift. 1858. Nr. 34.) Beobachtung I. Vgl. Kap. IV. Kasuistik. Beobachtung XLVIII.

[5] J. CAZENAVE. *Trois observations d'anémie essentielle.* (Journ. de Méd. de Bordeaux. Février 1860. No. 2. p. 53.) Vgl. Kap. IV. Kasuistik. Beobachtung LXXXIII.

[6] TROUSSEAU. Clinique médicale, tome III. p. 62. 2. édition. 1859. Vgl. Kap. IV. Kasuistik. Beobachtung LXXXI.

Viertes Kapitel.

Fremde Kasuistik.

Der kommende Abschnitt hat sich die Aufgabe gestellt, die bisherige Kasuistik in Form kurzer Referate so vollständig als möglich wiederzugeben. Leider haben nicht immer die Originalarbeiten benutzt werden können, doch ist für diesen Fall der Autor angegeben, dem das Referat entlehnt worden ist.

Das Material ist nach den kritischen Gesichtspunkten geordnet worden, welche im vorhergehenden Kapitel ausführlich dargelegt worden sind. Ueber eine chronologische Folge habe ich mich um so eher fortsetzen zu dürfen geglaubt, als der Leser mit Benutzung des Litteraturverzeichnisses (p. 10—12), welches sich am Anfang des zweiten Kapitels befindet, leicht über die Zeit wird in's Klare kommen können. Aus äusserlichen Gründen und zum Theil auch durch den vorliegenden Stoff geboten, konnten die Scheidegrenzen nicht an allen Stellen im schärfsten Umriss gezogen werden.

Um die Uebersicht zu erleichtern, sei das Schema an die Spitze gestellt, in welches die einzelnen Beobachtungen einzureihen der Versuch gemacht worden ist.

I. Essentielle, primäre, idiopathische progressive perniziöse Anämie.

17 Beobachtungen.

II. Sekundäre, symptomatische, deuteropathische progressive perniziöse Anämie.

a. Im Gefolge von *Schwangerschaft und Geburt.*

1. Im Gefolge von Schwangerschaft.

19 Beobachtungen.

2. Im Gefolge von Geburt.

10 Beobachtungen.

b. Im Gefolge von Erkrankungen des *Darmtraktus.*
24 Beobachtungen.

c. Im Gefolge von *Blut- und Säfteverlusten.*
7 Beobachtungen.

d. Im Gefolge *schlechter äusserer Verhältnisse:* schlechte Wohnung, unzureichende Nahrung, Sorgen, Ueberanstrengung etc.
7 Beobachtungen.

III. Nicht sicher bewiesene Fälle von progressiver perniziöser Anämie.

a. Beobachtungen, deren Aetiologie sich wegen fehlender Anamnestika nicht feststellen lässt.
5 Beobachtungen.

b. Beobachtungen ohne Sektion oder mit Heilung.
27 Beobachtungen.

IV. Beobachtungen mit anatomischen Veränderungen innerer Organe, also nicht zur progressiven perniziösen Anämie gehörig.
19 Beobachtungen.

V. Anhang.

I. Beobachtungen von essentieller, primärer, idiopathischer progressiver perniziöser Anämie.

(p. 43—51.)

I.

Barclay. Death from anaemia. (Med. Tim. May 1851. p. 480.)
Beobachtung I.

Ein 34jähriger Mann leidet seit einem Jahre an Anfällen von Kreuzschmerzen, während welcher sparsame Diurese und reichliche Sedimentbildung im Urin bestehen. Seit 14 Tagen schnelle Abmagerung. Auch hatte er etwas Husten mit geringem Auswurf; letzterer stets ohne Blut. Aufnahme: 21. 1. 51. Tod: 11. 2. 51.

Anämisches Aussehen. Klagen über Kurzathmigkeit und Herzklopfen. Herztöne laut und rein. Puls schwach, 120. Keine Albuminurie. Stuhlretardation. — Anfängliche Besserung bei dem Gebrauch von Eisen und Wein, dann aber wieder Verschlimmerung. Am Herzen systolisches Geräusch. Am 4. Febr. Erbrechen dunkler Massen. Kräfteverfall. Koma. Tod.

Sektionsbefund: Bleiche Hautdecken. Fettpolster fest und von gelblicherer Farbe als normal. Extremitätenmuskeln von dunklem und normalem Kolorit. Theilweise verkalkte Induration in der rechten Lungenspitze. Abdominalorgane anämisch. Linke Niere stellenweise narbig eingezogen und mit kleinen Zysten bedeckt. Anämie des Hirns und der Hirnhäute. Seröses Fluidum im arachnoidalen und noch mehr im subarachnoidalen Raum. Kleine Hämorrhagien in der Pia.

II.

SAMUEL WILKS. Cases of idiopathic fatty degeneration. With remarks on arcus senilis. (Guy's Hospit. Reports. 1857.)

Ein 30jähriger Mann fühlt sich seit 4 Monaten ohne nachweisbare Ursache schwächer und schwächer. Seit 2 Wochen Blut im Stuhl. Er kann nicht mehr das Bett verlassen.

Hautfarbe mehr gelblichweiss als reinweiss. Geringe Abmagerung. Oedem um die Knöchel. Bei der geringsten Bewegung Kurzathmigkeit und Herzklopfen.

Sektionsbefund: Fettige Entartung aller Eingeweide. An den Wänden des Herzmuskels fettige Streifen. Leber blass und verfettet, ebenso die Nieren. Keine Darmgeschwüre. Milz 11 Unzen schwer, sonst gesund.

III.

SAMUEL WILKS. Cases of idiopathic fatty degeneration. With remarks on arcus senilis. (Guy's Hospit. Reports. 1857.)

Eine 50jährige Frau, welche bis zu den letzten Monaten immer gesund gewesen war, verfiel ohne greifbare Ursache in einen grossen Schwächezustand. Wiederholtes Erbrechen. Keine Abmagerung. Sie sieht blutlos aus, hat dabei weder Durchfall noch Blutungen.

Sektionsbefund: Herzmuskel sehr fettig entartet, namentlich der linke Ventrikel. Im rechten Herzen ein kleiner Blutklumpen und eine geringe Menge serösen Blutes. Intakte Kammerarterien. Oedem der Lungen. Blasse und verfettete Leber.

IV.

H. IMMERMANN. Ueber progressive perniziöse Anämie. (Deut. Arch. f. klin. Medizin. Bd. X. Mai 1874. p. 230—234.)

Beobachtung II.

Eine 31jährige unverheirathete Frau, welche geistig nur wenig entwickelt war, hatte ernstliche Krankheiten niemals durchgemacht. Seit dem 17. Lebensjahre war sie regelmässig menstruirt und litt beim ersten Eintritt der Regel vorübergehend an chlorotischen Erscheinungen. Vor 3 Wochen verlor Patientin den Appetit, fieberte, schwitzte in der Nacht und hatte vermehrten Durst. In den letzten Tagen Durchfall. Schon vor dem Eintritt des Fiebers wurde sie blass und klagte über Müdigkeit und Abgeschlagenheit. In den letzten Tagen benommenes Sensorium, leichtes Irrereden und zunehmende Schwäche. Aufnahme: 23. 8. 72. Tod: 18. 9. 72.

Gesichtsfarbe bleich. Schleimhäute entfärbt. Oedem des Gesichtes. Starkes Fettpolster. Herzdämpfung normal. Herztöne rein. An den Halsgefässen nichts Abnormes. Puls 108, weich, regelmässig. Leber normal. Milz leicht vergrössert (5 × 8). Harn dunkel gefärbt, ohne Eiweiss. Netzhaut ohne Veränderung. Im Blute „keine Vermehrung der farblosen Blutkörperchen“.

Anfangs September leichte abendliche Temperatursteigerungen. Bald auch an der Herzspitze und über der Basis systolisches Blasen. Am 9. September bemerkt man leichte Parese der linken Gesichtshälfte, welche nach einiger Zeit bis auf Spuren zurückgeht. Am Herzen kommt es überall zum Entstehen systolischen Blasens, auch in den Halsvenen Nonnengeräusch. Gegen das Lebensende Durchfall. Urin goldgelb und eiweissfrei. Unter Sopor Tod.

Sektionsbefund: Allgemeine Anämie. Fettdegeneration des Herzmuskels. Subepikardiale Ekchymosen. Aorta an einzelnen Stellen fettig getrübt. Milz etwas gross und derb (Maasse nicht gegeben. EICHHORST.). Verfettung in Leber und Nieren. Gehirn blass, ohne Herderkrankungen. Oedem der Lungen.

V.

S. T. SÖRENSEN. Taellinger af Blodlegemer i 3 Tilfälde af excessiv Oligocythaemi. (Hospitals-Tidende. R. 2. 1. Aargang. p. 513. 1874.)

Ein Fall von spontaner (?) perniziöser Anämie endete innerhalb eines Jahres mit dem Tode. Während des Lebens bestanden hochgradige Dyspnoe ohne wesentliche Lungenerkrankung, Oedeme ohne Albuminurie, geringe Neigung zu Blutungen, ausserordentliche Abmagerung, grosse Blässe, Erschöpfung.

Bei der Sektion fand man Fettdegeneration des Herzmuskels; keine Leber-, Milz-, Lymphdrüsenschwellung.

In dem während des Lebens untersuchten Blute waren die weissen Blutkörperchen an Zahl nicht vermehrt. Nach der Methode von MALASSEZ wurde die Zahl der rothen Blutkörperchen bestimmt. Dieselbe nahm bis auf 0,47 Millionen pro Kubikmillimeter ab, also beinahe um $^1/_{12}$ der normalen Menge, welche Verminderung weit über die bisher bekannten Minima hinausgeht.

(Referat nach Virchow-Hirsch Jahrb. 1875. II. 314.)

VI.

PYE-SMITH. Ein Fall von Anaemia idiopathica perniciosa. (Virchow's Archiv. Bd. 65. 1875. p. 507—512.)

Beobachtung II.

Ein 47jähriger Mann soll ein „paar Male“ leichte Anfälle von Wechselfieber überstanden haben (von welcher Dauer und zu welcher Zeit ist nicht mitgetheilt). In den letzten sieben Jahren litt er wiederholentlich an Dyspnoe. Auch beobachtete er, dass sein Gesicht blass wurde und seine Kräfte allmählich abnahmen. Im Januar 1875 sah Verf. den Kranken zum ersten Male.

Haut und Schleimhäute waren sehr blass. Ekchymosen an beiden Vorderarmen. Hände und Füsse leicht geschwollen. Ueber dem Herzen und über den grossen Gefässen lautes systolisches Geräusch. Keine Albuminurie. Ueber die Beschaffenheit des Blutes wird nur berichtet: „Farblose Blutkörperchen nicht vermehrt.“ — Im Februar wurde „die Menge der rothen Blutkörperchen bedeutend vermindert gefunden.“ Der Kranke klagte häufig über Schwindel.

Die medikamentöse Verordnung von Phosphor schien anfangs eine geringe Besserung herbeizuführen, indem der Kranke regere Esslust bekam und sich etwas kräftiger fühlte, so dass er im Spitalgarten umherging. Bald jedoch verschlimmerte sich sein Zustand; es stellte sich Kältegefühl und Dyspnoe ein; der Kräfteverfall nahm zu und Patient verstarb in bewusstlosem Zustande Ende Juni 1875, ohne dass neue Krankheitserscheinungen zu den schon erwähnten hinzugekommen waren.

Sektionsbefund: Anämisches, sonst normales Gehirn, welches 57 Unzen wiegt. Lungen ödematös. 30 Unzen seröser Erguss in der rechten Pleurahöhle und $1^1/_2$ Unzen im Herzbeutel. Das Herz wiegt 14 Unzen und zeigt exquisite Fettmetamorphose der Muskulatur beider Ventrikel. Blut blässlich, wässerig. Aortenwände und Herzklappen gesund. Postmortale Verdauung des Magens. Leber fettig und 52 Unzen schwer. Milz 11 Unzen, normal. Nieren 10 Unzen, blass, keine Fettentartung. Nebennieren und plexus solaris gesund. Extremitätenmuskeln blass, aber frei von Fettmetamorphose. (Eine mikroskopische Untersuchung der Organe scheint nicht ausgeführt worden zu sein.)

NB. Beobachtung nicht einwurfsfrei, da über die vorhergegangene Intermittens nur wenig berichtet wird. Auffällig ist die lange Dauer von 7 Jahren.

EICHHORST.

VII.

O. SCHUMANN. Ueber einen Fall progressiver perniziöser Anämie. Diss. inaug. Freiburg i. Br. 1875.

Ein 24jähriger Fabrikarbeiter wurde vor 4 Wochen ohne nachweisbaren Grund schwächlich, litt an Herzklopfen, Engigkeit und Schmerzen in der Herzgegend, hatte einige Male unbedeutendes Nasenbluten und hustete Fetzen geronnenen Blutes aus. Aufnahme: 29. 9. 75. Tod: 26. 10. 75.

Grosse Blässe der Haut und Schleimhäute. Verbreiterung der Herzdämpfung. Systolisches Geräusch an der Basis und Spitze. Zweiter Pulmonalton klappend (Mitralklappeninsuffizienz). Puls 93. Temperatur anfangs normal. Im Auswurf ein blutig gefärbtes Fibringerinnsel. Urin von normaler Menge, ohne Eiweiss, spez. Gew. 1015. — Vom 3.—7. Oktober abendliche Temperatursteigerung, dann wieder normale Temperatur. Am 13. Oktober findet man Vermehrung der weissen, Verminderung der rothen Blutkörperchen im Blut. An den nächsten Tagen Temperatursteigerung bis 40,4° C. — Am 19. Oktober hört der Kranke nichts mehr, wird blässer und ist unbesinnlich. Fieber nur gering. Am 20. werden einige blutige Dendriten ausgeworfen. Nach einer geringen Besserung Sopor und in einem Anfalle von Dyspnoe erfolgt der Tod.

Sektionsbefund: Allgemeine Blässe. Gutes Fettpolster. Extremitäten und Rumpfmuskeln braunroth, trocken, von kleinen Hämorrhagien durchsetzt, nicht erheblich verfettet. Oedem der Lungen. Hämorrhagien im Penis, Epikard und im Myokard. Herz vergrössert, seine Muskelfibrillen körnig getrübt und stark verfettet. Einzelne Muskelfibrillen sehr breit, ampullenartig aufgetrieben und mit rothen und weissen Blutkörperchen reichlich erfüllt. Mitralklappen verkürzt und verdickt. Aorta eng. Leber 1300 Gramm schwer, stark verfettet; auch die Lebergefässe leicht verfettet. Magenschleimhaut durch Zunahme des interazinösen und subazinösen Bindegewebes sehr verdickt. Die Verdickung hauptsächlich von der Einlagerung von Herden farbiger Blutkörperchen herrührend. Daneben in ihnen noch körniges, dunkles Pigment und Vermehrung der Bindegewebszellen. Gefässe der Magenwand verfettet. Epithelschicht fast geschwunden. Dieselben Veränderungen, nur nicht so hochgradig, im Darm. Ausserdem auf der Serosa und Schleimhaut des Darmes Hämorrhagien. Drüsenzellen der Magen- und Darmschleimhaut mehr körnig getrübt als verfettet. Mesenterialdrüsen vergrössert, grauweiss und röthlich gesprenkelt, von Hämorrhagien durchsetzt. Nierenepithelien fettig entartet, ebenso die Gefässe, und im Maschenwerk der Nieren Zelleneinlagerung. Gefässe der Netzhaut nur leicht verfettet; Blutungen aus farbigen Blutkörperchen bestehend und durch die ganze Dicke reichend. Pachymeningitis hæmorrhagica. Anämie des Hirns. Neurogliakerne vermehrt. Kleine Herde rother Blutkörperchen im Gehirn. Gefässe nur wenig verfettet. Im Blut grosse Blässe der rothen Blutkörperchen.

NB. Die vortrefflich untersuchte Beobachtung ist leider durch den bestehenden Herzfehler in ihrer essentiellen Bedeutung etwas getrübt. EICHHORST.

VIII.

H. LEBERT. De l'anémie, oligocythémie, dysémie et de ses diverses formes et de son traitement. (Arch. général. Avril 1876. p. 410—411.)

Eine 55jährige Frau überstand mit 18 Jahren akuten Gelenkrheumatismus und wurde in ihrer Ehe 12 Male entbunden, worunter 3 Male Zwillinge. Die Entbindungen normal, nur beim ersten Male wurde die Zange nöthig. Seit der letzten Entbindung vor 10 Jahren Ausbleiben der Regeln und Ausbildung eines prolapsus uteri, um dessentwillen seit 5 Jahren ein Ring getragen wird. Hysterische Zufälle. Seit Oktober 1858 Appetitmangel, grosses Schwächegefühl, Herzklopfen, Ohnmachtsanwandlungen, vorübergehende Oedeme, Neigung zu Durchfall. Der zunehmende Kräfteverfall führt sie am 7. Januar 1859 in's Züricher Hospital.

Grosse Blässe. Geringes allgemeines Oedem. Herz nicht vergrössert. Ueber der Herzbasis systolisches Geräusch. In den Halsvenen Geräusche. Leichter Ascites. Zuweilen Durchfall. Appetitmangel. Eiweissfreier Urin. Puls sehr klein und mässig beschleunigt. Zunahme des Oedems und der Schwäche. Tod 9 Tage später.

Allgemeine Blässe. Herz bei mikroskopischer Untersuchung sehr verfettet. Im Herzen und in den grossen Gefässen wenig Blut. Aortenklappen atheromatöse Flecken zeigend. Leberzellen erscheinen stark granulirt. Nieren bei der mikroskopischen Untersuchung intakt.

IX.

H. QUINCKE. Ueber perniziöse Anämie. (Volkmann's Sammlung klin. Vorträge. Mai 1876. Nr. 180. p. 16.)

Beobachtung V.

Ein 11jähriges Mädchen befand sich vom 22. Januar bis 5. Mai 1874 auf der Klinik. Es war stets schwächlich gewesen. Seit 3 Monaten hatte die Schwäche zugenommen. Das Kind ist sehr schwach und apathisch. Fieber. Herzgeräusche. Pulsation der Jugularvenen. Appetitlosigkeit. Unregelmässiger Stuhl. „Unter den rothen Blutkörperchen viele kleine und unregelmässig geformte.“ Zahlreiche Netzhauthämorrhagien. Die Optikuspapille in ihren Konturen verwaschen und alle Veränderungen links stärker als rechts. Unter Chinin mit Eisen Heilung.

Am 23. September 1875 wird die Kleine zum zweiten Male in's Hospital aufgenommen, indem sie schon seit 4 Wochen an einem Typhus leiden sollte.

Der Befund wie beim ersten Aufenthalt. Fieber. Durchfall. Retinale Hämorrhagien. „Im Blut mikroskopisch ein Theil der rothen Blutkörperchen abnorm klein.“ Tod am 3. Oktober 1875.

Sektionsbefund: Anämie. Hydrops der serösen Höhlen. Kleine Hämorrhagien unter dem Epikardium und im Muskel des linken Ventrikels. Darm frei.

X.

H. Quincke. (Ibidem. p. 18.)
Beobachtung VIII.

Ein 45jähriger Feiler fühlt sich seit $1^1/_2$ Jahren schwach und hat seit 1 Jahr beim Stehen öfters geschwollene Füsse gehabt. Vor 3 Monaten starkes Nasenbluten, und seitdem Blässe der Haut und grössere Schwäche. Aufnahme: 22. 2. 75. Tod: 7. 3. 75.

Mässige Magerkeit. Anämie. Leichter Ikterus. Oedem an den Knöcheln. Systolische Herzgeräusche. Verbreiterung der Herzdämpfung nach rechts. Pulsation der venæ jugulares externæ. Guter Appetit. Keine Albuminurie. Leichtes Fieber. Netzhauthämorrhagien, welche rechts reichlicher sind, und hier auch grünpapilläres Oedem. „Blut blass; mikroskopisch arm an Blutkörperchen, dagegen viele theils glänzende, theils matte Körnchen von eckiger oder rundlicher Form.“ Wiederholtes starkes Nasenbluten, einmal 400 Ccm. Blutes aufgefangen. Zuletzt Delirien und zunehmender Ikterus. Tod.

Sektionsbefund: Anämie. Herz gross. Partielle Verfettung des linken Ventrikels. Geringe Schwellung der Lymphdrüsen.

XI.

H. Müller. Die progressive perniziöse Anämie. Zürich 1877.
Beobachtung II. (p. 19—23.)

Ein 21jähriger Handlanger überstand vor 2 Jahren leichte Variola, war sonst immer gesund. Vor 6 Wochen Appetitmangel, nachdem er schon vorher durch sein blasses Aussehen aufgefallen war. Bei der Arbeit schnell Ermüdung und Herzklopfen, unruhiger und durch Träume gestörter Schlaf. Vor 4 Wochen heftige Kopfschmerzen, Ohrensausen und Schwindel. Intensive Magenschmerzen. Vor 3 Wochen zwei Mal blutiges Erbrechen und an demselben Tage drei dünne blutige Stühle. Seitdem tägliches Erbrechen. In den letzten Tagen Oedeme der Augenlider. Aufnahme: 12. 10. 66. Tod: 28. 10. 66.

Grosse Blässe der Haut und Schleimhäute; dabei die Haut strohgelb, aber nicht ikterisch. Herzdämpfung normal. Systolisches Geräusch. Magen- und Milzgegend gegen Druck schmerzhaft. Milz vergrössert. Urin ohne Eiweiss. Kein Fieber. 100 kleine Pulse. Mehrmaliges Erbrechen und das Erbrochene Blutspuren zeigend. „Blut nicht leukämisch“. Die Verordnung von Eisenpräparaten ist ohne Erfolg. Blässe und Kräfteverfall nehmen zu. Abendliche Fiebersteigerungen bis 38,4° C. Zahl der Pulse bis 120. In der Nacht vor dem Todestage Delirien und Fluchtversuche. Am Todestage fœtor ex ore: „Patient exhalirt einen Geruch wie eine Leiche.“ Am 28. Oktober Abends mit 35° C. Plötzlicher Krampf sämmtlicher Körpermuskeln von 3 Minuten Dauer. Tod.

Sektionsbefund: Allgemeine Anämie, nur die Brustmuskeln gut gefärbt. Lungen ödematös. Herz schlaff, aber ohne Veränderung. Auffallend wässeriges Blut in den Herzhöhlen mit wenig Kruor. Magen enthielt einen erbsengrossen Knoten (Follikularhypertrophie). Milz in der Breite vergrössert.

XII.

H. Müller. (Ibidem.)
Beobachtung IX. (p. 35—47.)

Eine 35jährige Weberin litt vor 13 Jahren 6 Monate lang an Bleichsucht, war sonst immer gesund. Regelmässige Menses; starker Fluor. Keine Ueberanstrengung bei der Arbeit. Keine besonders ärmlichen Verhältnisse. Beginn der Krankheit ohne nachweisbare Ursache vor 5 Wochen mit Kopfweh, Schwindel, Mattigkeit und zugleich blassem Aussehen. Appetit und Verdauung in Ordnung. Aufnahme: 26. 2. 69. Tod: 24. 11. 69.

Februar. Grosse Anämie, dabei gelbliches Kolorit. Oedem der Augenlider. Nonnengeräusch und Undulation der Halsvenen. Systolisches Karotisblasen. Normale Herzdämpfung. Systolisches Geräusch über den 4 Herzostien, am lautesten über Pulmonalis und Aorta. Urin ohne Eiweiss. Temperatur bis 38° C. Puls 80—108, klein. In den nächsten Monaten wechselnde Besserung und Verschlimmerung. Flüchtige Oedeme an Extremitäten und im Gesicht. Mitte September bildet sich ein Exophthalmus aus, welcher zunimmt. Zeitweise plötzliche Temperatursteigerungen bis 40,8° C. Ende Oktober doppelseitiger Hydrothorax. Deutlicher Venenpuls am Halse. Mitte November deutlicher Konjunktivalikterus. Ascites. Vergrösserung der Herzdämpfung. Systolisches Frémissement über dem Herzen. An den 4 Herzostien systolisches Geräusch. Keine Milzvergrösserung. „Die mikroskopische Untersuchung des Blutes ergiebt keine Vermehrung der weissen Blutkörperchen.“ Beide Optikuspapillen trübe, undurchsichtig und in den Kontouren verwaschen. Ganz frische und zahlreiche Apoplexien in den innersten Partien der Retina. Seit dem 18. November normale Körpertemperatur. Zunehmender Kräfteverfall. Am 24. November Unruhe, Beängstigung, Athemnoth, Tod.

Sektionsbefund: Allgemeine Blässe. Doppelseitiger Hydrothorax. Ascites. Herz vergrössert. Es enthält nur Spuren von Blut. Die Papillarmuskeln und links auch die Trabekel gelblich gesprenkelt. Am Anfangstheil der Aorta atheromatöse Einlagerungen. Subpleurale Ekchymosen rechts. Oedem der Lungen. Normale Milz: 12 Centimeter lang, 7 breit, 3 dick. Leber normal gross und an einzelnen Stellen muskatnussfarbig. Im fundus des Magens eine thalergrosse Ekchymose und ausserdem noch kleinere in der Magenschleimhaut. Im Darm zahlreiche punktförmige und verästelte Ekchymosen der Schleimhaut, namentlich auf der Höhe der Kerkring'schen Falten. Extravasate im Scheideneingang. Extravasate in der Pia. Oedem und Anämie des Hirnes.

XIII.

H. Müller. (Ibidem.)
Beobachtung XVI.

18jährige Fabrikarbeiterin am 14. 4. 71 aufgenommen; Tod am 5. 7. 71 Entwicklung der Krankheit aus mehrmals rezidivirender, hartnäckiger Chlorose.

Beim Eintritt nur hochgradige Anämie bei einem kleinen und in der Entwicklung zurückgebliebenen Mädchen. Zunahme der Blässe. Unregelmässiges und unbedeutendes Fieber, welches nur zwei Mal für mehrere Tage ohne Grund eine kontinuirliche Höhe von 40,0° C. erreicht. Späterhin Vergrösserung der Herzdämpfung. Systolische Herzgeräusche und dann an der Herzspitze auch diastolisches Geräusch. Venenpuls. Zahlreiche Netzhauthämorrhagien. Normaler Urin. Kein leukämisches Blut. Aeusserste Blässe. Apathie. Vor dem Tode Athemnoth und subnormale Temperatur.

Sektionsbefund: Allgemeine Anämie. Punktförmige Verfettung des Herzmuskels, besonders der Mm. papillares. Hämorrhagien im Myokard und in der Netzhaut. Sehr enge Aorta (3,5—5 Centimeter im Umfang) ohne Verfettung der Intima. Pachymeningitis hæmorrhagica interna. Lungenödem.

XIV.

H. Müller. (Ibidem.)

Beobachtung XXVIII. (p. 88—89.)

Eine 32jährige Hausfrau war immer gesund, lebte in günstigen Verhältnissen und sah immer blühend aus. Erst in diesem Sommer allmähliches Schwinden der Kräfte und langsames Blasswerden ohne Grund. Aufnahme: 20. 9. 72. Tod: 17. 10. 72.

Wachsbleiches Aussehen. Nonnengeräusch. Systolisches Herzgeräusch. Leichtes Fieber. Netzhautblutungen. — Zunahme der Blässe und Schwäche. Zunahme der hydropischen Erscheinungen. Appetitlosigkeit. Unstillbare Durchfälle. Apathie. Lungenödem. Tod.

Sektionsbefund: Allgemeine, hochgradige Anämie. Herzverfettung. Kapillarapoplexie im Gehirn, an der Dura und in der Netzhaut. Lungenödem.

XV.

H. Müller. (Ibidem.)

Beobachtung XLVII. (p. 238—239.)

Eine 56jährige Hausfrau, in guten Verhältnissen lebend und nur ein Mal an Gelenkrheumatismus und Lungenentzündung früher erkrankt, verlor vor 4 Monaten ohne Grund den Appetit, wurde blass und mager und bekam geschwollene Füsse. Wegen zunehmender Schwäche Aufnahme: 5. 10. 74. Tod: 21. 10. 74.

Hochgradige Anämie. Starkes Oedem an den Unterextremitäten und Vorderarmen. Oedem der Augenlider. Anasarka in der Kreuzgegend. Hydrothorax. Ascites. Petechien auf der Haut. Vergrösserte Herzdämpfung. Systolisches Herzgeräusch. „Blut nichts Abnormes“. Urin eiweissfrei. Mässiges Fieber. Netzhautblutungen. — Späterhin Halsvenenpuls. Tod an Erschöpfung.

Sektionsbefund: Pachymeningitis hæmorrhagica. Anämie und Oedem des Hirns. Extravasate in der Hirnsubstanz. Doppelseitiger Hydrothorax. Lungenödem. Dilatatio cordis, namentlich rechts. Herzverfettung. Nierencysten. Glottisödem.

XVI.

H. Müller. (Ibidem.)

Beobachtung LVII. (p. 245—246.)

Ein 51jähriger Zimmermann, welcher früher vollkommen gesund gewesen war, erkrankte ohne Grund vor 3 Monaten mit Beengung. Später Herzklopfen, Ohrensausen etc. Seit einem Monat ist er durch sein blasses Aussehen aufgefallen. Kräfteverfall. Aufnahme: 18. 2. 76. Tod: 8. 4. 76.

Hochgradige Anämie. Oedem der Augenlider. Beginnendes (?) Herzgeräusch. Intensive Schmerzhaftigkeit des Sternums, spontan und bei Druck. Verdauungsbeschwerden. Verdacht auf ein latentes Magenkarzinom. — Fortschreitende Anämie und Entkräftung. Leichtes Oedem. Netzhautblutungen. In den letzten 8 Tagen mitunter leichtes Fieber. In den letzten 3 Tagen Blutungen aus dem Zahnfleisch. Lethargie. Stille Delirien. Tod.

Sektionsbefund: Allgemeine, hochgradige Anämie. Herz- und Leberverfettung. Ekchymosen am Herzen. Lungenödem. Blutungen im subduralen und subpialen Raum. Kapillarapoplexien im Hirn. Netzhautblutungen.

XVII.

H. Müller. (Ibidem.)

Beobachtung LX. (p. 247—248.)

Ein 66jähriger, vordem immer gesunder Knecht erkrankte vor 5 Monaten mit Müdigkeit, Oedemen an den Füssen und Blässe. Seit 3 Wochen starker Durchfall, Appetitmangel, Schwäche, zunehmende Blutarmuth. Aufnahme: 19. 5. 76. Tod: 26. 5. 76.

Hochgradige Anämie. Oedem an den Unterextremitäten. Geringer Ascites. Geringfügige Herzgeräusche. Anhaltender Durchfall. Tod.

Sektionsbefund: Allgemeine Anämie. Mässige Herzverfettung. Lungenödem. Geschrumpfte Milz. Senile Hirnatrophie.

II. Sekundäre, symptomatische, deuteropathische progressive perniziöse Anämie.

(p. 51—84.)

a. Im Gefolge von Schwangerschaft und Geburt.

(p. 51—66.)

1. Im Gefolge von Schwangerschaft.

(p. 51—61.)

Ueber essentielle Anämie. (Wiener med. Wochenschrift. 1858. Nr. 34.)

XVIII.

H. Lebert. (Wiederholt in: H. Lebert, De l'anémie etc. Archiv général. 1876. p. 406—408.)

Beobachtung II.

Eine 24jährige Frau, welche früher immer gesund gewesen war, wurde vor 4 Jahren zum ersten Male und vor 10 Wochen zum zweiten Male entbunden. Ein erheblicher Blutverlust war bei der Entbindung nicht eingetreten. Schon gegen Ende der letzten Schwangerschaft fühlte sie sich matt, magerte ab und klagte über Appetitmangel. Nach der Entbindung trat öfters kopiöses Nasenbluten auf, auch zeigten sich Magenschmerzen, zeitweises Erbrechen, Appetitmangel und etwas Stuhlverstopfung.

Patientin wurde am 15. Juli 1854 auf die Züricher Klinik aufgenommen. Sie ist sehr bleich. Schleimhäute entfärbt. Herzdämpfung nicht vergrössert. Ueber dem Herzen anämische Geräusche. Urin ohne Eiweiss. Leber und Milz normal. Eisen und kräftige Kost bewirkten anfänglich Besserung, dennoch ging die Patientin einen Monat später unter Kollaps zu Grunde. Gegen das Lebensende hin schlechter Geruch aus dem Munde.

Sektionsbefund: Allgemeine Anämie. Hirn blass und weich. Auf der Hirnoberfläche blasse, gelblichbraune Blutpunkte. Blut aus den Hirngefässen ohne mikroskopische Veränderung. Im Herzen wenig Blut und gallertige Gerinnsel. Im unteren Theil der anämischen Lungen ikterisch gefärbter Schaum. Sonst die Organe normal.

XIX.

H. Müller. Die progressive perniziöse Anämie. Zürich 1877. Beobachtung II. (p. 24—28.)

Eine 40jährige Seidenwinderin fühlt sich seit dem Ende ihrer letzten (6.) Schwangerschaft vor 5 Monaten schwach, verliert den Appetit und magert ab. Husten und reichlicher Auswurf. Am Tage Oedem der Füsse. Nach der Entbindung Zunahme der Kraftlosigkeit. Starker Durst. Aufnahme: 22. 5. 68. Tod: 30. 5. 68.

Kolossale Anämie. Oedem der Füsse. Kein Fieber. Regelmässiger, kleiner Puls. Systolisches Geräusch über Mitralis und Aorta. Urin ohne Eiweiss. Vermehrter Durst. In den nächsten Tagen Durchfall mit abendlicher Temperatursteigerung bis 39,2° C. Die Herzdämpfung verbreitert sich. Zeitweise neben dem systolischen Geräusch ein diastolisches an der Herzspitze. Venenpuls am Halse. Starke Athemnoth. Seit dem 25. Mai kontinuirliches Fieber. Am 29. leichtes Nasenbluten. „Das Blut ist ganz fleischwasserähnlich". Tod am 30. Mai.

Sektionsbefund: Allgemeine Anämie. Herzmuskel gelb gesprenkelt und stark verfettet. Oedem der Lungen. Schnurleber und geringe Muskatnussleber. Milz 10 Ctm. lang, 7,5 breit, kaum 2,5 dick. Nieren in der Rinde verfettet. Hirn blass und ödematös.

XX.

Samuel Wilks. Cases of idiopathic fatty degeneration, with remarks on arcus senilis. (Guy's Hospit. Reports. 1857.)

Eine 31jährige Frau, welche niemals an kaltem Fieber gelitten hatte, ist sehr anämisch und giebt an, dass sie während der letzten Wochen ihrer Schwangerschaft (die Zeit der Entbindung ist nicht angegeben) sehr krank gewesen sei, indem sie ununterbrochen Erbrechen und Durchfall hatte, beides zuweilen von blutigem Aussehen. Auch hat sie profuses Nasenbluten gehabt.

Aeusserste Hinfälligkeit. Ausserordentliche Blässe. Unregelmässige Herzschläge. Anämische systolische Geräusche. Keine Albuminurie. Andauernd Durchfall, zuweilen Erbrechen; beides niemals von blutiger Beschaffenheit. Keine nachweisbare Organveränderung.

Sektionsbefund: Innere Organe blutleer. Herz und Leber etwas fettig entartet. Nieren blass, bei der mikroskopischen Untersuchung fettig entartet.

XXI.

Perroud. Note sur une variété d'anasarque cachectique liée à l'altération graisseuse du foie. (Lyon. Médical. 7 Novembre 1869.)

Eine 25jährige Frau hatte im sechsten Monat ihrer zweiten Schwangerschaft, nachdem häufiges Erbrechen und Bauchschmerzen vorhergegangen waren, Zwillinge geboren; 8 Tage nachher Oedem der unteren Extremitäten, welches bald auch auf die Bauchwand übergeht; einige Wochen später auch das Gesicht gedunsen.

Grosse Schwäche, kann kaum im Bett sitzen; erdfahle, gelbliche Hautfarbe; blasse Schleimhäute; systolisches Geräusch am unteren Drittel des Sternum; Venenpulsation am Halse; Puls 120. Haut heiss und trocken; der Harn nie eiweisshaltig. Tod 6 Wochen nach dem ersten Auftreten des Hydrops.

Bei der Sektion exquisite Fettleber von normaler Grösse; Nieren blass; die Epithelien sehr wenig fetthaltig. Herz blass, weich, Klappen und Ostien normal.

XXII.

H. Quincke. Ueber perniziöse Anämie. (Volkmann's Samml. klin. Vorträge. Mai 1876. Nr. 180. p. 15.)
Beobachtung II.

Eine 25jährige Frau ist im siebenten Monat schwanger. Sie ist sehr anämisch, leidet aber an Durchfall (seit wie langer Zeit? Eichhorst.). Keine Albuminurie. Zwei Tage nach ihrer Aufnahme in's Hospital stellen sich Wehen ein, welche eine todte, macerirte Frucht zur Welt befördern. Eine Stunde später Tod.

Sektionsbefund: Allgemeine Anämie. Pachymeningitis hæmorrhagica. Herz klein und blass. Lungenödem. Milz gross und weich. Schwellung der Follikel und Peyer'schen Plaques.

XXIII.

R. Lépine. Sur un cas d'anémie grave dite essentielle. (Univ. Méd. Paris 1876. Sept. 1876. No. 114. 115) und (Bulletins et mémoires de la société des Hôpitaux de Paris. Juillet 1876.)

Eine 34jährige Frau war vor 7 und vor 5 Jahren entbunden worden. Sie lebte nicht in glänzenden Verhältnissen, wollte aber nie ernstlich krank gewesen sein. Mitunter Magenschmerzen. Sie ist jetzt im siebenten Monat schwanger. Mit dem Anfang ihrer jetzigen Schwangerschaft stellte sich ungewöhnlicher Appetit ein. Zu gleicher Zeit traten Verdauungsstörungen und epigastrische Schmerzen auf. Trotzdem magerte sie ab, fühlte sich schwach und sah sehr elend aus. Seit 2 Monaten fast beständig Durchfall und geringes Erbrechen. Am 25. November frühzeitige Entbindung. Baldiger Tod des Kindes. Keine Besserung in dem Befinden der Kranken. Die Patientin ist jetzt beträchtlich abgemagert, sieht kachektisch blass aus, ist sehr schwach. Nach der Nahrungsaufnahme oft unerträgliche Schmerzen, zuweilen Erbrechen der Nahrung. Ueber dem Herzen laute systolische anämische Geräusche. Urin ohne Eiweiss. Im Blute keine Vermehrung der farblosen Blutkörperchen. In einem Kubikmillimeter Blut sind nur 909,000 rothe Blutkörperchen enthalten. Mitte Dezember eine geringe Besserung. Die Zahl der rothen Blutkörperchen erhebt sich bis auf 1,129,500 pro Kubikmillimeter, aber bald tritt von Neuem Verschlimmerung ein. Man zählte am: 20. Dezember 847,130, 21. Dezember 721,620, 23. Dezember 721,640 rothe Blutkörperchen im Kubikmillimeter, am 2. Jan. nur 606,000. Am 6. Januar findet man eine geringe Vergrösserung der rothen Blutkörperchen und beim Zählen 631,200. Bald stellt sich Oedem um die Augenlider ein, ebenso an den Knöcheln. Auch war der Puls kaum fühlbar; die Kranke kann nicht deutlich sehen. (Augenhintergrundsuntersuchung nicht vorgenommen.) Am 10. Januar konstatirt man im Blute noch einmal: keine Vermehrung der farblosen Blutkörperchen; rothe Blutkörperchen sehr gross und in einem Kubikmillimeter nur 378,750. Tod am 11. Januar.

Sektionsbefund: Subkutanes Fettgewebe geschwunden. In der rechten Lunge zerstreute broncho-pneumonische Herde. Herz klein. Im rechten Ventrikel ein Fibrinkoagulum. Muskulatur des linken Ventrikels fleckig gelb gezeichnet und verfettet. Aorta von normalem Umfang und mit atheromatösen Stellen. Leber 1350 grm. schwer, sehr wenig verfettet. Milz 200 grm. schwer, sonst normal. Nieren und Pankreas gesund. Darmschleimhaut blass, sonst intakt. Gehirn blass. Knochenmark im Sternum und in den Wirbelkörpern normal, nur ein wenig gelatinös.

XXIV.

Ferrand. Sur un cas d'anémie grave dite essentielle. (Bulletins de la Société des hôpitaux de Paris. 24. Novembre 1876.)

Eine 28jährige Frau will niemals vorher krank, nur immer blass gewesen sein. Sie ist seit dem Februar schwanger und wurde seit ihrer Uebersiedelung nach Paris im Juni noch blasser. Im Monat August stellen sich Erbrechen und unstillbare wässerige Durchfälle (5—6 Stühle im Tag) ein; Herzklopfen. Entbindung am 18. September von einer todten Frucht. Die Durchfälle dauern fort. 22—26. September: Die Abendtemperatur schwankte zwischen 38,2° und 39,0°; die Blässe wird grösser und grösser und spielt in's Grünliche hinüber. In den ersten Tagen des Oktober wechselt die Temperatur zwischen 38,5° und 39,5°. Am 10. Oktober erreicht sie 40°. Keine Albuminurie. Mit dem Apparat von Reignard wird der Harnstoffgehalt auf 7,0 grm. täglich bestimmt. Anasarka. Die mikroskopische Untersuchung des Blutes, welche Hayem ausführte, ergiebt 500,000 rothe Blutkörperchen pro Kubikmillimeter. Mit Hülfe seiner Methode der Hämoglobinbestimmung durch die Farbe des Blutes fand Hayem die Menge des Hämoglobins auf $^1/_{10}$ der normalen Menge gesunken, und dass dabei der

Werth in der Färbekraft jedes einzelnen Blutkörperchens vermehrt war (die Körperchen waren gross). HAYEM meinte, dass die letztere Erscheinung auf den Gebrauch von Eisenpräparaten zu beziehen sei, welchem die Kranke unterworfen worden war.

Während der Agonie Transfusion. Tod einige Stunden später.

Autopsie. Gehirn blass. Oedem der hinteren Lungenabschnitte. Kein Pleuraerguss. Herz (250 grm.) schlaff und blass, auf der Schnittfläche homogen. Lebergewicht 1300; die Oberfläche bräunlich, die Schnittfläche gleichmässig gelb gefärbt. Nieren voluminös; ihr Gewebe mürbe und theilweise der Kapsel adhärent. Milz 360 grm., fest. Darmschleimhaut von normalem Aussehen. Mesenterialdrüsen geschwollen. An den Markräumen des Sternums nichts besonderes.

(Wörtliche Uebersetzung nach LÉPINE's Referat p. 130, da mir das Original leider nicht zugänglich war. EICHHORST.)

XXV.

H. MÜLLER. Die progressive perniziöse Anämie. (Zürich 1877.) Beobachtung X. (p. 47—59.)

Eine 33jährige Bauersfrau war bisher immer gesund gewesen. In ihrer 6jährigen Ehe wurde sie 5 Male entbunden. Letzte Entbindung Mitte Mai 1868. Schon 8 Wochen vor der Geburt andauernd vomitus gravidarum. Nach der Geburt 10 Tage lang Durchfall, mit Appetitmangel und Kräfteverfall verbunden. Dann stellt sich wieder Erbrechen ein, welches 8 Monate lang, also bis Anfang Januar 1869 ununterbrochen anhielt. Patientin vertrug nur Thee und Eichelkaffee. Grosse Schwäche und blasses Aussehen bleiben zurück. Aufnahme: 4. 6. 1869. Tod: 2. 12. 69.

Gelblich weisse Farbe der Hautdecke. Blasse Schleimhäute. Nonnengeräusch. Systolisches Blasen in der Karotis. Normale Herzdämpfung. An den Herzostien systolisches Geräusch. Puls 104 Schläge. Kein Fieber. Urin 1000—1400, ohne Eiweiss. Anfang. Juli zeitweise deutliches diastolisches Geräusch über der Aorta. Herzdämpfung in der Höhe vergrössert. Milzdämpfung vergrössert. „Die mikroskopische Untersuchung des Blutes ergiebt keine Vermehrung der weissen Blutkörperchen.“ Oefteres Erbrechen. Foetor ex ore. Urinmenge normal, und Urin von normalem sp. Gew. Abends leichte Temperatursteigerung. Verdacht einer akuten Endokarditis an den Aortenklappen. Während des August kommt es zu einer auffälligen Besserung. Das Erbrechen wird durch Jodtinktur vollkommen gestillt. Die Patientin nimmt an Körperfülle zu, bekommt rothe Farbe, die Herzdämpfung verkleinert sich und nur ein leises systolisches Geräusch über Aorta und Mitralis. Nach einem Monat wieder das alte Leiden mit den alten Veränderungen, auch wieder Erbrechen und Durchfall. Dieses Mal Jod ohne Wirkung. Im Oktober noch einmal eine ganz erstaunliche Besserung. Anfang November verschlimmert sich der Zustand in Folge eines Erysipelas capitis, bessert sich aber dann wieder. Foetor ex ore stärker als früher. Seit dem 25. November heftiges Kopfweh. Nachts vom 28. zum 29. November stürzt die Kranke aus dem Bett und ist linksseitig gelähmt. Unmittelbar darauf häufiges Erbrechen, Anfälle von Konvulsionen und bald auch Ausbildung einer Lähmung der rechten Extremitäten. Beständiger Trismus.

Nystagmus. Schon am 1. Dezember beginnt die Agonie. Tod am 2. Dezember bei 40,4° C.

Sektionsbefund: Apoplektischer Herd im rechten Streifen- und Sehhügel. Feiner Bluterguss im rechten Hinterhorn. Kompression der Grosshirnganglien links. Herzmuskel blass, mürbe, von graugelber Farbe. Subpleurale Ekchymose links. Beiderseitige beginnende fibrinöse Pleuritis. Putride Bronchitis links und rechts mit sekundärer Pneumonie des Unterlappens. Milz und Leber von normaler Grösse und normalem Aussehen.

XXVI.

H. Müller. (Ibidem.)

Beobachtung XVIII. (p. 69—70.)

Eine 38jährige Seidenweberin war von ihrem 17.—25. Lebensjahre mehrmals chlorotisch. Im Frühling dieses Jahres während der dritten Schwangerschaft Appetitlosigkeit, Erbrechen und Durchfall. Rasch sich entwickelnde Blässe. Aufnahme: 29. 8. 71. Tod: 21. 9. 71.

Grosse Anämie. Geringe Oedeme. Hautextravasate. Reine Herztöne. Blut im Urin. Schwangerschaft im 10. Monat. — Am 1. September Sturzgeburt eines ausgetragenen Kindes. Zunehmen der Anämie. Herzgeräusche. Kontinuirliches, mässiges Fieber. Durchfall. Foetor ex ore. Wachsende Oedeme. Hydrothorax. In den letzten Tagen benommenes Sensorium und Lethargie; nur zeitweise stilles Deliriren. Am Todestag subnormale Temperatur.

Sektionsbefund: Hochgradige Anämie. Herzverfettung. Hydrothorax. Lungenödem. Pachymeningitis haemorrhagica interna. Kapillarblutungen in Hirnhäuten und Grosshirn.

XXVII.

H. Müller. (Ibidem.)

Beobachtung XV. (p. 81.)

Eine 42jährige Hausfrau litt während der letzten Schwangerschaft (vor $^3/_4$ Jahren) an hartnäckigem Erbrechen. Darnach allmähliche Entwicklung der Anämie. Aufnahme: 26. 4. 72. Tod: 20. 5. 72.

Grosse Anämie. Systolisches Geräusch über der Mitralis. Karotisblasen. Leichtes Fieber. Zahlreiche Netzhauthämorrhagien. Stuhlverstopfung. Normaler Urin. — Zunehmende Anämie. Oedeme. Höhlenergüsse. Aeusserste Entkräftung. Tod.

Sektionsbefund: Anämie aller Organe. Starke Fettentartung des Herzens. Oedeme der Lungen. Etwas vergrösserte Milz. Pachymeningitis haemorrhagica interna. Kapilläre Apoplexie in der ganzen Hirnsubstanz und im Rückenmark. Hämorrhagien unter Epikard, Endokard, Pleura und Nierenkapsel. Hämorrhagien und blutige Infiltration der Struma.

XXVIII.

H. Müller. (Ibidem.)

Beobachtung XXXIII. (p. 110—114.)

Eine 35jährige Seidenwinderin war von Kindheit an schwächlich und blass. Seit dem 13. Jahre musste sie anstrengende Arbeit ausführen, während die sehr dürftige Nahrung aus Brod, Kaffee und Kartoffeln, niemals aus Fleisch bestand. Im Jahre 1865 heirathete sie und wurde 66, 67 und 69 entbunden. Während der dritten Schwangerschaft zeitweise Durchfall und Appetitlosigkeit. Nach der Entbindung bedeutende Schwäche und so grosse Blutarmuth, dass Patientin 4 Wochen lang im Spital behandelt wurde. 1871 erfolgt die vierte Entbindung. Anfangs Oktober 1873, am Ende der 5. Schwangerschaft häufige Durchfälle und Appetitlosigkeit. Patientin wurde schwach, erbrach öfters und litt an Kopfweh, Singultus, Magenbrennen. Am 21. Oktober normale Geburt. Dann eine noch erheblichere Kräfteabnahme. Aufnahme: 16. 11. 73. Tod: 25. 12. 73.

Sehr magere und anämische Frau. Starke Karotidenpulsation. Normale Herzdämpfung. Systolische Herztöne überall verschleiert und über der Aorta deutliches systolisches Geräusch. Abendliches Fieber bis 38,4^0 C. Puls schwach, 92—116. Vergrösserte Milz. Urin ohne Eiweiss. Geschlängelte Venen in den Netzhäuten, aber keine Apoplexie. „Blut nicht leukämisch." — Anfängliche Besserung, aber seit dem 29. November sehr heftige Durchfälle, bis 11 am Tage. Zunahme der Anämie. Laute systolische Geräusche am Herzen. — Im Dezember zunehmende Verschlimmerung. Schlaflosigkeit. Athemnoth. Klopfen und Rauschen im Kopfe. Kraftlosigkeit. Seit dem 19. wieder starke Durchfälle. Am 24. bildet sich eine Pneumonie im linken Unterlappen aus. In der Retina einige Apoplexien. Tod.

Sektionsbefund: Allgemeine Anämie. Verfettung des Herzmuskels, namentlich links. Subepikardiale Hämorrhagien. Geringer Hydrothorax. Frische Pneumonie links. Pachymeningitis haemorrhagica interna. Punktförmige Extravasate in Pia und Kleinhirn. Die Kapillaren im Gehirn nicht verfettet, ebensowenig die Rumpf- und Extremitätenmuskeln.

XXIX.

H. Müller. (Ibidem).

Beobachtung XXXVI. (p. 131—134.)

Eine 31jährige Seidenwinderin wird in benommenem Zustand am 27. 3. 74 aufgenommen und stirbt am 3. 4. 74. Man weiss von ihr nur, dass sie vor 5 Monaten entbunden wurde, schon in der Schwangerschaft anämisch war, nach der Geburt noch blasser und sehr kraftlos wurde, und dass sie sich nach 2 Monaten allmählich erholte.

Sehr anämisches Aussehen. Gedunsenes Gesicht. Oedeme an Händen und Füssen. Karotidenhüpfen; systolisches Frémissement und Geräusch. Nonnengeräusch. Starke Athemnoth bei geringster Bewegung. Rechts unten pleuritisches Reiben. Exsudat in der rechten Pleurahöhle. Auch links Pleuraerguss bis zum angulus scapulae. Perikardiales Transsudat. Ascites. Systolisches Geräusch an den Herzostien, an der Herzspitze auch ein deutliches diastolisches Geräusch. Kontinuirliches Fieber: 38,2^0—39,0^0. Puls klein, 120—144. Urin enthält etwas Eiweiss; sp. Gew. 1007. „Blut ist auffallend wässerig, dünn, gerinnt leicht — ist nicht leukämisch." Fleckige und streifige Blutungen in beiden Netzhäuten, namentlich links. — Das Befinden wird mit jedem Tage schlechter. Tod.

Sektionsbefund: Hochgradige Anämie. Herzverfettung und Dilatation des Herzens. Lungenödem. Leichte Milzvergrösserung. Trockene Perihepatitis. Beginnende Pachymeningitis.

XXX.

H. Müller. (Ibidem.)

Beobachtung LV. (p. 244.)

Eine 33jährige Fabrikarbeiterin erkrankt am Ende ihrer letzten (3.) Schwangerschaft mit Erbrechen, Unwohlsein und Blasswerden. Vor 6 Monaten Geburt. Nach derselben Erbrechen und Durchfall, fortdauernd zunehmende Blässe. Aufnahme: 24. 12. 75. Tod: 2. 2. 76.

Hochgradige Anämie. Gefässgeräusche. Geringe Herzgeräusche. Zahlreiche Netzhautblutungen, einzelne mit weisslichen Resorptionscentren. Kein Fieber. Urin immer etwas Eiweiss enthaltend. — Hier und da Fieber. Hydrops. „Milz und Blut nichts Abnormes." Zeitweise Durchfall und Erbrechen. — Tod.

Sektionsbefund: Hochgradige, allgemeine Anämie. Hydrothorax. Hydroperikard. Hochgradige Verfettung des Herzens, der Leber und Nieren. In der linken Lungenspitze derbe schwielige Narben mit kleinen alten Käseherden. Hämorrhagien in Netzhaut und Hirn.

XXXI.

H. Müller. (Ibidem.)

Beobachtung LII. (p. 242.)

Eine 36jährige und früher immer gesunde Hausfrau erkrankte am Ende ihrer letzten (5.) Schwangerschaft mit Durchfall und Appetitmangel. Normale Entbindung Juli 74. Der Durchfall hat bis zur Aufnahme, also volle 10 Monate angehalten. Erblassen und Entkräftung. Aufnahme: 23. 4. 75. Tod: 17. 6. 75.

Hochgradige Blässe und Abmagerung. Oedem der Füsse. Hydrothorax. Ascites. Vergrösserte Herzdämpfung. Systolisches Herzgeräusch. Immer normale Temperatur. „Milz, Blut, Urin nichts Besonderes." Anhaltender Durchfall. Tod von Erschöpfung.

Sektionsbefund: Allgemeine hochgradige Anämie. Hydrothorax. Lungenödem. Herzverfettung.

XXXII.

A. Gusserow. Ueber hochgradigste Anämie Schwangerer. (Arch. f. Gynäkolog. Bd. II. 1871.)

Beobachtung I. (p. 219—221.)

Eine 36jährige Frau wurde von 1859 bis März 1867 6 Male entbunden. Am Ende der beiden letzten Schwangerschaften ziemliche Blutverluste durch Platzen eines Varix. Augenblicklich siebente Schwangerschaft. Erste Kindesbewegungen im April 1868 gefühlt. Ihr jetziger Zustand begann (wenn?) mit Oedemen der Beine, häufigem Durchfall, Appetitmangel und gestörtem Schlaf. Schnell zunehmende Schwäche. Aufnahme: 29. 6. 68. Tod: 30. 6. 68.

Sehr anämisches Aussehen. Oedem der unteren und oberen Extremitäten. 120 kaum fühlbare Pulse. Temperatur $38{,}0^0$. Urin eiweissfrei. Beginnende Geburt bei schwacher und unregelmässiger Wehenthätigkeit. — 30. 6. Geburt geht sehr langsam vor sich. Kein Fieber. Gegen Abend künstliche Entwicklung der Frucht, wobei etwa 1 Drachme Blutverlust. Noch ehe die Plazenta ausgestossen wird, wird der Puls plötzlich klein, die Respiration langsam; Tod.

Sektionsbefund: Allgemeine Anämie. Doppelseitiger Pleuraerguss eines gelbröthlichen Serums. Geringer Ascites. Geringes Hydroperikard. Herz schlaff, nur spärliche Kruor- und Faserstoffgerinnsel und flüssiges Blut enthaltend. Herzfleisch von hellgelber Farbe. Oedem der Lungen. Milz derb, 13 Ctm. lang, 8 breit, $3^1/_4$ dick. Leber vergrössert. Plazenta und Eihäute der Uterussubstanz noch adhärent.

XXXIII.

A. Gusserow. (Ibidem.)

Beobachtung II. (p. 221—222.)

Eine 34jährige Frau war seit 1857 sieben Mal leicht entbunden worden. Gegenwärtig ist sie im siebenten Monat der Schwangerschaft. Schon von Anfang derselben Schwäche, die sie auf ihre dürftigen Verhältnisse und ungenügende Nahrung zurückführt. Vor 14 Tagen wurde die Schwäche so gross, dass sie nicht mehr frei umhergehen konnte. Blässe. Kopfweh. Schwindel. Aufnahme: 13. 5. 69. Tod: 18. 5. 69.

Anämie. Schlechte Ernährung. Grosse Schwäche. Abendtemperatur 38,0°. Venenundulation am Halse. Urin eiweissfrei. — Am 15. Mai Geburt eines Mädchens, welches bald stirbt. Geringer Blutverlust. Trotzdem Puls kaum fühlbar. Grosse Apathie. — Somnolenz. Tod.

Sektionsbefund: Allgemeine Anämie. Herzfleisch schlaff, von blassrother Farbe. Wenig Faserstoffgerinnsel und flüssiges Blut im rechten Vorhof. Oedem der Lungen. Milz etwas vergrössert, von derber Konsistenz. Geringes Oedem der Arachnoidea.

XXXIV.

A. Gusserow. (Ibidem.)

Beobachtung III. (p. 222—223.)

Eine 29jährige Frau überstand vor 10 Jahren einen Typhus, wurde 5 Male normal entbunden und ist zur Zeit im 8. Monat schwanger. Seit einiger Zeit zeitweiliges Erbrechen, Magenbeschwerden, starker Husten mit viel Auswurf, starkes Oedem der Unterextremitäten. Aufnahme: 8. 4. 70. Tod: 3. 5. 70.

Systolisches Herzgeräusch. Urin vermindert und eiweissfrei. Oefteres Erbrechen. — Zunehmende Schwäche. Am 30. Abends Geburt. Vor und nach derselben geringe Blutverluste. Seitdem Somnolenz. — Am 2. Mai transfundirt man 150—180 defibrinirten Blutes in eine Vene, wobei ein grosser Theil des Blutes nicht in die Vene, sondern unter die Haut gekommen war. Eine kleine spritzende Hautarterie entleerte Blut, welches dünnem Kaffee ähnlich sah. Tod einen Tag später.

Sektionsbefund: Allgemeine Anämie. In der Bauchhöhle 120—150 ikterischen Serums, ebenso in der linken Pleurahöhle. Herzfleisch hellgelb gefärbt. Oedem der Lunge. Milz derb, 13,5 Cm. lang, 8 breit, 4 dick. Leber theilweise verfettet. In der Magenschleimhaut punktförmige Ekchymosen.

XXXV.

A. Gusserow. (Ibidem.)

Beobachtung IV. (p. 224—227.)

Eine 29jährige Frau wurde 1860—1869 neun Male normal entbunden. Im letzten Herbst bei der Regel ein grösserer Blutverlust. Seit dem Frühjahr 1870 die zehnte Schwangerschaft. Am Anfang derselben nach und nach bedeutende Athemnoth. Appetitmangel, starker Durst, Abnahme der Kräfte. Die Nahrung war zwar reichlich, bestand aber vorwiegend aus Kaffee und Amylaceen. Allmählich blasses Aussehen. Seit 8 Tagen starker Durchfall. Aufnahme: 1. 9. 75. Tod: 5. 9. 70.

Hochgradige Anämie. Oedem der Augenlider. Oedem an den Beinen. Pulsation der Halsvenen. An der Herzbasis systolisches Geräusch, schwächer an der Herzspitze. Kein Fieber. 116 kleinere Pulse. Urin eiweissfrei. Somnolenz. — 3. September. Somnolenz nimmt zu. Starke Athemnoth. Kaum stillbarer Durst. Nachmittags Transfusion von 180,0 defibrinirten Menschenblutes in die vena cephalica. Anfangs Erleichterung, nach einer halben Stunde einstündiger Schüttelfrost. — 4. September. Kein Fieber. Besserung. Weniger Schlafsucht. Keine Athemnoth. Vormittags Geburt eines Knaben. Künstliche Lösung der Plazenta. Im Ganzen bei der Geburt höchstens 330 grm. Blutverlust. Das Blut dunkel, auffallend dünnflüssig, bei der mikroskopischen Untersuchung keine Vermehrung der farblosen Blutkörperchen, dagegen eine auffallende Verminderung der rothen zeigend, welche letzteren von ganz normalem Aussehen. Nach der Geburt Puls kaum fühlbar. Von Zeit zu Zeit grosse Athemnoth und Aufregung. Am 5. September Tod.

Sektionsbefund: Allgemeine Anämie. Pachymeningitis haemorrhagica interna. Hydrothorax. Hydroperikard. Ascites. Herzfleisch nicht verfettet. Oedem der Lungen. Milz derb, im Dickendurchmesser vergrössert. In der vagina eine geringe Menge jauchiger Flüssigkeit.

XXXVI.

A. Gussesow. (Ibidem.)

Beobachtung V. (p. 227—230.)

Eine 24jährige und bisher immer gesunde Elsässerin befand sich bei ihrer Aufnahme im 5. Monat der ersten Schwangerschaft. Am Anfange derselben häufiges Erbrechen. Im August 1870 musste sie während des französischen Krieges von Mühlhausen nach Lyon fliehen. In Folge von Erschöpfung von der Reise wurde sie bettlägerig, erholte sich dann, musste aber wegen Arbeitsmangels Lyon verlassen und begab sich zu Fuss bis an die Schweizergrenze. In Folge der Anstrengung und des Nahrungsmangels verfiel sie in ihren jetzigen Zustand. Aufnahme: 26. 9. 70. Tod: 17. 11. 70.

Anämie und gelbliche Gesichtsfarbe. Beiderseits Venenpuls. Leber- und Milzvergrösserung. Grosse Schwäche. Beim Aufsitzen Schwindel und Ohnmacht. Unruhiger, durch Träumen gestörter Schlaf. Kein Fieber. Urin eiweissfrei. — In den ersten Tagen öfteres Erbrechen. Von Zeit zu Zeit asthmatische Anfälle mit vorausgehenden Magenschmerzen. Zunehmende Anämie. — Verordnung: Eisen, Chinin und Diät. — Am 15. November beginnende Geburt. Patientin giebt an, nicht sehen zu können und liegt in einem ohnmachtsähnlichen Zustand da. Puls kaum fühlbar. Noch während der Geburt wird die Transfusion gemacht. Während Injektion der 3 Unzen Blutes Beklemmung und Erstickungsgefahr. Bald Schüttelfrost und Temperatursteigerung auf 40,1°. Man musste Wendung und Extraktion der Frucht machen. — Am 16. besseres Befinden, am 17. Frösteln und Fieber von 39,9°. Abends plötzlicher Tod.

Sektionsbefund: Allgemeine Anämie. Gute Ernährung. Herzfleisch blass und hellgelb gefleckt. Oedem der Lungen. Milz weich, 15 Cm. lang, 9 breit, 4 dick.

---

2. Progressive perniziöse Anämie im Gefolge der Geburt.

(p. 61—66.)

XXXVII.

Samuel Wilks. Cases of idiopathic fatty degeneration with remarks on arcus senilis. (Guy's Hosp. Reports. 1857.)

Eine zartgebaute 28jährige Frau machte vor Kurzem eine Fehlgeburt. Sie wurde blass, sehr anämisch, aber nicht abgemagert. Trotz sorgsamer Diät verfiel sie mehr und mehr und starb, ohne von Seiten eines bestimmten Organes Krankheitserscheinungen dargeboten zu haben. Gegen das Lebensende hin leichtes Oedem der Unterextremitäten.

Sektionsbefund: Oedeme an den Knöcheln. Auffällige Blässe der inneren Organe. Im Herzen und in den Blutgefässen nur sehr wenig Blut keine Blutkoagula. Herz von Fett umwachsen. Herzmuskel selbst fettig degenerirt; besonders stark verfettet sind die Papillarmuskeln der Mitralklappen. Grosse Milz von 1 Pfd. Gewicht, sonst gesund. Nieren blass; Nierenepithelien bei mikroskopischer Untersuchung verfettet. Semilunarganglien gesund.

XXXVIII.

L. Corazza. Storia di un caso di oligaemia con riflessioni su quest' affezione, sulla chlorosi e sulla degenerazione grassosa degli organi. Bologna 1869.

Eine 24jährige Köchin hatte in ihrem 15. Jahre eine Synocha (Typhus?) überstanden und war seitdem immer kränklich und bleichsüchtig geblieben. Sie wurde in 5 Jahren vier Mal entbunden und bekam in der Mitte der letzten Schwangerschaft mässigen Ikterus, der schwand und eine schmutzig gelbliche Hautfarbe hinterliess. Nach ihrer letzten Entbindung im November 1867 war sie dauernd bettlägerig, sehr matt, häufig an Durchfällen leidend und grossen Entbehrungen ausgesetzt. Aufnahme: 16. 1. 68. Tod: 27. 1. 68.

Geringe Abmagerung; etwas gedunsen; schlaffe Muskulatur und strohgelbe Haut. Dabei litt die Kranke an Unruhe, Athemnoth, Kopfweh, Schwindel, Herzklopfen und gastrischen Störungen. Puls und Respiration beschleunigt. Temperatur normal. Am Herzen und in den grossen Gefässen ein systolisches Sausen. Leber etwas vergrössert. Milz normal. Extremitäten ödematüs. Patientin starb unter Zunahme der Symptome und Somnolenz.

Sektionsbefund: Anämie aller Organe und Gewebe; Lungenödem; etwas seröse Flüssigkeit im Herzbeutel, in der Brust- und Bauchhöhle. Die Leber war vergrössert, blass, gelbröthlich, weich, im Durchschnitt glänzend, stark fettig. Milz wenig geschwollen; Nieren blass, mit beginnender Entartung.

(Referat nach SCHEBY-BUCH.)

XXXIX.

J. B. CHADWICK. A case of immediate transfusion (Bost. Med. and surgic. Journ. 14. Jan. 1875.)

Eine 32jährige Frau war vor 11 Wochen entbunden worden und hatte dabei viel Blut verloren. Sie wurde in einem erbärmlichen Zustande aufgenommen und starb 8 Tage später, trotzdem man die Transfusion machte.

Sie war hochgradig anämisch. Geringes Fieber. Erbrechen. Keine Organerkrankung, nur systolisches Geräusch an der Herzspitze.

Sektionsbefund: Allgemeine Anämie. Hochgradige Verfettung des Herzens. Harte leptomeningitische Auflagerungen. Punktförmige Hämorrhagien im Hirn.

XL.

H. MÜLLER. Die progressive perniziöse Anämie. (Zürich 1877.)
Beobachtung VI. (p. 30.)

Eine 27jährige Seidenweberin war früher immer gesund; nie bleichsüchtig. Erste Geburt vor 3 Jahren, zweite vor 6 Wochen; Schwangerschaft und Geburt ganz normal, Blutverlust gering. Nach der Geburt zunehmende Schwäche, Verlust des Appetits und rasches, räthselhaftes Erbleichen. Aufnahme: 10. 10. 68. Tod: 23. 10. 68.

Ausserordentliche Anämie mit Hydrämie, leichte Oedeme. Sehr energische Herzaktion; systolisches Schwirren; mässige allseitige Vergrösserung der Herzdämpfung; systolisches Geräusch an Mitralis und Aorta. Venenpuls der Jugularis; stark pulsirende schwirrende Karotiden; sehr frequenter Puls. Normale Lungen und Leber; leichte Milzvergrösserung. „Blut nicht leukämisch.“ Leichtes Fieber, eine Zeit lang kontinuirlich. Grosse Schwäche; Verfall des Sensoriums. Deliriren. Lungenödem.

Sektionsbefund: Allgemeine Anämie. Geringer Blutgehalt des Herzens und ganz spärliche Gerinnsel. Extravasate unter dem Epikard. Herzverfettung, besonders an den Papillarmuskeln der Mitralis. Verfettung der enorm blassen Leber. Anämie der Nieren. Leichte Milzvergrösserung. Mangelhaft zurückgebildeter Uterus.

XLI.

H. MÜLLER. (Ibidem.)
Beobachtung VIII. (p. 31—35.)

Eine 36jährige Spetterin (?) war früher immer gesund und wurde vor einem Jahr zum ersten Male entbunden. Vor 4 Monaten zweite Entbindung. Beide Male geringer Blutverlust und normales Wochenbett. Die Mutter stillte das Kind selbst. 8 Tage nach der Geburt plötzliches Versiegen der Milch. Appetitlosigkeit, Schwäche, Kopfweh und seit 2 Monaten häufiges Erbrechen. Beständiges Blasserwerden. In den letzten Tagen Fieber. Aufnahme: 11. 2. 69. Tod: 17. 2. 69.

Grosse Blässe; Oedem der Füsse und des Gesichtes. Venenundulation. Normale Herzdämpfung. Systolisches Blasen an allen Herzostien. Milz vergrössert. Fieber bis 39,4° C. Durchfall. Vermehrter Durst. Guter Schlaf. Urin ohne Eiweiss. — In den nächsten Tagen dauert der Durchfall an, wobei die Stühle typhös aussehen. Die Herzdämpfung wird grösser. Temperatur kontinuirlich mässig erhöht. Urin normal. Blut ohne Vermehrung der weissen Blutkörperchen. Der Verdacht eines Abdominaltyphus kann nicht ausgeschlossen werden. Am 17. 2. Deliriren, Fluchtversuche, dann Benommenheit des Sensoriums und Tod.

Sektionsbefund: Allgemeine Anämie. Herzverfettung. Lungenödem. Milzvergrösserung. Blasse, aber unveränderte Darmschleimhaut.

XLII.

H. Müller. (Ibidem.)
Beobachtung XIV. (p. 65.)

Eine 30jährige Hausfrau wird am Ende ihrer letzten (6.) Schwangerschaft allmählich anämisch. Vor 5 Wochen normale Geburt mit geringem Blutverlust. Im Wochenbett Zunahme der Anämie. Häufiges Erbrechen. Appetitlosigkeit. Aufnahme: 11. 11. 70. Tod: 12. 1. 71.

Tiefe Anämie. Petechien auf der Haut. Oedeme. Ascites. Doppelseitiger Hydrothorax. Karotisblasen. Venenrauschen. Herzgeräusch. Normale Milz. Unregelmässiges Fieber von mässiger Intensität. Kleine Schwankungen im Befinden. Urin ohne Eiweiss. Blut unverändert. — Gesichtserysipel mit Gangrän der ödematösen Lider. Bedeutendes Fieber. Frischer Milztumor. Kollaps und Tod.

Sektionsbefund: Anämie. Hydrothorax und Ascites. Pachymeningitis hæmorrhagica interna. Oedem der Lungen. Partielle Herzverfettung. Milzschwellung. Erysipel der Augenlider mit Nekrose.

XLIII.

H. Müller. (Ibidem.)
Beobachtung L. (p. 241.)

Eine 35jährige Hausfrau, bisher immer gesund, hatte bei der letzten (4.) Geburt im Juli d. J. eine bedeutende Blutung. In der Rekonvaleszenz hartnäckiger Durchfall und Erbrechen. Zunehmende Blässe. Seit einigen Wochen Oedeme. Aufnahme: 24. 11. 74. Tod: 2. 12. 74.

Bedeutende Anämie und Hydrämie. Geringer Ascites. Vergrösserung der Herzdämpfung ohne Geräusche. Abendfieber bis 39,0° C. Netzhautblutungen. Urin eiweissfrei. Durchfall; im Stuhl massenhaft Leucin. „Sehr blasses, dünnflüssiges Blut, auffallend arm an rothen und weissen Blutkörperchen." — Oedeme. Hydrothorax. Benommenes Sensorium. Tod.

Sektionsbefund: Hochgradige Anämie. Abmagerung. Keine Herzverfettung. Hydrothorax. Hydroperikard. Ascites. Punktförmige Hämorrhagien in der Magenschleimhaut. Hämorrhagien in der Hirnsubstanz.

XLIV.

H. Müller. (Ibidem.)
Beobachtung XXII. (p. 76—79.)

Eine 29jährige Seidenweberin war innerhalb 8 Jahren 4 Male entbunden. Letzte Geburt am 8. Mai 1871. Schon während der Schwangerschaft war sie blass geworden. Bei der Geburt muss die Plazenta gelöst werden, und es erfolgt dabei eine so übermässige Blutung, dass die Kranke im höchsten Grade anämisch wurde und mehrere Tage lang bewusstlos war. Unmittelbar darauf öfters Ohnmacht, Schwindel, Ohrensausen, Herzklopfen, Beklemmung und so profuse Diarrhöen, dass der Stuhl in's Bett unwillkürlich abging. Mehrmals Erbrechen. 4 Wochen lang foetider Ausfluss aus der Vagina. Im Juni liessen zwar die Durchfälle etwas nach, traten aber im Juli mit Erbrechen vereint von Neuem auf und konnten nicht gestillt werden. Im August Oedem der Füsse. Anämie und Abmagerung nehmen konstant zu. In den letzten 8 Tagen wird alle Nahrung erbrochen. Der Stuhl war nur einige Tage lang (Ende Juli 71) schwarz gefärbt (wahrscheinlich Darmblutung). Aufnahme: 6. 2. 72. Tod: 8. 2. 72.

Hochgradige Anämie. Elender Zustand. Gedunsenes Gesicht. Höchste Stupidität. Ueber der Herzspitze systolisches Geräusch. Normale Temperatur. Puls 108—120. 3 Male Erbrechen. 5 dünne Stühle. Urin ohne Eiweiss. Netzhautblutungen. Hochgradige Anämie der Netzhaut. Stille Delirien. Kollaps. Tod.

Sektionsbefund: Hochgradige Anämie und Abmagerung. Pachymeningitis hæmorrhagica interna. Herz klein. Reichliches subepikardiales Fettgewebe. Herzmuskel gesprenkelt und stark verfettet, namentlich links. Oedem der Lungen. Milz: 11,5 Ctm. lang, 6,5 breit, 3 dick.

XLV.

H. Müller. (Ibidem.)
Beobachtung XXIX. (p. 89—94.)

Eine 23jährige Hausfrau litt während ihrer ersten Schwangerschaft im letzten Jahr an häufigem Erbrechen, so dass sie sehr von Kräften kam. Entbindung am 11. Dezember 72. Normales Wochenbett. Am 22. Dez. tritt bei der Beschäftigung in der Küche eine so bedeutende Uterinblutung ein, dass die Kranke ohnmächtig wird. Am nächsten Tage eine noch heftigere Blutung, welcher wiederum eine tiefe Ohnmacht folgt. Seitdem grosse Schwäche, Anfälle von Herzklopfen, Schwindel beim Aufrichten, namentlich unstillbares Erbrechen und seit 14 Tagen starker Durchfall. Aufnahme: 7. 2. 73. Tod: 4. 4. 73.

Ziemlich starke Anämie. Starke Abmagerung. Starkes Venenrauschen. An der Herzbasis leises systolisches Blasen. Abends Fieber bis 38,4 ° C. Puls klein, 92—116. Urin ohne Eiweiss. Erbrechen und Durchfall. Gestörter Schlaf. — Der Durchfall wurde bald gestopft, das Erbrechen dauert an. Zunahme der Blässe und des Kräfteverfalls. Apoplexie in der Netzhaut. — Am 15. März „ergiebt sich bei sorgfältiger Zählung von einer sehr grossen Zahl von Blutkörperchen ein Verhältniss von 1 : 180. Ausserdem findet man im Blute sehr zahlreiche Protoplasmafetzen (?) und kleinere Protoplasmakügelchen. — Ende März: Oedem an den Unterextremitäten, doppelseitiger

Hydrothorax und etwas Ascites. — Am 1. April plötzliche Temperatursteigerung auf 39,8° C. Bald darauf grosse Lethargie. Stöhnen. Am 4. April bei 35,0° C. Tod.

Sektionsbefund: Allgemeine Anämie. Im Gehirn sehr feine Extravasate, namentlich im corpus callosum. Geringe Verfettung der Hirnkapillaren in den Extravasaten. In jedem Pleurasack 250 Ccm. röthlichen Fluidums. Im Perikard 100 Ccm. zitronengelben Fluidums. Herz schlaff. Starke gelbliche Sprenkelung des Herzmuskels, namentlich links. Muskelfasern stark verfettet und mit verwaschener Querstreifung. Oedem der Lungen. 250 Ccm. hellgelbe Flüssigkeit in der Bauchhöhle. Milz 12,5 Ctm. lang, 7,5 breit, 3,0 dick. Nieren blass; die Epithelien der Harnkanälchen mit vielen Fetttröpfchen erfüllt. Leber bedeutend in ihren Zellen verfettet; auch die Lebergefässe verfettet; in den Interstitien der Leberazini namentlich rechts Extravasationen.

XLVI.

H. Müller. (Ibidem.)

Beobachtung XXXV. (p. 122—131.)

Eine 32jährige Seidenwinderin, welche nie blühend ausgesehen hatte und mit anstrengender Arbeit überbürdet war, heirathete 1865 und wurde innerhalb 8 Jahren 7 Male entbunden. Aber nur das 5. Kind (1870) wurde ausgetragen, fast immer Aborte von 26—28 Wochen. Am 26. Dezbr. 73 begann die 7. Geburt. Die Frau verlor hierbei so viel Blut, dass „sie in demselben schwamm". Zwar keine Ohnmacht, aber Klagen über Schwäche, Schwindel, Kopfweh, Ohrensausen. Allmähliche Erholung. Plötzlich am 21. Januar völlige Appetitlosigkeit ohne Grund, Brechreiz, saures Aufstossen und Magendrücken; fœtor ex ore. Die Schwäche nimmt schnell zu. Herabsetzung des Gehörsvermögens. Funkensehen. Aufnahme: 30. 1. 74. Tod: 14. 2. 74.

Hochgradige Anämie. Conjunktiva Bulbi gelblich. Geringes Oedem der Füsse und Augenlider. Grosse Apathie. Karotidenhüpfen; systolisches Fremissement und Geräusch. Verbreiterte Herzdämpfung. Systolisches Geräusch an den Herzostien. Geringer doppelseitiger Hydrothorax. Milzdämpfung vergrössert. Abendtemperatur bis 38,2° C. Puls sehr klein, 100—124. Beiderseits Netzhautblutungen. „Das Blut ist ungemein wässerig, die weissen Blutkörperchen nicht vermehrt." Urin an Menge vermindert, etwas Eiweiss. Geringer Blasenkatarrh. — Nachdem in den ersten Tagen des Februar eine leichte Besserung eingetreten war, beobachtete man bald ein leichtes kontinuirliches Fieber. Die Blässe nimmt zu. Lautere Herzgeräusche. Am 8. Februar Konvulsionen an beiden unteren Extremitäten, namentlich links. Am 10. Februar Venenpuls. Grosse Athemnoth. Herzdämpfung noch mehr verbreitert. Sehr gestörter Schlaf. Leichenhafter fœtor ex ore. Netzhautblutungen zahlreicher. Bald Delirien, dann Sopor und Tod bei subnormaler Temperatur von 32,6° C.

Sektionsbefund: Allgemeine Anämie. Pachymeningitis hæmorrhagica interna. In den weissen Markmassen des Grosshirns zahlreiche Kapillarhämorrhagien, ebenso im ganzen Cerebellum zerstreute und auch im Rückenmark. Apoplexien in der Netzhaut. Herz vergrössert. Papillarmuskeln und einzelne Trabekel gelblich gestreift, vorwiegend links. Bei der mikroskopischen Untersuchung starke Verfettung der Muskelfasern, namentlich im linken Ventrikel, am geringsten an den Vorhöfen und besonders am rechten gering. Am linken Herzohr eine linsengrosse subepikardiale Hämorrhagie. Doppelseitiger Hydrothorax. Lungenödem. Leber vergrössert. Milz wenig vergrössert: 12,5 lang, 8,5 breit und 3,5 Ctm. dick. Injektion der Blasenschleimhaut. Magenschleimhaut blass; in den Schlauchdrüsen starke Verfettung der Kerne. Muskulatur des Rumpfes lebhaft roth gefärbt und sehr verfettet; dasselbe gilt vom Zwerchfell.

---

b. Progressive perniziöse Anämie im Gefolge von Erkrankungen des Darmtraktus.

(p. 66—77.)

XLVII.

H. Lebert. Ueber essentielle Anämie. (Wien. med. Wochenschrift. 1858. Nr. 34.) (Wiederholt in: H. Lebert, De l'anémie etc. Arch. gén. 1876. p. 409—410.) Beobachtung I.

Ein 44jähriger Baumwollenweber, welcher unter schlechten äusseren Verhältnissen lebte, merkte seit einem Jahre Abnahme seiner Kräfte und Ermüdung auch bei wenig anstrengender Arbeit. Seit 6 Monaten anhaltende Diarrhoe; seit 3 Monaten musste er wegen der Schwäche die Arbeit einstellen.

Patient wird am 19. Juli 1857 in das Züricher Hospital aufgenommen und stirbt daselbst unter Kollapserscheinungen am 15. August. Seine Haut war bei der Aufnahme wachsfarben. Lippen entfärbt. Herzdämpfung normal. Systolisches Blasen über der Herzspitze. Bruit de diable in den Jugularvenen. Puls klein, beschleunigt. Leber vergrössert. (Angaben über die Milz fehlen.) Urin ohne Eiweiss. Durchfall. Der Kranke klagt über Beengung und Schwäche.

Die Diarrhöen hörten nach Anwendung von Argentum nitricum auf. Patient erhielt dann Ferrum und eine zweckmässige Kost. Anfangs leichte Besserung, aber der Tod kann nicht aufgehalten werden.

Sektionsbefund: Allgemeine Anämie. Im Herzen und in den grossen Gefässen wenig und nicht sehr dunkel gefärbtes Blut. Leber etwas vergrössert. Viel Leucin und Tyrosin in den Lungen, in Leber, Milz und Pankreas, Nieren ausserdem Inosit.

XLVIII.

F. Grohe. Zur Geschichte der Melanämie nebst Bemerkungen über den normalen Bau der Milz und Lymphdrüsen. (Virchow's Arch. Bd. 22. 1861. p. 437—442.)

Ein 49jähriger Arbeiter hatte vor 20 Jahren wiederholte Anfälle von Intermittens durchgemacht. Vor $2^1/_2$ Jahren litt er an heftigen, wässerigen Durchfällen, welche 2 Jahre lang anhielten. Patient kam sehr herunter. Seit 6 Monaten Magenschmerzen und Aufstossen. Aufnahme in die Greifswalder Klinik: 24. Mai 1860. Tod: 13. Juli 1860.

Anämischer Mensch ohne Organveränderung. Herztöne rein. Urin ohne Eiweiss. Blut nicht untersucht. Schmerz beim Druck im Epigastrium. Trotz

Tonika und sorgsamer Diät zunehmender Kollaps. Oedem an den Unterextremitäten, Händen und im Gesicht. Vollkommene Apathie zum Schluss; Tod.

Sektionsbefund: Starke Abmagerung. Allgemeine Blässe. Hirn und Kleinhirn schiefrig verfärbt. Herz normal gross, fleckig fettig degenerirt. Endokard schiefrig imbibirt. Milz von schwarzgrüner Farbe. Nieren fleckig schiefrig verfärbt, an der Oberfläche und auf dem Durchschnitt von dunklem, schwärzlichem Aussehen. Leber klein und ebenfalls auf dem Durchschnitt grauschwarz. Auch das Pankreas zeigt schiefrige Verfärbung. Die färbende Substanz bestand aus Eisenverbindungen, namentlich aus Schwefeleisen.

XLIX.

Habershon. On idiopathic anaemia. (Lancet 1863. p. 518.)

Eine 40jährige Nähterin, seit 6 Jahren nicht mehr menstruirt, litt seit mehreren Jahren an Anfällen von Erbrechen. Seit 8 Monaten kehrten diese Anfälle täglich wieder; nur zuweilen eine Pause von einer Woche. Dabei Schmerzen in der Magengrube und abwechselnd Verstopfung und Durchfall. Aufnahme in Guy's Hospital im September 1861.

Grosse Blässe. Innere Organe normal. Urin eiweissfrei. Blut ohne Vermehrung weisser Blutkörperchen. — In der ersten Zeit nimmt die Anämie zu. Dann lässt das Erbrechen nach und das Aussehen wird besser. Im Januar 1862 guter Appetit. Vortreffliches Befinden. Entlassung. — Im Herbst 62 kehrt die Kranke blass, abgemagert und schwach zurück. Kein Erbrechen, kein Magenschmerz mehr. Vollkommener Appetitmangel. Urin ohne Eiweiss. Zunehmende Verschlimmerung. Tod.

Sektionsbefund: Allgemeine hochgradige Anämie. Oedem des Hirns und der Lungen. Doppelseitiger Hydrothorax. Kleines, blasses Herz. Reichliches subepikardiales Fettgewebe. An der Innenfläche der Ventrikel, namentlich links, deutliche Fettentartung, besonders an den trabeculæ carneæ. Alles Uebrige normal.

L.

Perroud. Note sur une variété d'anasarque cachectique liée à l'altération graisseuse du foie. (Lyon. médical. 7 Novembre 1869. p. 281.) [1]

Ein 64jähriger Mann hat seit einigen Jahren an Magen- und Darmkatarrh, aber ohne Erbrechen gelitten. Er ist sehr anämisch, erdfahl, kachektisch, kraftlos, mit Oedem der Beine, ohne Albuminurie, mit Fieber; stirbt an Erschöpfung.

Bei der Sektion ausgesprochene, aber wenig vorgeschrittene Verfettung der Leber; Nieren und Herz nur mässig verfettet.

LI.

Perroud. (Ibidem.)

Ein 40jähriger Mann, Trinker, seit 4 oder 5 Wochen bettlägerig, hat zuerst Fieberanfälle und Diarrhöe gehabt, dann sind die Beine ge-

[1] Die Arbeit lag mir nicht im Original vor. Das Referat ist fast wörtlich dem Berichte Liebermeister's in Canstatt's Jahrb. f. 1869, II, p. 152 entlehnt, mit Benutzung des Lépine'schen Zitates.

schwollen und die Kräfte schnell geschwunden. Harn ohne Eiweiss. Schneller Verfall.

Die Leber vollständig verfettet, etwas vergrössert. Herz blass, weich, sehr zerreisslich, die Muskelfasern ohne Querstreifung, voll Fettkörnchen, Klappen und Ostien gesund; Kortikalsubstanz der Nieren etwas vergrössert, Epithelien sehr fetthaltig. Bauchdecken, Mesenterium etc. sehr fettreich.

LII.

KING. A case of fatal Anaemia. (Brit. Med. Journ. No. 25. 1871.)

Eine 27jährige zart gebaute Frau war bis vor einem Jahre nie ernstlich krank gewesen. Mit 15 Jahren wurde sie zum ersten Male menstruirt. Seit einem Jahre hat sie an Durchfall und Erbrechen gelitten. Auch stellten sich mitunter Schwindelanfälle ein. Bei ihrer Aufnahme klagte sie über grosses Schwächegefühl, über Herzklopfen und Schmerzen in den Schultern. Sie sah blass und abgemagert aus. Herzdämpfung nicht vergrössert. Ein lautes Doppelgeräusch über dem Herzen. Leber und Milz nicht vergrössert. Puls 128, sehr schwach und leicht unterdrückbar. Während der nächsten Zeit nahm die Kraftlosigkeit zu; Durchfall und Erbrechen traten wiederholentlich auf und nach einem Monat erfolgte an Erschöpfung der Tod.

Sektionsbefund: Hochgradige Anämie. Im Herzen eine Unze wässrigen und nicht gerinnenden Blutes. Die weissen Blutkörperchen nicht vermehrt. Keine weitere Organveränderung.

LIII.

BROADBENT. Therapeutic uses of phosphorus. (Practitioner. January 1875. p. 22.)

Eine 43jährige, verheirathete Frau war bis vor 4 Monaten immer gesund gewesen. Um diese Zeit erkrankte sie mit Erbrechen nach den Mahlzeiten und an Magenschmerzen. Seit zwei Monaten hat das Erbrechen noch zugenommen. Sie wurde gelblich; der Urin nahm eine dunkle Farbe an, es trat Verstopfung ein, die Menses wurden sparsam. Aufnahme: 2. 7. 72. Tod: 17. 8. 72.

Grosse Blässe; Haut wachsgelb, zugleich Kloasma an den Schläfen und auf der Stirne. Mundschleimhaut blass, aber rein. Urin ohne Eiweiss und Gallenfarbstoff; spez. Gew. 1021. Verstopfung. Kein Fieber. 120 Pulse. — Zunehmende Schwäche. Ohnmachtsanfälle, mitunter von Zuckungen in den rechtsseitigen Extremitäten begleitet. Die braunen Flecke werden dunkler und erstrecken sich auch auf Nacken und Hals, späterhin auch auf Rückenfläche und Vorderarme. Jede Behandlung ohne Erfolg. — Delirien. Somnolenz. Tod. —

Sektionsbefund: Innere Organe normal, bis auf das Pankreas, welches vergrössert, derb und sehr vaskularisirt erscheint. Die Nebennieren sind zwar sehr klein, bieten dennoch eine normale Schnittfläche dar. Sehr dickes Fettpolster. Grosse Blutarmuth. Das Blut färbt die Hand lebhaft gelb, an Flecken von Salpetersäure erinnernd; die Flecken dabei fest anhaftend; die Blutkörperchen sind eher grösser und blasser als normal, sonst ohne Veränderung. Die weissen Blutkörperchen scheinen zu fehlen. Auch in allen Organen tritt ein eigenthümlich gelber Farbenton zu Tage.

(Referat nach LÉPINE.)

LIV.

W. Pepper. Progressive pernicious Anaemia, or Anaematosis. (Americ. Journ. of the Med. sciences. Oct. 1875.)

Beobachtung II.

Ein 57jähriger Engländer, welcher seit 43 Jahren in Amerika ansässig war, lebte sehr mässig und war noch niemals ernstlich krank gewesen. Seit dem Eintritt der Söhne in das Geschäft hatte er seit 2 Jahren weniger zu arbeiten. Zuweilen Brustbeklemmung und Husten. Juli 1871 wurde er, wahrscheinlich in Folge von Sonnenstich, für mehrere Stunden bewusstlos. März 1872 wurde er ohne nachweisbare Ursache gelbsüchtig, doch waren die Stühle nicht entfärbt. Als der Ikterus nach einem Monate schwand, blieb eine grosse Blässe der Haut zurück; er wurde schnell kraftlos und konnte sich schon Mitte April nicht mehr frei fortbewegen. Häufiges Erbrechen. Völliger Appetitmangel. Bei der geringsten Anstrengung Athemnoth.

10. Mai 1872. Grosse Blässe. Grosser Kräfteverfall. Schwaches systolisches Geräusch über der Pulmonalarterie. Frequenter Puls. Kein Fieber. Urin frei von Eiweiss. Im Blute keine Vermehrung der farblosen Blutkörperchen, die rothen an Zahl verringert. Erbrechen. Gesichtsvermögen intakt. (Ophthalmoskopische Untersuchung fehlt.) — Das Erbrechen hört bald auf, doch bleibt der Appetit auch fernerhin aus. Anämie und Kräfteverfall nehmen zu. Die rothen Blutkörperchen nehmen an Zahl mehr und mehr ab. Oedem der Füsse. Geringer Ascites. Kurz vor dem Tode Delirien. Tod 3 Monate seit dem Verlauf der Gelbsucht.

Sektionsbefund: Allgemeine Anämie. Geringe Mengen hellen und nicht geronnenen Blutes in dem Herzen und in den Blutgefässen. Auf der Herzoberfläche vielfach Ekchymosen. Reichliches subepikardiales Fett. Herz blass, schlaff und bei der mikroskopischen Untersuchung in seinen Fibrillen stark verfettet. Leber blass und (mikroskopisch) stark verfettet. Grosse, blasse Nieren ohne Fettdegeneration. Sehr grosse Milz. Hirn blass. Reichliche subarachnoidale Flüssigkeit. Knochenmark nicht untersucht.

LV.

W. Pepper. (Ibidem.)

Beobachtung III.

Ein 50jähriger Kaufmann hatte vor 15 Jahren an Gallensteinkolik gelitten, während welcher jedoch Gelbsucht nicht bestanden haben soll. Seit dieser Zeit hatte er grosse Neigung zum Durchfall, welcher mit Verstopfung abwechselte. Auch hatte er seit ebenso langer Zeit die Zähne verloren, so dass er die Speisen fast ungekaut verschluckte. Seit dem 35. Lebensjahre litt er an einer Psoriasis, welche anfangs nur die unteren Extremitäten befallen hatte, sich dann aber über den Rumpf und die Arme ausdehnte. Alle diese Dinge hatten seine Konstitution geschwächt. Seit 2 Jahren ging sein Geschäft zurück. Im Februar 75 fühlte er sich eines Morgens, nachdem er Tags zuvor anstrengend gearbeitet hatte, kraftlos und unwohl. Er wurde immer schwächer und konnte schon Anfangs April das Zimmer nicht mehr verlassen. Am 10. April vorübergehend Oedeme an den Extremitäten und im Gesicht. Anhaltendes Bettliegen. Grosse Blässe. Appetitmangel. Puls schwach, etwas beschleunigt und aussetzend. An der Herzbasis systolisches Geräusch.

Die Temperatur war thermometrisch nicht bestimmt worden und ein leichtes, unregelmässiges Fieber könnte zeitweise dagewesen sein. — Am 30. April tiefe Ohnmacht beim Transport in ein anderes Zimmer. Man transfundirte 4 Unzen Menschenblutes in die vena basilica. Unmittelbar danach Fieber, Erbrechen und Durchfall, dann aber 3 Tage lang befriedigendes Befinden. Am 6. Mai wurde die Transfusion Mittags wiederholt. Die Temperatur stieg dieses Mal höher; Patient wurde unruhig, verlor dann das Bewusstsein und starb 12 Stunden später bei einer Temperatur von 41,2°.

Sektionsbefund: Hochgradige Anämie. Doppelseitiger Hydrothorax. Lungenödem. Herz blass, mürbe, und bei der mikroskopischen Untersuchung hochgradig verfettet, so dass man nur in einer kleinen Zahl von Muskelfibrillen Querstreifung findet. Leber gleichfalls theilweise verfettet; ein Theil der Leberzellen nur körnig getrübt; Leber nicht vergrössert. Einige Ekchymosen in der Gallenblasenschleimhaut. Milz etwas vergrössert. In den Nieren Verfettung und körnige Trübung der Epithelien in den Harnkanälchen. Einige Ekchymosen in der Magenschleimhaut. Schwellung der solitären Follikel im Darm. Das Knochenmark des Radius ist blasser als normal, die Markzellen von verschiedener Grösse (0,002—0,0035‴ Durchmesser) und mit zahlreichen Fettkörnchen und Fetttröpfchen erfüllt. Manche enthielten einen deutlichen Kern, der nur meist nach Essigsäurezusatz zum Vorschein kam. Das Knochenmark des Sternum roth und wenig fetthaltig.

LVI.

Krieg. Beitrag zur Kasuistik der progressiven perniziösen Anämie. (Med. Korrespondenzblatt des Württemberg. ärztl. Vereins. Dezember 1875. Nr. 39.)

Beobachtung III.

(Aus der Praxis des Hrn. Prof. Liebermeister in Tübingen.)

Ein 45jähriger Kaufmann aus Ulm, welcher seit 2 Jahren fettleibig geworden war, fing Ende 1873 an abzumagern, eine blasse Gesichtsfarbe mit einem Strich in's Gelbliche zu bekommen und bald darauf an häufigem Magenkatarrh zu leiden. Wegen der beschwerlichen Verdauungsstörungen ging er Juli 1874 nach Karlsbad und kehrte von dort ziemlich gebessert zurück. Anfangs Oktober 74 bekam er von Neuem Magenbeschwerden, Frösteln, kalte Schweisse und fühlte sich sehr matt. Ende Oktober Durchfall. Anfangs November Nasenbluten, Ohnmachten und im Stuhl blutiger Schleim. Es lässt sich an dem Kranken keine Organveränderung erkennen. Harn eiweissfrei. Systolisches Geräusch am Herzen. Bald erhöhte Temperatur und beschleunigter Puls. „Das aus einem Nadelstich nur schwer und spärlich zu erhaltende Blut ist ausserordentlich dünn, die rothen Blutkörperchen sind sehr spärlich, die farblosen nicht vermehrt; auf mehrere Hundert rothe nur ein farbloses.“ Chinin und Eisen ohne Erfolg. Tod am 1. Dezember 1874.

Sektionsbefund: Centralnervensystem nicht untersucht. In der rechten Pleurahöhle $^1/_4$ Liter blutig gefärbte Flüssigkeit. Oedem der Lungen. Herz vergrössert. Reichliches subepikardiales Fett. Leber im Dickendurchmesser vergrössert. Milz gross: 15 Ctm. lang, 8 dick. Mesenterialdrüsen atrophisch. Blässe des Darmtraktus und der Nieren. Magen bedeutend dilatirt.

LVII.

H. Quincke. Ueber perniziöse Anämie. (Volkmann's Samml. klin. Vorträge. Nr. 180. Mai 1876. p. 17.)

Beobachtung VI.

Ein 49jähriger Landarbeiter leidet seit 3 Jahren an Magenschmerz und Erbrechen fast nach jeder Mahlzeit. Vor 2 Jahren überstand er einen Ikterus. Aufnahme: 21. 1. 75. Tod: 17. 2. 75.

Grosse Blässe und Magerkeit. Leichter Ikterus. Häufiges Erbrechen. Appetitlosigkeit. Stuhl farblos. Schmerz im Epigastrium. Herzgeräusche. Verbreiterung der Herzdämpfung nach rechts. Geringe Albuminurie. Kein Fieber. „Blut sehr blass, rothe Blutkörperchen spärlich, oft klein, vielgestaltig (sowohl unter dem Deckglas, wie in der feuchten Kammer). Viel Zelldetritus, farblose und rothe Tröpfchen und Scheiben." Klinische Diagnose: Ulcus ventriculi, vielleicht duodeni.

Autopsie: Anämie. Herzhöhle weit. Herzmuskel fettig degenerirt. Geringe, sehr dubiose Schwellung der Lymphdrüsen und Darmfollikel. Milz normal gross. Leber braungelb und in 100 Theilen Trockensubstanz 2,1 $^0/_0$ Eisen enthaltend. Magenschleimhaut dünn, blass und Magensaftdrüsen sparsam. An einer Stelle die Schleimhaut durch Oedem geschwulstartig emporgehoben.

LVIII.

J. B. Bradbury. A case of idiopathic anaemia treated unsuccesfully by phosphorus; death; necropsy. (Brit. Med. Journ. 19 August 1876.)

Ein 40jähriger Mann hatte vor 23 Jahren an Intermittens gelitten. Niemals syphilitische Infection. Bis vor 18 Monaten vollkommene Gesundheit. Um diese Zeit Gelbsucht, Erbrechen und Schwindelgefühl. Nach einiger Zeit erholt sich wieder der Kranke. Vor 6 und vor 1 Monat heftige „Anfälle" (epileptische?). Aufnahme: 7. 5. Tod: 25. 5.

Pseudoikterische Hautfarbe. Ein Mal starkes Nasenbluten. Im Blute, welches durch Stich aus dem Finger gewonnen wurde, findet sich eine Verminderung der rothen Blutkörperchen. Dabei sind dieselben auffallend blass, grösser als normal, haben keine Neigung zur Geldrollenbildung, sind meist linsenförmig oder mit einem schweifartigen Ausläufer versehen, und nur in geringer Zahl rund. Einige Tage vor dem Tode Schwindel; dann Somnolenz. Darreichung von Phosphor ohne Erfolg.

Sektionsbefund: Grosses, 10 Unzen schweres Herz von nicht anämischem Aussehen und gesunder Muskulatur. Endokard verdickt. Ekchymosen auf der rechten Pleura. Vergrösserte Leber und Milz. Auf der linken Hirnhälfte eine kleine Ekchymose unter den Meningen. Extremitätenmuskeln von guter Entwicklung und natürlicher Farbe. Gelbes Knochenmark normal. Das rothe Mark der rechten Tibia nicht blasser als normal, fast ganz aus Lymphkörperchen bestehend, von denen einzelne eine röthliche Farbe haben, und wenig Fetttröpfchen und freie Körnchen führend. Im rothen Mark des Brustbeines war die Menge der Fetttröpfchen reichlicher; auch enthielt es mehr grössere Zellen, unter ihnen viele mit einem deutlichen Kern.

LIX.

H. Müller. Die progressive perniziöse Anämie. Zürich 1877.
Beobachtung III. (p. 23—24.)

Eine 52jährige Seidenweberin leidet seit 5 Jahren an Magendarmkatarrh und bis vor 3 Monaten an hartnäckigem Durchfall. Allmähliches Erblassen, namentlich in dem letzten halben Jahre.

Grosse Blässe. Nonnengeräusch. Verstärkte Herzaktion und systolisches Geräusch, namentlich über der Mitralklappe. Leichtes Fieber. Nebel vor den Augen. In der sehr blassen Netzhaut zahlreiche Blutaustritte. Normaler Urin. Blutuntersuchung ergiebt normales Resultat. Bald zunehmender Kräfteverfall. Oedem der Unterschenkel. Hydrothorax. Ascites. Apathie. Tod bei subnormaler Temperatur von 34,5° C. 19 Tage nach der Aufnahme.

Sektionsbefund: Anämie aller Organe, besonders des Grosshirns und der Nieren. Allgemeiner mässiger Hydrops. Fettherz. Lungenödem.

LX.

H. Müller. (Ibidem.)
Beobachtung VII. (p. 31.)

Ein 49jähriger Maurer war trotz kümmerlicher Lebensverhältnisse früher immer gesund. Seit 6 Monaten Durchfall, Appetitlosigkeit, Abnahme der Kräfte und Blasswerden. Aufnahme: 22. 1. 69. Tod: 6. 3. 69.

Tiefe Anämie und Abmagerung. Oedem der Unterschenkel. Geringer Hydrothorax und Ascites. Geringe Milzvergrösserung. Systolisches Herzgeräusch. Durchfall. Leichtes Fieber. — Zahlreiche Petechien und zwei grössere Extravasate in der Haut des rechten Oberschenkels. — Grosse Hinfälligkeit. Wiederholte Ohnmachten. Zunehmende Lethargie. Zunehmende Schwäche und Tod.

Sektionsbefund: Grosse Anämie. Herzverfettung. Lungenödem. Geringe Milzvergrösserung. Bedeutende Blässe der Leber. Höchste Anämie der Nieren ohne Verfettung der Epithelien. Bedeutende Hirnanämie. Geringe Verfettung der intima aortæ.

LXI.

H. Müller. (Ibidem.)
Beobachtung XXXIV. (p. 114—122.)

Eine 31jährige bisher vollkommen gesunde Hausfrau erkrankte ohne Grund Juli 1873 mit heftigem Durchfall, welcher anfangs ununterbrochen anhielt, dann aber mit Obstipation abwechselte und bis zur Aufnahme im Dezember 73 währte. Dabei bestand Appetitlosigkeit. In den Stühlen nie Blut. Patientin magerte ab, wurde allmählich blasser und bekam Mitte Oktober an den Beinen Oedeme. Von nun an beständig bettlägerig. Erst in letzter Zeit Herzklopfen und Beklemmung. Aufnahme: 12. 12. 73. Tod: 5. 1. 74.

Hochgradige Anämie. Starkes Anasarka. Doppelseitiger Hydrothorax. Ascites. Kräftige Karotispulsation; systolisches Blasen. Nonnengeräusch. Reine Herztöne. Normale Herzdämpfung. Normale Körpertemperatur. Puls klein, 76—116. Durchfall. Urin eiweissfrei; sparsam, 800 Ccm. „Eine Blutprobe, mikroskopisch untersucht, ergiebt keine Vermehrung der weissen Blutkörperchen.“ Optikuspapillen blass. Grosse und zahlreiche Netzhauthämorrhagien;

rechts einige weisse Flecken, von resorbirten Extravasaten herrührend. — Im Dezember bleiben die Durchfälle bestehen. Das Befinden ändert sich kaum, nur kommt gegen Ende des Monates das rechtsseitige Pleuratranssudat, der Ascites zur Resorption und die Oedeme an den Extremitäten nehmen beträchtlich ab. — Im Januar Zunahme der Blässe. Anhaltender Durchfall. An der Herzspitze systolisches Geräusch. Grosse Apathie. Am 4. Januar Petechien auf der Haut. Kolossaler fœtor ex ore. Völlige Lethargie. Tod.

Sektionsbefund: Allgemeine Anämie. Zitronengelbe Flüssigkeit in der Pleura-, Perikardial-, Bauchhöhle. Kleines Herz ohne erhebliche Verfettung (auch mikroskopisch). Oedem der Lungen. Milz klein: 11 Ctm. lang, 8 breit, 2 dick. Auf der Pia cerebelli einzelne kapilläre Extravasate. Zahlreiche Kapillarapoplexien in corpus callosum, corona radiata, fornix und weisser Hirnmasse, ebenso in arbor vitæ cerebelli. An den extravasirten Stellen nur geringe Verfettung der Kapillaren. Auch in der weissen Rückenmarkssubstanz viele punktförmige Extravasate. Blutextravasate in der Trachealschleimhaut, auf dem Zungengrund und der Innenfläche des Kehldeckels. Intima aortæ etwas verfettet. Schiefergraue Verfärbung der Dickdarmschleimhaut. Auffällig hellrothe Farbe der Mesenterialdrüsen.

LXII.

H. Müller. (Ibidem.)

Beobachtung XXXVIII. (p. 142—152.)

Eine 26jährige Hausfrau, welche früher in guten Verhältnissen gelebt hatte, gerieth durch ihre Heirath (1871) in üble Verhältnisse bei schlechter Nahrung. Nach wenigen Wochen häufiges Erbrechen und Magenschmerzen. Bald darauf Geschwüre im Mund, welche das Essen beinahe unmöglich machten. Bis zum Herbst 71 hielten die Beschwerden an und kehrten im Winter 72 noch heftiger wieder. Patientin kam so von Kräften, dass sie vom Winter 72 bis Ostern 73 beständig das Bett hütete. Oedem an den Füssen. Petechien auf der Haut. Im Sommer 73 Besserung. Im Winter 73—74 wieder die früheren Beschwerden. Geschwüre im Mund, Appetitmangel, Erbrechen, Magenschmerz, saures Aufstossen. Oedem im Gesicht und an den Füssen; blasses Aussehen; Kräfteverfall. Seit Ostern anhaltendes Bettliegen. Aufnahme: 29. 5. 74. Tod: 6. 7. 74.

Hochgradige Anämie. Leichtes Oedem der Augenlider und Füsse. Guter panniculus. Rechts Venenpuls. Herzdämpfung verbreitert. An den 4 Herzostien systolisches Geräusch. Abends bis 38,0° C. Temperatur. Puls mässig kräftig, 92—112. Urin ohne Eiweiss; geringe Menge; spez. Gewicht 1009. Herzklopfen bei Bewegungen. Grosses Schwächegefühl. Guter Appetit. „Blut, mikroskopisch untersucht, normal." Zahlreiche Netzhautblutungen, theilweise in Resorption begriffen. Im Munde mehrere kleine Geschwüre und Bläschen. — Am 9. Juni Nachmittags das Gefühl von „Surren" im linken Arm, durch einige konvulsive Zuckungen eingeleitet. Nach kurzer Zeit verbreitet sich dasselbe über die ganze linke Seite. Bellende Sprache. Motorische Schwäche der linken Extremitäten neben Herabsetzung der Hautsensibilität. Gleich am Anfang Erblassen des linken Armes. Nach 2 Stunden ist die Sensibilitäts- und bald auch die Motilitätsstörung völlig geschwunden. Am nächsten Tage ein ähnlicher Anfall, welcher jedoch auf den linken Arm und die linke Gesichtshälfte beschränkt bleibt. Am 19. Juni dieselben Erscheinungen von vorübergehendem Karakter über die gesammte linke Körperhälfte, und am 20. zum ersten Male auf der rechten. Die Abmagerung und Blässe nehmen zu, namentlich da seit dem 6. Juni anhaltender Durchfall besteht. Zahlreichere Netzhautblutungen. Starke Abmagerung. — Am 3. Juli zum ersten Male an der Herzspitze ein diastolisches Geräusch. An den letzten Lebenstagen grosse Apathie.

Sektionsbefund: Allgemeine Anämie. Grosse Abmagerung. In der linken Pleurahöhle 180 Ccm. röthlich gefärbten Serums. Im Herzbeutel 80 Ccm. klaren Serums. Herz gut kontrahirt, von fahler Farbe, bei der mikroskopischen Untersuchung stark verfettet. Im Herzmuskel Extravasate, in welchen Blutkrystalle gesehen werden. Subepikardiale Hämorrhagien, subendokardiale am aditus aortæ. Lungen ödematös; rechts zahlreiche frische Hämorrhagien. Milz klein. Verfettung der Nierenepithelien. In der Blasenschleimhaut frische Hämorrhagien. In der Schilddrüse Hämorrhagien. Pachymeningitis hæmorrhagica interna. In der pia cerebelli zahlreiche Blutextravasate. Zahlreiche Extravasate in Hirn und Kleinhirn. Apoplexien in der Retina. Hirnkapillaren nicht erheblich verfettet.

LXIII.

H. Müller. (Ibidem.)

Beobachtung XLIV. (p. 155—156.)

Ein 40jähriger Seidenfärber litt seit einem Jahr an hartnäckigem Durchfall, an welchem er im August 1873 drei Wochen lang behandelt wurde. Heilung. Nach wenigen Wochen Rückfall, Entkräftung, Appetitmangel, öfters Erbrechen. Aufnahme: 13. 2. 74. Tod: 12. 3. 74.

Bedeutende Anämie und Abmagerung. Dabei kachektisches Aussehen. Zahlreiche Petechien. Oedeme und leichter Ascites. Normaler Herzbefund. Die Temperatur mitunter subnormal. Grosse Schwäche. Apathie. Durchfall. Keine Netzhautblutung. Verdacht auf Krebs. — Am 10. Februar Schüttelfrost und Pneumonie im rechten oberen Lappen. 3 Tage später Tod.

Sektionsbefund: Allgemeine Anämie. Geringe Verfettung des Herzens (mikroskopisch). Frische Pneumonie im rechten Oberlappen. Kapillarapoplexien im Gehirn.

LXIV.

H. Müller. (Ibidem.)

Beobachtung XLVIII. (p. 239—240.)

Eine 41jährige Frau lebte in guten Verhältnissen. Vor 7 Monaten erkrankt sie an häufigem Erbrechen. Als dasselbe nach mehreren Wochen aufhört, stellen sich unstillbare Durchfälle ein. Allmähliche Entkräftung. Seit einigen Wochen Oedeme an den Beinen und grosse Blässe. Aufnahme: 3. 11. 74. Tod: 8. 11. 74.

Hochgradige Anämie. Seniles Aussehen. Bedeutende Abmagerung. Oedem im Gesicht, an den Beinen und Vorderarmen. Grosse Schwäche. Apathie. Keine Herzgeräusche. „Blut unverändert.“ Geringes Abendfieber. Durchfall und in den Stühlen massenhaft Leucin. Bronchitis. Grosse, flatschige Sputa. Urin eiweissfrei. — Am 7. November Eiweiss und hyaline Cylinder im Urin. Netzhautblutungen. Tod bei subnormaler Temperatur (35,8° C.).

Sektionsbefund: Hochgradige Anämie. Keine Herzverfettung. Bronchitis und Bronchiektase. Graurothe Hepatisation rechts unten. Atrophie des Magens (?). Netzhautblutungen.

LXV.

H. Müller. (Ibidem.)

Beobachtung LI. (p. 241—242.)

Eine 53jährige Güterarbeiterin, welche in guten Verhältnissen lebte und nie ernstlich krank gewesen war, erkrankte vor 6 Monaten mit Erbrechen, Magenschmerz, Appetitmangel, Verstopfung und Blähungen. Allmählich Abmagerung und Erblassen. Aufnahme: 8. 1. 75. Tod: 24. 2. 75.

Ziemlich beträchtliche Anämie. Abmagerung. Appetitmangel. Magenbrennen. Brechreiz. Kein Fieber. Anfängliche Diagnose: Magenkrebs. — Zunehmendes Erblassen. Am 4. Februar Temperatursteigerung auf 40,0 ° C. ohne Grund. Stuhl mehrmals diarrhoisch und Leucin enthaltend. Zahlreiche grössere Netzhautblutungen. — Am 19. Februar Schüttelfrost mit 40,4 ° C. Temperatur. Es entwickelt sich eine Gesichtsrose, die an den Lidern in schnelle Gangrän übergeht und bald den Tod herbeiführt.

Sektionsbefund: Allgemeine Anämie. Meningeale Apoplexien. Kleine Hämorrhagien im Epikard, auf der Pleura, in der Tenon'schen Kapsel und Netzhaut. Keine Herzverfettung. Im Magen punktförmige Hämorrhagien.

LXVI.

H. Müller. (Ibidem.)

Beobachtung LIII. (p. 243.)

Eine 42jährige Hausfrau erkrankte Ende Oktober vorigen Jahres mit Durchfall und profuser Menstruation. Seitdem ihr jetziges Leiden. Obgleich beide Beschwerden schwinden, zunehmende Blässe und Schwäche. Aufnahme: 30. 4. 75. Tod: 3. 6. 75.

Hochgradige Anämie. Oedeme. Ascites. Leichter Hydrothorax. Vergrösserte Herzdämpfung. Systolisches Herzgeräusch. Kein Fieber. Netzhautblutungen. — Zunehmende Blässe. Wechselnder Hydrops. Einige Male Temperatursteigerung bis 38,2 ° C. — 31. Mai: Im diarrhoischen Stuhl zum ersten Mal Leucin und Tyrosin. An den beiden letzten Tagen Unruhe, benommenes Sensorium, kontinuirliches Fieber bis 39.2 ° C.

Sektionsbefund: Allgemeine hochgradige Anämie. Allgemeines Oedem. Hydrothorax. Hydroperikard. Ascites. Lungenödem. Oedem und Atrophie der Bauchorgane (?). Pachymeningitis. Herzverfettung.

LXVII.

H. Müller. (Ibidem.)

Beobachtung LIV. (p. 243—244.)

Eine 39jährige, unverheirathete Seidenwinderin war von jeher schwächlich. Seit 4 Monaten Magenbeschwerden, Erbrechen etc. und im letzten Herbst eine mässig starke Magenblutung. Aermliche Verhältnisse. Aufnahme: 29. 10. 75. Tod: 27. 11. 75.

Hochgradige Anämie. Grosse Schwäche. Systolische Herzgeräusche. Unregelmässiges Fieber. Sehr frequenter Puls. „Rothe Blutkörperchen irregulär geformt, zum Theil mit Fortsätzen versehen (?), weisse nicht vermehrt.“ Im dünnen Stuhl massenhaft Leucin. Dyspepsie. Im Urin der Harnstoff um die Hälfte vermindert, die Harnsäure ungefähr normal (Eiweiss?). Zahlreiche Netzhautblutungen. — Zunehmende Anämie. Venenpuls. Verbreiterte Herzdämpfung. — Am 14. und 15. November kontinuirliches Fieber bis 39,8 ° C. Am Todestage subnormale Temperatur von 32,0 ° C.

Sektionsbefund: Allgemeine höchste Anämie. Herzverfettung und Dilatation des Herzens. Hyperämie und punktförmige Extravasate der Magenschleimhaut; keine Geschwüre oder Narben. Pachymeningitis hæmorrhagica. Kapillarapoplexien im Gehirn.

LXVIII.

H. Müller. (Ibidem.)

Beobachtung LVI. (p. 245.)

Ein in guten Verhältnissen lebendes 8jähriges Mädchen erkrankte im Mai d. J. mit öfterem Erbrechen und Müdigkeit. Durch ärztliche Behandlung Besserung. Im Juli profuser und oft mit Blut gemischter Durchfall. Im Spätsommer zwar noch einmal Besserung, aber im Herbst von Neuem Erbrechen und Durchfall (beides mit Blut), Nasenbluten, blutiger Auswurf. Aufnahme: 28. 12. 75. Tod: 6. 1. 76.

Hochgradige Anämie. Oedem der Füsse. Vergrösserte Herzdämpfung. Systolisches Fremissement und Geräusche der Herzostien. Venenpuls am Halse. Etwas Hydrothorax. „Blut nicht leukämisch.“ Geringes Abendfieber. Spärliche Netzhautblutungen. Durchfall. Urin eiweissfrei. Grosse Erschöpfung. Viel Husten ohne Auswurf. Die Diagnose war Lungenphthise.

Sektionsbefund: Allgemeine Anämie. Herzdilatation und sehr hochgradige Verfettung. Ekchymosen im Perikard. Verfettung der Leber. „Nirgends Infiltrate in den Lungen, dagegen fleckige, braunrothe Injektion, besonders rechts oben (offenbar von Blutpigment herrührend).“

LXIX.

H. Müller. (Ibidem.)

Beobachtung LVIII. (p. 246.)

Ein 54jähriger Kutscher erkrankte vor einem Jahr mit Erbrechen und Durchfall und wurde erst gegen Herbst v. J. arbeitsunfähig. Aufnahme 20. 3. 76. Tod: 3. 4. 76.

Hochgradige Anämie. Oedem der Unterextremitäten und Lider. Geringer Hydrothorax. Leichtes Herzgeräusch. „Milz, Blut, Urin ohne Abnormität.“ Zahlreiche Netzhautblutungen. Kein Fieber. — Nasenbluten; dünnes, wässriges, nicht gerinnendes Blut. Wachsender Hydrothorax. Tod bei 29,5 ° C.

Sektionsbefund: Allgemeine Anämie. Leichte Herzverfettung. Geringe Milzvergrösserung. Zahlreiche Netzhautblutungen.

LXX.

H. Müller. (Ibidem.)
Beobachtung LXI (p. 248.)

Eine 52jährige und früher immer gesunde Landwirthin verlor vor $2^1/_2$ Jahren die Regeln. Damals Durchfall, Oedem an den Füssen, Schwäche, aber dann vollständige Genesung. Im letzten Winter Verdauungsbeschwerden. Grosse Schwäche. Aufnahme: 7. 6. 76. Tod: 18. 6. 76.

Hochgradige Blässe. Abmagerung. Oedem an den Extremitäten. Laute Herzgeräusche. Kleine Milz. Fieber. Netzhautblutungen. Spur Eiweiss im Urin. Im diarrhöischen Stuhl Leucin. An den beiden letzten Tagen subnormale Temperatur. Tod bei 25,8° C. im Rektum.

Sektionsbefund: Allgemeine hochgradige Anämie. Hämatoperikardium; 120 Ccm. flüssigen Blutes im Herzbeutel. Die Quelle desselben ist eine blutig infiltrirte, lose Verwachsungsstelle der beiden Perikardialblätter. Gelbbraune Herzmuskulatur.

---

c. Progressive perniziöse Anämie im Gefolge von Blut- und Säfteverlusten.

(p. 77—81.)

LXXI.

Piorry. Traité des altérations du sang. 1840. Article Polyanhémie. p. 5.

Ein kräftiger, 50jähriger Mann, welcher sich geschlechtlichen Ausschweifungen hingegeben und dann viel Sorge durchzumachen hatte, verlor den Appetit. Die Nahrungsmenge, welche er einführte, war unzureichend; er magerte ab und bekam Ohnmachtsanwandlungen, sobald er sich aufrichtete, und Herzklopfen, wenn er körperlichen Anstrengungen sich unterzog. Seine Blässe war ganz ausserordentlich; Schleimhäute farblos; Puls leicht unterdrückbar; kein Husten; kein Zeichen von Lungenerkrankung; keine Erscheinungen eines Darmleidens.

Bei der Sektion, bei welcher alle Organe mit grösster Sorgfalt geprüft wurden, fand man dieselben fast vollkommen blutleer; nur einige Löffel Blut im Herzen und in den grossen Venen; Hirn blass etc.

Nach Lépine wörtlich referirt, da mir das Original nicht zugänglich war.
Eichhorst.

LXXII.

J. O. Habershon. Case of idiopathic anaemia. (Med. Times and Gaz. March. 4. 1876.)

Ein 21jähriger Handlungsdiener war immer schwächlich gewesen und litt seit einigen Jahren von Zeit zu Zeit an Nasenbluten. Sein jetziges Leiden soll vor 4 Wochen mit plötzlichem Schmerz in der Hüfte begonnen haben. Bald auch Stechen im Rücken und in den Lenden, und einige Male das Gefühl des Erstickens. Aufnahme in das Guy's-Hospital.

Sehr blasse Hautfarbe. Beschleunigten und leicht zu unterdrückenden Puls. Normale Herzdämpfung. Ueber dem Epigastrium systolisches Geräusch. Venengeräusch am Halse. Guter Appetit. — Am Tage nach der Aufnahme starkes Nasenbluten; das Blut hell gefärbt. In den ersten Tagen leichte subjektive Besserung, trotzdem die Temperatur 39,0° betrug und der Puls 130 Schläge machte. Späterhin wurde die Temperatur wieder normal. Hohe Pulszahl. Erneutes Nasenbluten. Grosse Schwäche. An allen Herzostien systolisches Geräusch. Appetitlosigkeit. Apathie. Man macht die Transfusion, dennoch 1 Stunde später und 14 Tage nach der Aufnahme Tod.

Sektionsbefund: Anämie. Verfettung der Papillarmuskeln des linken Ventrikels und des Septums. Subendokardiale und subepikardiale Ekchymosen. In der Cortikalsubstanz der Nieren einige weisse Flecken.

LXXIII.

Scheby-Buch. Zur Kasuistik und Literatur der essentiellen Anämie mit tödtlichem Ausgange. (Deut. Arch. f. klin. Med. Bd. 17. p. 468—470. April 1876.)

Beobachtung I.

Ein 48jähriger Farmer, welcher in guten Verhältnissen lebte, litt vom Mai bis Dezember 1871 an ziemlich umfangreichen Geschwüren beider Unterschenkel, aus denen sich viel Eiter und Blut entleerten. Seit dieser Zeit hat der Kranke blass ausgesehen. Auch hat er seitdem nicht mehr arbeiten können, ist öfters bettlägerig gewesen und hat an Kopfschmerzen, Ohrensausen und Schwindelanfällen gelitten. Auch giebt er an, dass ihm die Zähne locker wurden, und in den letzten Tagen hört und sieht er schlechter.

Aufnahme in das Hamburger Krankenhaus am 14. Mai, Tod am 15. August 1872.

Haut wachsbleich. Schleimhäute ohne Röthung. Gesichtszüge links schlaffer als rechts. Zähne locker. An den Lungen und am Herzen nichts Abnormes. Milzdämpfung vergrössert, und der Milzrand deutlich fühlbar. Urin ohne Eiweiss und Zucker. Kein Fieber. Beiderseits Netzhauthämorrhagien. „Die Untersuchung des Blutes ergiebt keine Vermehrung der weissen Blutkörperchen, die rothen sind blass, häufig mit amyloiden Fortsätzen; das Blut im Allgemeinen hat ein blasses, wässeriges Aussehen.

Das Aussehen des Patienten wurde immer schlechter. Der Appetit war gleich Null. Starke Apathie. Am 10. August zweimaliges galliges Erbrechen, welches sich am nächsten Tage wiederholt; zu gleicher Zeit ist die Magengegend sehr empfindlich. Da der Perkussionsschall über dem Magen gedämpft war, wird an ein latentes Karzinom gedacht. Unter Kollapserscheinungen erfolgt am 15. August 1872 der Tod.

Sektionsbefund: Hirnödem. Oedem der Pia mater. Herz klein, blass, schlaff. Milz mässig vergrössert und fest. In beiden Netzhäuten Hämorrhagien. Allgemeine Blutarmuth. Eine mikroskopische Untersuchung ist nicht ausgeführt worden.

LXXIV.

Stricker. Zur Lehre der perniziösen Anämie und dem Fettherz. (Charité-Annalen. Jhrg. II. Berlin 1877. p. 287—299.)

Beobachtung I.

Ein 51jähriger Maurer überstand im Jahre 1850 den Typhus und im Jahre 1870 eine linksseitige Lungenentzündung. Seit dem April 1874 leidet der Kranke an einem Unterschenkelgeschwür. Gegenwärtig (September 1875) ist dasselbe handtellergross und eitert mässig. Das Geschwür wird zirkumzidirt, was übrigens schon einmal mit schnell vorübergehendem Erfolg unternommen worden war. Der Blutverlust soll hierbei nur gering gewesen sein. Das Geschwür besserte sich zwar, eiterte aber bis zum Tode fort.

Mitte Oktober 1875 fängt Patient an, über Mattigkeit und Kopfschmerzen zu klagen. Ende November fällt die bleiche Farbe der Haut und Schleimhäute auf. Der Kranke beginnt zu fiebern, verliert den Appetit, wird sehr kraftlos und kommt am 29. November von der chirurgischen Abtheilung auf die TRAUBE'sche Klinik.

Die Beobachtung des Herrn Verfassers erstreckt sich nur über 4 oder 5 Tage, indem er p. 289 den Kranken am 2. Dezember und p. 292 am 5. Dezember sterben lässt.

Der Patient war kräftig, muskulös und fettreich und bot eine auffällige Blässe der Haut und Schleimhäute dar. Das linksseitig sitzende Unterschenkelgeschwür ist über handtellergross, blutet leicht und sondert ein sparsames, schmieriges Sekret ab. An der Eichel eine linsengrose Narbe. Auf der vordern Thoraxwand und dem linken Handrücken zahlreiche, stecknadelkopfgrosse Blutpunkte. Zwischen Zähnen und Zahnfleisch quillt eine blutigrothe Flüssigkeit hervor. Herzdämpfung klein. Herzaktion unregelmässig. Ueber der Herzspitze und am linken Sternalrand systolisches Blasen. Am Halse laute Venengeräusche. Puls unregelmässig, ungleich, niedrig, eng, gering gespannt. Urin von röthlicher Farbe und ohne Eiweiss. Die farbigen Blutkörperchen zeigen einen leichten Stich in's Bräunliche, die farblosen sieht man nur spurweise. Angaben über das mikroskopische Aussehen des Blutes fehlen. Auf der Retina des linken Auges zahlreiche grosse und kleine strichförmige Hämorrhagien und unregelmässig geformte kleinere weisse Flecken.

Sektionsbefund: Hämorrhagien auf der Innenfläche der Dura. Hämorrhagien in der Pia, namentlich am Occipitallappen. Hämorrhagien in der Substanz des Kleinhirns, in der Pia des Kleinhirns und Oberwurms. Sehr guter panniculus adiposus. Eine grosse Hämorrhagie in der Muskulatur des zweiten linken Interkostalraumes. Reichliches subperikardiales Fett. Dilatation beider Herzventrikel. Bei der mikroskopischen Untersuchung (von TRAUBE ausgeführt) erscheinen die Muskelfasern des Herzens sehr schmal, sind aber nirgends verfettet. Magenschleimhaut geschwollen und mit Schleim dick bedeckt. Blutextravasate in der Schleimhaut des Kolon. In der Retina rothe und weisse Flecke (mikroskopische Untersuchung fehlt). Blässe aller Organe.

LXXV.

H. MÜLLER. Die progressive perniziöse Anämie. (Zürich 1877.)
Beobachtung XXI. (p. 71—76.)

Eine 19jährige Seidenweberin musste bei völlig ungenügender Nahrung seit längerer Zeit viel arbeiten. Seit dem 16. Jahre unregelmässige Menses. Im letzten Frühjahr war sie bleichsüchsig. Im Sommer ohne Grund bedeutende Salivation, welche durch Gargarismen beseitigt wird. Im August oft Nasenbluten und bald sehr grosse Schwäche. Seit 4 Wochen liegt sie andauernd zu Bett. Grosse Entkräftung, Herzklopfen und Schwindel beim Aufrichten. Vor 8 Tagen verlor die Kranke fast täglich ein halbes Glas voll Blut aus der Nase. Aufnahme: 24. 11. 71. Tod: 14. 12. 71.

Hochgradige Anämie. Gesicht gedunsen. Nonnengeräusch. Karotisblasen. An der Herzspitze ein schwaches, an der Basis ein starkes systolisches Geräusch. Puls 104—116. Temperatur bis 38,8° C. Urin ohne Eiweiss. Sehvermögen intakt. Zahlreiche streifenförmige Apoplexien in der Netzhaut, namentlich in der äusseren Hälfte. — Am 30. November starker Speichelfluss notirt; täglich ungefähr zwei Schoppen. Die Herzdämpfung verbreitert sich. An der Herzspitze neben dem systolischen ein deutliches diastolisches Geräusch. Mehrmaliges Nasenbluten. Tod.

Sektionsbefund: Allgemeine Anämie, nur die Rumpfmuskeln gut roth. Reichliches Fettpolster. Geringer Hydrothorax: das Fluidum röthlich gefärbt. Herz vergrössert. Streckenweise gelbliche Sprenkelung des Herzmuskels und Verfettung der Muskelfasern. Reichliches subepikardiales Fett. Am aditus aortae subendokardiale Blutungen. Aorta von gutem Kaliber, an einzelnen Stellen die Intima verfettet. Oedem der Lunge. Leber etwas verfettet. Kleine Extravasate an der Arachnoidalseite der Dura. Extravasate in der Pia, namentlich am Kleinhirn. Extravasate in der Hirnsubstanz. Apoplexien in der Netzhaut.

LXXVI.

H. Müller. (Ibidem.)

Beobachtung XVII. (p. 69.)

Eine 31jährige Hausfrau überstand vor etwa einem Jahr bei einer Wendungsgeburt eine heftige Uterinblutung. Nie völlige Erholung. Wesentliche Verschlimmerung seit 6 Wochen. Aufnahme: 7. 7. 71. Tod: 1. 8. 71.

Hochgradige Anämie. Geringe Hydrämie. Zahlreiche Petechien auf der Haut. Blutungen aus dem Zahnfleisch. Systolisches Herzgeräusch. Venengeräusch. Urin ohne Eiweiss. Mässiges Fieber. Keine Netzhautblutungen. Starker foetor oris. Leicht blutendes Zahnfleisch. Grosse Hinfälligkeit. Delirien. Lethargie. Subnormale Temperatur und Tod.

Sektionsbefund: Hochgradige Anämie. Hydrothorax. Hydroperikardium. Geringes Atherom der Aorta. Exquisite Herzverfettung, Subepikardiale Hämorrhagien. Spärliche Extravasate in der Pia, zahlreiche in dem blassen Hirn. Verfettung der Hirnkapillaren.

LXXVII.

S. Rosenstein. Ein Fall von perniziöser Anämie. (Berlin. klin. Wochenschrift. Februar 1877. Nr. 9.)

Ein 36jähriger holländischer Bauernknecht, welcher bisher stets gesund gewesen war, überstand vor 6 Monaten einen Typhus, welcher 8 Wochen lang dauerte. Seit dieser Zeit hat er sich nie mehr wohl gefühlt. Er musste bald von Neuem das Bett hüten. Seit 14 Tagen häufig Durchfall und Anschwellung der Füsse. Aufnahme in die Leidener Klinik am 3. 11. 76 und Tod am 2. 12. 76.

Grosse Blässe der Hautdecke mit Uebergang zum Gelben. Schleimhaut fast weiss. Geringes Oedem der Unterschenkel. Abends Fiebersteigerung (38,7° C.), Puls 86—108, weich, leicht unterdrückt. Appetit gering. Urin 1160—1800, blassgelb, hell, von 1016 sp. Gew., ohne Eiweiss. Herzdämpfung nach rechts verbreitert. Ueber Aorta und Herzspitze systolisches Blasen. Halsvenen nicht sichtbar; Fremissement rechts über dem Bulbus der Jugularis. Milz vergrössert. Im Blut die rothen Blutkörperchen verringert, von normaler Gestalt, aber sehr blass, auch Neigung zur Geldrollenbildung zeigend — farblose Blutkörperchen sehr wenig vermehrt. Keine Mikrocyten. Kleine Apoplexien in der Netzhaut bei erhaltenem Sehvermögen; die Blutaustritte ohne besonderes Aussehen. — In den ersten Tagen Besserung: der Durchfall hörte auf, grösserer Appetit. Chinin konnte die abendliche Temperaturhebung nicht beseitigen. Plötzlich am 2. Dezember Ohnmacht und Tod.

Sektionsbefund: Blässe des Gehirns und seiner Häute, nur die Dura fleckweise hydrämisch. Subepikardiales Fett reichlich. Im rechten Herzen lose Gerinnsel. Herz verbreitert, 451 wiegend; die Muskelbündel bei mikroskopischer Untersuchung nur körnig getrübt bei wohlerhaltener Querstreifung. Aortenklappe gefenstert und oberhalb der Klappe 6 Cm. breit. Leber gross und in 100 Grm. Trockensubstanz 0,5187 Eisen enthaltend. Milz gross; Maasse 17 — 11 — 4 Cm., Gewicht 445; in 100 Grm. Trockensubstanz 0,2275 Grm. Eisen. Pankreas sehr blutroth. Nieren blass, zusammen 350 Grm. wiegend; in 100 Grm. Trockensubstanz 0,0422 Eisen enthaltend; bei mikroskopischer Untersuchung intakt. Knochenhaut zeigt viele Charcot'sche Krystalle (Leichenphänomen), sonst nichts Besonderes. In der Netzhaut Blutaustritte.

Epikrisis: Den hohen Eisengehalt in Leber, Milz und Nieren führt R. auf den Gebrauch der Eisenpräparate zurück.

d. Progressive perniziöse Anämie im Gefolge äusserer schlechter Verhältnisse.

(p. 81—84.)

LXXVIII.

Barclay. Death from anaemia. (Med. Tim. May 1851.)

Beobachtung II.

Eine 40jährige mehrmals entbundene Frau litt seit der letzten Niederkunft (am 15. September 1850) an einem wunden Mund. Man entzog ihr daher Fleisch und Bier. Sie stillte ihr Kind weiter und fühlte sich bald sehr schwach. Vor 2 Monaten wurde sie an Durchfall behandelt. Aufnahme: 27. 1. 51. Tod: 17. 2. 51.

Auffallend blasses Aussehen. Auch Zunge und Lippen sehr bleich. Klage über allgemeine Schwäche. Keine Albuminurie. Appetitmangel. Durchfall, welcher auf Adstringentien steht. — Man verordnete anfänglich Wein und Chinin, welches jedoch Schwindel und Ohrensausen verursachte. Wegen anhaltender Schlaflosigkeit wird Morphium gegeben. — Heftige Anfälle von Athemnoth. Eine Stunde nach einem solchen Anfalle Tod.

Sektionsbefund: Allgemeine Anämie. Hautdecke leicht gelblich. Oedem der Unterextremitäten. Petechien der Larynxschleimhaut. Normales Herz mit nur geringer Menge hellflüssigen Blutes. Nieren fetthaltig.

LXXIX.

Samuel Wilks. Cases of idiopathic fatty degeneration, with remarks on arcus senilis. (Guy's Hosp. Reports. 1857.)

Eine 31jährige Frau gerieth in Folge von Kummer in einen Zustand zunehmender Schwäche, welche mit grosser Blässe verbunden war. Keine Vermehrung der weissen Blutkörperchen. Sie stirbt, nachdem sich gegen Ende des Lebens Erbrechen und Durchfall gezeigt haben.

Sektionsbefund: Reichliches Unterhautfettgewebe. Ekchymose im Hirn. Kleine Blutkoagula im Herzen. Herzmuskel stark verfettet, besonders in den Papillarmuskeln der Mitralklappe. Fettige Entartung von Leber und Nieren. Gesunde Milz.

LXXX.

Samuel Wilks. (Ibidem.)

Ein 52jähriger Lohgerber hatte in seiner Jugend eine Zerstörung der Nase durch Lupus erlitten. Syphilis war ausgeschlossen. Niemals kaltes Fieber. In den letzten 10 Monaten hatte er Noth zu leiden und an Rheumatismus gelitten.

Er ist sehr anämisch, zuweilen dyspnoetisch. Schwäche und Hinfälligkeit bei der geringsten Anstrengung. Keine Albuminurie. Keine Oedeme. Zunehmender Kollaps. Delirien. Koma. Tod.

Sektionsbefund: Geringe Abmagerung. Herz stark verfettet, marmorirt. Oedem der Lungen. Geringes Transsudat in der Pleurahöhle. Verfettete Leber. Nieren blass und bei der mikroskopischen Untersuchung verfettet.

LXXXI.

Trousseau. Clinique médicale. t. III. p. 62. 2. édition. 1869.

Eine 25jährige Frau war 3 Monate vor ihrer Aufnahme entbunden worden und hatte seitdem in den elendesten hygiänischen Verhältnissen gelebt. Sie unterzog sich andauernd sehr anstrengender Arbeit, stillte das Kind dabei selbst und hatte eine sehr schlechte Nahrung. Allmählich verfiel sie in einen Zustand von so grosser Anämie und Schwäche, dass man sich kaum von demselben eine Vorstellung machen kann.

„Ihre Magerkeit war ganz ausserordentlich. Die Hautdecke sah so kachektisch wie irgend möglich aus. Sie hustete, hatte kontinuirlich Fieber mit abendlichen Erhebungen und musste durch ihr Aeusseres den Verdacht erwecken, dass sie an Lungenschwindsucht litt. Nur musste es dabei auffallend erscheinen, dass man über den Lungen kein abnormes Geräusch wahrnahm: überall, oben und unten normales, vesikuläres Athmen. Da sich nichts Krankhaftes an dem Organismus entdecken liess, so musste man in diesem Fall an eine febris alba virginum denken."

Die Kranke ging an hinzutretenden Pocken zu Grunde. Bei der Sektion fand man nur die den Pocken zugehörigen Veränderungen und allgemeine Blässe der Organe.

LXXXII.

J. Cazenave. Trois observations d'anémie essentielle. (Journ. de Médecine de Bordeaux. Février 1860. p. 53.)*)

Ein 21jähriger Steinbrecher, welcher unter schlechten Verhältnissen gelebt hatte, zeigte bei der Untersuchung ein ödematös geschwollenes Gesicht von gelblichfahler Farbe, eine enorme Blässe der Haut und Schleimhäute, die subkutanen Venen nirgends sichtbar. Er klagte über Angstgefühle, äusserste Schwäche und Herzklopfen. Der Puls war kaum fühlbar. Bei Versuchen zum Gehen trat bedeutende Schwerathmigkeit auf, synkopale Anfälle fehlten nicht, und der Kranke ging trotz aller therapeutischen Versuche rasch hydropisch zu Grunde.

Bei der Obduktion zeigte sich nirgends eine irgend bedeutende Organveränderung, die das Krankheitsbild hätte erklären können.

LXXXIII.

H. Quincke. Ueber perniziöse Anämie. (Volkmann's Samml. klin. Vorträge. Nr. 180. Mai 1876. p. 18—19.)

Beobachtung II.

Eine 34jährige Frau, welche trotz vieler Arbeit schlechte Nahrung und Behandlung zu Hause hatte, fühlte sich schon seit über 6 Jahre nach der Geburt zweier Kinder sehr schwach. Seit einem Jahr grössere Schwäche. Seit 3 Monaten liegt die Kranke zu Bett. Aufnahme am 17., Tod am 20. Juni 1875 (nicht 21. Juni. Eichhorst).

Hochgradige Anämie. Petechien auf der Haut. Herzgeräusche. Pulsation der äusseren Jugularvene. Hartnäckiges Erbrechen. Mässiges Fieber. Mässiges Nasenbluten. Retinalhämorrhagien. „Blut sehr blass, enthielt viele kleine und vielgestaltige rothe Blutkörper.“ Am 20. Juni arterielle Transfusion von 250 Ccm. defibrinirten Menschenblutes. Tod 6 Stunden später.

Sektionsbefund: Allgemeine Anämie. Herzhöhlen weit. Muskulatur partiell verfettet. Leichte Schwellung der Milz. Im Herzmuskel, Perikardium, Pankreas, Schleimhaut der Harnblase und des Magens, im peribronchialen Zellgewebe frische Hämorrhagien, ebenso in der Pia, Arachnoidea und Retina. Leber relativ am blutreichsten und in 100 Th. Trockensubstanz 0,6 % metallisches Eisen enthaltend. Nieren enthalten 0,32 % Eisen.

---

*) Das Original hat mir nicht vorgelegen und ist das Referat wörtlich Scheby-Buch entlehnt. Auch Lépine übersetzt das Referat wörtlich aus Scheby-Buch, ohne ihn zu nennen. In Cannstatt's Jhrb. f. 1860. p. 254 lautet der Bericht über Cazenave's Arbeit folgendermaassen: Herr Cazenave theilt die Krankengeschichten dreier Fälle mit von sehr ausgebildeter Anämie, von denen der erste eine junge Frau betrifft, bei welcher nach einer antiphlogistisch behandelten chronischen Gastritis sich rasch ein hoher Grad von Anämie entwickelte, die aber einer tonisirenden Behandlung bald wich. In den beiden andern handelte es sich um Individuen, die durch schlechte Wohnungen und elende Kost eine sehr weitgehende Verschlechterung der gesammten Blutmasse erlitten hatten und hydropisch zu Grunde gingen.

LXXXIV.

H. Müller. Die progressive perniziöse Anämie. (Zürich 1877.)
Beobachtung XI. (p. 59—63.)

Eine 24jährige Farbrikarbeiterin musste bei sehr kümmerlicher Nahrung täglich 13 Stunden lang in einem staubigen Raume seit dem 18. Lebensjahre arbeiten. Im 17. Lebensjahre zum ersten Male Menses, die bis zum 22. Jahre regelmässig waren. Zu dieser Zeit Unregelmässigkeiten der Menstruation und zugleich blasse Gesichtsfarbe, Müdigkeit, Herzklopfen, Kopfweh, Ohrenrauschen, häufiges Nasenbluten, Erbrechen, Magenschmerz. Nach 2 Jahren geringe Besserung; aber seit 3 Monaten wieder profuses Nasenbluten, welches alle 14 Tage eintritt, einen halben Tag anhält und einen Schoppen Blut erreicht. Zugleich häufiges Erbrechen und seit 3 Wochen Durchfall. Seit 2 Wochen Anschwellung der Füsse. Bei der Aufnahme in die Klinik so starkes Nasenbluten, dass man die Tamponade machen musste. Das Blut war auffallend dünn und wässerig. Aufnahme: 8. 3. 70. Tod: 30. 3. 70. —

Kolossale Anämie der Haut und Schleimhäute. Oedem der Füsse und des Gesichts. Petechien auf den Unterextremitäten. Schwirren der Karotiden und systolisches Geräusch an denselben. Nonnengeräusch. Herzdämpfung etwas vergrössert. Systolisches frémissement über dem Herzen. Systolisches Geräusch über den 4 Herzostien, am lautesten über der Herzspitze. Beiderseitiger Pleuraerguss. Abends Fieber bis 40,4° C. Puls bis 136. Urin ohne Eiweiss. 700—1050 Ccm., sp. Gew. 1004—1008. Starker Durst. Geringer Schlaf. Seit dem 19. März kein Fieber. Starker foetor ex ore. Oefters starke Athemnoth. Tod.

Sektionsbefund: Allgemeine Anämie. Doppelseitiger Hydrothorax, namentlich rechts und das Fluidum von röthlicher Farbe. Ascites. Aus dem Herzen entleert sich in ziemlicher Menge auffallend wässeriges, ächt hydrämisches Blut. Herz vergrössert. Aorta auffallend eng. Herzmuskel anämisch, keine Sprenkelung. Subepikardiale Ekchymosen. Oedem der Lungen. Hirn blass und ödematös. Geringes Oedem in den Subarachnoidalräumen.

III. Nicht sicher bewiesene Fälle von progressiver perniziöser Anämie.

(p. 84—100).

a. Wegen mangelnder Anamnestika lässt sich nicht die Aetiologie bestimmen.

(p. 84—87).

LXXXV.

Scheby-Buch. Zur Kasuistik u. Literatur der essentiellen Anämie mit tödtlichem Ausgange. (Deut. Arch. f. klin. Mediz. April 1876. Bd. 17. p. 470—472.)
Beobachtung II.

Eine 60jährige Nähterin wurde mit benommenem Bewusstsein am 17. Juni 1874 in das Hamburger Krankenhaus aufgenommen. Von ihrer

Mitbewohnerin erfuhr man, dass sie in den letzten Jahren immer kränklich gewesen war. Seit April 73 verschlimmerte sich ihr Zustand. Ihr bleiches Aussehen nahm sichtlich zu. Auch hat sie über Appetitmangel und Schmerzen in der Lebergegend geklagt. In der letzten Zeit war sie in ihrer Stimmung und in ihrem Wesen sehr wechselnd.

Patientin ist eine mittelgrosse Frau mit blassen, gelblichen Hautdecken. Schleimhäute überaus bleich. Herzdämpfung normal und Herztöne rein. Milzdämpfung vergrössert. Urin klar, ohne Eiweiss und Zucker. „Die Untersuchung des Blutes ergiebt eine blassrothe, hydrämische Beschaffenheit und keine Vermehrung der weissen Blutkörperchen, die rothen dagegen sind blass und klein.“ Kein Fieber.

In der nächsten Zeit treten Oedeme an Füssen und Händen auf. Die Konjunktiven wurden ikterisch. Apathie. Uebelkeit. Urin dunkel. Stuhl retardirt und dunkel gefärbt. Am 1. Juli erfolgt unter Kollaps der Tod.

Sektionsbefund: Allgemeine Anämie. Oedem der Pia. Herz blass. Aorta eng. Milz $12^1/_2$ Cm. lang, 6 breit und 4 Cm. dick; ihr Gewebe fest. In beiden Netzhäuten kleine Hämorrhagien. Knochenmark des Radius blassröthlich, wenige Fettzellen, dagegen zahlreiche farblose Blutkörperchen enthaltend; rothe Blutkörperchen in ihm sparsam an Zahl. Bei der mikroskopischen Untersuchung findet man Verfettung der Muskelfasern des Herzens, der Nierenepithelien und Leberzellen.

LXXXVI.

H. Müller. Die progressive perniziöse Anämie. (Zürich 1877.) Beobachtung XLII. (p. 154—155.)

Eine 39jährige Hausfrau wird am 4. 9. 74 in benommenem Zustand aufgenommen und stirbt am 11. 9. 74. Keine Anamnese; nur vor 10 Tagen Geburt.

Extreme Blässe. Elender Zustand. Gute Ernährung. Allgemeines Anasarka, Hydrothorax und Ascites. Verbreiterte Herzdämpfung. Systolisches Herzgeräusch. Venenpuls am Halse. Retinaapoplexien. Urin eiweissfrei. „Blut ohne Vermehrung der weissen Körperchen.“ Angestrengte Athmung. Geringes kontinuirliches Fieber. Durchfall. — Totales Schwinden des Bewusstseins. Tod.

Sektionsbefund: Allgemeine Anämie. Herzverfettung. Mässiger, allgemeiner Hydrops. Lungenödem. Pachymeningitis haemorrhagica interna. Spärliche Kapillarapoplexien im Hirn. Netzhautblutungen. Geringe Milzvergrösserung. In der Rückbildung begriffener Uterus.

LXXXVII.

J. Cohnheim. Erkrankung des Knochenmarkes bei perniziöser Anämie. (Virchow's Arch. Bd. 68. 22. October 1876. p. 291—293.)

Ein 35jähriger Arbeiter war vor einem Jahr an den Erscheinungen der progressiven perniziösen Anämie erkrankt und ging auf der Biermer'schen Klinik in Breslau zu Grunde. Der Krankheitsverlauf wird von dem Herrn Verf., welcher vornehmlich anatomische Interessen verfolgte, nicht detaillirt gegeben. Man fand während des Lebens wachsbleiche und zuletzt gelbliche Farbe der Haut, Blutungen in der Netzhaut, Herz- und Gefässgeräusche, Kurzathmigkeit und Schwäche des Kranken. Das Blut war mehrmals untersucht worden. „Die kleinen Blutkörperchen, deren QUINCKE und neuerdings auch EICHHORST Erwähnung thut, sind zwischen den normalen gesehen, auch ist konstatirt worden, dass ein erwähnenswerthes Missverhältniss in der Zahl zwischen weissen und rothen Körperchen nicht existirte; kernhaltige rothe Blutzellen sind nicht gesehen worden.“

Die Sektion ergab: Blässe aller Organe; punktförmige Blutungen im Gehirn, Netzhaut, Peri- und Endokard, Nierenbecken, Harnblase, Mediastinen; sehr starke Verfettung des übrigens bedeutend vergrösserten Herzens; derbe, chronische Hyperplasie der Milz mässigen Grades; grosse, verfettete und schwach ikterische Leber; Lungenödem. Das Mark aller Knochen — sowohl spongiösen als auch Röhrenknochen — war intensiv roth, ohne dass erkennbare Blutungen vorhanden waren. Bei der mikroskopischen Untersuchung fehlten die Fettzellen im Mark so gut wie vollständig. Es fanden sich statt ihrer 1) „farblose Zellen, sog. Markzellen, und zwar in sehr verschiedener Grösse, viele ganz Lymphkörpern gleichend, sehr viele aber relativ gross, mit einem, hie und da auch zwei grosse bläschenförmige Kerne, von epitheloidem Habitus; ganz vereinzelt auch mehrkernige Riesenzellen und noch seltener eine Blutkörperchen haltende Markzelle; .2) in mindestens der gleichen Menge gefärbte Elemente. Von diesen bildeten die gewöhnlichen bikonkaven rothen Blutscheiben die entschiedene Minorität; beträchtlicher war schon die Zahl kugliger rother kernloser Körperchen von verschiedenen Dimensionen, die kleinsten von dem Durchmesser der normalen Blutkörperchen, die grössten mehr als das Doppelte der farblosen Blutkörperchen messend und dazwischen alle Uebergänge. Am meisten aber und beim ersten Blick in's Mikroskop auffallend fanden sich rothe kernhaltige Zellen, auch diese in der Grösse wechselnd, doch in der Mehrzahl den kleineren epitheloiden Markzellen gleichkommend. Die Kerne in ihnen, in der Regel nur einer, selten ihrer zwei in einer Blutzelle, ebenso gelb gefärbt, wie die völlig homogene Substanz der Zelle selber, waren entweder elliptisch oder kuglig gestaltet; die ersteren übrigens gewöhnlich homogen, die letzteren stark granulirt.“ Während des Lebens waren, wie schon erwähnt, die kernhaltigen Blutkörperchen im Blute bei der mikroskopischen Untersuchung nicht gesehen worden, in Gerinnseln aus der vena jugularis, cava inferior und aus anderen Venen wurden sie mit Leichtigkeit erkannt. Auch in der Milz und Leber fanden sie sich, aber nicht auffällig reichlich.

(Unter die zweifelhaften Fälle aufgenommen, weil die anamnestischen Daten fehlen und auf die Form der Anämie kein Schluss gezogen werden kann.
EICHHORST.)

LXXXVIII.

OSLER & GARDNER. Ueber die Beschaffenheit des Blutes und des Knochenmarkes in der progressiven perniziösen Anämie. (Centralbl. f. d. Med. Wissenschft. Nr. 15. April 1877).

Ein 52jähriger Engländer litt an allen Zeichen einer weit vorgeschrittenen progressiven perniziösen Anämie, nur Haut- und Netzhautblutungen fehlten. Das während des Lebens untersuchte Blut zeigte keine Vermehrung der weissen Blutkörperchen, und Zerfallskörnchen fehlten gänzlich. Die rothen Blutkörperchen waren oft nicht rund, sondern oval, viele von verschiedener Gestalt und mit unregelmässigen Ausläufen und Fortsätzen versehen. „In jedem Gesichtsfeld sieht man die von EICHHORST beschriebenen Körperchen, zuweilen bis 6 oder 8. In 40 auf's Gerathewohl unternommenen Messungen waren die äussersten Maasse 0,00363 und 6,01181 Mm. Keine kernhaltigen rothen Blutkörperchen."

Das Knochenmark (Brustbein, Klavikel, Rippen, Fibula, Wirbel) sah bei der Autopsie violet-roth aus und besass eine dickliche Konsistenz. Es enthielt 1) farblose Körperchen (Markzellen), bald Lymphkörperchen gleich an Grösse, bald grösser und alle mit einem bläschenförmigen Kern; 2) rothe Blutkörperchen, in grösster Zahl bikonkave; ferner kleinere, runde, im Blut wie in der Fibula so reichlich, dass sie $^1/_4$ sämmtlicher gefärbter Elemente ausmachen; endlich noch die NEUMANN'schen kernhaltigen rothen Körperchen. Dieselben sind grösser als die bikonkaven Körperchen, rund, schwächer oder stärker gefärbt als jene. Ihr Kern nimmt $^1/_4$—$^1/_2$ des Zellkörpers ein, ist granulirt und gefärbt, ausserhalb des Zellkörpers jedoch ungefärbt und enthielt keine Kernkörperchen; mitunter hat er Dumbell-Form. Auch kann man in einer Zelle bis 4 Kerne erkennen. 3) Blutkörperchen haltige Zellen, namentlich im Wirbelmark reichlich; die Zahl der eingeschlossenen Blutzellen kann bis 6 betragen. 4) 1—2 Myeloplaxen im Sternal- und Rippenmark. 5) Fettzellen in geringer Zahl im Klavikelmark, dagegen gar nicht zu finden im Mark von Sternum, Wirbeln, Rippen. 6) CHARCOT-NEUMANN'sche Krystalle überall im Mark noch 12—30 Stunden nach dem Tode.

Verfasser meinen, dass gewisse Fälle der progressiven perniziösen Anämie zur myelogenen Form von Pseudoleukämie zu rechnen seien.

LXXXIX.

H. MÜLLER. Die progressive perniziöse Anämie. (Zürich 1877.)
Beobachtung LIX. (p. 247.)

19jähriger Eisenbahnarbeiter aus Italien, welcher seit längerer Zeit im Kanton Zürich lebt. Beginn der Krankheit vor 3 Monaten. Genauere Anamnese unbekannt. Aufnahme: 5. 4. 76. Tod: 16. 4. 76.

Hochgradige Blässe bei guter Ernährung. Starke Oedeme. Hydrothorax. Ascites. Lautes systolisches Herzgeräusch. „Blut und Urin normal." Fieber bis 38,7 ⁰ C. Unbedeutender Durchfall. Netzhautblutungen. — Vom 8.—12. kontinuirliches Fieber. In den letzten Tagen oft subnormale Temperatur. Athemnoth. Tod.

Sektionsbefund: Allgemeine Anämie. Hochgradige Herzverfettung. Hämatom der Dura. Kapillarapoplexien im Hirn. Netzhautblutungen.

b. Beobachtungen ohne Sektion oder mit Heilung.

(p. 88—100.)

XC.

H. Lebert. De l'anémie, oligocythémie, dysémie et de ses diverses formes et de son traitement. (Arch. général. Avril 1876.)

Beobachtung I. (Aus dem Jahre 1853. p. 402—404.)

Eine 33jährige Frau aus dem Kanton Zürich, welche in guten Verhältnissen lebte, war bis zur fünften Schwangerschaft gesund gewesen. Während dieser letzten Schwangerschaft fühlte sie sich sehr matt und hatte Anschwellung der Füsse, aber sonst keine Veränderungen. Entbindung am 4. Juli 1853. Nur geringer Blutverlust, aber reichlicheres Fruchtwasser, als bei den früheren Geburten. Normales Wochenbett. Oedeme schwinden. Wenige Tage später jedoch schnelle Abnahme der Kräfte und so blasse Hautfarbe, dass Patientin am 20. Juli in das Züricher Hospital eintrat.

Grosse Blässe der Haut und Schleimhäute. Grosse Kraftlosigkeit. Kleiner und schwacher Puls von 120 Schlägen. Temperaturerhöhung (genauere Bestimmung nicht gemacht. Eichhorst). Herzdämpfung normal. Geräusche an den Ostien und in der rechten Halsvene. Keine Milz- und Lebervergrösserung. Normale, sparsame Lochien. Urin eiweissfrei, 1017 spez. Gew. Guter Appetit. Untersuchung des Blutes nicht gemacht. In den nächsten beiden Monaten zeitweise Diarrhöe; unruhiger Schlaf; lebhafter Durst; ikterische Verfärbung der Konjunktiven; Temperatursteigerungen; normale Färbung der Stühle. Anfangs Oktober Besserung. Kräfte nehmen zu; Aussehen blühender; grössere Lebhaftigkeit. Die Kranke verlässt deutlich gebessert das Hospital.

XCI.

H. Lebert. (Ibidem.)

Beobachtung II. (p. 404—405.)

Eine 29jährige Webersfrau war vor 4 Wochen zum dritten Male entbunden. Die Entbindung war normal, ebenso das Wochenbett. Schon während der ersten Monate der Schwangerschaft grosse Schwäche und blasses Aussehen, ohne nachweisbare Ursache entstanden und ohne weitere krankhafte Störungen bestehend. Aufnahme in's Züricher Hospital am 6. Mai 1853 vier Wochen nach der Entbindung.

Grosse Blässe und Schwäche. Kleiner, beschleunigter Puls. Temperaturerhöhung. Fehlen jeder Lokalveränderung. Kräftige Diät und Eisen führen allmählich Besserung herbei, und nach 3 Monaten kann Patientin auffällig gebessert die Krankenanstalt verlassen.

XCII.

G. Gfrörer. Tod einer Schwangeren in Folge hochgradigster Anämie ohne Blutverlust. (Memorabilien 1874. Bd. XIX. Nr. 3. p. 116.)

Eine 29jährige Frau hatte in ihrem 19. Lebensjahre und zum zweiten Male vor einem Jahr 4 Wochen lang an Bleichsucht gelitten. Am Anfang 1872 befand sie sich im 5. Monat der ersten Schwangerschaft. Vor

Kurzem hatte sie wieder ein bleiches Aussehen bekommen und fühlte sich so schwach, dass sie bettlägrig wurde. Bei der geringsten Bewegung Herzklopfen und Athemnoth.

Gesichtsausdruck ängstlich. Oedem der Beine. Frequenter, kleiner Puls. Starker Durst. Urin ohne Eiweiss. Sonst nichts Abnormes. 8 Tage später Wehen. Steissgeburt ohne Blutverlust. Tod der Mutter während der Geburt, noch ehe die 5—6 Monate alte Frucht vollkommen entwickelt war. Sektion wurde nicht gestattet.

XCIII.

H. Immermann. Ueber progressive perniziöse Anämie. (Deut. Arch. f. klin. Medicin. 1874. Bd. 13. p. 225—229.)

Beobachtung I.

Ein 18jähriger Schuhmacher, welcher bisher immer gesund gewesen war und nur von jeher etwas blass ausgesehen haben will, bemerkte seit 6 Wochen eine Abnahme seiner Kräfte. Bei körperlichen Anstrengungen empfand er Dyspnoe; häufig Herzklopfen, Schwindel, Ohrensausen. Am 18. Februar 1872 zeigt sich plötzlich Verdunkelung des Gesichtsfeldes; in der nächsten Nacht mässiges Nasenbluten, dabei guter Appetit und regelmässiger Stuhl. Am 23. Februar sinkt Patient ohnmächtig zusammen und wird auf die Baseler Klinik gebracht.

Haut wachsbleich. Sichtbare Schleimhäute kaum röthlich tingirt. Gesicht etwas gedunsen. Herzdämpfung nach rechts verbreitert. Herztöne rein. Starkes Nonnengeräusch in den Halsvenen. Milz- und Leberdämpfung klein. Urin klar und ohne Albumen. In beiden Netzhäuten streifenförmige, runde und spindelförmige Blutaustritte, von denen einige in der Mitte gelbliche Entfärbung zeigen. Linke Papille nach Aussen etwas verwischt. Puls 120, klein, weich. An den unteren Extremitäten und am Rücken linsengrosse Petechien. „Eine Blutprobe mikroskopisch untersucht ergiebt keine Vermehrung der farblosen Blutkörperchen."

In der nächsten Zeit andauernd febriler Zustand. Pulsfrequenz hoch (104—128). Urinsekretion sehr reichlich (2000—3500); Urin hell und ohne Eiweiss. Mitte März Blutungen aus dem Zahnfleisch. Zahlreiche Petechien auf der Haut. Grössere Blässe. Ohnmachtsanfälle beim Aufrichten. Systolisches Blasen am Herzen. Leichtes Oedem der Knöchel. Die Blutuntersuchung ergiebt nichts Abnormes. Beide Papillen anämisch graulich, ödematös. Patient verlässt am 18. März das Krankenhaus und stirbt 14 Tage später. Sektion nicht gemacht.

XCIV.

W. Pepper. Progressive pernicious Anaemia, or Anaematosis. (Americ. Journ. of the Med. sciences. 140. Octob. 1875.)

Beobachtung I.

Eine 26jährige Schneiderin, welche in einer Malariagegend wohnte, erkrankte an einem Bronchialkatarrh, welcher mit reichlichem Auswurf verbunden war. Einige Zeit später klagte sie über Schwäche und Magenbeschwerden. Es stellten sich geringe und unregelmässige Fieberbewegungen ein. Oedem im Gesicht und an den Füssen. Systolisches Blasen am Herzen. Nach einigen Wochen Blutungen aus dem Zahnfleisch. Sehr profuse Menses. Urin stets ohne Eiweiss. Im Blut die farbigen Körperchen an Zahl vermindert; die weissen nicht vermehrt. Viel Erbrechen. Klage über Ohrensausen. Zunehmender Kräfteverfall. Zuletzt Somnolenz. Tod nach 3 Monaten. Sektion wurde nicht gemacht.

XCV.

KRIEG. Beiträge zur Kasuistik der progressiven perniziösen Anämie. (Med. Correspondenzblatt d. Württemb. ärztl. Vereins. Nr. 39. Dezember 1875.)

Beobachtung II.

(Aus der Privatpraxis des Professors LIEBERMEISTER in Tübingen.)

Ein 52jähriger Probst aus Norddeutschland fühlt seit $1^1/_4$ Jahren Abnahme der Kräfte; dabei wird sein Aussehen beständig blasser. Leichter Ikterus. Urin eiweissfrei. Keine Organveränderung. Er erhält Chinin mit Eisen. Sieben Monate später stellt er sich noch ein Mal vor. Die Haut ist noch blässer. Herzdämpfung verbreitert. Ueber der Herzspitze und Pulmonalarterie systolisches Geräusch. Oedem um die Knöchel, welches Nachts schwindet. Harn ohne Albumen. „Blut hell und dünn bei mehrmaligem spontanen Nasenbluten, wie bei der künstlichen Entleerung durch einen Nadelstich. Dasselbe enthält auffallend wenig rothe Blutkörperchen, die weissen sind relativ nicht vermehrt.“ Patient stirbt kurze Zeit darauf. Sektion wurde nicht gemacht. Patient gab noch an, dass seine Bücher in hellgrünen Schnitt gebunden seien, und dass er beim Umblättern die Finger im Munde nass zu machen pflege. Die grüne Farbe enthielt reichlich Arsenik. Seit $1^1/_2$ Jahren, also länger als seit dem Anfang der Krankheit, hatte er jedoch die Bücher nicht mehr gebraucht.

XCVI.

H. QUINCKE. Ueber perniziöse Anämie. (Volkmann's Samml. klin. Vorträge. Nr. 180. Mai 1876. p. 17.)

Beobachtung VII.

Ein 35jähriger Landarbeiter befindet sich vom 30. November 1874 bis 11. Januar 1875 auf der Abtheilung. Schon im Frühjahr war er wegen allgemeiner Schwäche 6 Wochen lang bettlägerig. Seit mehreren Wochen fühlt er sich wieder sehr matt, doch soll er sehr geizig sein und deshalb schlecht leben. Patient sieht sehr blass aus und ist hochgradig anämisch. Leichtes Oedem an den Malleolen. Herzgeräusche. Verbreiterung der Herzdämpfung nach rechts. Vergrösserte Milzdämpfung. Appetit ziemlich gut. „Blut blass; rothe Blutkörperchen sehr ungleich an Grösse.“ Links eine Netzhauthämorrhagie. Beiderseits peripapilläres Oedem. Die Verordnung bestand anfangs in Natr. bicarbon. mit Gentiana, später in Eisen. Allmähliche Besserung. Patient verlässt zwar noch blass das Hospital, soll aber gesund geblieben sein.

XCVII.

E. H. BRADFORT. A case of progressive pernicious anaemia. (Bost. Med. and surgical journal. 6 July 1876.)

Ein 11jähriges Mädchen, welches aus gesunder Familie stammte und in guten Verhältnissen lebte, verlor Mitte März den Appetit, wurde blass und bekam allgemeine Schwäche. Tod am 25. Mai. Am 1. Mai war ihr Befinden folgendes:

Extreme Blässe ohne Abmagerung. Grosse Schwäche und bei dem geringsten Anlass Ohnmacht. Oedem an den Beinen, welches späterhin schwand. Unbestimmte Schmerzen in den Waden. Systolisches Geräusch über dem Herzen, am stärksten an der Basis, und in der Karotis. Geringes Fieber. Puls 120. Urin ohne Eiweiss. Blutungen aus der Nase und dem Zahnfleisch. Husten mit blutigem Auswurf, von 180 Grm. täglich, ohne Abnormität über den Lungen. Augenhintergrund nicht untersucht. Im Blute erscheinen die rothen Blutkörperchen blass und von undeutlichen Kontouren, alle kleiner als in der Norm; weisse Blutkörperchen abnorm körnig und von unregelmässiger Gestalt. Nicht viel Detritus im Blut. — 14. Mai: Ueber den Schienbeinen zwei Ekchymosen unter der Haut. Zunehmende Schwäche. Zuweilen Erbrechen und Leibschmerzen. Schlaf schlecht. — 23. Mai: Die rechte Extremität wird weniger leicht bewegt als die linke. — 24. Mai: Rechter Arm steht in starrer Flexion; rechtes Bein bewegungslos; keine Sensibilitätsstörung. Sensorium wird benommen. Tod. Sektion wurde nicht gemacht.

XCVIII.

A. Strümpell. Ein Fall von Anaemia splenica. (Archiv der Heilkunde. 1876. p. 547—564.)

Ein 25jähriger Diener litt seit dem 12. Lebensjahre an Erbrechen und Ohnmachtsanfällen. Er machte den französischen Feldzug mit, überstand dabei wahrscheinlich einen Typhus und fühlte sich dann bis Ende 1874 ganz gesund. In dieser Zeit stellten sich von Neuem Erbrechen und dazu auch mässiger Durchfall ein, welcher mit Verstopfung abwechselte. Dabei wurde er schnell matt, und seit August 1875 fühlte er sich zu jeder Arbeit untauglich. Aufnahme in das Hospital am 17. September 1875.

Patient sah nur mässig blass aus. Muskulatur und Fettpolster mässig entwickelt. Ueber der Aorta und Herzspitze systolisches Blasen. Magengegend schmerzhaft. Milz vergrössert. Urin eiweissfrei. Kein Fieber. Kein Anomalie im Blut.

In der ersten Zeit war das Befinden ziemlich gut, aber bald nahm die Anämie zu; die Mattigkeit wurde grösser, die Milzdämpfung wuchs, Erbrechen und Durchfall traten von Neuem auf und beim Aufrichten klagte der Kranke über Schwindelgefühl und Ohnmacht. Vorne links über der Brust bronchitische Geräusche, kürzerer Schall; Auswurf blutig tingirt. Es treten bis zum Ende des Jahres 1875 wiederholentlich Besserungen und Verschlimmerungen des Leidens ein, wobei immer Anämie, Kraftlosigkeit, Erbrechen und Durchfall in den Vordergrund treten. Auch nahm in den guten Zeiten die Milzdämpfung an Umfang ab. Mitte Dezember verliess der Patient das Bett und wurde für als an Lungenphthisis leidend verdächtig gehalten, zumal der Auswurf des Oefteren blutig tingirt blieb.

Auch in den ersten Monaten des Jahres 1876 blieb sein Zustand ziemlich gut. Aber von Mitte März an traten Durchfälle auf; Patient schwitzte, hustete viel und die Milzdämpfung nahm von Neuem an Umfang zu. Jetzt besonders fiel das anämische Aussehen auf. Patient musste bald wieder das

Bett andauernd hüten und hatte häufiges Erbrechen und Ohrensausen. Mitte April färben sich die Hautdecken deutlich gelb; sichtbare Schleimhäute fast farblos. Ueber dem Herzen systolisches Geräusch. Voller Radialpuls. Grosse Hinfälligkeit. Abgestorbenes Gefühl in beiden Händen.

Der Zustand des Kranken wird so bedenklich, dass man am 6. Mai die Transfusion mit 300 Gramm defibrinirten Menschenblutes ausführt. In den ersten Tagen erfolgt kaum eine wesentliche Besserung, die Schwäche nimmt eher zu; auch bricht Patient mehr, hat zwei Mal geringes Nasenbluten, gähnt auffällig häufig und bietet über die obere Hälfte des Sternums ein systolisches und diastolisches Geräusch dar. Es stellen sich Oedeme an den Knöcheln ein. Am 12. Mai hat sich auch die Konjunktiva gelblich verfärbt. Aber vom 15. Mai an tritt eine Wendung zum Bessern ein. Die Kräfte nehmen zu. Die Herzgeräusche werden schwächer und schwinden dann ganz. Die Milz wird kleiner. Die Oedeme gehen zurück. Das Aussehen wird gut und der Kranke wird am 1. Juli entlassen.

Bevor die Transfusion an dem Kranken ausgeführt wurde, hatte man ihm durch Aderlass 120 Gramm Blut aus der Armvene entzogen. Eine Analyse des defibrinirten und kolirten Blutes ergab:

Spez. Gew. = 1024,5.

100 Theile Blut enthielten:

Wasser	90,67
Feste Bestandtheile . . .	9,33
Gesammteiweiss . . .	8,20
Hämoglobin	2,46
Salze	0,92.

Es war demnach der Hämoglobingehalt auf fast $^1/_6$ der normalen Menge herabgesetzt.

Eine Untersuchung des Harns, welche sich vom Tage der Transfusion (6. Mai) bis zum 20. Mai erstreckt, ergab eine verminderte Ausscheidung von Phosphorsäure, während die Harnstoffmengen sehr beträchtliche waren.

(NB. Phthisis pulmonum nicht mit Sicherheit ausgeschlossen. Eichhorst.)

XCIX.

Stricker. Zur Lehre von der perniziösen Anämie und dem Fettherz. (Charité-Annalen. Jhrg. II. Berlin 1877. p. 295—299.)

Beobachtung II.

Ein 53jähriger Schlosser zog sich im Juni 1873 in Folge eines kalten Trunkes einen so heftigen Katarrh des Magens und Darms zu, dass er drei Monate lang an starkem Durchfall litt. Die Zahl der Stühle soll während eines einzigen Tages ungefähr 20 betragen haben.

Das Leiden wiederholte sich im Frühjahr 1874 und hielt vier Monate lang an, während welcher Zeit der Kranke das Bett hütete.

Im Juli 1875 trat zum dritten Male ein Rückfall ein. Die Durchfälle hatten bei der Aufnahme des Kranken auf die Traube'sche Abtheilung im November 1875 bereits volle 4 Monate bestanden. Andere Krankheiten will Patient niemals durchgemacht haben.

Patient ist ein mittelgrosser Mann von schlaffer Muskulatur und mittelstarkem Unterhautfettgewebe. Haut und Schleimhäute auffallend blass und leicht gelb tingirt. (Ob das gelbe Kolorit ikterischer Natur gewesen sei oder nicht, wird nicht berücksichtigt und die Farbe der Skleren gar nicht erwähnt. EICHHORST.) Venæ jugulares externæ stark geschwellt und deutlich aktiv pulsirend. Bruit de diable über der vena jugularis und cruralis. Verbreiterung der Herzdämpfung nach rechts. Systolisches Geräusch über dem processus xiphoideus und im dritten linken Interkostalraum hart neben dem Sternum. Kein Fieber. Harn intensiv roth, eiweissfrei, sparsam; spez. Gew. 1015. Bei der mikroskopischen Untersuchung des Blutes ist „nichts Besonderes". (Die makroskopische Beschreibung ist gar nicht gegeben.) In der linken Retina zahlreiche Hämorrhagien, in der rechten nur ein einziger Blutaustritt.

Unter dem Gebrauche von Bismuth. hydric. nitric. schwinden nach 14 Tagen die Durchfälle. Trotzdem wird der Urin sparsamer; an den Füssen und oberen Extremitäten bilden sich Oedeme aus; über den Lungen bildet sich ein ausgebreiteter Katarrh heraus. Am 1. Dezember acquirirt der Patient, wahrscheinlich in Folge einer Erkältung, eine rechtsseitige Pleuritis, und verlässt am 3. Dezember in höchst elendem Zustande das Krankenhaus.

C.

H. MÜLLER. Die progressive perniziöse Anämie. (Zürich 1877.) Beobachtung I. (p. 13—18.)

Ein 30jähriger Landmann leidet seit $2^1/_2$ Jahren andauernd an heftigem Durchfall. Stuhl ohne Blut und Eiter. Häufig Kolikschmerzen und in letzter Zeit mitunter Erbrechen. Erst seit einem Jahr Abnahme des Appetits und der Kräfte. Seit 8 Wochen Beengung und Herzklopfen. Seit 5 Wochen Arbeitsunfähigkeit. Aufnahme: 25. 5. 66. Ungeheilt entlassen: 24. 7. 66.

Grosse Blässe der Haut und Schleimhäute. Nonnengeräusch. Herzdämpfung nicht vergrössert. Ueber den 4 Herzostien systolisches Geräusch. Geringe Milzvergrösserung. Urin eiweissfrei. Kein Fieber. Puls 80—92. Am 30. Mai diastolisches Geräusch und frémissement über der Aorta, und in der Karotis systolisches und diastolisches Blasen. Bei der Untersuchung des Blutes „durchaus keine Vermehrung der farblosen Blutkörperchen". Anfangs Juni geringes Oedem der Füsse und geringer Ascites. Am 8. Juni plötzlich halbseitige Lähmung der rechten Extremitäten und des rechten n. facialis ohne Bewusstseinsverlust, aber mit Störungen der Artikulation, mit Angstgefühl und bei eilendem Puls; nach einer halben Stunde ist die Beweglichkeit normal geworden. Bald darauf Verbreiterung der Herzdämpfung und so laute systolische Geräusche, dass BIERMER die Diagnose auf Endocarditis, besonders im Aortatheil des linken Ventrikels, stellt. Am 26. Juni Morgens plötzliche Erblindung auf dem linken Auge. Bei der ophthalmoskopischen Untersuchung desselben (von HORNER) grosse Apoplexien in der Netzhaut, namentlich in der Gegend der macula lutea; die Kontouren der Optikuspapille nicht erkennbar; Gefässe nur wenig und zwar nur Venen streckenweise zu verfolgen. Am 11. Juli Abends plötzlicher Schwindel mit fast erloschenem Sehvermögen rechts, welches sich am folgenden Tage wieder hergestellt hat. Schon vorher war auf dem rechten Auge Trübung des Optikus, Blutaustritte und stellenweise variköse Erweiterung der Venen konstatirt worden. In der nächsten Zeit wird die Herzdämpfung noch grösser. Temperatur nie über 38° C. Puls nicht über 96. Entlassung auf Wunsch. Erkundigungen ergeben, dass der Kranke sich zu Hause erholte, so dass er leichte Arbeit ausführen konnte. Zwei Jahre später ist er verstorben, nachdem er kurz vorher bettlägerig geworden war und die objektiven und subjektiven Beschwerden wie 1866 gehabt hatte. Keine Sektion.

CI.

H. Müller. (Ibidem.)
Beobachtung V. (p. 28—30.)

Eine 26jährige Frau litt im 13. Lebensjahre an Unterleibsentzündung und im 19. und 20. Jahre an Bleichsucht. Vor 4 Jahren machte sie eine Zangengeburt durch mit Dammriss und starkem Blutverlust; danach langes, schweres Wochenbett. Vor einem Jahre war sie wieder schwanger, erkrankte dabei an Typhus und abortirte. Beim Abort starker Blutverlust. Gegenwärtig ist sie in dem letzten Monate der dritten Gravidität. Ihr jetziges Leiden begann vor 10 Wochen mit Verdauungsstörungen: Magenbrennen, Appetitlosigkeit und Durchfall. Der Stuhlgang so reichlich, dass er in den letzten Tagen unfreiwillig abgegangen ist. Starker Durst. Aufnahme am 15. 6. 68.

Grosse Blässe. Venenrauschen. Systolisches Blasen in der Karotis und über der Aorta, später auch über der Herzspitze. 120—138 leicht komprimirbare Pulse. Vergrösserte Milzdämpfung. Urin ohne Eiweiss. Erbrechen. Durchfall. Der Durchfall wird bald gestillt. Abendliches Fieber bis 38,6° C. Wiederholtes Erbrechen. Am 24. Juni Wehen und Geburt eines lebenden Kindes. Dabei nur mässiger Blutverlust. Patientin wird auf Verlangen am 5. Juli fiebernd, hochgradig anämisch, mit den alten Magenbeschwerden entlassen. Weiteres Schicksal unbekannt.

CII.

H. Müller. (Ibidem.)
Beobachtung XIX.

Ein 53jähriger Färber leidet seit vier Monaten an hartnäckigem Durchfall. Dann Schwinden der Kräfte und Blasswerden. Aufnahme: 31. 8. 71. Entlassung auf Verlangen: 5. 11. 71.

Starke Anämie. Oedem der Beine. Ascites. Systolische Herzgeräusche. Leichtes abendliches Fieber. An einigen Tagen Albumen im Harn. Durchfall. — Stetige Zunahme der Anämie. Zahlreiche Netzhautblutungen. In trostlosem Zustande verlässt Patient das Spital. Schicksal unbekannt.

CIII.

H. Müller. (Ibidem.)
Beobachtung XX. (p. 70—71.)

Eine 27jährige Seidenweberin lebte bei mangelhafter Nahrung in sehr ungünstigen Verhältnissen. Seit dem Eintritt der Regeln im 17. Lebensjahre wiederholentlich chlorotische Beschwerden. Im zweiten Wochenbett (April d. J.) Appetitlosigkeit, wiederholtes Erbrechen, Stomatitis. Profuse Menstruation im Juni, August und September und hiernach rasches Fortschreiten der Blässe und Oedeme. Aufnahme: 10. 11. 71. Ungeheilt entlassen: 6. 12. 71.

Hochgradige Anämie. Zerstreute Petechien auf der Haut. Reine Herztöne. Kein Fieber. Keine Netzhauthämorrhagien. — Rasches Fortschreiten der Krankheit. Fieber ohne Grund bis 40,8° C. Laute Herzgeräusche. Netzhautblutungen. Doppelseitiger Hydrothorax. Kein Eiweiss im Harn. Entlassung in elendem Zustande. Schicksal unbekannt.

CIV.

H. Müller. (Ibidem.)
Beobachtung XXIII.

Eine 40jährige Hausfrau erkrankte im letzten (6.) Wochenbett vor 6 Monaten mit Appetitmangel, Stomatitis und allmählichem Blasswerden. Uebertrieben lang fortgesetzte Laktation. Wesentliche Verschlimmerung durch hartnäckiges Erbrechen.

Beim Eintritt starke Anämie, unbedeutendes Fieber; sonst negativer Befund. — Im weiteren Verlaufe: Retinaapoplexien, höheres Fieber ohne Grund, zunehmende Blässe, keine Herzgeräusche, Appetitlosigkeit. Beständige Verschlimmerung des Zustandes. Nach 4 Wochen Entlassung auf Wunsch.

CV.

H. Müller. (Ibidem.)
Beobachtung XXIV. (p. 80—81.)

Ein 15 ½jähriger Seidenweber leidet seit einem Jahr an hartnäckigem Durchfall. Allmähliche Entkräftung und Blasswerden. Verlust des Appetits. Aermliche Lebensverhältnisse. Aufnahme: 1. 3. 72. Leicht gebessert entlassen: 9. 4. 72.

Bleiches Aussehen. Oedem im Gesicht und an den Füssen. Systolisches Herzgeräusch. Mitunter Fieber bis 38,2° C. Leichte Besserung.

CVI.

H. Müller. (Ibidem.)
Beobachtung XXVI. (p. 81—84.)

Eine 17jährige Fabrikarbeiterin, welche früher nur einmal an Gesichtserysipel krank gewesen war, leidet seit 10 Monaten an Magenkatarrh: Appetitlosigkeit, häufiges Erbrechen. Zeitweise geschwollenes Gesicht und vor 3 Monaten Anschwellung der Füsse. Patientin magert bei dem anhaltenden Erbrechen ab, wird schwach und blass. Vergebliche Behandlung mit Eisenpräparaten, indem der behandelnde Arzt das Leiden für hartnäckige Chlorose hält. Aufnahme: 26. 4. 72. Ungeheilt entlassen: 14. 6. 72.

Starke Anämie. Schlechte Entwicklung, so dass Patientin 13jährig aussieht. Reine Herztöne. Linksseitiger Pleuraerguss bis zur spina scapulæ. Kein Fieber. Puls 88—112. Urin ohne Eiweiss. Starker Durst. — Mitte Mai erscheint an der Herzbasis systolisches Geräusch. Nonnengeräusch. Mehrmaliges Erbrechen. — Anfangs Juni systolisches Geräusch auch an der

Herzspitze. Vergrösserung der Herzdämpfung. Auch rechts Hydrothorax. Pulsation der Halsgefässe. Zeitweise Fieber. An der Netzhaut die Venen stark geschlängelt und breit; zahlreiche Blutaustritte; blasse Optikuspapillen. Zunahme der Blässe und des Kräfteverfalles. Der Tod ist für die allernächste Zeit zu erwarten, doch verlässt die Kranke ungeheilt das Spital. Weiteres Schicksal unbekannt.

CVII.

H. MÜLLER. (Ibidem.)
Beobachtung XXVII. (p. 85—88.)

Eine 19jährige Fabrikarbeiterin war von Jugend auf sehr schwächlich. Immer dürftige Nahrung. Seit 6 Jahren täglich 12 Stunden Arbeit in einer Baumwollenspinnerei. Im Winter 1869—70 litt sie an allen Erscheinungen der Chlorose und musste im Frühjahr 70 die Arbeit einstellen. Im Sommer 71 wurde sie wieder bleichsüchtig und arbeitsunfähig; erst im folgenden Winter nahm sie die Arbeit auf. Ganz unregelmässige Menses. Seit 2 Jahren öfters Nasenbluten, welches bis 10 Minuten anhält. Ende März die letzte grössere Blutung. Seit derselben hochgradige Schwäche, Schwindel, Kopfweh. In den letzten Wochen lag Patientin meist zu Bett. Aufnahme: 21. 5. 72. Geheilt entlassen: 11. 10. 72.

Hochgradige Anämie. Schlechte Entwicklung. Normale Herzdämpfung. An der Herzbasis systolisches Schwirren und Geräusch. Linksseitiger Pleuraerguss bis zur spina scapulæ. Ascites. Abendtemperatur 38,6°; Morgens normale Temperatur. Puls 92—108, voll und kräftig. Urin ohne Eiweiss. Guter Appetit; vermehrter Durst. — Anfangs Juni systolisches Geräusch auch an der Herzspitze. Einige feine Extravasate nahe der Optikuspapille. Am 21. Juni Klage über Eingeschlafensein im rechten Arm; bald darauf fibrilläre Zuckungen in der rechten Mundhälfte von 10 Minuten Dauer. Geringe Schwäche des rechten Armes mit herabgesetzter Hautsensibilität. — Anfangs Juli sind die Netzhautblutungen sämmtlich resorbirt. Seit dem 13. Juli keine abendliche Temperatursteigerung mehr. Eintritt einer schnell zunehmenden Besserung; die Höhlenergüsse kommen zur Resorption. — Anfangs August kann die Kranke das Bett verlassen. Anfangs September sind die hydropischen Ergüsse und die Gefässgeräusche verschwunden. Ende Oktober wird Patientin geheilt entlassen. Im Frühling 1874 noch immer blühendes Aussehen, also dauernde Heilung.

CVIII.

H. MÜLLER. (Ibidem.)
Beobachtung XXX. (p. 95—100.)

Eine 36jährige Fabrikarbeiterin ist seit ihrem 12. Lebensjahre bis vor einem Jahre in einer Baumwollenspinnerei und dann in einer Seidenfabrik beschäftigt gewesen. Dabei bestand ihre Nahrung vorwiegend aus Kartoffeln, Brod, Kaffee und grünem Gemüse, selten Fleisch. Eintritt der Menses im 10. Jahr. Vor 14 Jahren litt sie zum ersten Male mehrere Monate lang an Bleichsucht. Auch in den späteren Jahren ist sie von Frühjahr bis Mitte Sommer wiederholentlich an Chlorose erkrankt gewesen. Im Frühjahr 1872 so starke chlorotische Beschwerden, dass sie mehrere Wochen zu Bett liegen musste und bis zum Herbst arbeitsunfähig war. Vor 3 Monaten traten die alten Beschwerden von Neuem auf: Abgeschlagenheit, Ermüdung, Gliederschmerz, Appetitmangel, Herzklopfen, Beengung. Während der chlorotischen Beschwerden jedes Mal unregelmässige Menses. Aufnahme: 9. 5. 73. Geheilt entlassen: 12. 9. 73.

Grosse Blässe der Haut. Leichte ikterische Verfärbung der Conjunctiva bulbi. Karotispulsation; systolisches Fremissement und Geräusch. Venenrauschen. Venenundulation am Halse. Normale Herzdämpfung. An der Basis und Herzspitze ist der systolische Ton gedehnt und verschleiert. Temperatur Abends bis 38,2^0 C. Puls klein, 72—92. Urin ohne Eiweiss; spez. Gew. 1022. Mässige Milzvergrösserung. „Blut nicht leukämisch." — Ende Mai: Deutliches systolisches Geräusch an der Herzbasis und an der Spitze. In der rechten Netzhaut nach unten eine kleine Apoplexie; blasse Sehnerven; Venen breit und geschlängelt, auch die Arterien geschlängelt, aber nicht verbreitert. Mehrmaliges Erbrechen. Obstipation. Urinmenge vermindert. — Ende Juni: Sehr übles subjektives Befinden. Schlaflosigkeit. Ohrensausen. Erstaunliche Anämie. — Anfangs Juni: Durchfall. Vom 14.—16. Juni kontinuirliches Fieber bis 40,0^0 C. Verdacht auf Typhus. Apoplexien streifiger Form auch in der linken Netzhaut. Vom 21. Juni an Wendung zum Bessern. Appetit. Besserer Schlaf. Normale Temperatur. — Mitte Juli: Leichte Röthung der Wangen. Herztöne werden rein. Die Kranke verlässt das Bett. Der Urin war andauernd normal. — Ende August ist Patientin den ganzen Tag über ausser Bett. — Mitte September Entlassung als geheilt. Ein Jahr später befand sich die Kranke noch vortrefflich.

CIX.

H. Müller. (Ibidem.)
Beobachtung XXXII. (p. 107—110.)

Eine 36jährige, vordem gesunde Frau heirathete vor sechs Jahren und wurde sechs Male seitdem entbunden. Dabei sehr dürftige Nahrung. Letzterer Umstand und die vielen Geburten entkräfteten sie. Vor etwa 8 Wochen, nahe dem Ende der letzten Schwangerschaft starker Durchfall und darnach schnelle Kräfteabnahme. Einige Male Erbrechen. Am 21. Juli Entbindung. Aufnahme: 3. 8. 73. Geheilt entlassen: 12. 10. 73.

Hochgradige Blässe. Gedunsenes Gesicht. Geringes Oedem der Hände, stärkeres an den Füssen. Gute Ernährung. Karotidenpulsation mit systolischem Fremissement und Geräusch. Venenpuls am Halse. Herzdämpfung verbreitert. Ueberall systolisches Geräusch. Geringer Ascites. Mässiger Milztumor. Abendliches Fieber bis 38,8^0 C. Puls 92—100, ziemlich kräftig. Ohrensausen und Herzklopfen. Reichliche Apoplexien in den Netzhäuten, theilweise mit centraler Resorption. Urin ohne Eiweiss. „Das Blut wurde nochmals untersucht, zeigte eine Vermehrung der weissen Blutkörperchen." — In der ersten Hälfte des August nehmen Blässe und Kräfteverfall noch zu; an Ende August beginnt Abnahme der anämischen Beschwerden. Die rothe Farbe kehrt an Wangen und Schleimhäuten wieder. — Mitte September ist die Kranke meist ausser Bett. Appetit und Verdauung gut. Entlassung als völlig geheilt am 12. 10. 73.

CX.

H. Müller. (Ibidem.)

Beobachtung XXXIX. (p. 153.)

Eine 40jährige Fabrikarbeiterin machte sieben rasch auf einander folgende Geburten durch, die letzte vor 11 Wochen. Am Ende der letzten Schwangerschaft Blasswerden, grosse Schwäche, flüchtige Oedeme. Nach der Geburt hartnäckiger Durchfall und Appetitlosigkeit bis zum Spitaleintritt. Aufnahme: 19. 6. 74. Ungeheilt entlassen: 5. 6. 74.

Tiefe Anämie und Hydrämie. Abmagerung. Addison'sche Hautfärbung. Blasse Pigmentflecke im Munde und kleine Geschwüre auf der Zunge und Mundhöhlenschleimhaut. Normale Herzdämpfung. Systolisches Herzgeräusch, am stärksten über der Aorta. Gefässgeräusche. Geringe Milzvergrösserung. Netzhautblutungen. Kein Fieber. Grosse Schwäche. — Zunahme aller Erscheinungen. Austritt aus dem Spital.

CXI.

H. Müller. (Ibidem.)

Beobachtung XL. (p. 153—154.)

Eine 32jährige Bäuerin, welche in guten Verhältnissen lebte, war früher wiederholentlich chlorotisch. — Zwei Geburten, die letzte am 22. Mai d. J. Am Ende der Schwangerschaft Verlust des Appetites und Erblassen. Normale Geburt ohne Blutverlust. Nach derselben zunehmende Blässe und mehrmaliges heftiges Nasenbluten. Durchfall und hartnäckiger Appetitmangel. Aufnahme: 26. 7. 74. Ungeheilt entlassen: 9. 8. 74.

Hochgradige Anämie. Gute Ernährung. Karotisblasen. Normale Herzdämpfung. Systolische Herzgeräusche. Grosse Schwäche. Kein Fieber. Kein Durchfall. Zahlreiche Netzhautblutungen, einzelne in Resorption. — Späterhin kleine Schwankungen im Befinden, nie Fieber, aber mitunter Durchfall. Ein Mal geringes Nasenbluten. Patientin verlässt das Krankenhaus ungeheilt.

CXII.

H. Müller. (Ibidem.)

Beobachtung XLIII. (p. 155.)

Eine 25jährige Schneiderin litt seit dem 17. Jahre an hartnäckiger, im Frühling und Herbst exacerbirender Bleichsucht, welche ohne Erfolg behandelt worden war. Häufig Oedem an den Füssen. Aufnahme: 25. 6. 74. Entlassen als ungeheilt: 3. 8. 74.

Hochgradige Anämie bei guter Ernährung. Systolisches Geräusch an der Herzbasis. Geräusche in den Halsgefässen. Keine Retinaapoplexien. Täglich mässig hohes Fieber (bis 39,0° C.) ohne besondere Ursache. Vorübergehender Durchfall. Ungeheilt entlassen.

CXIII.

H. Müller. (Ibidem.)

Beobachtung XLI. (p. 154.)

Eine 46jährige Fabrikarbeiterin, welche in schlechten Verhältnissen lebte, war von früher Jugend fast alljährlich chlorotisch. Seit mehreren

Monaten hartnäckige Diarrhöe und stetige Verschlimmerung. Aufnahme: 10. 6. 74. Entlassen als ungeheilt: 27. 6. 74.

Hochgradige Anämie; dabei gelber Teint. Apathisches Wesen. Laute Geräusche in den Halsgefässen. Allseitig vergrösserte Herzdämpfung. Systolisches Herzgeräusch und Fremissement. Spärliche Netzhautblutungen. Leichte Milzvergrösserung. Kontinuirliches Fieber. Starker Durchfall. „Blut nicht leukämisch." Grosse Schwäche. Appetitmangel. — Zunehmende Lethargie. Extreme Schwäche und Blutarmuth. Anhaltende Durchfälle. Mehrere Male subnormale Morgentemperatur. Austritt in hoffnungslosem Zustande. Tod 8 Tage später. Keine Sektion.

CXIV.

H. Müller. (Ibidem.)
Beobachtung XLVI. (p. 237—238.)

Eine 34jährige Seidenweberin litt vor 14 Jahren an Bleichsucht, welche sich in den beiden nächsten Jahren wiederholte. Jedes Mal dabei häufiges Erbrechen. Vor einem Jahre von Neuem häufiges Erbrechen, grosse Schwäche und Blässe. Im Erbrochenen mitunter kaffeesatzähnliche Massen. Aufnahme: 8. 9. 74. Geheilt entlassen: 7. 3. 75.

Wachsbleiches Aussehen bei guter Ernährung. Oedem der Unterschenkel. Geräusch in den Halsvenen. Systolisches Geräusch am Herzen. Hydrothorax. Ascites. „Blut unverändert." Im Epigastrium links ein kinderfaustgrosser Tumor, welcher dem Pylorus anzugehören scheint. Starke Magenerweiterung. Die Diagnose wird mit aller Bestimmtheit auf Magenkrebs gestellt. Erbrechen. Vereinzelte Netzhauthämorrhagien. Mässiges Fieber. — Nach 3 Monaten verschwindet der Tumor, während Magendilatation und Erbrechen fortbestehen. Allmähliche Besserung des Aussehens. Fieber hört auf. Herz- und Gefässgeräusche nehmen an Intensität ab. — Auch das Erbrechen wird seltener. Nach 7 Monaten völlige Heilung und Entlassung in blühendem und wohlgenährtem Zustande.

CXV.

H. Müller. (Ibidem.)
Beobachtung XLIX. (p. 240.)

Eine 22jährige Fabrikarbeiterin ist seit 2 Jahren verheirathet und wurde im November 73 und Anfangs November 74 entbunden. Am Ende der letzten Schwangerschaft hartnäckiger Durchfall; täglich 5—8 dünne Stühle. Rasche Abnahme der Kräfte und blasses Aussehen. Oedem der Füsse. Ohnmachten. Häufiges Erbrechen. Am 3. November Frühgeburt. Aufnahme: 20. 11. 74. Ungeheilt entlassen: 15. 1. 75.

Wachsartiges Aussehen. Gute Ernährung. Oedeme. Vergrösserte Herzdämpfung. Systolisches Herzgeräusch. Doppelseitiger Hydrothorax. „Blut nicht leukämisch." Leichtes Abendfieber. Durchfall; im Stuhl massenhaft Leucin. Erbrechen. Normaler Urin. Einzelne Netzhauthämorrhagien. Appetitmangel. — Seit dem 25. November kontinuirliches Fieber bis 39,2° C. „Das mittelst eines Schröpfkopfes entleerte Blut bildet beim Stehen nur zwei Schichten, wobei ein Theil der rothen Blutkörperchen im Serum suspendirt bleibt." Patientin verlässt ungeheilt das Spital, stirbt 10 Tage später. Keine Sektion.

CXVI.

H. Müller. (Ibidem.)
Beobachtung LXII. (p. 248—249.)

Ein 21jähriger Student überstand vor 2 Jahren einen Typhus. Aermliche Verhältnisse. Ueberanstrengung durch Studiren. Im Frühling d. J. räthselhafte Entwicklung der Anämie. Aufnahme: 6. 7. 76. Ungeheilt entlassen: 25. 8. 76.

Enorme Anämie. Oedem der Füsse. Systolisches Herzgeräusch. „Milz, Blut, Urin ohne Abnormität." Täglich Fieber bis 39,4° C. Netzhautblutungen. Alle Therapie ohne Erfolg. Entlassung. Tod 3 Wochen später. Keine Sektion.

IV. Beobachtungen mit anatomischer Veränderung innerer Organe, also nicht zur progressiven, perniziösen Anämie gehörig.

(p. 100—110).

CXVII.

Pye-Smith. Zwei Fälle von Anaemia idiopathica perniciosa. (Virchow's Archiv. Bd. 65. Dezember 1875. p. 507—512.)
Beobachtung I.

Ein 52jähriger Lohnträger war als junger Mann am Tripper und vor 20 Jahren an akutem Gelenkrheumatismus behandelt worden. Seitdem war er bis vor 3 Monaten immer gesund. Vor 4 Monaten verlor er den Appetit; es stellte sich ausserdem Husten, Lendenschmerz, vorübergehender Durchfall und grosses Schwächegefühl ein. Ende Dezember 1874 wurde der Kranke in das Guy's Hospital aufgenommen. Tod: 23. 1. 75.

Haut von heller, gleichmässiger, blaugelblicher Farbe. Schleimhäute sehr blass. Temperatur normal. Urin ohne Zucker und Eiweiss. An den inneren Organen ausser einem bruit de diable über den Halsvenen und einem leichten Oedem an den Füssen keine Veränderung. „Die rothen Blutkörperchen sind nicht bedeutend (? Eichhorst) verändert, weder an Zahl, noch Beschaffenheit, sie bilden aber keine Rollen. Die farblosen sind nicht vermehrt." Am 23. Januar 1875 starb der Kranke unter den Erscheinungen allgemeiner Erschöpfung, nachdem noch kurz zuvor ein Geräusch (welcher Art? Eichhorst) in der Abdominalaorta aufgetreten war.

Sektionsbefund: Lungenödem; normal grosses Herz von $11^1/_3$ Unzen Gewicht und im Zustande mässig fortgeschrittener parenchymatöser Fettentartung (mikroskopische Untersuchung scheint nicht ausgeführt worden zu sein); Schleimhaut des Magens, namentlich in der Gegend des Pylorus verdickt (?); Hypertrophie der Blasenmuskulatur und Divertikel der Blasenschleimhaut; in der Milz einige kleine, alte, käsige Infarkte (?); alle übrigen Organe gesund.

CXVIII.

H. Quincke. Ueber perniziöse Anämie. (Volkmann's Samml. klin. Vorträge. Nr. 180. Mai 1876. p. 15—16.)
Beobachtung IV.

Eine 59jährige Frau, welche in guten Verhältnissen lebte, ist seit einiger Zeit bleich, kraftlos und appetitlos geworden. Ihre Hautfarbe leicht gelb ohne Ikterus. Kein objektiv abnormer Befund. Verdacht auf Carcinoma ventriculi. In den letzten Tagen Netzhauthämorrhagien. Kurz vor dem Eintritt des Todes verlässt die Kranke das Hospital. Eine Sektion wurde nicht gemacht.

CXIX.

Samuel Wilks. Cases of idiopathic fatty degeneration, with remarks on arcus senilis. (Guy's Hospit. Reports 1857.)

Ein 16jähriger Landstreicher ist so blass, dass er einem bleichsüchtigen Mädchen gleicht. Er hat vordem an Durchfall gelitten und häufiges Nasenbluten gehabt, welches zuweilen sehr reichlich wurde. Er war so schwach, dass er das Bett hütete. Späterhin Besserung, so dass er das Hospital verlässt.

Nach 4 Monaten Rückkehr, nachdem Durchfall und Nasenbluten von Neuem aufgetreten waren. Das Aussehen wie früher. Grosse Blässe mit einem gelblich kachektischen Stich. Geringe Abmagerung. Er hütete das Bett, magerte von Tag zu Tag mehr ab, hatte Durchfall und Erbrechen; zuletzt Oedem der Beine.

Sektionsbefund: Herz bietet in der ganzen Ausdehnung eine fettige, gelbliche Zickzackzeichnung dar. Herzhöhlen leer, nur im rechten Herzohr eine kleine Menge flüssigen Blutes, in welchem die weissen Blutkörperchen nicht vermehrt sind. Der Dickdarm zeigt Ulzerationen, zahlreiche Narben und frische diphtheritische Entzündung. Nieren verfettet. Leber blass und leicht verfettet.

CXX.

Perroud. Note sur une variété d'anasarque liée à l'altération graisseuse du foie. (Lyon médical. 7 Novembre 1869.)

Bei einem 44jährigen Manne, der, seitdem er vor 13 Jahren Cholera gehabt hatte, sich nie ganz wohl befand, bestehen seit 5 Monaten Verdauungsstörungen, seit 1 Monat Diarrhöe.

Grosse Blässe. Abmagerung. Schwäche. Erdfahle, kachektische Farbe. Appetitlosigkeit. Starkes Oedem der Beine. Keine Albuminurie. Puls 80. Unter Fortbestehen geringer Diarrhöe (1—2 Stuhlgänge täglich) 5 Wochen nach der Aufnahme Tod.

Homogene Fettleber. Herz weich, schlaff, blass, zerreisslich, fettig, ohne Klappenfehler. Nieren blass. In der unteren Hälfte des Ileum einige linsengrosse und grössere Ulzerationen.

CXXI.

H. Quincke. Ueber perniziöse Anämie. (Volkmann's Sammlung klinischer Vorträge. Mai 1876. Nr. 180. p. 14.)

Beobachtung I.

Eine 34jährige Frau, welche in ärmlichen Verhältnissen lebte und binnen 8 Jahren 6 Male entbunden wurde, litt seit 6 Monaten an Durchfall und seit 3 Monaten an grosser Schwäche. Aufnahme: 23. 10. 73. Tod: 22. 11. 73.

Sie ist sehr mager, anämisch und klagt über Schwindel, Ohnmachtsanfälle und Schwäche. Oedem an den Extremitäten. Ueber dem Herzen blasende Geräusche. Geringer Ascites. Starker Durchfall. In der ersten Zeit Albuminurie. „Das Blut zeigt mikroskopisch kernig rothe Körperchen, viel Zerfallskörperchen.“ Hämorrhagien in den Netzhäuten, namentlich links und die meisten von ihnen mit einem graulichen Zentrum. Daneben rechts Plaques und beiderseits um die macula lutea eine radiäre, weisslich punktirte Zeichnung wie bei der BRIGHT'schen Retinitis. Erfolglos bleibt eine arterielle Transfusion von 100 Cm. Menschenblut. 4 Tage später erfolgt der Tod.

Sektionsbefund: Allgemeine Anämie. Pachymeningitis haemorrhagica. Mässiges Hirnödem. Herz blass, fest, klein. Aorta eng (über den Klappen 7, über dem Zwerchfell 4 Cm.). Milz klein und einen keilförmigen Infarkt enthaltend. Nieren und Leber blass. Im Dünndarm leichte Schwellung. Croupöse Entzündung der gesammten Dickdarmschleimhaut.

CXXII.

H. QUINCKE. (Ibidem. p. 69.)
Beobachtung X.

Frau K. S., 56 Jahre alt. 25.—28. Oktober 1875. †. Seit 4 Monaten Durchfälle, oft auch Erbrechen und Magenschmerzen. Angeblich kein Typhus überstanden. — Anämie und grosse Schwäche. Hartnäckiges Erbrechen und Durchfall. Geringe Albuminurie. Netzhauthämorrhagien, zum Theil mit graurothem Zentrum. „Blut sehr blass, unter den rothen Blutkörperchen viele abnorm klein, Blutkörper überhaupt spärlich, weisse anscheinend fast in gleicher Zahl wie die rothen, unter den weissen Blutkörpern viele grosse. Am 28. Oktober wird an der moribunden Kranken vergeblich die Transfusion mit 140 Ccm. defibrinirten Menschenblutes gemacht. $^1/_4$ Stunde später Tod.

Sektionsbefund: Anämie. Herz verbreitert. Herzhöhlen weit; sie enthalten flüssiges Blut und Speckhaut. Fettentartung des Herzfleisches. Im Dünndarm zahlreiche frische Typhusnarben. Milz klein. Vergrösserung der Retroperitonealdrüsen. An Leber und Milz deutliche Eisenreaktion. Beim Stehen sondert sich das Herzblut in eine unten roth, mittlere weissgraue und oben wenig trübe Schicht. Die mittlere besteht aus sehr grossen weissen Blutkörperchen von 9—10 μ Durchmesser. Die speckhäutigen Gerinnsel auffallend undurchsichtig und viele weisse Zellen enthaltend.

CXXIII.

H. MÜLLER. Die progressive perniziöse Anämie etc. (Zürich 1877.)
Beobachtung XIII. (p. 64—65.)

Ein 46jähriger Steinhauer erkrankt ohne begreiflichen Grund (?) vor 3 Wochen mit auffälliger Ermüdung bei der Arbeit, rasch zunehmender Anämie, Abmagerung und Entkräftung. Aufnahme: 20. 5. 70. Tod: 1. 7. 70.

Hochgradige Anämie. Systolisches Geräusch über Mitralis und Aorta. Unregelmässiges, nur eine Zeit lang kontinuirliches Fieber. Geringe Milzvergrösserung. Normaler Urin. Starker Durchfall. Grosse Schwäche. Pneumonie im rechten Unterlappen. Kollaps. Tod.

Sektionsbefund: Bis erbsengrosse Verschwärung der Dickdarmfollikel. Schlaffe Pneumonie im rechten Unterlappen. Mässige Herzverfettung. Anasarka. Hydroperikard. Hochgradige Anämie aller Organe.

(NB. Die Beobachtung ist zu kurz referirt; haben denn die Dickdarmgeschwüre gar keine Symptome gemacht? EICHHORST.)

CXXIV.

H. MÜLLER. (Ibidem.)

Beobachtung XII. (p. 64).

Eine 38jährige Seidenweberin war früher immer gesund. Ohne alle Ursache stellte sich vor 3 Wochen Ermüdung bei der Arbeit ein. Rasches Erblassen. Schnelle Kräfteabnahme. Appetitlosigkeit. Erbrechen. Durchfall. Aufnahme: 22. 4. 70. Tod: 20. 5. 70.

Hochgradige Anämie. Leichte Oedeme. Herzgeräusche. Späterhin Venenpuls. Unbedeutendes Fieber. Starker Durchfall. Beständige Kräfteabnahme. Bei benommenem Sensorium Tod.

Sektionsbefund: Allgemeine Anämie. Pachymeningitis haemorrhagica interna. Verfettung des Herzmuskels. Lungenödem. Blutextravasate im Magen und Darm. Ein Dutzend Geschwüre von solitären und PEYER'schen Follikeln im Dünndarm. (Typhus? EICHHORST.)

CXXV.

A. BURGER. Ein weiterer Fall von progressiver perniziöser Anämie. (Berlin. Klin. Wochenschrift. August 1876. Nr. 33. p. 475.)

Eine 25jährige Fabrikarbeiterin aus phthisischer Familie wurde seit dem Eintritt in die Fabrik vor 3 Jahren (welcher Art dieselbe war, ist nicht angegeben. EICHHORST) beständig kränklicher und blasser. Im Sommer 1875 hustete sie viel und bekam Ende Oktober Durchfall. Sie wurde in die Freiburger Klinik aufgenommen und am 22. November von einem unreifen Kinde (aus dem 7. Monat) entbunden, welches nach 24 Stunden starb. Patientin war nach der Geburt sehr schwach, schlief viel, hustete sehr stark und hatte auch weiterhin starken Durchfall. Ihre Haut sehr blass und ödematös. Puls klein und frequent. Herztöne rein. Urin klar und ohne Eiweiss. Temperaturerhöhung bis 39,2° C. Blut wässerig; die rothen Blutkörperchen bedeutend vermindert und sehr blass, die weissen nicht vermehrt. Optikuspapille scharf kontourirt, aber blass. Arterien der Netzhaut wenig gefüllt, Venen etwas dilatirt und geschlängelt; Ekchymosen in der Nähe der grösseren Venen, von denen zwei einen weissen Fleck in der Mitte zeigen. Am 4. Dezember ist die Patientin während der Nacht sehr unruhig, am 5. wird sie benommen; Puls aussetzend; Tod.

Sektionsbefund: Ausgedehnte Pachymeningitis haemorrhagica interna alten Datums. Im sinus longitudinalis dunkles, leicht geronnenes Blut. Gehirn von fester Konsistenz; kleine Blutaustritte in seiner Substanz. In den unteren Abschnitten der Peritonealhöhle $^1/_4$ Liter serös-eitrigen Exsudates. Exsudat in der linken Pleurahöhle. Herz verbreitert. Reichliches subepikardiales Fett. Im Perikard kleine Blutaustritte. Spärliche blasse Gerinnsel im linken Herzen. Alte Vegetationen an der valvula mitralis. Fensterung der Pulmonalklappen. Muskelbündel des Herzens (mikroskopisch) hochgradig verfettet. Leber im Dickendurchmesser verstärkt; die Leberzellen körnig getrübt und stark verfettet. Nieren normal gross, leicht verfettet. Milz nicht vergrössert. Darmschleimhaut blass; ihr Epithelüberzug fast fehlend und die Ueberreste verfettet. Starke Verfettung der Gefässe innerhalb der Serosa und Muskularis. Ebenso die Drüsenzellen im Magen und Darm verfettet. Im Magen im interazinösen Gewebe Infiltration von Rundzellen und ausserdem Verfettung der Gefässe. Uterus ohne entzündliche Veränderungen. Der Ueberzug der Ovarien zeigt viele Blutungen. In der excavatio recto- und vesico-uterina zahlreiche Ekchymosirungen und bis thalergrosse Trübungen mit eitrigem Beschlage bedeckt. Muskeln des Sternums nicht verfettet, einige mit Kolloidentartung. Knochenmark nicht verändert.

(Status puerperalis? Eichhorst.)

CXXVI.

H. Quincke. Ueber perniziöse Anämie. (Volkmann's Samml. klin. Vorträge. Nr. 180. Mai 1876. p. 15.)

Beobachtung III.

Ein 35jähriger Landarbeiter hat in ärmlichen Verhältnissen gelebt und klagt seit $1^1/_2$ Jahren über Verdauungsstörungen und Schwäche. Aufnahme: 13. 4. 74. Tod: 9. 5. 74.

Hochgradige Anämie. Oedeme. Husten. Laute Herzgeräusche. Erbrechen. Retinale Hämorrhagien, von denen viele ein helleres Centrum zeigen. Am 3. Mai 74 Lammbluttransfusion nach Hasse. Darnach geringe Besserung des subjektiven Befindens. Vorübergehende Albuminurie. Hauthämorrhagien. Tod am 8. Mai.

Sektionsbefund: Alter Lungenabscess. Sekundäre eitrige rechtsseitige Pleuritis. Thrombose einer Pulmonalvene. Embolie in die arteria fossae Sylvii (welcher Seite? Eichhorst.). Allgemeine Anämie.

CXXVII.

H. Müller. Die progressive perniziöse Anämie. (Zürich 1877.)

Beobachtung XV. (p. 65—68.)

Ein 55jähriger Erdarbeiter leidet seit 2 Jahren an Husten und Beengung. Vor wenigen Monaten Zunahme dieser Beschwerden und zugleich Ermüdung bei der Arbeit. Sein Aussehen wird blass. Seit 14 Tagen am Abend Anschwellung der Füsse. Seit 8 Tagen wegen der Kraftlosigkeit Unfähigkeit zur Arbeit. Aufnahme: 28. 4. 71. Tod: 11. 5. 71.

Bedeutende Blässe der Haut und Schleimhäute. Geringer Livor. Gedunsenes Aussehen. Oedem der Unterschenkel. Herabgesetztes Gehörsvermögen. Herztöne rein. Erscheinungen des volumen pulmonum auctum und Bronchokatarrhs. Links Exsudat bis zur spina scapulae. Keuchende Athmung. Geringer Ascites. Urin ohne Eiweiss. — In den nächsten Tagen häufig Anfälle von Athemnoth. Seit dem 31. März systolisches Geräusch an der Herzspitze, späterhin über sämmtlichen Herzostien. Fieber gering, bis 38,4° C. Zunehmende Schwäche und Blässe. Oedem der Füsse nimmt ab, die Höhlenergüsse dagegen bleiben dieselben. Gegen das Lebensende benommenes Sensorium, Delirium, Fluchtversuche. Am 11. Mai Temperatur 34,0° C. Tod.

Sektionsbefund: „Anämie des Gehirns und der inneren Organe. Fettherz. Lungenödem. Unbedeutendes Emphysem der Lungenränder.“

CXXVIII.

F. A. Zenker. (Jhrsb. d. Gesellschft. f. Natur- u. Heilkunde in Dresden 1853—1857. p. 56. Vortrag vom 5. April 1856.)

Idem. Zur Kasuistik der progressiven perniziösen Anämie. (Deut. Arch. f. klin. Med. Bd. 13. 1874. p. 348—352.)

Eine 29jährige Strickerin, welche bis vor 8 Wochen regelmässig menstruirt gewesen war, litt seit dieser Zeit an öfter wiederkehrenden heftigen Uterinblutungen, welche auch im Krankenhause fortdauerten. Eine Ursache für diese Blutungen konnte nicht gefunden werden. Patientin war hochgradig anämisch, schwerhörig und ging etwa 4 Wochen nach der Aufnahme in das Spital vor Erschöpfung zu Grunde. Weitere klinische Angaben fehlen.

Allgemeine Anämie und Hydrämie. Erosionen der Uterusschleimhaut. Im Beckenraume $^1/_2$ Unze freien Blutes. Fettige Degeneration des Herzmuskels, namentlich links. Vegetationen auf der Mitralklappe jüngeren Datums. Enge Aorta und partielle Verfettung ihrer Intima. Subepikardiale Ekchymosen. Lunge ödematös und von einzelnen pneumonischen Herden durchsetzt. In der Marksubstanz der Hirnhemisphären kleine Kapillarapoplexien. Kapillargefässe im Gehirn und in dem Uterus intakt. Im Magen alte Narben. Rhachitische Verkrümmung des os femoris. „Das Blut aus der vena cruralis, sowie aus der vena hepatica entnommen, ist äusserst blassroth, setzt nur eine ganz dünne, nur den Boden des Probirgläschens bedeckende Schicht von Cruor ab; das darüber stehende Serum klar, gelblich.“

(Acute Endocarditis?)

CXXIX.

H. Müller. Die progressive perniziöse Anämie. (Zürich 1877.) Beobachtung XXXI. u. XLV. (p. 100—106 u. p. 236—237.)

Eine 34jährige Seidenwinderin wurde im 13. Lebensjahre zum ersten Male menstruirt. Die Menses kamen dann ganz unregelmässig und sehr selten wieder. Vom 13.—17. Jahr häufiges Nasenbluten. Fast ununterbrochen bei blassem Aussehen chlorotische Beschwerden. Vom 18.—28. Jahre wurde sie im Spitale 4 Male an Chlorose behandelt und jedes Mal gebessert. Auch in den letzten 6 Jahren verschiedene Male hochgradige Bleichsucht. Seit dem letzten Herbst andauernd chlorotische Beschwerden: Müdigkeit, Herzklopfen, Kopfweh, Schwindel. Vor 3 Monaten öfters Erbrechen und von da an bettlägerig. Aufnahme: 20. 6. 73. Zunächst geheilt entlassen: 24. 10. 73.

Hochgradige Anämie. Im Gesicht leicht gelblicher Stich ohne Ikterus. Reichliches Fettpolster. Kleine Petechien auf den Extremitäten und auf dem Abdomen. Gedunsenes Gesicht. Anasarka am Rumpf. Foetor ex ore. Schlängelung der Netzhautvenen und namentlich rechts grosse Netzhautblutungen. Systolisches Karotisblasen nebst starker Pulsation. Lautes Venenrauschen. Normale Herzdämpfung. Ueberall systolisches Geräusch. Milz mässig vergrössert. Temperatur 36,8—38,0° C. Puls 80—100, kräftig, voll. Urin ohne Eiweiss. „Blut nicht leukämisch.“ — Im Juli nimmt die Blässe noch zu. Doppelseitiger Hydrothorax. Ascites. Milz nimmt an Umfang zu. Dabei reichliche Urinmenge. 1200—1800 Ccm. von 1005—1009 sp. Gew. und ohne Eiweiss. Abends unbedeutende Temperaturerhöhung. Zeitweise Durchfall. Patientin kann kaum das Bett verlassen. Am 20. Juli Abends plötzlich Gefühl von Eingeschlafensein und Lähmung der linken Seite. Sensorium nicht benommen. Lallende Sprache. Objektive Abschwächung der Muskelkraft in den linken Extremitäten und Lähmung des linken Gesichtsnerven. Nach 5 Minuten ist die Sprache normal; nach 15 Minuten sind auch die Lähmungserscheinungen geschwunden. 21.—25. Juli kontinuirliches Fieber ohne Grund von 38,0—39,2° C. Hydrops nimmt ab. Urin enthielt ein Mal Eiweiss. Hochgradigste Anämie und grösserer Kräfteverfall. — Am 2. August erster fieberfreier Tag. Dann innerhalb 8 Tagen auffälligste subjektive und objektive Besserung. Dennoch Venenpuls. Milz wird kleiner. — Mitte September: Herzgeräusche verschwunden. Rothe Farbe der Haut und Schleimhäute. Keine Klagen. Gute Kräfte. — Entlassung als völlig geheilt am 24. 10. 73.

Bald nach der Entlassung kommen die alten Beschwerden wieder. Von neuem aufgenommen am: 24. 4. 74. Tod: 29. 12. 74.

Grosse Blässe. Venenpuls. Vergrösserte Herzdämpfung. Am Herzen systolisches frémissement und Geräusch. Mässiges Fieber. Milzschwellung. „Blut nicht leukämisch, enthielt aber ziemlich viel röthlich gefärbte Zellen, kleiner als die normalen rothen Blutkörperchen und Protoplasmakügelchen.“ In der Netzhaut keine Apoplexien. — Seit Juni 74 Wendung zum Bessern und im August vortreffliche Erholung. Dann aber wieder Erblassen, Erschöpfung, Lethargie, Tod.

Sektionsbefund: Allgemeine Anämie. Kapilläre Apoplexien in Hirn und Retina. Fettherz. Fettleber nebst Amyloidentartung. In den Nieren Verfettung der Epithelien, nicht der Gefässe. Lungenödem. Hydrothorax. Hydroperikard. Staubartige Verfettung des Diaphragma's, der mm. intercostales und biceps brachii. „Blut bildet nur zwei Schichten, beim Stehen setzte sich oben auf dem Serum eine opaleszirende dünne Schicht ab, welche aus Fetttropfen besteht. Im Kruorkoagulum zahlreiche Fetttropfen und hochgradig verfettete Endothelien (der Aorta).“

(Die Amyloidleber lässt den Fall als unsicher erkennen. Eichhorst.)

CXXX.

H. Müller. (Ibidem.)

Beobachtung XXXVIII. (p. 134—142.)

Ein 17jähriger Fabrikarbeiter ist von Jugend auf schwächlich und litt seit dem 9. Lebensjahr mitunter an Erbrechen und Durchfall. Er wohnte schlecht, hatte eine sehr ungenügende Nahrung, war anfangs Schmied, arbeitete aber seit 6 Monaten in einer Baumwollenspinnerei täglich $12^1/_2$ Stunden, auch den Sonntag nicht ausgenommen. Seit dem Herbst vorigen Jahres leichte Ermüdung bei der Arbeit, Herzklopfen, Beengung und dabei häufiges Erbrechen. Häufiges Schwarzsehen vor den Augen. Seit dem 10. April 74 liegt er meist zu Bett. Allmählich soll sich die Haut braun gefärbt haben. Schon früher Schmerzen in beiden Hypochondrien, welche von Nachmittags bis Nachts währten. Aufnahme: 24. 4. 74. Tod: 18. 5. 74.

Bedeutende Anämie. Daneben starke braune Pigmentirung der Haut, besonders an den Genitalien, Bauch, Hals und Händen; aber auch an der Schleimhaut den Mundes und der Lippen braune Pigmentflecke. Keine vergrösserte Herzdämpfung. An der Basis und Herzspitze systolisches Geräusch. Harn ohne Eiweiss. Zahlreiche grosse Netzhautapoplexien. Choroideen stark pigmentirt. Geringes Fieber. — In den ersten Tagen des Mai 3 Male etwas Nasenbluten. Seit dem 12. Mai hartnäckiger Durchfall und in 4 Tagen 38 dünne Stühle. Anhaltende Appetitlosigkeit. Fehlender Schlaf. Abnehmende Kräfte. Zunahme der Anämie. Die Genitalien schwarzbraun verfärbt. Die Herzdämpfung etwas verbreitert. Geringes Transsudat in beiden Pleurahöhlen. Mitte Mai grosse Apathie. Noch ein Mal Nasenbluten. Vor dem Tode Achseltemperatur von 24,8° C. (Leider keine Untersuchung des Blutes. Eichhorst.)

Sektionsbefund: Schiefergrauer Pigmentfleck auf der Aussenfläche des Perikard, ebenso auf dem Zwerchfell und der Pleura costalis. Einige subepikardiale Ekchymosen. Herzmuskulatur blass, die Papillarmuskeln marmorirt. Mikroskopisch Verfettung der Muskelfasern. Leber und Nieren blass. Milz 11 Cm. lang, 7,5 breit und 3 dick. Beide Nebennieren atrophisch, auffallend blass; die rechte bietet am Hilus ein sehniges Aussehen dar; nach Eberth normales mikroskopisches Verhalten. Retroperitoneal- und mesenteriale Drüsen vergrössert und röthlich injizirt. Im Dünndarm zwei hämorrhagische Geschwüre oberhalb der Coekalklappe. Bronchialdrüsen schwarz pigmentirt. Einige kleine Extravasate am Kehldeckel. Pachymeningitis haemorrhagica interna. Kapillarapoplexien im Hirn, olfactorius und opticus. Pigmentflecke auf der Pia, namentlich in der Nähe der Gefässe. Netzhautblutungen.

(NB. Der Fall dürfte mit grösserem Recht als morbus Addisonii gelten. Eichhorst.)

CXXXI.

H. Schüle. Beiträge zur Kenntniss perniziöser Anämien. (Allgemeine Zeitschrift f. Psychiatrie. Bd. 32. Januar 1875. p. 1—27.)

Beobachtung I.

Ein 50jähriger Mann überstand als Kind einen Ohrenfluss, welcher einseitige Taubheit bedingte, und wurde vor 10 Jahren syphilitisch infizirt, ohne dass es jedoch dabei zum Ausbruch sekundärer Symptome kam. Vor Kurzem war er in Folge von Geldverlusten an Melancholia agitata erkrankt und wurde in die Anstalt Illenau aufgenommen. Seit Beginn der Psychose bestand enuresis diurna et nocturna. Seit längerer Zeit hatte der Kranke an Blasenkatarrh gelitten.

Patient war anämisch. Muskulatur schlaff. Haut welk. Ausgeprägte Zeichen einer Insuffizienz der Aortenklappen. Nahrungsaufnahme geregelt. Zeitweilig Obstipation. 4 Wochen später atypisches Fieber und gleichzeitig Bildung eines von einer Fraktur der ersten linken Rippe herrührenden Abscesses. Bald darauf erfolgt Erbrechen. Es treten die

Erscheinungen eines akuten Magenkatarrhs auf und auf der Zunge bilden sich aphthöse Geschwüre. Von nun an rapide Abmagerung und Kräfteverfall. Kaum 2 Wochen später zeigen sich auf den untern Extremitäten und auf der Bauchhaut Purpuraflecken (nicht embolischer Natur? Eichhorst); am nächsten Tage erfolgt ein heftiges Nasenbluten und unter Delirien und Flockenlesen erfolgt in der kommenden Nacht der Tod.

Sektionsbefund: Encephalitis chronica atheromatosa. Leptomeningitis chronica. Myelitis diffusa. Dünnflüssiges Blut (mikroskopische Untersuchung fehlt). Imbition der inneren Organe mit Blutfarbstoff. Bedeutende Verfettung des Herzens, der Leber- und Nierenepithelien. Insuffizienz der Aortenklappen mit sekundärer Herzhypertrophie. Chronische Cystitis. Hochgradige Abmagerung mit Schwund des Fettpolsters.

(Insuffizienz der Aortenklappen, bei welcher — von allen anderen Komplikationen der Beobachtung abgesehen — hochgradige Anämien nicht selten sind. Eichhorst.)

CXXXII.

H. Schüle. (Ibidem.)

Beobachtung XXI.

Ein 57jähriger Mann leidet seit 3 Monaten an den Erscheinungen hochgradigen Blödsinnes. Schon beim Eintritt in die Anstalt fällt sein schlechter Ernährungszustand und die fahle Blässe der Haut auf, obschon er zu Hause nach den Angaben der Frau „furchtbar" gegessen haben soll. Kein Fieber. Urin eiweissfrei. Enge Pupillen. Beginnende Optikusatrophie. Die Nahrung wird dem Kranken reichlich zugemessen, aber dennoch kommt er mehr und mehr von Kräften. Nach 5 Monaten ging er marastisch zu Grunde, nachdem sich kurz vorher akute Verdichtungsprocesse in den Lungen ausgebildet hatten.

Sektionsbefund: Pachymeningitis cysto-hämorrhagica über der ganzen Schädelkonvexität und sich von hier zur Basis und den Schädelgruben hinziehend. Pachymeningitische Prozesse über der medulla oblongata und dem oberen Brustmark. Hämorrhagische Hydrorachis. Atrophie des Grosshirns, namentlich der Rinde, und Atrophie des Rückenmarkes. Umfangreiche subpleurale Blutergüsse. Hypostase in den Lungen und frische Entzündungsherde. Herz ohne Abnormität. Atherose am Anfangstheil der Aorta und in den Kranzarterien. Im Bauchraum eine grosse Menge blutigen Serums. Ein grosser subperitonealer Bluterguss über dem fundus vesicae. Trübung der Nierenrinde und Verfettung der Pyramiden. Kleine, hochgradig verfettete Leber. Normale Milz. Allseitige Leichenimbibition.

CXXXIII.

Schüle. (Ibidem.)

Beobachtung.

Patient, ein 28jähriger Mann, hat bereits in den Pubertätsjahren an Anfällen von Melancholie gelitten. Dauernde Erkrankung hieran seit dem Spätsommer 1872, nachdem er kurz zuvor an Gastrointestinalkatarrh erkrankt war. Letztere Erscheinungen dauern auch in der Anstalt fort, in welche er Oktober 1872 eintrat. Sein Ernährungszustand hat gelitten.

Haut weissfarbig blass. Späterhin gelbliche Konjunktiven. Mitte November beisst sich Patient in seinen Wahnideen ein Stück Muskulatur sammt Haut aus dem Vorderarm aus. Ende November profuses Nasenbluten. Anfangs Januar bildet sich an der linken Ohrmuschel ein rapid wachsendes Othämatom aus. Der Kräfteverfall nimmt mehr und mehr zu, und Mitte Februar heftige Durchfälle. Bald greift ein Dekubitus um sich, und Patient geht skelettartig abgemagert zu Grunde.

Die Autopsie ergiebt: Enorme Abmagerung und kaum Spuren eines Fettpolsters. Dünnflüssiges Blut ohne Gerinnsel. Blutige Imbibition der Organe, vorher Herz, Leber und Nieren in ihrer Beschaffenheit nicht zu bestimmen. Blutige Suffusion unter die Schleimhaut des Darmtraktus. Im untersten Theil des Rectum umschriebene oberflächliche Schleimhautdiphtherie. Blutig seröser Darminhalt. Hyperämie der Meningen. Hyperämie des Centrum Vieussenii und Stabkranzes. Ekchymosen in beiden Streifenhügeln. Pachymeningitis hämorrhagica interna an der Vorderfläche der Dura im Lenden- und Sakralmark. In der grauen Rückenmarksubstanz zahlreiche Blutpunkte. Fettige Degeneration der feineren Hirngefässe.

CXXXIV.

Krieg. Beitrag zur Kasuistik der progressiven perniziösen Anämie. (Med. Correspond.-Bl. des Württemberg. ärztl. Vereins. Nr. 39. Dezember 1875.)

Beobachtung I.

Eine 48jährige, unverheirathete Frau wurde vor 20 Jahren entbunden, litt vor 13 Jahren einige Zeit an Bleichsucht und wurde vor mehreren Jahren 12 Wochen lang an Bauchfellentzündung behandelt. Seit 3 Jahren secessio mensium. Vor einem Jahr Anfang des jetzigen Leidens mit Müdigkeit, Kopfweh, Appetitlosigkeit, Herzklopfen und Kurzathmigkeit beim Gehen. Seit 14 Tagen Oedem an den Füssen. Seit 4 Tagen Bettlägerigkeit. Aufnahme in die Tübinger Klinik 3. 5. 73. Tod 7. 8. 74.

Grosse Blässe der Haut und Schleimhäute; Haut zugleich gelblich. Herzdämpfung nach rechts etwas vergrössert. Systolisches Geräusch über der Herzspitze. „Die Untersuchung des Blutes ist von negativem Resultat.“ Kein Fieber. Unterer Leberrand tief stehend und sich hart anfühlend. Harn ohne Eiweiss. Guter Schlaf und Appetit. Normaler Stuhl. Patientin hört schlecht. Kräftige Ernährung und Eisen führen geringe Besserung herbei, so dass Patientin am 17. Juli entlassen wurde. Die Besserung hält nur kurze Zeit an, und die Kranke kehrt am 23. 11. 73 in die Klinik zurück. Zunächst alle Erscheinungen wie früher, nur noch Oedem im Gesicht und Petechien auf Brust und Beinen. Neben dem systolischen Geräusch noch ein schabendes, giemendes diastolisches Geräusch (zeitweise) an der Herzspitze. Nonnengeräusch. „Eine Untersuchung des Blutes ergiebt normale Zahlenverhältnisse zwischen rothen und weissen Blutkörperchen.“ Zunahme der Schwäche. Körpertemperatur zeitweise bis 38,5^0 C. erhöht. Zunehmende Oedeme. Im Mai 74 linksseitige Pleuritis, welche wieder völlig zur Resorption kommt. August 74 Blutungen aus dem Zahnfleisch und häufige Ohnmachten. Am 7. August Tod ohne Kampf.

Sektionsbefund: Blasse und schwach ikterische Hautdecke. Ikterische Verfärbung der subarachnoidalen Flüssigkeit. Pachymeningitis hämorrhagica interna chronica. Hirn ödematös. Fibrosarcom auf der Schädelbasis rechts zwischen n. facialis, acusticus und mit diesen Nerven verwachsen. 100 ikterisch gefärbtes Fluidum im Herzbeutel, 100 klares Serum in der linken Pleurahöhle. Oedem der Lungen. Verbreiterung des Herzens. Hämorrhagien im Herzen und fettige Degeneration desselben. Schwache Verfettung der normal grossen Leber. Blässe aller Organe.

CXXXV.

F. Fede. Di un caso di anemia perniciosa progressiva con speciale anzi nuova patogenese in rapporto della singolare alterazione del fegato, della milza e della midolla di tutti le ossa. (Movimento med. chir. VII. No. 17. 18. 1875.)

Eine 30jährige Frau, welche von jeher in kümmerlichen Verhältnissen gelebt hatte, stets kränklich gewesen und durch wiederholte Aderlässe erschöpft war, litt seit einem Jahr an rheumatischen Gelenkschmerzen. Bei ihrer Aufnahme in das Hospital war sie abgemagert, sah äusserst blass aus und klagte über grosse Schwäche, Herzklopfen und Kurzathmigkeit. Leberdämpfung vergrössert. Grosse und palpable Milz. Ueber dem Herzen und den grossen Arterien systolisches Geräusch. Das Blut bot nur die Eigenschaften der Oligocythämie dar. An den letzten Lebenstagen Fieber. Bis zum Tode abwechselnd Verschlimmerung und leichte Besserung der Symptome. Endlich Kräfteverfall und Tod.

Sektionsbefund: Allgemeine Anämie. Fettherz. Endokard getrübt. Grosse Leber von braungelber Schnittfläche. Bei der mikroskopischen Untersuchung sind die Leberzellen von einem eigenthümlichen rothgelben Pigment in Form kleiner Körnchen erfüllt. Milz von 3fachem Umfang. Milzpulpa fest und tiefroth. Die Zellen des Milzparenchyms grösser als normal und den gleich zu beschreibenden Zellen des Knochenmarkes gleichend: viele in Vermehrung begriffene Elemente und Blutkörperchen haltende Zellen. Nach Herausnahme der Lungen sieht man zu beiden Seiten der Wirbelsäule je 9 ovale Tumoren, deren Grösse von der einer Mandel bis zur Grösse eines Hühnereies schwankt. Es entsprechen dieselben den Köpfen der 3—9. Rippe. Es sind ausserdem sämmtliche Knochen des Skeletts etwas verdickt; ihre kompakte Substanz ist stark reduzirt und durch lockere weitmaschige Spongiosen ersetzt. Die oben erwähnten Tumoren sind auf dem Durchschnitt schmutzig weiss und roth marmorirt und dem Aussehen spongiöser Knochensubstanz gleich. Bei der mikroskopischen Untersuchung fand sich eine dem normalen rothen Knochenmark ähnliche Substanz, wobei die grosse Zahl mehrkerniger (wuchernder) und Blutkörperchen haltender Zellen auffiel. Die Knochenbälkchen dünn und zart.

V. Anhang.

De Cérenville. Bulletin de la Société Médicale de la Suisse Romande. No. 12. Dezembre 1873. p. 379. und

De Cérenville. Ibidem. Mai 1875. p. 138.

Die Beobachtungen von De Cérenville, Spitalarzt in Lausanne, habe ich mir nicht verschaffen können; auch habe ich dieselben nirgends referirt gefunden. In der zweiten Mittheilung handelt es sich um zwei geheilte Fälle. Welcher Natur die progressive perniziöse Anämie in der ersten Mittheilung war, konnte ich nicht ermitteln.

C. Lycke. Norsk. Magazin for Laegevidenskaben. Udgivet af det medicinske Selskab i Christiania. Sjette Band. 8. de Hefte. p. 528—536. 1876.

Lycke berichtet aus Norwegen 2 Fälle von perniziöser Anämie mit ausführlichen Krankengeschichten und nach Winge in Christiania soll auch der bekannte Professor Herm. v. Boeck an dieser Krankheit vor Kurzem gestorben sein.

(Zitirt nach Müller. Das Original war mir nicht zugänglich. Eichhorst.)

Fünftes Kapitel.

Krankheitsbild im Allgemeinen.

Die Erscheinungen, welche die progressive perniziöse Anämie sowohl in ihrem klinischen als auch in ihrem anatomischen Bilde kennzeichnen, lassen ohne Rücksicht auf die jedesmalige Grundursache eine so grosse Uebereinstimmung mit einander erkennen, dass es möglich wird, alle ätiologisch verschiedenen Formen von gemeinsamen Gesichtspunkten aus zu besprechen und fast ohne jeglichen Zwang in einem einzigen Rahmen zu umfassen. Nur unter dieser Voraussetzung wird es verständlich, wie es hat geschehen können, dass sich Beobachter von nüchternem Urtheil und anerkannter Tüchtigkeit zu dem Irrthum haben verleiten lassen, als ob bei der Kongruenz der äusseren Veränderungen alle perniziösen Anämien auch ihrem eigentlichen Wesen nach unter allen Umständen immer dieselben Dinge gewesen sein müssten. So gleichgültig es im Allgemeinen ist, ob man bei der Besprechung der Symptomatologie und der anatomischen Veränderungen auf die Aetiologie Rücksicht nehmen will oder nicht, so bedeutungsvoll wird die letztere in dem Augenblick, in welchem man der Frage nach dem Wesen der Krankheit näher zu kommen versucht.

Die folgenden Zeilen werden sich vornehmlich mit derjenigen Form von progressiver perniziöser Anämie beschäftigen, welche man mit dem Namen primär, idiopathisch, essentiell belegt hat. Auch hier ist es nicht einmal wahrscheinlich, dass alle Beobachtungen auf dieselben Grundursachen zurückzuführen seien, und es wird möglicherweise der Zukunft gelingen, auf diesem Gebiete wiederum kleinere und zusammengehörige Territorien abzugrenzen.

Es ist selbstverständlich und schon durch die Bezeichnung gegeben, dass sich in Bezug auf den Anfang des Leidens die primären Formen von den sekundären streng trennen. Bei den letzteren hat man es regelmässig mit krankhaften Erscheinungen zu thun, welche dem eigentlichen Leiden vorausgehen und dasselbe bedingen. Bald sind es die Vorgänge, welche eine Gravidität und das Wochenbett begleiten können, bald für längere Zeit anhaltende Durchfälle, bald Säfteverluste, bald schlechte äussere Lebensbedingungen, welche den Organismus allmählich dazu vorbereiten, dass sich das gefahrdrohende Leiden in ihm entwickeln und ihn vollends zum Untergange führen kann. Der Uebergang von den einleitenden Ursachen zur perniziösen Anämie selbst ist kein plötzlicher. Fast regelmässig findet er so allmählich statt, dass es nicht möglich wird, eine genaue Grenze zu erkennen. Haben sich aber erst die Erscheinungen der perniziösen Anämie unverkennbar ausgebildet, so stimmen dieselben fortan vollkommen mit derjenigen Form überein, welche sich ohne greifbare äussere Veranlassung, also primär entwickelt.

Die ersten Zeichen derjenigen Form von progressiver perniziöser Anämie, welche in dem Folgenden ausführlicher besprochen werden soll, sind gewöhnlich subjektiver Natur. Gegen die sonstige Gewohnheit pflegen die Kranken bei der Arbeit leicht zu ermüden. Die einstige Arbeitslust und Arbeitskraft nehmen ab. Auch bei vorsichtigen und geringen Handtirungen lassen die Kräfte bald im Stich; die Kranken gerathen dabei leicht in Schweiss, und meist nach wenigen Wochen müssen sie sich fast von jeder Arbeit fernhalten.

Aber schon in dieser Zeit sind sie der Umgebung durch das blasse Aussehen aufgefallen.

Beschwerden häufen sich von nun an schnell auf Beschwerden. Die Kräfte nehmen erstaunlich rasch ab; das Aussehen wird mit jedem Tage schlechter. Bei jeglichem Versuch, eine leichte Arbeit aufzunehmen, stellen sich Athemnoth, Herzklopfen und Beängstigung ein. Die Kranken sind bald nicht mehr im Stande sich ausser Bett zu halten. Bei einigen sind bereits Oedeme — bald zuerst an den Knöcheln, bald zuerst im Gesicht — zur Ausbildung gekommen.

Der Appetit liegt entweder vollkommen darnieder oder steigert sich in einer fast unnatürlichen Weise, ohne dass für den letzteren Fall das Sinken der Kräfte aufgehalten und das blasse Aussehen zum Schwinden gebracht werden kann. Die Verdauung bleibt gewöhnlich im Anfang geregelt. Die reichliche Diurese fällt den Kranken nicht selten selbst auf.

Eine besonders üble Komplikation des Leidens erwächst daraus, dass der Schlaf erheblich gestört wird. Die Patienten schlafen nur schwer ein, schlafen auch nur kurze Zeit und werden durch unruhige Träume gequält und geängstigt.

Die Anfälle von Athemnoth, von Herzklopfen, von Angst und Beklemmung häufen sich und treten schon bei geringer Veranlassung auf. Oft genügt der Uebergang aus der horizontalen in die aufrechte Lage, um dieselben hervorzurufen. Auch können sich dabei Schwindelgefühl, Ohrenbrausen und Verdunkelung des Gesichtsfeldes hinzugesellen.

Mit jedem Tage wird die Lage des Kranken trauriger. Andauernd bleibt er an das Bett gefesselt und kann die Hülfe fremder Hände nicht entbehren. Bald fällt er durch seinen völlig ohnmächtigen Zustand sich und der Umgebung zur Last.

Werden die Kranken in das Hospital gebracht, nachdem man vergeblich von Tag zu Tag auf Besserung gehofft hat, so ist gewöhnlich ihr Leiden bereits zu einer gefahrdrohenden Grösse angewachsen. Ihr kläglicher und gänzlich hülfloser Zustand flösst das grösste Mitleid ein. Ihre Hautdecken sehen wachsfarben bleich aus, und auch ihre Schleimhäute zeigen kaum den Anflug eines blassen Rothes. Sie gleichen einem Menschen, welcher der Verblutungsgefahr nahe ist, obschon sie oft keinen Tropfen Blutes zuvor verloren haben; doch fällt es auf, dass die Farbe der Haut kein reines Weiss darstellt, sondern einen deutlichen Uebergang in's Gelbliche oder Gelblichgraue erkennen lässt. Zu gleicher Zeit sind die Extremitäten und das Gesicht ödematös gedunsen. Besteht, wie das vorkommen kann, nur im Gesicht ein erhebliches Oedem, so werden die Unglücklichen durch dasselbe, im Verein mit der leichenhaften Blässe, auf's Höchste entstellt.

Die Gesichtszüge erscheinen matt und schlaff, nur die Augen behalten oft den früheren Glanz und sprechenden Ausdruck bei. Auch in den Bewegungen verräth sich eine erstaunliche Ermüdung. Die Bewegungen werden langsam, wie im Halbschlaf, ausgeführt und kommen überhaupt nur unter sichtbarer Kraftanstrengung zu Stande. Oft findet man den Kranken für längere Zeit in einer unbequemen Lage verharrend, weil ihm die Kräfte fehlen, ohne fremde Hülfe dieselbe zu wechseln.

Auch in seinem Denken und in seiner Redeweise verräth sich eine auffällige Langsamkeit. Das Sensorium bleibt in der Regel bis auf die letzten Lebenstage hin ungetrübt und auf Fragen werden richtige Antworten gemacht. Aber die Antworten erfolgen zögernd, und es macht den Eindruck, als ob der Kranke eine gewisse Zeit gebraucht, um die Worte des Fragenden zu verstehen, und dann um für seine Antwort den geeigneten Ausdruck zu finden. Dabei wird ihm das Sprechen schwer. Die Bewegungen der Zunge versagen den schnellen und sicheren Dienst. Die Worte werden schlecht artikulirt, langsam, lallend ausgesprochen.

Mit der Leichenblässe der Haut und dem überaus grossen Kräfteverfall steht der sonstige objektive Befund — in der ersten Zeit wenigstens — in einem oft erstaunlichen Widerspruch. Das Nervensystem, die Lungen, die Organe des Unterleibes lassen eine greifbare Abweichung vom Gesunden nicht erkennen. Nur am Herzen und an den Gefässen pflegen von vornherein Veränderungen zu bestehen, aber in der Regel derartige, dass sie auf eine organische Erkrankung des Herzens mit Sicherheit kaum bezogen werden können.

Ueber den Herzostien hört man lautes systolisches Blasen; auch kann die Herzdämpfung leicht verbreitert erscheinen. Die Herzaktion erfolgt lebhaft, so dass die Herzgegend mehr oder minder stark erschüttert wird. Die seitliche Halsgegend, welche dem Verlauf der Karotiden entspricht, zeigt eine klopfende und hüpfende rhythmische Bewegung. Die äusseren Jugularvenen, welche mit Blut reichlich erfüllt sind und unter der Haut als blaue Stränge bis zur Dicke eines kleinen Fingers durchschimmern, bieten nicht selten deutliche, mit der Herzaktion koinzidirende Pulsationen dar. Ueber dem bulbus venae jugularis hört man lautes Nonnengeräusch. Der Puls ist beschleunigt, weich und in der ersten Zeit mitunter voll. Auch über den grösseren Arterien werden systolische Töne nicht selten wahrgenommen.

Ein sehr wechselndes Verhalten zeigt die Körpertemperatur. Bei einem Theil der Patienten wird während des ganzen Verlaufes der Krankheit eine Temperatursteigerung zu keiner Zeit wahrgenommen, und das Leiden verläuft von seinem ersten Anfang bis zum Ende fieberlos. Bei anderen treten von Zeit zu Zeit abendliche Temperatursteigerungen auf. Bei noch anderen stellt sich für längere oder kürzere Zeit ein kontinuirliches Fieber ein, und gerade diese Fälle sind es, bei denen eine Verwechselung mit anderen Krankheiten leicht unterlaufen kann.

Erreichen unter diesen Umständen die Herzgeräusche eine besonders grosse Intensität, so kann der Verdacht aufkommen, ob man es mit einer akuten Endokarditis zu thun habe. Dieser Vermuthung wird man um so näher geführt, wenn — wie das vorkommen kann — neben den systolischen Geräuschen diastolische auftreten. Bestehen Durchfälle, so kann man darüber im Unklaren sein, ob ein Abdominaltyphus vorliegt. Aber selbst bei vollkommen fieberfreiem Verlaufe hat man bisher die klinische Diagnose für sich allein niemals mit Sicherheit stellen können, und ein latentes Karzinom konnte mit unumstösslicher Sicherheit nicht ausgeschlossen werden.

Schon in seinem makroskopischen Verhalten bietet das Blut eine auffallende Beschaffenheit dar. Aus kleinen Schnitt- und Stichwunden, welche man den Kranken beibringt, quillt es leicht und fast auffällig ergiebig hervor. Aber die hervorquellenden Tröpfchen besitzen keine blutrothe Farbe. Ein hellgelbes, seröses, bernsteinfarbenes Fluidum ist es, welches sich dem Auge des Untersuchenden darbietet. Nur gering ist seine Neigung zur Gerinnselbildung und für auffällig lange Zeit bleibt es völlig flüssig. Hieraus erklärt es sich, warum sich das Blut in den kleinen Wunden nur schwer stillen lässt. Ist es endlich zur Bildung eines Blutkuchens gekommen, so zeigt das Gerinnsel eine ausserordentlich lockere und weiche Konsistenz.

Aber auch die mikroskopische Struktur des Blutes weicht vom Gesunden ab. Es tauchen in dem Blutstrom in einer pathologisch gesteigerten Menge leicht erkennbare korpuskuläre Gebilde auf, welche es nach meinen bisherigen Erfahrungen möglich machen, dass man eine bestimmte Form von essentieller perniziöser Anämie während des Lebens erkennen und bereits in einem frühen Stadium des Leidens sicher diagnostiziren kann.

Die auffällige und weitgehende Veränderung, welche das Blut erfahren hat, legt den Gedanken nahe, dass von ihr alle übrigen Erscheinungen abhängig sind. Die leichenhafte Blässe, der Kräfteverfall, die Apathie, die Erscheinungen am Herzen und an den Arterien werden einem Verständniss hieraus einigermaassen zugänglich gemacht. Aber bald geben sich die deletären Einflüsse des erkrankten Blutes in dem Organismus noch in anderer Weise kund.

Auf der Haut, an den Schleimhäuten und an der Netzhaut verräth sich eine grosse Neigung zu kleinen, meist petechialen Blutungen. Dieselben werden besser von dem Auge des Untersuchenden erkannt, als dass sie zu subjektiven Beschwerden Veranlassung geben. Von Anfang an pflegen die Kranken über nichts Anderes zu klagen, als dass sie sich elend und im höchsten Grade hinfällig fühlen, dass der Schlaf andauernd gestört ist, und häufig auch, dass der Appetit gelitten hat, und auch beim weiteren Fortschreiten der Krankheit treten neue subjektive Beschwerden kaum hinzu. Gegenüber der Empfindung höchster Erschöpfung und Ohnmacht treten fast alle übrigen Unbequemlichkeiten in den Hintergrund und scheinen für die Kranken nur von geringer und untergeordneter Bedeutung zu sein.

Auf der Schleimhaut der Nase kann die hämorrhagische Diathese zu schwer stillbaren und nicht unbedeutenden Blutungen führen, welche die ausserordentlich hochgradige Blässe noch vermehren und den Verfall der Kräfte zu einem bedenklichen und gefahrdrohenden Grade steigern. Die Blutungen auf der Netzhaut werden in der Regel nur dann erkannt, wenn man die ophthalmoskopische Untersuchung nicht versäumt hat. Störungen des Sehvermögens führen dieselben kaum herbei, obschon es nicht an einem Exempel dafür fehlt, dass eine plötzliche Erblindung in

Folge eines Blutergusses an dem Orte der macula lutea den Kranken dazu veranlasste, das Hospital aufzusuchen.

Ausserdem bleibt es bei den Blutungen allein auf der Netzhaut nicht bestehen. An der Neigung zum Oedem und zur serösen Transsudation, welche sich mit dem Fortschreiten der Krankheit auf der Haut, aber auch auf den Schleimhäuten und den serösen Häuten mehr und mehr offenbart, nimmt auch die Netzhaut oft den innigsten Antheil. Die Optikuspapille schwillt durch die Oedemflüssigkeit an und wird deutlich prominent. Ihre Grenzen gegen die eigentliche Netzhaut werden verwaschen. Die gesammte Netzhaut nimmt ein verschleiertes Aussehen an. Zu gleicher Zeit erscheinen die venösen Netzhautgefässe reichlich mit Blut gefüllt und auffällig geschlängelt, während die arterielle Blutbahn nicht mehr zu erkennen ist. Auch kann man die Venen nicht immer im Zusammenhange verfolgen, indem ihr Verlauf an einzelnen Stellen völlig unterbrochen erscheint. Auffällig ist es, in welch' kurzem Zeitraum diese Veränderungen sich ausbilden und zu einem hohen Grade anwachsen können. In dem folgenden Kapitel habe ich in der zweiten Beobachtung die Geschichte eines Kranken mitgetheilt, bei welchem sich binnen neun Tagen Blutungen und ein sehr beträchtliches Oedem der Netzhaut und Optikuspapille entwickelten. Alle diese Veränderungen können in ausgedehnter Weise bestehen, ohne dass es dabei zu einer Herabsetzung des Sehvermögens kommt. Würde man es sich nicht zur Pflicht machen, den Kranken nach jeder Richtung hin genau zu untersuchen, so würden dieselben in der Regel latent bleiben.

In ähnlicher Weise wie auf der Netzhaut werden auch auf der conjunctiva sclerae Oedeme gesehen, und die chemosis stellt keineswegs einen überaus seltenen Befund dar. Dass übrigens die Konjunktiven auch von Blutaustritten nicht verschont bleiben, geht aus meiner zweiten Beobachtung hervor. Auch pflegen die Augenbindehäute fast regelmässig gegen das Lebensende hin eine deutlich ikterische Verfärbung anzunehmen, während die Körperhaut — in meinen Beobachtungen wenigstens — immer von jedem ikterischen Anflug frei blieb.

Aber noch durch andere Veränderungen als durch Blutungen verräth sich im weiteren Verlaufe des Leidens die tiefe Erkrankung des Blutes. Die Oedeme im Unterhautbindegewebe nehmen an Umfang und Ausdehnung zu. Auch in die serösen Höhlen hinein findet eine Transsudation statt, und es werden nicht selten über dem Brustkorb und am Abdomen leichte Dämpfungen gefunden.

Die Geräusche über dem Herzen werden immer intensiver. Die Anfälle von Herzklopfen, welche mit Athemnoth und grosser Angst verbunden sind, häufen sich und erfolgen oft bei der geringsten Bewegung.

Mitunter stellt sich quälendes Erbrechen ein. Oder die Patienten leiden Tage, ja Wochen lang an unstillbaren Durchfällen. Einige klagen über Drücken und heftigen Schmerz in der Magen- und namentlich in der Lebergegend, von dessen Vorhandensein man sich durch leisen Druck an diesen Orten leicht überzeugen kann. Der Leberschmerz kann einen beträchtlichen Grad erreichen, und ich habe gesehen, dass Kranke, welche in tiefem Koma lagen, bei Berührung der Lebergegend schmerzhaft das Gesicht verzogen. Der Urin wurde in meinen Beobachtungen reichlich gelassen, war dunkel gefärbt, von hohem spezifischen Gewicht und reich an Harnstoff; er enthielt niemals Eiweiss.

Der Puls, welcher am Anfang häufig voll gefüllt ist, wird im weiteren Verlauf der Krankheit elend und niedrig. Die Kranken liegen apathisch, mit theilweise geschlossenen Lidern, oft wie im anhaltenden Halbschlaf da und zeigen gegen die Umgebung nicht die geringste Theilnahme. Nur während der Nacht wird nicht selten eine auffällige Lebhaftigkeit und Unruhe beobachtet. Die Leidenden können nicht schlafen und wälzen sich in ihrem Bette umher. Kommt endlich der Schlummer für einige Stunden über sie, so sprechen sie im Traume viel und laut, so dass sie die Umgebung in der Ruhe stören.

Der Verfall der geistigen und körperlichen Kräfte nimmt überhand. Einige klagen plötzlich über Verlust des Gehörs; oder das Geruchs- und Geschmacksvermögen versagen urplötzlich. Diese Zustände gehen nach Stunden oder Tagen eben so unvermuthet vorüber, als sie hereingebrochen waren. Auch sind von anderen Autoren Zuckungen einzelner Glieder, epileptiforme Konvulsionen, transitorische Lähmungen, Störungen der Hautempfindung beschrieben worden.

Bei passivem Lagewechsel der Kranken hat man überaus vorsichtig zu sein. Beim Aufrichten stellen sich sofort Schwindelgefühl, Dunkelsehen, Schlagen im Kopf und Ohrenbrausen ein. Die Kranken haben dabei Neigung zu Ohnmachtsanfällen, welche sich durch Herzpalpitationen, Dyspnoe und Beklemmungsgefühl einleiten können.

Unaufhaltsam und jedem Heilverfahren Trotz bietend, nähert sich das Leiden dem tödtlichen Ende. Nur selten hat es den Anschein, als ob die Hoffnung auf eine Wendung zum Bessern aufkommen kann. Die Kranken werden etwas lebhafter. Auch macht es den Eindruck, als ob ihre Körperkraft zunimmt. Aber die tiefe und leichenhafte Blässe pflegt sich kaum verscheuchen zu lassen. Während die Unglücklichen vordem gegen jede Speise einen fast unüberwindlichen Widerwillen verriethen, zeigen sie jetzt mitunter Hungergefühl. Aber bald nimmt dasselbe in unnatürlicher Weise überhand. Die Kranken können kaum die Mahlzeiten erwarten. Kaum je wird eine Speise von ihnen zurückgewiesen, und so reichlich man ihnen auch die Nahrung reichen mag, das Gefühl von Sättigung kommt in ihnen nur selten auf. Bald stellen sich jedoch wieder der grosse Appetitmangel und die heftige Abneigung gegen jede Speise ein.

Auch noch in jener Zeit, wenn das Leiden dem unglücklichen Ausgange sehr nahe ist, kann eine bestimmte Organerkrankung nicht aufgefunden werden. Nur die Milz geht in späteren Stadien eine leichte und meist nicht umfangreiche Vergrösserung ein.

Gegen das Lebensende hin verfallen die Kranken in ein tiefes Koma. Das Leben erlischt ganz allmählich. Seltener gehen dem Tode Zustände von grosser Aufregung und heftige Delirien voraus. In meiner ersten Beobachtung handelt es sich um einen Kranken, welcher einige Zeit vor dem Tode in einen fast tobsuchtartigen Zustand verfiel.

Auch an der Leiche bleibt die tiefe Blässe der Haut als unauslöschbares Zeichen bestehen. Die ausserordentliche Blässe hat aber zugleich an den meisten inneren Organen ebenfalls Platz gegriffen. Die Leichenschau liefert die Bestätigung dafür, dass tiefe Organveränderungen, wie es während des Lebens vermuthet wurde, nicht zur Ausbildung gekommen sind, und als hauptsächlichster Befund treten überall kleine Blutaustritte, Oedeme und an den parenchymatösen Organen fettige Entartungen zu Tage.

Die Blutungen behalten fast immer den kapillären und petechialen Karakter bei. Kaum giebt es ein Organ, welches von denselben verschont bleibt. Auf der Haut, auf den Schleimhäuten, am Gehirn, in den Organen der Brust und des Leibes bilden sie häufige und fast regelmässige Befunde. Auf der Netzhaut lassen sie sich mit unbewaffnetem Auge leicht wiederfinden.

Auf der Haut und in den serösen Höhlen finden sich überaus häufig Oedeme. An den letzteren Orten haben dieselben nicht selten ein sanguinolentes oder deutlich ikterisches Kolorit angenommen. Ihr Umfang ist kaum jemals derart, dass er eine Lebensgefahr abgab. Unter den parenchymatösen Organen werden regelmässig in den Lungen und ziemlich häufig im Gehirn Oedeme gefunden.

In Bezug auf die fettige Entartung lenkt vor Allem das Herz die Aufmerksamkeit auf sich. Ist die Verfettung einigermaassen ausgedehnt, so treten die besonders erkrankten Stellen als gelbliche Marmorirung an dem blassen Organe leicht erkennbar und deutlich zu Tage. Auch an der Leber, an den Nieren und auf der Schleimhaut des Magens kann es zu mehr oder minder ausgesprochenen Verfettungsvorgängen kommen. Die Milz erscheint häufig etwas vergrössert und einen ähnlichen Zustand bieten die mesenterialen Lymphdrüsen dar.

Schon während des Lebens fällt es mitunter auf, dass trotz der tiefen Blässe und des hochgradigen Kräfteverfalles sich ein Schwund des Fettgewebes und der Muskulatur kaum ausgebildet hatte. Auch bei der Sektion findet man mitunter einen auffällig gut entwickelten panniculus adiposus. Auch kann es unter dem Epikard und am Netz zu umfangreichen Fettablagerungen gekommen sein.

Das Herz und die grossen Blutgefässe zeigen nur einen geringen Inhalt. Die feineren Gefässe der parenchymatösen Organe dagegen waren in meinen Beobachtungen allerorts mit Blut reichlich erfüllt.

Obschon man nicht anders kann, als die Oedeme, die Blutungen und theilweise auch die fettigen Entartungen auf eine Veränderung der Gefässwände zu beziehen, entstanden durch die abnorme Beschaffenheit des Gefässinhaltes, so gelingt es dennoch nicht, sich dieselben anatomisch zur Anschauung zu bringen. Die Gefässwände erscheinen vollkommen intakt oder sie sind so geringe Grade fettiger Degeneration eingegangen, dass es nicht möglich ist, die eben erwähnten Befunde auf diese Degeneration zu beziehen.

So schwer das Leiden ist, so unglücklich es in der Regel endet, so geringfügig ist der anatomische Befund. In der Malignität des Leidens und in den — man möchte fast sagen — bedeutungslosen anatomischen Veränderungen stimmen wiederum alle Formen progressiver perniziöser Anämien mit einander überein. Auch hier zeigen sich Aetiologie und Wesen der Krankheit kaum von weitgehendem Einfluss. Um so mehr hat man sich davor zu hüten, alle Formen auch ihrem W e s e n nach für gleichwerthig zu halten, und es ist die Hauptaufgabe dieser kleinen Abhandlung, eine bestimmte Form der progressiven perniziösen Anämie als ihrem Wesen nach eigenartig darzustellen. Bevor das jedoch geschehen kann, soll der Leser in dem folgenden Abschnitt mit den Beobachtungen bekannt gemacht werden, welche zu dieser Anschauung den Grund abgegeben haben.

Sechstes Kapitel.

Eigene Kasuistik.

Beobachtung I.[1]

(Vergl. Tafel I, Fig. 1.)

Ferdinand Grünthal, 24 Jahre alt, Kellner, erkrankt ohne nachweisbaren Grund an den Zeichen progressiver perniziöser Anämie und geht innerhalb 6 Wochen zu Grunde. 6 Monate vorher leichte Excesse in Venere.

Defluvium capillorum. Anosmia und Kakosmia. Vorübergehende Polyphagia. Taubheit. Empfindlichkeit der Lebergegend. Ikterus sclerarum. Chemosis conjunctivarum. Furibunde Delirien. Veränderungen der rothen Blutkörperchen.

Fettherz. Milz, Lymphdrüsen und Knochenmark ohne Veränderung.

Anamnese. Ferdinand Grünthal, 24 Jahre alt, Kellner aus Berlin, will aus vollkommen gesunder Familie stammen. Die Eltern leben und erfreuen sich der besten Gesundheit; auch seine beiden Geschwister sollen niemals ernstlich krank gewesen sein.

Der Kranke ist bis vor drei Wochen immer gesund gewesen. Er besinnt sich nicht, Kinderkrankheiten durchgemacht zu haben. Als Soldat hat er nicht gedient, weil er als zu schwach befunden wurde.

Seit seinem 18. Lebensjahre ist er als Kellner thätig und hat auch die schweren Arbeiten seines Berufes ohne besondere Anstrengung und Mühe verrichten können.

Sein jetziges Leiden soll vor drei Wochen ziemlich plötzlich angefangen haben. Es stellte sich im Verlauf einer Woche ein so erhebliches Schwächegefühl ein, dass der Kranke nicht mehr seinen Pflichten nachkommen konnte. Zu gleicher Zeit klagte er über Herzklopfen und Athemnoth. Er verlor den

[1] Die Krankengeschichte wird nach sehr genauen Aufzeichnungen des Verf. etwas verkürzt wiedergegeben.

Appetit vollkommen und schwitzte öfters während der Nacht. Der Schlaf wurde unruhig und wollte in der letzten Zeit fast gar nicht mehr kommen. Dabei wurde sein Aussehen, welches nie besonders blühend gewesen sein soll, so ausserordentlich blass, dass es seine Umgebung schreckte und ängstigte. In Bezug auf die Ursache für seine Krankheit weiss er nichts anzugeben. Vor 6 Monaten hat er eine Liebschaft gehabt und mit seiner Geliebten etwas länger als einen Monat lang wiederholentlich aber nicht unmässig kohabitirt. Er habe sich nach dieser Zeit vielleicht anfangs etwas schwach gefühlt, sei aber bald wieder kräftig geworden und bis zu dem Eintritt des jetzigen Leidens vollkommen gesund gewesen.

Seit 14 Tagen musste er andauernd das Bett hüten, da er sich nicht mehr aufrecht halten konnte, indem sich sofort bei Versuchen des Aufrichtens Ohnmachtsanwandlungen, Verdunkelungen des Gesichts und Ohrensausen einstellten. Am 22. Mai 1874 wurde der Kranke auf die Männerabtheilung des Frerichs'schen Universitätsklinikums rezipirt.

Status praesens. 23. 5. 75.

Patient ist ein kleiner und schwächlich gebaut aussehender Mann. Der Knochenbau ist sehr gracil, Muskulatur ziemlich derb und umfangreich, Fettpolster sehr gut entwickelt. Die Haut lässt besondere Exantheme oder Narben nicht erkennen.

Bei der Betrachtung des Kranken muss sofort die ausserordentliche Blässe der gesammten Hautdecken in's Auge fallen. Auch die sichtbaren Schleimhäute erscheinen fast blutleer und besitzen eine etwa bernsteingelbe Farbe. Die Blässe der Haut lässt einen leichten Uebergang zum wachsgelben Farbenton nicht verkennen, jedoch besteht eine ikterische Verfärbung mit Sicherheit nicht, sowohl an den Hautdecken als auch an den Skleren.

Patient nimmt augenblicklich Rückenlage ein, ist dabei aber gegen das Fussende des Bettes hinabgerutscht. Während der Untersuchung wendet er sich bald auf die eine, bald auf die andere Seite um. Ueberhaupt verräth sein ganzes Benehmen eine bemerkenswerthe und ängstliche Unruhe.

Die Temperatur der Haut ist dem Gefühle nach nicht erhöht. Puls regelmässig, beiderseits von gleicher Beschaffenheit, voll, hoch, stark gespannt, leicht dikrot, zur Zeit 80 Mal in einer Minute anschlagend. Die Athmung erfolgt oberflächlich, beschleunigt, aber ohne Behinderung. Nirgends Oedeme.

Der Kranke ist bei vollkommen freiem Sensorium. Er klagt über allgemeines Schwächegefühl, über Anfälle von Herzklopfen, Athemnoth und Beklemmung, über Mangel an Appetit und anhaltende Schlaflosigkeit. „Eine innere Unruhe verzehre ihn und er sehe sein nahes Ende voraus."

Das Gesicht ist erstaunlich blass. Der Ausdruck des Gesichtes niedergeschlagen und muthlos. Haare trocken und zahlreich. Zunge feucht, blass, rein. Das Sehvermögen ist intakt und am Augenhintergrund keine Veränderung nachzuweisen. Auch an den übrigen Hirnnerven ist es zu keiner Störung gekommen.

Der Thorax besitzt eine lange und zugleich abgeflachte Form und ist gegen Druck beträchtlich resistent. Er dehnt sich bei tiefen Athemzügen gleichmässig und gut aus. Er ist an keiner Stelle auf Druck schmerzhaft. Respirationstypus fast ausschliesslich kostal.

An den Lungen besteht eine Veränderung nicht.

Auch der Zirkulationsapparat erscheint vollkommen intakt. Die Herzdämpfung beginnt oben an dem dritten Rippenknorpel (relativ), geht nach rechts bis an die linke Sternallinie, nach links bis an die linke Mammillarlinie, nach unten bis zum oberen Rande der sechsten Rippe. Der Spitzenstoss des Herzens schlägt im fünften linken Interkostalraum dicht unter und neben der linken Mammilla ziemlich kräftig an. Bei der Auskultation hört man über allen Herzostien einen dumpfen systolischen und einen helleren, stärkeren diastolischen Ton.

Die Karotiden klopfen auf beiden Seiten sehr stark, und man kann mit dem Auge die Pulsationen bis in die arteria temporalis deutlich verfolgen. Ueber der Karotis zwei reine Töne vernehmbar.

Auch über der arteria brachialis und sogar über der arteria radialis hört man einen kurzen, klappenden, reinen Ton. Ein reiner Ton über der arteria cruralis, an dessen Stelle bei gelindem Druck mit dem Hörrohr ein längeres, lautes, systolisches Geräusch auftritt.

Ueber dem bulbus venae jugularis lautes Bruit de diable und ein ähnliches Geräusch an dem Anfangstheil der vena cruralis.

Das Abdomen ist gut und gleichmässig gewölbt. Gegen Druck erscheint es nur in der Lebergegend etwas empfindlich.

Die Leber ist nicht vergrössert: ihre obere Grenze beginnt dicht über der sechsten rechten Rippe, während ihre untere Grenze etwa mit dem unteren Rande des Brustkorbes endet. Der Hand ist das Organ nicht zugänglich, doch ist Druck in der Lebergegend auffällig empfindlich.

In der Milzgegend besteht tympanitischer Schall, und eine Vergrösserung des Organes scheint nicht zu bestehen.

Die peripheren Lymphdrüsen nirgends geschwollen oder schmerzhaft.

Urin reichlich, seit den letzten 24 Stunden an Menge 1700 Ccm. betragend. Der Urin ist vollkommen klar, besitzt eine hochrothe Farbe (etwa Vogel 6), enthält kein Eiweiss und hat ein spez. Gew. = 1019.

Der Kranke hustet nicht und hat auch nichts ausgeworfen. Der Stuhlgang soll unregelmässig sein.

In der Nacht hat Patient fast gar nicht geschlafen und sich beständig unruhig im Bette umhergewälzt.

Gegen Nahrungsaufnahme zeigt er einen kaum zu überwindenden Widerwillen.

Um Blut zur mikroskopischen Untersuchung zu gewinnen, wurden an verschiedenen Körperstellen kleine Inzisionswunden und Nadelstiche gemacht. Das Blut strömte sehr reichlich aus den Wunden hervor, und die Blutstillung trat erst nach längerer Zeit ein. Dem Blute fehlte der röthliche Farbenton fast vollkommen und sein Aussehen war serös, bernsteingelb. Es blieb auffällig lange flüssig und der endlich gebildete Blutkuchen war locker und leicht zertheilbar.

Bei der mikroskopischen Untersuchung erschien die Zahl der rothen Blutkörperchen sehr beträchtlich vermindert. Unter dem Gesichtsfelde schwammen sie gewöhnlich vereinzelt in dem Plasma umher. Sie waren sehr blass, dabei aber gross und hatten durchschnittlich einen Längsdurchmesser von 8—9 μ. Beim beginnenden Verdunsten des Präparates zeigten sie keine Neigung zur Geldrollenbildung. Auch bildeten sie beim Eintrocknen fast niemals Sternform, sondern boten unter diesen Umständen gewöhnlich nur eine leicht wellige, sehr häufig dabei auffällig regelmässig wellige Randkontour dar. Die Form der rothen Blutkörperchen war unter allen Umständen exquisit bikonkav.

Ausser ihnen nahm man noch im Blute andere gefärbte Elemente wahr, welche sich durch Farbe, Form und Grösse sofort unterscheiden. Ihre Farbe war ein sehr tiefes Gelbroth, so dass sie vielleicht auch dann durch ihr Kolorit aufgefallen wären, wenn die bikonkaven Blutkörperchen nicht besonders blass gewesen wären. Ausserdem waren sie vollkommen kugelrund und eine Andeutung von bikonkaver Depression war an ihnen nicht wahrnehmbar. Nur an einigen sehr wenigen unter ihnen hatte es den Anschein, als ob an Stelle einer Depression eine leichte Abplattung bestand. Ihr Durchmesser betrug sehr konstant 3,0—3,5 μ. Ihre Zahl war so reichlich, dass man auf 5 bikonkave Blutkörperchen ein einziges der vollkommen runden Form zählte (vergl. Tafel I. Fig. 1.). Beim Verdunsten des Präparates schrumpften sie gleichmässig ein und legten sich niemals zu Geldrollen an einander. Gegen alle Reagentien, welche die rothen Blutkörperchen zerstören, besassen sie eine besondere Resistenz. Uebrigens war ihr Protoplasma völlig homogen, und ein Kern war in seinem Innern nicht erkennbar.

Die Zahl der farblosen Blutkörperchen war eine auffällig geringe. Ihr Auffinden erforderte die grösste Sorgsamkeit.

Elementarkörnchen waren im Blute fast gar nicht vorhanden.

Ordo.

Extract ferri pomat. 0,3.
2stdl. i. P.

Krankheitsverlauf.

Der Patient wurde vom 22. Mai bis zum 9. Juni auf der Abtheilung behandelt und beobachtet und ging am 9. Juni zu Grunde.

Während dieser Zeit war der Kranke andauernd fieberfrei: Die Temperatur in der Achselhöhle schwankte von 37,3° bis 37,8° C. Der Puls blieb regelmässig, stieg mitunter bis auf 100 Schläge in der Minute und war stets voll und stark gespannt. Oedeme bildeten sich an den letzten 3 Tagen an den Konjunktiven aus, welche ausserdem eine schwache, aber deutliche ikterische Verfärbung annahmen. Die gesammte übrige Haut blieb wachsgelb, ohne ikterische Beimischung.

An den Organen der Brust- und Bauchhöhle konnte man eine Veränderung nicht auffinden, nur wandelte sich der systolische Ton über den Herzostien bald vollkommen in ein langes, lautes Blasen um. Die Lebergegend wurde gegen Druck vielleicht noch empfindlicher. Selbst als der Kranke vor dem nahenden Eintritt des Todes im Koma dalag, verzog er schmerzhaft das Gesicht, sobald man die Lebergegend palpirte. Keine Milzvergrösserung. Das Blut ging in seiner korpuskulären Zusammensetzung keine Veränderung ein.

In den letzten Tagen des Monats Mai wurde besonders über Ohrensausen, Klopfen im Kopf, üble Geruchs- und Geschmacksempfindung geklagt.

Am 30. Mai ist das Gehörsvermögen fast völlig vernichtet, ein Gleiches gilt von dem Geruch; das Geschmacksvermögen ist beträchtlich vermindert. Das Sehen bleibt intakt und am Augenhintergrund tritt zu keiner Zeit eine Veränderung ein.

An den letzten Lebenstagen wurde ein starkes Ausfallen des Haupthaares beobachtet, welches so rapid zunahm, dass der vordem üppige Haarwuchs sehr sparsam wurde. Das Defluvium betraf die gesammte Kopfhaut gleichmässig und auf den enthaarten Stellen bestand eine Sensibilitätsstörung nicht.

Vom 27.—29. Mai stellt sich ein auffälliger Heisshunger ein. Die Menge der Speisen wird dem Kranken verdreifacht und trotzdem empfindet er kein Gefühl der Sättigung. Kaum kann er die Mahlzeit erwarten. Andauernd quält ihn der Hunger. Am 30. Mai schien der Heisshunger ganz plötzlich gestillt und machte von Neuem einem grossen Widerwillen gegen jede Nahrung Platz, so dass man Mühe hatte, dem Kranken etwas Speise beizubringen.

Der Urin war jeder Zeit reichlich und schwankte an Menge zwischen 1500--1800 Ccm. Er war immer klar, rothgelb, stark sauer, ohne Eiweissgehalt und von 1015—1020 spez. Gewicht.

Husten und Auswurf wurden zu keiner Zeit beobachtet.

Der Stuhlgang erfolgte regelmässig am Tage ein Mal: er war fest und sehr stark gallig gefärbt.

Der Schlaf war unruhig und kurze Zeit anhaltend. Der Patient störte während der Nacht die Mitkranken durch seine Unruhe und das laute Sprechen im Traum. Bis zum 3. Juni war das Sensorium anhaltend frei gewesen. In der Nacht vom 2. zum 3. Juni hatte der Kranke plötzlich angefangen laut zu deliriren. Auch hatte er mehrmals den Versuch gemacht, das Bett zu verlassen und auf dem Krankensaal umherzuwandern. Seine Vorstellungen waren heiterer Natur: er hatte lustige Lieder gesungen und glaubte sich in einer fröhlichen Gesellschaft befunden zu haben. Gegen Morgen wurde er ein wenig ruhiger. Aber bei der Morgenvisite erkannte er den behandelnden Arzt noch immer nicht. Er weiss nicht, wo er sich befindet, fühlt sich ausserordentlich wohl und glaubt dann in einem Restaurant zu sein. Erst am Abend kommt der Kranke zu sich, weiss aber nichts von dem, was mit ihm vorgegangen ist und wähnt geschlafen und geträumt zu haben.

Während der ersten Hälfte der nächsten Nacht (3.—4. Juni) lag der Kranke schlaflos aber ruhig da. In der zweiten Hälfte stellen sich von Neuem Wahnvorstellungen ein. Der Kranke überhäuft seine Umgebung mit Schimpfworten; er behauptet, von ihr beraubt und getödtet werden zu sollen. Er springt aus dem Bette, schlägt und beisst um sich und muss sorgfältig bewacht werden.

Von diesem Zeitpunkte an bis zu seinem Tode wurde der Kranke anhaltend von Wahnvorstellungen beherrscht und kam nie mehr zum freien Bewusstsein. Die Natur der Ideen war sehr wechselnd. Bald gab er sich als ein harmloser, freundlicher und gutmüthiger Mensch, welcher seine Aerzte und Wärter mit Schmeicheleien und Liebkosungen überhäufte und ihnen frohe Lieder vorsang, bald biss er, schlug er und spuckte er um sich, wurde ungezogen und unanständig in seinen Schimpfworten, machte Fluchtversuche, behauptete ohne Ursache, dass man ihn misshandelt habe und ihn tödten wolle.

Bemerkenswerth erscheint es noch, dass sich gerade in der letzten Zeit sehr häufig Anfälle objektiven Herzklopfens einstellten.

Schon am 8. Juni war der Kranke etwas ruhiger geworden. Seine Körperkräfte waren dabei so gering, dass er sich kaum im Bette umherwenden konnte. Am Abend dieses Tages wurde er komatös und am 9. Juni erfolgte morgens 5 Uhr der Tod.

Sektionsbefund 26^h p. m.

Abgemagerte, männliche Leiche mit äusserst bleicher Haut und desgleichen Schleimhäuten. Die Konjunktiven beiderseits stark ödematös und zugleich leicht ikterisch verfärbt. Der Haarwuchs auf dem Kopfe sehr sparsam. Das Unterhautfettgewebe verhältnissmässig reichlich entwickelt und von schwefelgelber Farbe. Muskulatur sehr blass, aber an keiner Stelle deutlich verfettet aussehend.

Der Thorax ist besonders an den oberen Partien sehr schmal. Die Knorpel der vierten Rippe springen beiderseits äusserst stark hervor, besonders an ihrem Ansatz an das Sternum.

Stand des Zwerchfells links entsprechend der sechsten, rechts der fünften Rippe.

Die Ränder der oberen Lungenlappen berühren sich in der Vertikallinie; ausserdem bestehen einige leicht trennbare, alte Adhäsionen zwischen Pulmonal- und Kostalpleura auf beiden Seiten.

In beiden Pleurahöhlen sind etwa je 100 Grm. einer gelbröthlich gefärbten, wässrigen Flüssigkeit.

Im Herzbeutel 380 grm. einer wässerigen, hellgelben, klaren Flüssigkeit.

Die Herzhöhlen enthalten links wie rechts nur sehr spärliche, fibrinöse Gerinnsel. Das Herzfleisch ist schlaff und mürbe, von gelbröthlicher Färbung. Unter dem Endokard schimmern sowohl auf der rechten, als auch auf der linken Seite und ebenso an den mm. papillares wie an der eigentlichen Ventrikelwand zahlreiche gelbe, netzförmige Figuren durch. Die Maschen derselben sind eng, und die Dicke ihrer Fäden erreicht den Umfang einer mässig dicken Nähnadel. Das Herz besitzt ein Gewicht von 285 Grm.

Der Klappenapparat des Herzens ist vollkommen intakt.

Die Lunge beiderseits und besonders in den Oberlappen sehr blass, von schiefrig-grauer Färbung und besonders rechts ödematös.

Die Schleimhaut der Bronchien ist beiderseits sehr blass; an den Lungengefässen nichts Abnormes.

Die Trachea und der Larynx enthalten ein feinschaumiges Sekret: Die Schleimhaut ist in ihnen wie diejenige des Pharynx sehr blass und nicht ödematös.

Die Aorta misst im absteigenden Theil 5, 5,5, 1 Cm., oberhalb der Klappen misst sie 6 Cm. Längst der Abgangsstellen der art. intercostales finden sich gelbe, längsverlaufende, aber durch schmale Querbänder verbundene Züge.

Die Milz besitzt einen normalen Umfang, ist schlaff und von glatter Oberfläche. Ihre Pulpa zeigt eine braunrothe Farbe. Die Follikel sind ziemlich klein und röthlich gefärbt.

Die Nieren wiegen 240 grm. Ihre Kapsel ist glatt und lässt sich leicht abziehen. Sowohl die Oberfläche als das Innere beider Nieren erscheinen sehr blass, jedoch sonst ohne wesentliche Veränderung.

Nebennieren unversehrt. Die Leber ist von normaler Grösse, auf dem Durchschnitt von schmutzig hellbräunlicher Färbung. Die azinöse Zeichnung ist fast ganz verwischt und an einigen Stellen zeigen die centralen Partien dunkelrothe Färbung. Die Leberoberfläche ist vollkommen glatt und nirgends verwachsen oder verdickt.

Gallenblase reichlich mit goldgelber Galle erfüllt.

Die Magenschleimhaut befindet sich im Zustande kadaveröser Erweichung, ist durchscheinend und glasig und zeigt zahlreiche gelbe, runde Flecken.

Pankreas von normaler Beschaffenheit.

Im Darmkanal besteht im Dünn- und im Dickdarm eine schieferige Färbung der Follikel, sonst bietet er keine Veränderungen dar.

Mesenterialdrüsen unversehrt. Blase, Mastdarm und Geschlechtsapparat intakt.

Die Lymphdrüsen sind an keinem Orte verändert.

Das Knochenmark des rechten Oberschenkels sieht normal aus; ebenso das des Sternums.

Gehirn und Rückenmarkshöhle durften nicht geöffnet werden.

Anatomische Diagnose. Cor adiposum.

Mikroskopischer Befund.

Bei der mikroskopischen Untersuchung aller Organe fand man überall die grösseren und kleineren Blutgefässe reichlich mit Blut erfüllt; von einer eigentlichen Blutleere konnte demnach das blasse Aussehen nicht herrühren. Die Gefässwände waren dabei intakt: nirgends Verfettung, nirgends Vermehrung der Kerne.

An den Organen der Bauchhöhle, Milz, Leber, Nieren, Pankreas und Darmschleimhaut wurden pathologische Veränderungen nicht gefunden. Das Gleiche gilt von den Lungen.

Am Herzen hat sich eine auffällig starke Verfettung der Muskelfasern ausgebildet. Besonders weit ist dieselbe in jener gelblichen netzförmigen Zeichnung vorgeschritten, welche im Vorigen erwähnt wurde. Hier sind die einzelnen Muskelfasern mit einem feinen Fettstaub dicht erfüllt, haben ihre Querstreifung eingebüsst und zeigen ein so wenig consistentes Gefüge, dass sie bei gelindem Druck wie eine feinkörnige Fettmasse zerfliessen. Ihre Kerne sind dabei total untergegangen.

An andern Stellen des Herzmuskels ist der Verfettungsprocess nicht so weit entwickelt. Hier trifft man in den Muskelfasern gröbere Fetttropfen an, welche nicht selten auffällig in Längsreihen stehen, wie wenn sie sich zuerst im Verlauf der Längsstreifung der einzelnen Muskelfibrillen angesammelt hätten. Auch hier hat eine Vermehrung der Muskelkerne nicht stattgefunden. Ueberall sind die Muskelfasern fast ganz frei von Pigment.

In dem Bindegewebe zwischen ihnen und an den kleineren Blutgefässen ist eine Veränderung nicht zu erkennen.

Die Muskulatur des Sternums und der Extremitäten ist frei von jeder fettigen Entartung und sonstigen pathologischen Veränderung.

Bei der Untersuchung des Knochenmarkes findet man nach 24 Stunden eine grosse Zahl der NEUMANN'schen Krystalle ausgeschieden, sonst aber nur normale Zellenelemente in normaler Zahl und Anordnung vor.

Beobachtung II.

(Vergl. Taf. I, Fig. 2, und Taf. III, Kurve Neumann.)

Julius Neumann, Bauarbeiter, 42 Jahre alt, überstand im 9. und im 26. Lebensjahre eine febris intermittens. Als Soldat hatte er Lungenentzündung gehabt und 8 Monate vor seinem jetzigen Leiden wurde er kurze Zeit an einem akuten Lungenkatarrh behandelt. Anfang seines jetzigen Leidens ohne nachweisbare Ursache Mitte August 1875. Tödtlicher Verlauf innerhalb 7 Monaten. Auffällige Veränderung der rothen Blutkörperchen, welche gegen Ende der Krankheit zunimmt. Defluvium capillorum. Polyphagia. Verlust des Gehörs und Geruches. Eigenthümliche kadaveröse Ausdünstung mehrere Tage vor dem Tode.

Fettherz. Hämorrhagien unter das Perikard und Endokard. Milzvergrösserung. Hyperplasie der mesenterialen Lymphdrüsen. Pachyleptomeningitis haemorrhagica. Hämorrhagien in der Retina. Aneurysmata sacciformia der Retinalgefässe. Hämorrhagien im rechten Nierenbecken. Normales Knochenmark.

Anamnese. Julius Neumann, Bauarbeiter aus Berlin, 42 Jahre alt, stammt aus einer gesunden Familie. Sein Vater starb hochbetagt an einem Schlaganfall, und seine Mutter ging in hohem Alter an einer Herzbeutelwassersucht zu Grunde. Er hat 3 Geschwister, welche sich alle der besten Gesundheit erfreuen.

Der Patient selbst hat im Alter von 6 Jahren mehrere Monate lang an einer febris intermittens gelitten, deren Entstehen auf schlechte Wohnungsverhältnisse zurückgeführt wird. Ueber den Typus des kalten Fiebers kann er keine genaueren Angaben machen. Das Leiden hat kaum 6 Monate lang angehalten und ist dann nach vorgenommenem Wohnungswechsel ohne ärztliche Behandlung vorübergegangen. In seinem Kräftezustande will er durch die Krankheit, soweit seine Erinnerung reicht, nicht besonders heruntergekommen sein. Auch ist er späterhin 20 Jahre lang gesund und so kräftig gewesen, dass er als Jüngling auf dem Bauplatz die schwersten Arbeiten ausführen konnte.

Der Kranke ist Soldat gewesen und war im Stande, den Anforderungen des Dienstes ohne Anstrengung nachzukommen. Doch wurde er während seiner Dienstzeit von einer Lungenentzündung befallen, um deretwillen er (im Jahre 1856) 6 Wochen lang im Militairkrankenhause ärztlich behandelt wurde.

In seinem 26. Lebensjahre will er nochmals binnen 9 Monaten 9 kleine Attaquen von kaltem Fieber überstanden haben. Die einzelnen Fieberanfälle sollen niemals länger als 8 Tage angehalten haben, wobei die Fröste durchschnittlich drei Male in der Woche sich zu zeigen pflegten. In ihrem Erscheinen hielten sie keine bestimmte Regel inne. Sie waren von sehr kurzer Dauer und sollen jedes Mal auf eine Indigestion gefolgt sein. Auch dieses Mal kam der Patient ebensowenig von Kräften wie in seiner Kindheit. Er stellte seine schwere Beschäftigung auf dem Bauplatz niemals ein und ging sogar an den Fiebertagen seiner Arbeit nach. Sein Appetit war jeder Zeit ein vortrefflicher, und sein Aussehen, wie er mit aller Bestimmtheit behauptet, ein blühendes.

Im Dezember 1874 und Januar 1875 wurde er 7 Wochen lang in dem Krankenhause der Charité behandelt, weil er sich nach einer heftigen Erkältung einen Lungenkatarrh zugezogen hatte. Er verliess das Krankenhaus vollkommen gesund, und nahm seine frühere Beschäftigung von Neuem auf.

Seine jetzige Krankheit soll Mitte August 1875 begonnen haben. Patient ermüdete gegen sonstige Gewohnheit leicht bei der Arbeit und zeigte grosse Neigung zum Schwitzen. Sehr bald stellte sich eine eigenthümliche Empfindung von Kälte und Spannung in den Wadenmuskeln ein, welche erst in der Bettwärme nachzulassen pflegte. Schon Anfang September fühlte sich Patient so matt, dass er seine Arbeit aufgeben musste.

Von der Umgebung wurde er darauf aufmerksam gemacht, dass er sehr krank und bleich aussehe. In seinem Munde hatte er die Empfindung eines unerträglich bitteren Geschmackes, und der bis dahin sehr rege Appetit machte schnell einem vollkommenen Appetitmangel Platz. Der Stuhl blieb dabei regelmässig.

Anfangs Dezember 1875 that Patient einen leichten Fehltritt, wobei er nicht besonders unsanft auf die rechte Hüftgelenksgegend fiel. Es stellten sich darauf Schmerzen in der rechten Hüftgelenksgegend ein, welche jedoch in wenigen Tagen nach dem Gebrauche spirituöser Einreibungen aufhörten.

Seit diesem Falle hat der Patient eine schnelle Zunahme seines Leidens bemerkt. Er wurde binnen kurzer Zeit so hinfällig, dass er nicht mehr das Zimmer verlassen konnte. Oefters stellte sich Herzklopfen ein, welches mit dem Gefühl von Angst und Athemnoth verbunden war. Auch zeigte sich grosse Neigung zu Schwindel- und Ohnmachtsanfällen, namentlich wenn der Kranke längere Zeit aufrechte Stellung eingenommen hatte. Der Schlaf war unruhig. Der Appetit fehlte vollkommen. Verdauung normal. Blutverluste hat der Kranke zu keiner Zeit gehabt.

Seit 14 Tagen hütet er ununterbrochen das Bett. Seine Aufnahme auf die Männerabtheilung des Universitätsklinikums erfolgte wegen schneller Abnahme der Kräfte am 5. Februar 1876.

Status praesens. 6. 2. 76.

T. 5. 2. 76. abds. 39,4^0 C. P. 110. R. 30. T. 6. 2. 76. mrgs. 37,7^0 C. P. 90. R. 28.

Ein mittelgrosser Mann von schlankem Knochenbau und mässig umfangreicher, dabei aber schlaffer und weicher Muskulatur. Das Fettpolster ist zwar ziemlich reichlich entwickelt, macht aber dennoch den Eindruck, wie wenn es etwas geschwunden wäre, indem es sich durch die Hautdecken hindurch leicht körnig und kleinlappig anfühlt. Die Haut ist zart, weich, trocken und zeigt an keiner Stelle Exantheme oder Narben.

Das Aussehen des Kranken ist ganz erstaunlich blass. Dabei ist der Farbenton der Blässe überall ein blendend weisser, nirgends ein Uebergang in's fahlgraue oder gelbliche. Die Lippen zeigen kaum einen blassrosigen Anflug und auch die conjunctivae palpebrarum erscheinen fast schneeweiss. Auf den conjunctivae sclerarum bemerkt man mehrere kleine Fettanhäufungen, welche ein wenig gelblich, aber nicht ikterisch verfärbt sind.

Die Thränenflüssigkeit wird sehr reichlich abgesondert, so dass sie beständig den Augapfel umspült und dem Auge einen eigenthümlich schwimmenden Ausdruck verleiht, welcher bei der auffälligen Blässe des Mannes sofort die Aufmerksamkeit auf sich lenkt.

Der Gesichtsausdruck ist ruhig. Sensorium vollkommen frei. Der Patient macht auf Befragen korrekte und sehr ausführliche Angaben. Dieselben erfolgen zugleich mit einer sehr grossen Lebhaftigkeit, welche mit dem Aussehen des Kranken in grellem Widerspruch stehen, und ihm etwas eigenthümlich Geisterhaftes, fast Erschreckendes verleihen.

Patient nimmt zur Zeit Rückenlage ein, wechselt jedoch während der Untersuchung vielfach die Körperlage, so dass sich ähnlich wie in seiner Sprachweise so auch in seinen Bewegungen eine bemerkenswerthe Unruhe und Lebendigkeit ausspricht. Er behauptet jede Lage ohne Beschwerden einnehmen zu können, nur treibe ihn innere Unruhe, die eingenommene Lage nach kurzer Zeit zu verändern.

Temperatur der Haut dem Gefühle nach nicht erhöht. Puls regelmässig, klein, niedrig, nicht sehr gespannt, nicht dikrot, zur Zeit während einer Minute 92 Male anschlagend. Keine objektive und subjektive Athemnoth. Keine Oedeme.

Die subjektiven Klagen des Kranken bestehen in dem Gefühl grosser Schwäche und Hinfälligkeit, in einer eigenthümlichen Empfindung von Spannung in den Wadenmuskeln, und in Neigung zum Husten. Seit den letzten Nächten bestehe anhaltende Schlaflosigkeit, welche mit dem Gefühle quälender innerer Unruhe verbunden sei. Auch stelle sich sofort Verdunklung des Gesichtes und Ohnmachtsanwandlung ein, sobald er sich aufrichte oder gar zu gehen versuche.

Gesicht von ganz ausserordentlicher Blässe. Es macht einen eigenthümlichen gedunsenen Eindruck, obschon ein Oedem im Unterhautbindegewebe nicht nachzuweisen ist.

Zunge blass gelblich roth, klebrig feucht, ohne Beleg; auch das Zahnfleisch hat ein blass gelblich-rothes Kolorit. Auf der Mundschleimhaut an keiner Stelle Blutextravasate.

Bemerkenswerth ist es, dass man die subkonjunktivalen Blutgefässe bis in die feinsten Verästelungen deutlich erkennen kann. Dieselben zeigen auffällig häufig starke Schlängelungen, so dass sie augenscheinlich eine beträchtliche Blutmenge in ihrem Lumen fortführen müssen. Jedoch muss es auffallen, dass diese Blutgefässe trotz ihrer offenbaren Ueberfüllung keine blutrothe, sondern eine gelbliche, eigentlich bernsteingelbe Farbe besitzen. Auch nimmt man an einem grösseren subkonjunktivalen Gefässe des rechten Auges einen mohnkorngrossen, bernsteingelben Punkt wahr, durch dessen Mitte der eigentliche Gefässstrom hindurchzugehen scheint. Derselbe entspricht offenbar einem Blutaustritt aus dem ihn durchsetzenden Gefäss.

Pupillen beiderseits gleich, mittelweit und auf Lichtreiz prompt reagirend.

Bei der Untersuchung des Augenhintergrundes ergiebt sich nichts Abnormes. Die Optikuspapille ist normal gefärbt und in ihren Grenzen scharf kontourirt. Die Gefässe zeigen gute Füllung. In der Retina kein Blutaustritt. Der Kranke behauptet gut sehen zu können, und oberflächliche Prüfungen mit Buchstaben und vorgehaltenen Fingern bestätigen seine Angaben.

Auch hört der Patient scharf. Die Haare sind reichlich, aber sehr trocken und spröde. In den Haarbälgen sitzen sie ziemlich fest.

Thorax lang, etwas schmal, sonst gut gerundet. Die oberen Thoraxgruben sind mässig tief; die fossa jugularis deutlich ausgesprochen. Gegen Druck ist der Thorax resistent, aber sein Knochengerüst, sowohl Sternum als auch Rippen zeigen an keiner Stelle schmerzhafte Punkte auf Druck. Bei tiefen Athemzügen dehnt sich der Brustkorb nach beiden Seiten gleichmässig aus. Im Allgemeinen ist die Athmung oberflächlich, etwas beschleunigt, erfolgt zur Zeit 30 Male in der Minute und hält einen kosto-abdominalen Typus inne.

Vorne über den Lungen klingt der Perkussionsschall beiderseits gleich; dabei ist er voll, tief und schwach tympanitisch. Auch hinten über den Lungen ergiebt sich keine Schalldifferenz bei der Perkussion, auch ist der Karakter des Schalles genau derselbe wie vorne.

Bei der Auskultation hört man an jeder Stelle über den Lungen leises, weich vesikuläres Inspirium, während das Exspirium gar nicht zu vernehmen ist.

Der Spitzenstoss des Herzens ist weder dem Auge noch dem Finger zugänglich. Die (relative) Herzdämpfung erscheint ein wenig klein. Sie nimmt oben erst am untern Rande der vierten linken Rippe den Anfang, reicht nach links fast bis an die linke Mamillarlinie und geht nach rechts kaum einen Finger breit über den linken Sternalrand. Nach unten hört sie wenige Millimeter oberhalb der sechsten linken Rippe auf, von wo an sehr lauter und exquisit tympanitischer Schall beginnt.

Ueber der Gegend der Herzspitze hört man zwei reine, wenn auch dumpfe und leise Töne, welche gleich stark accentuirt sind. Ueber der Mitte des Brustbeines erscheint der systolische Ton heller und kräftiger als der diastolische Ton, doch schliesst sich unmittelbar an den ersten Ton ein lang ausgezogenes, scharf hauchendes, fast schabendes Geräusch an. Im zweiten rechten Interkostalraum findet man genau die eben beschriebenen Auskultationserscheinungen wieder, nur werden dieselben bedeutend leiser als über der Mitte des Sternums gehört. Ueber der arteria pulmonalis vernimmt man zwei leise dumpfe, gleich starke und vollkommen reine Töne.

Im Verlauf des m. sterno-cleido-mastoideus bemerkt man auf beiden Seiten rhythmische und sehr kräftige Pulsationen, welche in lebhaft hüpfender Bewegung von unten nach oben laufen und mit dem Pulse in der Radialarterie zusammenfallen. Man auskultirt über den beiden Karotiden einen kurzen, systolischen Ton, dem ein leises und kurzes systolisches Blasen folgt, und einen reinen, dumpfen diastolischen Ton.

Bei leisem Aufsetzen des Hörrohrs auf den bulbus venae jugularis vernimmt das Ohr keine Schallerscheinung, dagegen tritt bei sehr gelindem Druck augenblicklich ein lautes, kontinuirliches und hoch pfeifendes Geräusch auf, welches mit jeder Systole und mit jeder Inspiration sehr deutlich verstärkt wird. Beim Aufrichten des Patienten hört man auch dann, wenn man das Stethoskop leise ansetzt, ein kontinuirliches Blasen, welches sich bei mässig starkem Druck in ein sehr lautes Pfeifen verwandelt.

Ueber der arteria brachialis trifft man in der Ellenbogenbeuge einen sehr kurzen, klappenden, hellen Ton an, welcher bei jeder Systole zum Vorschein kommt. Auf Druck geht der Ton in ein deutlich wahrnehmbares und länger ausgezogenes systolisches, rauhes Geräusch über.

Die aorta abdominalis ist von den Bauchdecken her leicht zu erreichen und lässt sich in dem grösseren Theil ihres Verlaufes und bis zum Abgange der beiden arteriæ iliacæ sehr bequem verfolgen. Ihre Pulsation erscheint der Hand ausserordentlich kräftig. Die Erscheinungen der Auskultation verhalten sich anders bei leisem und verstärktem Druck mit dem Hörrohr: bei jenem tritt nur ein kurzer, dumpfer systolischer Ton auf. Uebt man dagegen den Druck ein wenig kräftiger aus, so bleibt auch jetzt noch der systolische Ton bestehen, aber neben ihm und durch eine ziemlich lange Pause getrennt kommt ein kurzes, weiches Blasen zum Vorschein, von rein diastolischem Karakter und, wie man sich leicht aus dem Heben und Sinken des Stethoskops davon überzeugen kann, genau mit dem Kollaps der Schlagader zusammenfallend.

Ueber der arteria cruralis findet man einen kurzen, kräftigen, etwas dumpfen systolischen Ton, den man durch gesteigerten Druck sich in ein systolisches Blasen umsetzen lassen kann. Neben ihm nimmt das Ohr ein leises, kontinuirliches Blasen wahr. Dasselbe gleicht in seinen Eigenschaften völlig dem bruit de diable über dem Bulbus der Jugularvene. Mit jeder Systole wird dasselbe verstärkt. Bei lebhafter Anspannung der Bauchpresse schwindet es ganz und gar, und zeigt eine sehr bemerkenswerthe Abhängigkeit von der Respiration. Wird der Kranke zur tiefen Inspiration aufgefordert, so hört es ziemlich schnell und plötzlich auf, um bei der nächstfolgenden Exspiration von Neuem zu erscheinen. Jedoch tritt es nicht sogleich beim Beginn der Exspiration auf, sondern nimmt erst eine kurze Zeit später den Anfang und schwillt auf der Höhe der Exspiration zu einem ausserordentlich lauten Pfeifen an. Uebrigens sind diese akustischen Erscheinungen über der rechten Kruralvene sehr viel lauter und deutlicher als linkerseits. Sie können beliebig oft hinter einander und jedes Mal mit grosser Exaktheit eintretend wiederholt werden.

Das Abdomen erscheint mässig gewölbt. Im Epigastrium bemerkt man weit verbreitete, hebende, systolische Pulsation, welche während der Diastole von einem deutlichen Doppelkollaps der Bauchdecken gefolgt wird. Von letzterem ist der erste Abfall stärker als der letzte.

Das Abdomen ist gegen Druck weich, nachgiebig, unempfindlich.

Die Leber ist mit ihrem unteren Rande der Palpation zugänglich. Der Rand erscheint stumpf; die Leberoberfläche glatt; das Parenchym der Leber fest und unempfindlich. Mit dem Auge können die Kontouren des Organes nicht verfolgt werden.

Die Leberdämpfung beginnt relativ unter der fünften rechten Rippe, absolut genau einen Interkostalraum tiefer. Auch verschiebt sich bei den Athemzügen die obere Grenze der Leberdämpfung leicht und ergiebig. Nach unten erstreckt sich die Leberdämpfung in der rechten Mamillarlinie 3 Finger breit über den unteren Rand des Brustkorbes und erreicht hier eine Gesammthöhe von 17 Cm.

Milz deutlich vergrössert, doch kann sie nicht in ihrem vorderen Theil gefühlt werden. Ihre Dämpfung beginnt am unteren Rande der siebenten linken Rippe und schliesst unten mit der ersten falschen Rippe ab. Nach hinten reicht sie bis zur linea scapularis, während sie nach vorne fast die linke Mamillarlinie erreicht. Die Dämpfungsfigur hat eine länglich runde Form und besitzt eine Höhe von 9 und eine Länge von 17 Cm.

An allen übrigen Stellen findet man bei der Perkussion lauten und tiefen tympanitischen Schall. Von den Bauchdecken aus lassen sich keine Drüsenpackete durchfühlen.

Die Lymphdrüsen an der Körperoberfläche nirgends vergrössert und indurirt.

Auswurf sparsam, rein katarrhalisch, schleimig, farblos, zäh, auf der Oberfläche von einer dünnen Schaumschicht bedeckt.

Urin reichlich, seit 24 Stunden 1850 Ccm. Dabei ist die Farbe gelbroth (etwa Vogel 5) und vollkommen klar, nur auf dem Boden eine leichte nubecula. Reaktion ausgesprochen sauer; sp. Gew. = 102,5; kein Eiweiss; kein Zucker. Eine chemische Analyse ergiebt:

Harnstoff	=	1,3 $^0/_0$	=	24,05	Grm. pro die.
Chloride	=	0,16$^0/_0$	=	3,10	„ „
Phosphorsäure	=	0,08$^0/_0$	=	1,48	„ „

Stuhl täglich ein Mal und von anscheinend normaler Qualität.

Appetit fehlt vollkommen und es befällt den Kranken beim Anblick von Speisen Ekel und Widerwille. Durst rege.

Schlaf in der verflossenen Nacht sehr unruhig. Der Kranke hat sich nach den Angaben seiner Zimmergenossen viel im Bett umhergeworfen und im Schlafe laut gesprochen. Er selbst behauptet, beunruhigende Träume gehabt zu haben.

Bei Nadelstichen in die Kuppe der Finger quillt das Blut sehr reichlich aus der kleinen Wunde hervor. Dasselbe trifft nach einer kleinen Inzision in den Unterarm zu. Es scheint fast, als ob das Blut abnorm reichlich zum Vorschein kommt, oder genauer gesagt, als ob es durch einen auffälligen Mangel an Gerinnungsfähigkeit die Stiche und Schnittwunden erst spät verschliesst.

Sobald das Blut aus der Wunde hervordringt, erscheint es bernsteingelb. Aber nach einiger Zeit nimmt es ein fast gesprenkeltes Aussehen an, indem sich nach genauerer Betrachtung in dem bernsteingelben, klaren Fluidum kleinere, rothgefärbte Inselchen abheben, die — so zu sagen — einen körnigen Anblick gewähren. (Beginnende Gerinnung?) Erst nach 10 Minuten bildet sich bei einer Zimmertemperatur von 17° C. ein deutliches Koagulum heraus, welches aber jeder Zeit eine eigenthümlich lockere und weiche Beschaffenheit besitzt.

Bei der mikroskopischen Untersuchung des Blutes fällt es zunächst auf, dass die Zahl der zelligen Bestandtheile des Blutes eine sehr geringe ist, so dass die Blutkörperchen, obwohl jedes Mal sehr grosse Tropfen zur Untersuchung benutzt wurden, sich in der Regel niemals berühren, sondern durch breite Interstitien von einander getrennt und vereinzelt im Blutplasma schwimmen.

Auch unter dem Mikroskop macht sich die geringe Neigung des Blutes zur Gerinnung sehr bemerkbar, und es dauert fast 10 Minuten, bis die ersten zarten Fäden des zierlichen Fibrinnetzes gesehen werden. In dem mikroskopischen Bilde der Fibringerinnung zeigte sich nichts Abnormes.

Die Zahl der farblosen Blutkörperchen war eine ausserordentlich geringe. Man musste lange Strecken sorgfältig durchmustern, bis man auf ein farbloses Blutkörperchen stiess. Dieselben waren klein, zart granulirt und enthielten in ihrem Innern 3—4 Kerne.

Die rothen Blutkörperchen waren blass, sehr gross und zeigten eine deutlich ausgesprochene bikonkave Depression. Sie hatten keine Neigung zur Geldrollenbildung und blieben vereinzelt oder locker neben einander liegen, auch wenn das Präparat längere Zeit der Luft exponirt wurde. Auch musste es auffallen, dass sich beim Eintrocknen des Blutes keine eigentlichen Zacken oder Sternformen bildeten, sondern dass die Kontour unter diesen Umständen nur leicht und regelmässig wellig erschien.

Neben den ausgebildeten grossen, fast abnorm grossen rothen Blutkörperchen bemerkt man ohne besondere Mühe solche, welche kaum den halben Durchmesser der ersteren erreichen. Dieselben fallen um so mehr in's Auge, als sie um Vieles stärker gefärbt sind. Auch erkennt man leicht, dass ihnen eine besondere Form zukommt. Der bikonkave Einschnitt und selbst eine Andeutung desselben geht ihnen vollkommen ab, und sie sind, wie man sich sicher bei ihrem Rollen überzeugen kann, kugelrund geformt. Ihre Zahl betrug als Mittel aus einer langen Reihe von Zählungen etwa 1 : 25 normaler rother Blutkörperchen. Gewöhnlich bewegten sie sich ganz vereinzelt zwischen den normalen Blutkörperchen und nur selten liegen sie zu drei oder mitunter bis zu 5 nahe bei einander. Ihr Protoplasma war völlig homogen, doch boten sie gegen alle Reagentien, welche rothe Blutkörperchen zerstören, eine sehr bemerkenswerthe Resistenz. Wurde beispielsweise Wasser oder verdünnte Essigsäure zu einem Präparat hinzugesetzt, so waren sie noch mässig gut erhalten, während die ausgebildeten rothen Blutkörperchen schon lange geschwunden waren. Der Nachweis eines Kernes gelang weder im intakten Zustand noch mit Zuhülfenahme von Reagentien.

In Rücksicht auf die Maasse sei erwähnt, dass, während die normalen Blutkörperchen 8—9 μ Durchmesser erreichten und nur sehr selten solche unter 8 μ Durchmesser gesehen wurden, die runden Blutzellen 3—4 μ Durchmesser besassen. Niemals wurde in dem Falle, dass sie gegen die Regel zu mehreren neben einander lagen, beobachtet, dass sie zu Figuren zusammengetreten wären, welche den bekannten Bildern der Geldrollen entsprochen hätten. Auch konnte man niemals an ihnen Zackenbildungen entdecken, indem sie beim Verdunsten des Präparates unter Erhaltung ihrer Form einfach einschrumpften und kleiner wurden.

Da die normalen rothen Blutkörperchen nur ganz ausnahmsweise einen kleineren Durchmesser als 8 μ besassen und die eben beschriebenen Formen nicht über 4 μ hinausgingen, so fanden Uebergänge der Grössenverhältnisse von einer Form in die andere nicht statt. Dasselbe gilt von der Gestalt. Der bikonkave Ausschnitt war unter allen Umständen ganz ausserordentlich deutlich ausgesprochen und bei den kleineren Zellen war die Kugelgestalt jederzeit in vollendeter Weise ausgebildet. Dagegen musste noch das Vorkommen von sehr kleinen, eigenthümlich glänzenden, tief rothgelb gefärbten Körperchen, man könnte sagen Körnchen auffallen, welche kleinen Oeltröpfchen nicht unähnlich sahen. In ihrer Grösse kamen sie den als sog. Elementarkörnchen im Blute vorkommenden Protoplasmaklümpchen meist gleich, seltener erreichten sie einen Durchmesser bis zu 1,3 μ. Sie schwammen bald vereinzelt, bald in Gruppen von 4—8 im Plasma umher, kamen jedoch nicht in grosser Menge vor. Versuche, ihre Zahl nur annähernd genauer zu bestimmen, scheiterten leider an der Schwierigkeit der Aufgabe.

Besonders betont muss es aber noch werden, dass auf keinem unter sehr zahlreichen Präparaten die unter dem Namen der Elementarkörnchen bekannten Gebilde, also Anhäufungen von feinen, farblosen Protoplasmakörnchen gefunden wurden. (Vgl. Taf. I. Fig. 2.)

Ordo. 1) Wein.
2) Tinct. ferri chlorat. aeth.
3 × tgl. 25 Tropfen.

Krankheitsverlauf. 6. Februar bis 6. März 1876.

Das subjektive und objektive Befinden des Kranken hat sich im Verlaufe der letzten 4 Wochen ganz erheblich verschlechtert. Der Kranke klagte vornehmlich über gestörten Schlaf, über Herzklopfen, Athemnoth, Beängstigungen und grosses Schwächegefühl.

Die Hautdecken erscheinen bleich und blutleer; ebenso die sichtbaren Schleimhäute.

Im Gesicht hat sich ein nicht unbeträchtliches Oedem seit einigen Tagen ausgebildet, so dass auf Fingerdruck tiefe Gruben zurückbleiben. Auch besteht Chemosis conjunctivarum, und zu gleicher Zeit erkennt man an den Skleren einen deutlich ikterischen Anflug. Der Augenhintergrund sieht vollkommen gesund aus.

Auch auf dem Fussrücken und um die Knöchel leichtes Oedem der Haut. Auch findet man auf dem Fussrücken beiderseits eine grössere Zahl von Petechien, während die übrige Haut von Exanthemen frei geblieben ist.

Besonders auffällig muss es erscheinen, dass während der letzten zwei Wochen ein sehr beträchtlicher Haarausfall eingetreten ist, so dass der Patient fast kahlköpfig erscheint. Dabei ist das Ausfallen der Haare weder nach dem Verbreitungsgebiet einzelner Kopfnerven, noch in Kreisen, sondern gleichmässig über die gesammte Kopfschwarte erfolgt. Letztere selbst ist sehr trocken, sieht aber normal aus und ist gegen Nadelstiche normal empfindlich.

Pupillen mittelweit. Augenhintergrund erscheint in jeder Beziehung gesund. Sehvermögen vortrefflich.

Zunge nicht belegt. Seit 5 Tagen ist die bis dahin völlige Appetitlosigkeit wie mit einem Schlage verschwunden und hat einem auffälligen Heisshunger Platz gemacht. Der Kranke erzählt, dass er ununterbrochen Nahrung zu sich nehmen könnte, ohne dass er das Gefühl der Sättigung empfinde und verzehrt seine Diät, welche mehr als verdoppelt wurde, mit dem grössten Behagen. Im Vergleich zu dem Kräftezustand hat dieser rege Appetit viel Befremdliches, denn der todtenblasse Mann ist kaum noch im Stande, sich ohne fremde Hülfe im Bette aufzurichten. Dabei ist die Verdauung anscheinend normal: täglich ein gut gefärbter Stuhl, niemals Erbrechen.

Die Temperatur in der Achselhöhle war zeitweise erhöht, worüber man die Kurve auf Taf. III vergleichen möge. Puls stets regelmässig, klein, niedrig; es wurden selten mehr als 90 Schläge in der Minute gezählt. Keine objektive Athemnoth.

An den Lungen seit früher keine Veränderung. Pleurahöhlen ohne fremden Inhalt.

Die Herzdämpfung hat sich nach rechts verbreitert und geht bereits um die Breite von $1^1/_2$ Fingern über den rechten Sternalrand hinaus. Die Erscheinungen der Auskultation sind sowohl über dem Herzen als auch über den peripheren Arterien die alten geblieben und wurden wiederholentlich den meine Abtheilung Besuchenden demonstrirt.

Das Abdomen ist gut gewölbt. Die Leber hat ebensowenig als die Milz nachweisbar an Umfang zugenommen. Die Leber ist gegen Druck nicht empfindlich. Schon längere Zeit ist die Milz so weit nach vorne und unten gelagert, dass sie mit ihrer vorderen Spitze leicht und deutlich gefühlt werden kann. Sie verschiebt sich sehr ergiebig mit jedem Athemzug, ist bei Druck unempfindlich, erscheint von glatter Oberfläche, aber von derbem und festem Gefüge.

Ein Flüssigkeitserguss in die Bauchhöhle ist nicht nachweisbar.

Die peripheren Lymphdrüsen an keiner Stelle vergrössert und verhärtet.

Kein Husten. Kein Auswurf. Der Schlaf fast immer gestört, unruhig und von unruhigen Träumen begleitet; nur seit den letzten beiden Nächten etwas besserer Schlaf.

Urin an jedem Tage reichlich, dunkelgoldgelb gefärbt, sauer und ohne Eiweiss. Eine mehrere Tage lang fortgesetzte chemische Untersuchung des Harns ergab für die Zeit, während welcher der Appetit des Kranken ganz geschwunden war und nur wenig Speise genossen wurde, folgendes Resultat:

Datum.	Urinmenge in Ccm.	Spez. Gew.	Reaktion	Harnstoff.		Kochsalz.		Phosphorsäure.	
				%	Grm.	%	Grm.	%	Grm.
8. 2. 76.	1920	102,1	Sauer.	1,4	26,88	0,32	6,14	0,21	4,03
9. 2. 76.	1830	102,4	Sauer.	1,75	30,23	0,23	4,21	0,17	3,11
10. 2. 76.	2100	101,9	Sauer.	1,38	28,98	0,46	9,66	0,23	4,83
11. 2. 76.	1590	102,7	Sauer.	2,01	31,96	0,38	6,04	0,47	7,47
12. 2. 76.	2300	101,8	Sauer.	0,73	16,79	0,15	3,45	0,11	2,53
13. 2. 76.	1870	102,3	Sauer.	1,24	23,19	0,20	3,74	0,18	3,34
14. 2. 76.	1745	102,5	Sauer.	1,41	24,61	0,13	2,27	0,05	0,87

In der Nacht vom 29. Februar zum 1. März trat zum ersten Male ein sehr geringes Nasenbluten ein. Als Grund für dasselbe führt der Kranke an, dass er sich darauf besinne, dass er im Halbschlaf wiederholentlich mit den Fingern in der Nase „umhergebohrt" habe.

Zum Zwecke mikroskopischer Untersuchung ward wie früher Blut aus einer Inzisionswunde des Unterarmes und durch Nadelstiche aus den Fingerspitzen gewonnen. Es hat — mit dem freien Auge betrachtet — die im Vorigen beschriebenen Eigenschaften beibehalten. Auch mikroskopisch zeigt es die früher beschriebene Beschaffenheit. Nur fällt es nach zahlreich wiederholten Zählungen auf, dass die Menge der kleinen, runden Blutkörperchen nicht unbeträchtlich zugenommen hat, so dass sich das Verhältniss der normalen rothen Blutkörperchen zu diesen anormalen Formelementen herausstellt:

= 1 : 15 (früher 1 : 25).

Ordo. 1) Wein und kräftige Diät.
2) Blaud'sche Pillen.

15. März 1876.

Das Gesichtsödem ist ein wenig beträchtlicher geworden, während es an den unteren Extremitäten nicht zugenommen hat. Keine neuen Blutaustritte unter der Haut. Die Hautdecken wachsbleich. Der Skleralikterus besteht fort. An den Organen der Brust- und Bauchhöhle kann eine Veränderung gegen früher nicht nachgewiesen werden.

Der Kranke liegt theilnahmslos und meist mit geschlossenen Augenlidern da. Die Beängstigung ist in der letzten Zeit sehr stark gewesen. Wiederholentlich hat er über „Schlagen im Kopf" geklagt, welches anfallsweise und ohne nachweisbare äussere Veranlassung bald bei Tage, bald bei Nacht aufgetreten sei. Der Heisshunger ist seit 8 Tagen ebenso schnell geschwunden, als er vordem wie mit einem Schlage entstanden war. Man muss dem Patienten jegliche Nahrung mit Gewalt aufzwingen.

Trotzdem war der Urin jeder Zeit reichlich, dunkel goldgelb gefärbt und ohne Eiweiss. Die chemische Untersuchung desselben von den letzten 5 Tagen hatte folgendes Ergebniss:

Datum.	Urinmenge in Ccm.	Spez. Gew.	Reaktion	Harnstoff.		Kochsalz.		Phosphorsäure.	
				%	Grm.	%	Grm.	%	Grm.
10. 3. 76.	1830	102,2	Sauer.	0,7	12,81	0,25	4,58	0,08	1,46
11. 3. 76.	1780	102,2	Sauer.	0,83	14,77	0,13	2,31	0,1	1,78
12. 3. 76.	1825	101,9	Sauer.	0,87	15,88	0,27	4,93	0,11	2,0
13. 3. 76.	1645	102,4	Sauer.	1,2	19,74	0,31	5,1	0,07	1,15
14. 3. 76.	1900	102,1	Sauer.	1,1	20,9	0,17	3,23	0,05	0,95

Aus Nadelstichwunden fliesst das Blut mit derselben Leichtigkeit und Fülle hervor, wie es am ersten Tage der klinischen Beobachtung beobachtet und beschrieben wurde. Es ist noch hellgelber gefärbt als früher, ist aber für die mikroskopische Untersuchung keine weitere nachweisliche Veränderung eingegangen.

Das Sehvermögen ist vollkommen erhalten. Seit dem 6. März ist der Kranke nicht ophthalmoskopirt worden: der Augenhintergrund sah damals — wie erwähnt — vollkommen normal aus. Seit dieser Zeit, also in dem kurzen Zeitraum von 9 Tagen, haben sich an ihm die auffälligsten Veränderungen ausgebildet. Die Papillen des Optikus sind beiderseits stark geschwellt, graulich verfärbt und in ihren Kontouren gegen die benachbarten Netzhauttheile ganz und gar verwaschen. Die Netzhautvenen sind übermässig reich gefüllt und abnorm geschlängelt. Auch lassen sie sich nicht im Zusammenhange, sondern nur streckweise verfolgen und scheinen an sehr vielen Stellen unterbrochen zu sein. Von den Netzhautarterien bemerkt man keine Spur. In beiden Netzhäuten sieht man eine grosse Zahl zerstreuter Blutaustritte von sehr wechselnder Grösse. Dieselben besitzen eine frisch blutrothe Farbe und liegen den vorbeiziehenden Gefässen so dicht an, dass sie an vielen Orten wie unregelmässige Ausbuchtungen der Gefässe erscheinen. Sie wurden im aufrechten und im umgekehrten Bilde untersucht, erschienen aber immer gleichmässig gefärbt, so dass Centrum und Peripherie im Farbenton nicht wechselten.

Ordo. 1) Idem.
2) Camph. tritae. 0,5.
Ol. Amygd. 10.
M.D.S. 3 × tgl. 1 PRAVAZ'sche Spritze voll unter die Haut zu injiziren.

26. März 1876.

Der Zustand des Kranken hat sich seit der letzten Woche schnell und sehr erheblich verschlechtert. Es ist ein nicht unbedeutendes Oedem über die gesammten Hautdecken eingetreten. Zu einem ganz ausserordentlichen Umfang ist das Oedem am Kopf angewachsen, so dass die Gesichtszüge gegen früher nicht wiederzuerkennen sind und völlig entstellt aussehen.

Die Kopfhaare sind fast sämmtlich ausgefallen.

Der Kranke liegt theilnahmlos, mit halb geschlossenen Lidern, dabei aber ganz ruhig da und kann nur durch heftiges Rütteln aus seiner Lethargie erweckt werden. Er sieht dann erstaunt empor, muss sich besinnen, wo er sich befindet, giebt auf Befragen nur langsame und oft nicht korrekte Antwort und versinkt sehr bald in seinen halbwachen Zustand zurück. Schon seit mehreren Tagen muss er von fremder Hand genährt werden, da er selbst weder Speise noch Trank verlangt. Auch muss man ihn des Oefteren in seinem Bette umlegen, da er sonst andauernd dieselbe Lage innehalten würde. Zeitweise spricht er leise vor sich hin: seine Gedanken scheinen sich dann mit seiner Familie zu beschäftigen.

Vor drei Tagen beklagte er sich bei der Morgenvisite, dass er seit der letzten Nacht nicht hören könne, und man konnte sich ohne Schwierigkeit davon überzeugen, dass er nur sehr kräftiges Schreien vernahm. Uebrigens waren beide Ohren gleichmässig betheiligt.

Einen Tag später hatte auch das Geruchsvermögen so sehr gelitten, dass er nicht einmal die stechenden Dämpfe der konzentrirten Essigsäure empfand.

Das Sehvermögen hat sich seit dem Eintritt in die Klinik nicht verändert.

Die Haut ist wachsbleich und zeigt nirgends einen Anflug von ikterischer Verfärbung. Dabei fühlt sie sich kühl an, ist trocken und schilfert seit mehreren Tagen leicht ab. In der letzten Zeit haben sich keine neuen Petechien gebildet.

Der Skleralikterus ist noch deutlicher geworden. Die Chemosis conjunctivarum hat beträchtlich zugenommen. Die Pupillen reagiren nur sehr träge. Am Augenhintergrund gegen früher keine erhebliche Veränderung, nur erscheinen die Blutaustritte mehr braunroth, sind aber auch jetzt noch immer in der Peripherie und im Centrum gleichmässig tingirt.

Seit zwei Tagen ist es aufgefallen, dass der Kranke an seinem ganzen Körper eine übelriechende, fast fäkulente und ashaft stinkende Ausdünstung hat, welche am heutigen Tage stärker denn je ist und die Mitkranken belästigt.

Der Puls in der arteria radialis ist in den letzten Tagen nicht mehr zu fühlen gewesen. Dessenungeachtet bestehen die früher beschriebenen Veränderungen am Zirkulationsapparat unverändert und in alter Intensität fort.

Athmung frei, oberflächlich, etwas beschleunigt, kosto-abdominal. Lungen ohne nachweisbare Veränderung.

Auch an den Organen des Abdomens keine Veränderung gegen früher. Der Urin noch immer reichlich, nie unter 1500 Ccm., goldgelb gefärbt, ohne Eiweiss. Am heutigen Tage findet man in ihm folgende Eigenschaften:

Datum.	Urinmenge in Ccm.	Spez. Gewicht.	Reaktion.	Farbe.	Eiweiss.	Zucker.	Harnstoff.		Kochsalz.		Phosphorsäure.	
							%	Grm.	%	Grm.	%	Grm.
26. 3. 76.	1525	102,3	Sauer.	Goldgelb, klar, ohne Sediment.	Kein Eiweiss.	Kein Zucker.	0,64	9,76	0,05	0,76	0,03	0,46

Das Blut bietet die im Vorigen zuletzt beschriebenen Veränderungen dar.

27. März 1876.

Seit der zweiten Hälfte der letzten Nacht liegt der Patient in tiefem Koma da, aus welchem er nicht mehr erweckt werden kann, und Vormittags um 10 Uhr erfolgt ruhig der Tod.

Sektionsbefund. 24^h p. m.

Mittelgrosser und ziemlich gut gebauter Mann. Hautdecken überall ödematös, besonders im Gesicht und an den Extremitäten. Die Ernährung dürftig. Muskulatur blass und wenig entwickelt. Der panniculus adiposus an den Bauchdecken schwefelgelb und nicht überreichlich.

Das Schädeldach von dolichocephaler Form und dick. Die Haare auf der Kopfhaut grösstentheils ausgefallen.

Die Dura mater ist sehr wenig transparent, verdickt, milchig-trübe aussehend. Nach ihrem Abheben entleert sich eine ziemlich grosse Menge Flüssigkeit aus dem Raum zwischen dura und pia mater.

Ueber der ganzen Oberfläche des linken Grosshirns sieht man sehr zarte, dünne, bräunlichgelbe Pseudomembranen, welche von dicht aneinander liegenden, kaum stecknadelkopfgrossen Hämorrhagien durchsetzt sind. Bei Entfernung der Dura bleibt ein grosser Theil derselben auf der Konvexität der Pia liegen.

Die ganze Innenfläche der Dura zeigt auf der der Konvexität des Grosshirns anliegenden Partie und besonders an den hinteren Schädelgruben, nur andeutungsweise an der Basis, eine gleichmässige, bräunlichgelbe, ikterische Verfärbung.

Die Pia mater ist an vielen Stellen der Konvexität durch leicht ikterisch gefärbtes Oedem von der Hirnoberfläche abgehoben. Ihre Substanz ist, abgesehen von den früher beschriebenen Hämorrhagien, durchsichtig und sehr blass.

Auch die Hirnsubstanz — die Rinde in höherem Grade als die weisse Substanz — erscheint überaus blass, dabei aber von auffällig hohem Feuchtigkeitsgehalt und von guter Konsistenz. In den Grosshirnganglien und im Kleinhirn ausser der grossen Blässe nichts Bemerkenswerthes.

Die Rückenmarkshäute erscheinen gesund, ebenso die Rückenmarkssubstanz selbst, nur dass letztere sehr blass aussieht.

An den Skleren ikterische Verfärbung. In der Netzhaut beiderseits zahlreiche punktförmige Hämorrhagien, welche gleichmässig roth verfärbt erscheinen. Die Optikuspapillen sind prominent und ödematös geschwollen.

Das Herz wiegt 400 Grm. und liegt von einer grossen Menge bernsteingelber, klarer, nicht ikterisch verfärbter Flüssigkeit umspült, etwas nach links verschoben.

Das epikardiale Fett ist über dem rechten Ventrikel namentlich an der Atrioventrikulargrenze sehr reichlich vorhanden. Linkerseits sind nur die Coronararterien von einer schmalen Fettzone begleitet.

Schon durch das viscerale Blatt des Perikardiums sieht man eine feine Zeichnung blassgelber Strichelchen und Pünktchen hindurchschimmern. Beim Durchschnitt ist der linke Ventrikel von normaler Weite, der rechte leicht dilatirt. Die oben erwähnte fleckige Zeichnung ist auf der Innenfläche des Herzmuskels, also unterhalb des Endokards, sehr viel deutlicher und reichlicher als auf der Aussenfläche. Sie ist in beiden Ventrikeln gleichmässig, in den Vorhöfen dagegen fast gar nicht vorhanden. Der Herzmuskel blassroth, mässig derb.

Das Endokard überall gleichmässig transparent.

Im linken Ventrikel finden sich auf dem septum ventriculorum und ebenso im rechten Vorhof, namentlich in der Nähe des foramen ovale, sehr zahlreiche, kleine, flächenhafte Hämorrhagien. Auch unter dem pericardium viscerale und vorzugsweise am rechten Herzohr findet man ebenfalls einige kleine Hämorrhagien.

Die beiden Lungen sind bis auf spärliche alte Adhäsionen frei. Beide Pleurahöhlen leer. Das Gewebe der Lungen sieht blass aus. Von der Schnittfläche lässt sich eine erhebliche Menge blassgelber, leicht ikterisch verfärbter Oedemflüssigkeit herausdrücken. An den Bronchien nichts Bemerkenswerthes, ebensowenig an den Lungenarterien und Lungenvenen.

Die Milz besitzt ein Gewicht von 300 Gramm. Sie ist 20 Ctm. lang, 9 breit und im Maximum 3 Ctm. dick. Ihre Kapsel leicht verdickt. Ihre Pulpa erscheint in der Peripherie fest, nach dem Hilus zu weicher. Follikel und Trabekel gut zu erkennen. Das ganze Organ blass.

Die linke Niere wiegt 150 Grm. und erscheint ein wenig klein. Ihre Oberfläche ist glatt, graugelblich, und man sieht auf ihr einzelne kleine, wasserklare Zysten durchschimmern. Auch in ihrem Gewebe findet man ausser vielen stecknadelkopfgrossen Zysten eine solche, welche die Grösse einer Haselnuss erreicht. Das Gewebe der Niere ist blass, derb; von einer eigentlichen Zeichnung ist in der Rindensubstanz nichts wahrzunehmen.

Die rechte Niere ist etwas grösser, wiegt aber dennoch nur 120 Grm. Sie ist etwas röthlicher gefärbt als die linke und enthält gleichfalls eine erhebliche Zahl kleiner Zysten. Ihr Parenchym ist etwas weniger derb.

Im Nierenbecken der rechten Niere findet man eine sehr grosse Anzahl punktförmiger Hämorrhagien.

Gewicht der Leber 1800 Grm. Die Leber ist durch alte Bindegewebszüge vielfach mit dem Zwerchfell verwachsen. Ihr Gefüge ist fest. Auf dem Durchschnitt ist die Läppchenzeichnung vortrefflich und deutlich ausgesprochen, zumal sich die peripheren Zonen durch eine graugelbe Verfärbung sehr scharf von dem chokoladenfarbenen Centrum abheben. Auf der Messerklinge bleibt kein Fettbeschlag zurück.

Die Gallenblase enthält eine beträchtliche Menge schöner, klarer, goldgelber Galle.

Die mesenterialen Lymphdrüsen sind im Durchschnitt haselnussgross und bieten den Zustand frischer Hyperplasie dar.

Die Schleimhaut des Darms ist blass und im Dickdarm leicht ödematös geschwollen.

Magen weit; seine Schleimhaut blass und in vorgeschrittener kadaveröser Erweichung.

Am Pankreas und an der Speiseröhre, ebenso an den Halsorganen nichts Bemerkenswerthes.

Blase im Zustand leichter trabekulärer Hyperplasie; ihre Schleimhaut blass.

Ueber die Prostrata, Hoden und Samenbläschen nichts Besonderes zu erwähnen.

Die Aorta ist zartwandig, elastisch und misst in ihrem Brusttheil in maximo 4,6 Ctm. im aufgeschnittenen Zustand. Ihre Intima ist glatt, glänzend, nirgends verfettet.

Die Markhöhle in beiden Oberschenkelknochen reichlich mit gelbem Fettmark erfüllt, welches eine vortreffliche Konsistenz und ein gesundes Aussehen besitzt. Knochenmark des Brustbeines von normaler Beschaffenheit.

Anatomische Diagnose.

Pachy-leptomengitis hæmorrhagica. Degeneratio adiposa myocardii. Hæmorrhagiæ et sub endocardio et sub pericardio multiplices. Oedema pulmonum. Hyperplasia lienis. Hyperplasia glandularum mesenterialium. Nephropyelitis hæmorrhagica dextra. Aorta angusta et tenuis. Retinitis hæmorrhagica. Defluvium capillorum.

Mikroskopischer Befund.

Bei der mikroskopischen Untersuchung zeigen sich die Blutgefässe sowohl im Gehirn als auch im Rückenmark reichlich mit Blut gefüllt, so dass also die Blässe dieser Organe nicht auf Blutarmuth, sondern auf Mangel des Blutes an Blutfarbstoff zu beziehen wäre. Die adventitiellen Lymphscheiden sind überall leer. Eine Verfettung der Gefässscheiden oder eine Wucherung ihrer Kerne ist mit Sicherheit auszuschliessen. Die Elementartheile des Zentralnervensystems sind intakt; die Ganglienzellen des Gehirns und Rückenmarks enthalten reichlich das bekannte gelbliche Pigment.

Auch für alle übrigen Organe gilt es, dass ihre Blutgefässe trotz des blassen Aussehens ihres Parenchyms strotzend mit Blut erfüllt sind, auch für sie, dass eine Verfettung ihrer Wände oder eine Hyperplasie der Kerne nicht stattgefunden hat.

Die Muskelsubstanz des Herzens ist in einem ausserordentlich hohen Grade verfettet. Die einzelnen Muskelfasern sind theils mit feinem Fettstaub erfüllt, theils ist ihr Inhalt durch gröbere Fettgranula ersetzt. Dabei fällt es auf, dass die verschiedenen Abschnitte ein und derselben Muskelfaser ein sehr wechselndes Aussehen darbieten können, so dass vollkommen normal aussehende Stücke mit solchen alterniren, die nur Fettstaub oder gröbere Fettgranula oder gar nur den ersten Anfang einer Verfettung darbieten. (Vergl. Fig. 1.)

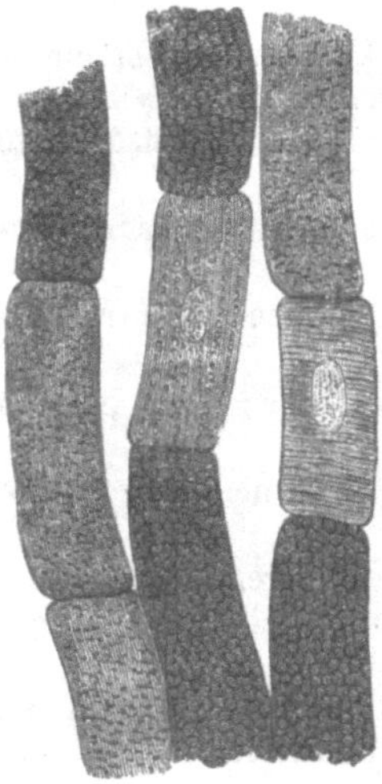

Fig. 1.

An vielen Präparaten konnte man sich davon überzeugen, dass die Verfettung in der Weise den Anfang nimmt, dass sich feine Fettgranula im Verlauf der Längsstreifung der einzelnen Fasern ansammeln. Dadurch kommt die Längsstreifung sehr augenfällig zum Vorschein. Bei Zusatz verdünnter Essigsäure lösen sich diese Fasern an ihren beiden Enden nicht selten in ihre Längsstreifen auf, so dass letztere, von Fettkörnchen beiderseits begrenzt, im Flüssigkeitsstrom umherflottiren. (Vgl. Fig. 2.) Uebrigens sind die Fettgranula anfänglich sehr fein und nehmen erstin späterer Zeit an Umfang zu. Es sammeln sich dann auch Fettgranula, so zu sagen, im Innern der einzelnen Längsstreifen an, und so entsteht das Bild der eben beschriebenen, von groben Fettkörnchen erfüllten degenerirten Faser.

Weiterhin scheinen die gröberen Fettgranula wieder in feine Körnchen zu zerfallen, so dass die mit Fettstaub bedeckten Fasern die am meisten vorgeschrittene Veränderung erlitten haben würden. Man trifft wenigstens die letztere Form an denjenigen Stellen am zahlreichsten an, wo schon das unbewaffnete Auge die ausgebildetste Fettdegeneration vermuthen würde.

Die Muskelkerne nehmen an dem Verfettungsprozess keinen aktiven Antheil, und eine Vermehrung derselben findet unter keinen Umständen statt. Auch widerstehen sie der Verfettung sehr lange, gehen aber schliesslich doch durch dieselbe zu Grunde.

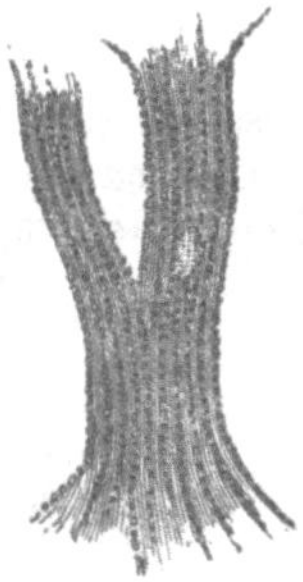

Fig. 2.

Die Muskelfasern sind überall sehr arm an Pigment. In den verfetteten Fasern fehlt das Pigment vollkommen.

Das interstitielle Bindegewebe ist weder vermehrt, noch zeigt es andere Veränderungen.

Die Verfettung ist über dem Herzmuskel nicht gleichmässig, sondern fleckenweise vertheilt, so dass annähernd gesunde Stellen mit solchen abwechseln, wo die fettige Degeneration Platz gegriffen hat. Schon die makroskopische Betrachtung liess diese Anordnung vermuthen.

Die Muskeln der Extremitäten und des Rumpfes bieten eine Verfettung nicht dar.

Ueber die Lungen wäre nichts Bemerkenswerthes zu berichten.

Auch in der Milz und in den mesenterialen Lymphdrüsen fanden sich nur normale Formelemente in normaler Anordnung vor.

Das Parenchym der Nieren erscheint gleichfalls völlig gesund. Das interstitielle Bindegewebe ist nicht gewuchert. Die Epithelien der Harnkanälchen nur an sehr vereinzelten Stellen und kaum in auffälligem Grade leicht verfettet.

Auch die Leber sieht nach jeglicher Richtung hin in ihrer Struktur intakt aus. Keine Verfettung an den Drüsen der Magen- und Darmschleimhaut.

Bei der Untersuchung der Retina findet man den grösseren Theil der Blutaustritte frei im Gewebe der Netzhaut. Sie sind ausschliesslich von rothen Blutkörperchen zusammengesetzt und man kann kaum jemals ein farbloses Blutkörperchen in ihnen mit Sicherheit erkennen.

Ein kleiner Bruchtheil der Extravasate entpuppte sich als sackförmige Aneurysmen. Hier war das Gefäss vorher an einer Stelle geborsten und es hatte sich das Blut theilweise zwischen ihm und der begleitenden Lymphscheide ergossen und angesammelt, wobei letztere zu einem umschriebenen, sackförmigen Buckel nach aussen getrieben wurde. (Vergl. Fig. 3.)

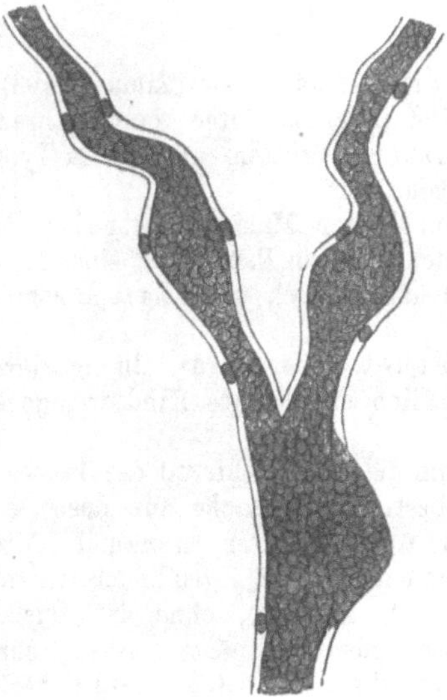

Fig. 3.

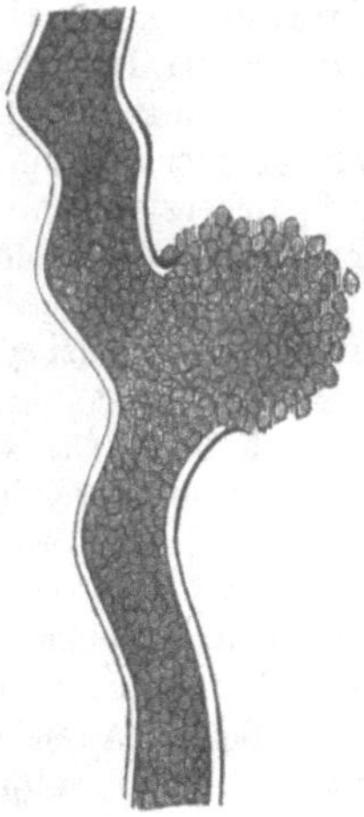

Fig. 4.

An einzelnen Stellen konnte man den Uebergang vom Aneurysma zum freien Blutextravasat deutlich verfolgen. (Fig. 4.) Andere Gefässe, namentlich die feineren, waren auffällig geschlängelt und zeigten nicht selten in ihrem Verlaufe spindelförmige oder sackartige Ausbuchtungen, an welchen beide Gefässhäute gleichen Antheil nahmen.

Im Knochenmark des linken und rechten Oberschenkels und des Sternums findet man die normalen mikroskopischen Bestandtheile. Die NEUMANN'schen Uebergangsformen der rothen Blutkörperchen kommen nicht in grösserer Menge als für gewöhnlich vor. Nach 24stündigem Liegen der Knochen im kühlen Raum sind eine grosse Menge der NEUMANN'schen Krystalle zur Ausbildung gekommen.

Beobachtung III.

(Vergl. Taf. I, Fig. 3, und Taf. III, Kurve Fürstner.)

Auguste Fürstner, 44 Jahre alt, Zimmergesellenfrau, litt als Kind 9 Monate lang an febris intermittens, war dann immer gesund. Anfang des jetzigen Leidens Weihnachten 1874; Tod nach 8 Monaten.

Zeitweise diastolisches Geräusch. Defluvium capillorum. Anosmia und Kakosmia. Veränderung des Gehörs und der Netzhaut. Eigenthümlicher Geruch der Ausdünstung zwei Tage vor dem Tode.

Fettherz. Pachymeningitis haemorrhagica interna. Encephalomalacia flava circumscripta sinistra. Retinitis. Icterus levis. Hämorrhagien im Nierenbecken und in der Darmschleimhaut.

Anamnese. Auguste Fürstner, 44 Jahre alt, Zimmergesellenfrau aus Waltersdorf bei Berlin, hat als Kind in einem Alter von 6 Jahren neun Monate lang an einer febris intermittens gelitten, über deren Typus und Behandlung sie nichts Genaueres angeben kann.

Im 14. Lebensjahre wurde sie zum ersten Male menstruirt, und es folgten sich dann die Regeln in vierwöchentlichen Pausen auf einander, wobei sie 3—4 Tage lang weder besonders reichlich noch auffällig sparsam, immer aber vollkommen schmerzlos flossen.

Seit 6 Jahren ist sie verheirathet. Sie wurde ein einziges Mal schwanger, doch starb das sonst vortrefflich entwickelte Kind wenige Monate nach der Geburt an Brechdurchfall.

Ihr jetziges Leiden begann um die Weihnachtszeit des Jahres 1874, also vor etwa 5—6 Monaten. Eine bestimmte Ursache für dasselbe kann die Kranke nicht angeben. Gleich am Anfange ihrer Krankheit hörten die Menses auf. Patientin wurde wiederholentlich von ihren Nachbarn auf ihr blasses und elendes Aussehen aufmerksam gemacht, ohne dass sie in der ersten Zeit besondere subjektive Beschwerden verspürte. Aber sehr bald stellte sich bei ihr eine auffällige Mattigkeit ein. Die Kranke verlor die einstige Arbeitslust und Arbeitskraft und musste sich oft Stunden lang auf das Ruhebett legen. Trotz alledem war der Appetit auffällig rege; der Stuhlgang war etwas angehalten; Erbrechen und Blutung traten niemals auf.

Anhaltend empfand sie grossen Drang zum Urinlassen. Der Urin war immer reichlich und soll klar und rothgelb ausgesehen haben. Sehr gestört war der Schlaf: die Kranke konnte nur schwer einschlafen und wurde durch beängstigende Träume erschreckt.

Etwa am Anfang des Monats April 1875 hörte der Appetit ziemlich plötzlich auf, und von nun an nahm das Gefühl der Kraftlosigkeit sehr schnell zu. Es stellten sich Anfälle von Herzklopfen und Athemnoth ein, welche regelmässig nach körperlicher Bewegung zum Vorschein kamen, mitunter aber auch in der Ruhe und spontan auftraten. In der Nacht schwitzte die Kranke häufig.

Seit Mitte Mai 1875 hat sie andauernd im Bett liegen müssen. Sie hat mitunter Tage lang so lautes Ohrensausen gehabt, dass sie die Stimme eines laut Sprechenden kaum vernehmen konnte. Auch hat sie häufig über Reissen im Kopf zu klagen gehabt und die Anfälle von Herzklopfen und Lufthunger haben sich gemehrt. Beim Aufrichten haben sich in der letzten Zeit regelmässig zuerst Verdunkelung des Gesichtsfeldes und Schwindel, dann Ohnmachtsanwandlung gezeigt. Auch besteht seit der letzten Woche eine Anschwellung an den Füssen.

Am 8. Juni 1875 wurde die Kranke auf die Frauenabtheilung des Universitätsklinikums (Frerichs'sche Klinik) aufgenommen.

Status praesens. 9. 6. 75.

Patientin ist eine lange, abgemagerte Frau von auffällig blassem, fast kachektischem Aussehen.

Knochenbau kräftig und ohne Abnormität. Muskulatur weich, welk, geschwunden. Auch das Fettpolster erscheint sparsam und geschwunden.

Die Hautdecken sind trocken, haben Neigung zum Abschilfern und sind von einer ganz erstaunlichen Blässe. Sie sehen leichenhaft, wachsbleich aus, und verleihen der Kranken einen erschreckenden, gespensterhaften Ausdruck. Dabei ist die Blässe nicht ein reines Weiss, sondern spielt in das Graugelbliche über; doch besteht eine ikterische Verfärbung mit Sicherheit nicht. Auch die sichtbaren Schleimhäute sehen blutleer aus und besitzen eine blasse, gelbrosa Farbe. Die Sklerae sind vollkommen weiss.

Die Kranke nimmt zur Zeit Rückenlage ein, behauptet aber, in jeder anderen Lage ohne Beschwerden bleiben zu können. Uebrigens ist sie auf ihrem Lager nach dem Gesässe hin hinabgerutscht.

Sie macht einen überaus theilnahmlosen Eindruck. Beständig starrt sie mit dem Auge vor sich her und kümmert sich kaum um Dinge, welche in ihrer Nähe vor sich gehen. Der Lidschlag des Auges erfolgt selten. Ihre Antworten erfolgen langsam und zögernd, wie im halbwachen Zustand, und auch ihre Bewegungen kommen langsam, zögernd und ruckweise zu Stande. Es bedarf jeder Zeit eindringlichen Zuredens und energischer Aufmunterung, wenn man sie zu Angaben und Bewegungen bringen will.

Die Kranke fiebert leicht: am Morgen betrug die Temperatur in der Achselhöhle 38,3° C. Der Puls ist regelmässig, beiderseits gleich, sehr voll und hoch, stark gespannt, celer und deutlich doppeltschlägig. Zur Zeit keine Athemnoth. Auf den Fussrücken und auf beiden Unterschenkeln bis zur Kniegelenksgegend ein leichtes Oedem. An beiden Conjunctivis sehr starke chemosis.

Die Patientin ist bei freiem Sensorium und hat zur Zeit keine besonderen Beschwerden. Ihre Allgemeinklagen bestehen in dem Gefühl grosser Schwäche, so dass sie sich nicht ausser Bett befinden kann, in häufig auftretendem Ohrensausen, in Anfällen von Schwindel- und Ohnmachtsgefühl, in Herzklopfen und Athemnoth. Der Schlaf sei gestört; der Appetit fehle vollkommen, und es sei ein grosser Widerwille gegen jegliche Speise entstanden. Auch quäle sie häufig das Gefühl innerer Unruhe und Angst.

Das Gesicht sieht wachsbleich aus. Gesichtsausdruck müde und theilnahmlos. Zunge blass, gelbrosa, feucht und rein. Augenblicklich sind Gesicht, Geschmack und Gehör vollkommen intakt. Die Kranke sieht vorzüglich gut, und der Augenhintergrund erscheint in jeder Beziehung ohne jegliche Veränderung.

Der Haarwuchs ist auf dem Kopfe reichlich, doch sind die Haare trocken, fasern sich oft an der Spitze auf und zeigen Neigung zum Abbrechen. Die Nägel sind an Händen und Füssen glanzlos, sehr dick, spröde, brüchig und bröckeln an den vorderen Enden von selbst ab, so dass sie keine beträchtliche Länge erreichen.

Der Brustkorb ist lang und flach gebaut. Die spatia intercostalia breit, tief und überall für das Auge deutlich erkennbar. Spitzer angulus Ludovici. Gegen Druck ist der Thorax sehr resistent und dehnt sich bei tiefen Athemzügen nur wenig, wenn auch beiderseits gleichmässig aus. Die Athmung erscheint oberflächlich, etwas beschleunigt und in kosto-abdominalem Typus.

Der Perkussionsschall ertönt vorne über den Lungen beiderseits gleich: er hat eine volle, tiefe und tympanitische Beschaffenheit. Dasselbe ist hinten über den Lungen der Fall. Bei der Auskultation der Lungen nichts Abnormes zu hören.

Der Spitzenstoss des Herzens wird im 5. linken Interkostalraume sehr schwach gefühlt; dem Auge ist er nicht erkennbar. Er befindet sich in der Mitte zwischen linker Mamillarlinie und Parasternallinie.

Die Herzdämpfung (relative) beginnt oben am oberen Rande der 3. linken Rippe, reicht nach rechts bis an den linken Sternalrand und überschreitet nach links nicht den Ort des Spitzenstosses. Nach unten ist sie augenblicklich nicht zu bestimmen.

Ueber den 4 Herzostien hört man dieselben Schallerscheinungen mit vollkommen gleicher Intensität: kurzen, systolischen Ton und kurzen, hellen, nicht accentuirten, diastolischen Ton, wobei der erstere von einem kurzen, weichen, systolischen Blasen unmittelbar gefolgt wird.

In der arteria carotis vernimmt man ein leises, systolisches Blasen und einen reinen, leisen, diastolischen Ton.

Die venae jugulares externae sind beiderseits, aber reichlicher auf der rechten Seite stark gefüllt. Man sieht sie rhythmisch und unmittelbar nach jeder Herzsystole sich stärker füllen, wobei man die von unten nach oben fortschreitende Blutwelle deutlich mit dem Auge verfolgen kann. Diese Pulsationen des Venenrohres hängen nicht von der Karotis ab, denn sie bestehen fort, wenn man den Anfangstheil der Karotis komprimirt. Bei Druck auf die Vene dauern sie nur in dem von der Kompressionsstelle bis zum Herzen reichenden Abschnitt fort, und treten unter diesen Umständen noch deutlicher hervor. Ueber dem bulbus venae jugularis internae ist ein lautes, kontinuirliches, pfeifendes bruit de diable zu vernehmen.

In der arteria brachialis und sogar über der arteria radialis auskultirt man einen sehr kurzen und dennoch sehr starken systolischen Ton, welcher sich an beiden Orten bei gelindem Druck in ein länger anhaltendes, kräftiges, systolisches Blasen umändert.

Sehr bemerkenswerth sind die Erscheinungen über der arteria cruralis: bei leisem und vorsichtigem Aufsetzen des Hörrohrs hört man ein sehr langes, lautes, systolisches Blasen, dem nach einer nicht unbedeutenden Pause ein scharf einsetzender, klappender und deutlich diastolischer Ton nachfolgt. Bei stärkerem Aufsetzen des Sthetoskops schmelzen beide Schallerscheinungen zu einem lang anhaltenden systolischen Blasen zusammen. Es sei besonders betont, dass die Untersuchungen wiederholentlich und mit der grössten Sorgfalt vorgenommen wurden.

Ueber der vena cruralis hört man ein kontinuirliches Blasen, vollkommen gleichend dem bruit de diable über dem Bulbus der Jugularvene. Bei tiefer Einathmung hört dieses Geräusch schnell vollkommen auf, um bei der nachfolgenden Exspiration von Neuem zum Vorschein zu kommen und zum Schluss einer absichtlich forcirten Ausathmnng zu einem lauten Pfeifen anzuwachsen.

Abdomen etwas stark gewölbt. Es zeichnen sich auf den Bauchdecken einzelne durch Gas aufgetriebene Darmschlingen ab. Gegen Druck ist das Abdomen an keiner Stelle empfindlich.

In der unteren Lebergegend besteht bei der Palpation das Gefühl vermehrter Resistenz, doch ist das Organ der Hand nicht deutlich zugänglich. In der rechten Parasternallinie beginnt die obere Grenze der relativen Leberdämpfung am oberen Rande der 5. rechten Rippe und lässt sich dann 17 Cm. abwärts verfolgen. Der obere Leberrand ist verschieblich. Der linke Leberlappen geht nach links bis unter das Herz hin.

Die Dämpfung der Milz lässt sich genau bestimmen und erreicht an

Länge = 10 Cm.,
Breite = 6 Cm.

Das Organ liegt zu weit nach hinten und oben, als dass es mit dem vordern Ende gefühlt werden könnte.

Der Magen wird nach der bekannten und vorzüglichen Methode von Frerichs durch Kohlensäure aufgeblasen. Er dehnt sich leicht und gleichmässig aus, hat einen normalen Umfang und zeigt eine glatte und schmerzlose Oberfläche.

Bei der Untersuchung per vaginam findet man eine enge Scheide, deren Schleimhaut mit spärlichem Sekret bedeckt ist. Der Uterus anteflektirt und leicht beweglich. Portio vaginalis spitz zulaufend, von glatter Schleimhaut bekleidet; linkerseits eine flache, alte Narbe.

In der verflossenen Nacht hat die Patientin einen sehr unruhigen Schlaf gehabt. Während sie am Tage in ein und derselben Lage viele Stunden lang verharrt, hat sie sich in der Nacht häufig im Bett umhergewälzt und dabei nach den Angaben ihrer Nachbarn im Traum viel gesprochen. Es besteht vollkommener Mangel des Appetites. Kein Husten. Kein Auswurf. Ein fester, stark gallig gefärbter Stuhl. Urin klar, röthlich gelb, 1340 Ccm. in den letzten 24 Stunden. Dabei ist der Urin sehr sauer, enthält kein Eiweiss und besitzt:

Harnstoff	=	0,73 %	=	19,78 Grm.,
Kochsalz	=	0,1 %	=	1,34 Grm.,
Phosphorsäure	=	0,1 %	=	1,34 Grm.

Untersuchung des Blutes:

Das Blut wurde durch Nadelstiche und kleine Inzisionen von den verschiedensten Körperstellen gewonnen und mikroskopisch untersucht. Es floss leicht und reichlich aus den Wunden hervor und musste sofort durch sein blassgelbes, rheinweinfarbenes Aussehen auffallen. Es gerann erst nach längerer Zeit, so dass auch aus kleinen Wunden verhältnissmässig viel Blut heraussickerte. Der Blutkuchen war ausserordentlich locker und weich.

Bei der mikroskopischen Untersuchung erforderte das Auffinden von farblosen Blutkörperchen die grösste Mühe und Aufmerksamkeit. Ihre

Zahl war ganz ausserordentlich gering. Sie maassen durchschnittlich 10 μ, waren fein granulirt uud enthielten 2—4 Kerne in ihrem Innern.

Elementarkörnchen wurden gar nicht gefunden.

Die rothen Blutkörperchen waren sehr gross, indem ihr Längsdurchmesser in der Regel nur zwischen 8—9,5 μ schwankte. Dabei waren sie so wenig tingirt, dass sie bei der Untersuchung mit den starken Vergrösserungen einer Immersionslinse kaum einen gelblichen Farbenton besassen. Auf frischen Präparaten schwammen sie immer vereinzelt in dem Gesichtsfeld umher und schienen an Zahl sehr beträchtlich vermindert. Ihr bikonkaver Ausschnitt war überall sehr deutlich zu erkennen. Beim Eintrocknen des Präparates bildeten sie nur selten Sternformen oder Stachelformen; auch legten sie sich gewöhnlich nicht zu längeren Ketten von Geldrollen an einander, sondern blieben vereinzelt und bildeten häufig mit ihrer Kontour eine regelmässige Wellenlinie.

Nach eingetretener Gerinnung fiel es auf, dass das Maschenwerk der Fibrinfäden sehr weit war.

Neben den bikonkaven gefärbten Blutkörperchen kamen gefärbte Zellen vor, deren Grösse, Gestalt und Farbe augenblicklich in die Augen fallen musste. Dieselben hatten einen Durchmesser von 3,0—4,0 μ und waren vollkommen kugelrund. Ihr Protoplasma war homogen und so tief gelbroth tingirt, dass auch dann ihr Farbenton hätte auffallen müssen, wenn die normal gestalteten rothen Blutkörperchen nicht wie in der vorliegenden Beobachtung sehr abnorm blass kolorirt gewesen wären. Das Zahlenverhältniss zwischen ihnen und den bikonkaven Blutscheiben stellte sich bei wiederholten Zählungen

= 1 : 30

heraus. Sie bewegten sich zwischen den letzteren meist vereinzelt, seltener zu Gruppen von 3—4. Gegen alle Reagentien, welche rothe Blutkörperchen zerstören, leisteten sie längeren Widerstand. Beim Verdunsten des Präparates schrumpften sie gleichmässig und unter Bewahrung ihrer völlig runden Form, ohne Andeutung von Zackenbildung.

Ausser ihnen fanden sich endlich noch im Blute in einer nicht unbeträchtlichen Anzahl feine, deutlich roth tingirte Körnchen vor, von der Grösse der Elementarkörnchen, oder nur wenig darüber, welche gruppenweise bis zu 8 bei und neben einander lagen. (Vgl. Taf. I. Fig. 3.)

Es wurde nach Alle dem die Diagnose auf Anaemia progressiva perniciosa gestellt und verordnet:

Ordo. Decoct. cort. Chinae. 10,0 (100).
Vin. Gallic. rubri 80,0.
Syrup simpl. 20,0.
MDS. 2stdl. 1 Esslffl.

Krankheitsverlauf. 25. Juni 1875.

Im subjektiven und objektiven Befinden der Kranken hat sich nur wenig verändert. Sie liegt bei Tage theilnahmlos und ruhig da, während sie in der Nacht im Schlafe unruhig wird, sich viel auf dem Lager umherwirft und laut träumt.

Seit einigen Tagen hat sich an beiden Skleren eine leichte, aber sehr deutlich ikterische Verfärbung eingestellt. Der Augenhintergrund ist vollkommen unversehrt.

Besondere subjektive Klagen wurden nicht geäussert.

Es traten häufig leichte Fieberbewegungen auf. Die Zahl der Pulse schwankte gewöhnlich zwischen 84—94 Schläge in der Minute. Die Oedeme haben nicht zugenommen.

Das Blut bot die im Vorigen beschriebenen Veränderungen dar.

Besonders hervorzuheben ist eine Erscheinung am Herzen, welche am heutigen Tage zum ersten Male zur Beobachtung kommt. Neben dem systolischen Ton nebst Geräusch und dem diastolischen Ton hört man noch am lautesten über der Herzspitze, weniger laut über der valvula tricuspidalis ein pfeifendes, exquisit endokardiales diastolisches Geräusch. Im Uebrigen bestehen am gesammten Gefässsystem die früher beschriebenen Erscheinungen fort.

Der Stuhlgang erfolgte täglich ein Mal, war fest und stark gallig gefärbt. Kein Husten. Kein Auswurf.

Die Patientin empfindet gegen jegliche Speise einen fast unüberwindlichen Widerwillen und man kann ihr nur mit Gewalt Nahrung beibringen. Trotzdem sind die täglich ausgeschiedenen Harnstoffmengen nicht unbedeutend, denn eine Analyse des Harns von den letzten 10 Tagen ergiebt Folgendes:

Datum.	Urinmenge in Ccm.	Spez. Gew.	Reaktion.	Eiweiss.	Harnstoff.		Kochsalz.		Phosphorsäure.	
					%	Grm.	%	Grm.	%	Grm.
15. 6. 75.	1330	101,8	Sehr sauer	Ohne Eiweiss	1,16	15,4	0,3	3,99	0,08	1,064
16. 6. 75.	1418	102,0	dto.	dto.	1,02	14,46	0,5	7,09	0,12	1,7
17. 6. 75.	1235	101,7	dto.	dto.	1,1	13,59	0,5	6,17	0,2	2,47
18. 6. 75.	1350	101,7	dto.	dto.	0,85	8,48	0,21	2,84	0,31	4,19
19. 6. 75.	1380	102,1	dto.	dto.	0,91	12,56	0,14	1,93	0,11	1,52
20. 6. 75.	1220	101,9	dto.	dto.	0,92	11,22	0,3	3,66	0,08	0,976
21. 6. 75.	1710	101,5	dto.	dto.	0,87	14,88	0,23	3,93	0,13	2,22
22. 6. 75.	1645	101,5	dto.	dto.	0,73	12,01	0,3	4,94	0,07	1,15
23. 6. 75.	1800	101,7	dto.	dto.	0,55	9,9	0,25	4,5	0,14	2,5
24. 6. 75.	1360	101,9	dto.	dto.	1,37	18,63	0,09	1,22	0,27	3,67

12. Juli 1875.

Das im Vorigen erwähnte diastolische Pfeifen über dem Herzen hielt genau 5 Tage lang an und war dann des Morgens bei der Visite für immer verschwunden.

Seit wenigen Tagen besteht ein deutliches und nicht unbeträchtliches Oedem im Gesicht. Im Uebrigen beschränkt sich das Oedem der Haut nur auf die beiden Unterschenkel und Fussrücken, wo es während der einzelnen Tage an Umfang auffällig schnell wechselt, obschon die Patientin anhaltend im Bett liegt.

Während der letzten Woche sind sehr häufig Anfälle von Herzklopfen beobachtet worden, während welcher die Kranke über Angst und Brustbeklemmung klagte und sehr frequent athmete. Nach Anwendung von kalten Umschlägen auf die Herzgegend pflegten sie bald vorüberzugehen. Der Puls war zur Zeit voll und stark gespannt und wurde nur während der Herzpalpitationen unregelmässig und aussetzend. Regelmässig traten derartige Anfälle auf, wenn die Kranke den Versuch machte sich aufzurichten, und zu gleicher Zeit stellten sich Schwarzsehen, Schwindel und Ohnmachtsgefühl ein.

Vor 3 Tagen klagte sie bei der Abendvisite, dass sich im Laufe des Nachmittags sehr heftiges Ohrensausen eingestellt habe, und man konnte sich leicht davon überzeugen, dass die Feinheit des Gehörs gelitten hatte. Schon am folgenden Tage bestand auf beiden Ohren völlige Taubheit, so dass die Verständigung mit der Kranken nur schriftlich möglich war. Geruch, Geschmack und Sehvermögen intakt; am Augenhintergrund keine Veränderung.

Die Haare sind sehr trocken und fallen seit einiger Zeit sehr zahlreich aus. Besonders stark ist das defluvium capillorum über dem Hinterhaupt, dessen Schuppe zum grössten Theil unbehaart erscheint. Sensibilitätsstörungen sind an den enthaarten Stellen nicht nachzuweisen.

Eine sehr auffällige Veränderung ist in dem Appetit aufgetreten. Der Appetitmangel hat seit einer Woche einem erstaunlichen Heisshunger Platz gemacht. Die Patientin kann kaum die Zeit der Mahlzeiten erwarten, deren Rationen verdreifacht werden mussten. Sie isst die Speisen sehr schnell und nimmt sich kaum Zeit, dieselben genügend mit den Zähnen zu zerkleinern, und giebt an, das Gefühl der Sättigung nicht zu verspüren, obwohl die Menge ihrer Nahrung für eine gesunde Person ihres Alters mehr denn ausreichend sein dürfte. Die Zeit des Essens ist fast die einzige, in welcher sie aus ihrem theilnahmslosen und traumhaften Zustande erwacht und lebhaft und lebendig wird. Dabei ist die Verdauung ungestört: niemals Erbrechen, täglich 1—2 Stühle von intensiv galliger Farbe. Der Urin schwankte in seiner Menge von 1700—2300 Ccm., war klar, rothgelb, ganz ohne Eiweiss und Zucker und in seinem spez. Gewicht von 1018—1025 schwankend.

In Rücksicht auf das lebhafte Nahrungsbedürfniss der Patientin muss ihre Kraftlosigkeit und ihr ausserordentlich anämisches Aussehen um so mehr auffallen. Patientin kann kaum eine Bewegung ohne fremde Hülfe ausführen und ist so schwach, dass man ihr die Speisen zum Munde führen musste.

Im Blut sind neue Veränderungen nicht eingetreten.

Die Verordnung bestand in der letzten Zeit neben einer zweckentsprechenden Diät in der Darreichung von Phosphor:

Ordo. Phosphori 0,1.
Ol. Amygd.
Ol. Cacao $\overline{aa}$ 5,0.
Pulv. et succ. Liq. q. s.
ut f. pill. No. 50.
M.D.S. 3 × tgl. 1 P.

16. Juli 1875.

Seit gestern ist das Gehörsvermögen wiedergekehrt. Die Patientin klagt zwar noch über unerträgliches „Klingeln und Sausen" in den Ohren, konnte aber schon gestern und noch besser heute eine sehr laut sprechende Stimme vernehmen.

Seit dem gestrigen Abend hat sie die Empfindung eines sehr üblen Geruches in der Nase. Zugleich ergiebt sich bei genauer Prüfung, dass das Geruchsvermögen total aufgehoben ist. Auch die Geschmacksempfindung scheint nicht unerheblich gelitten zu haben, indem Patientin erst nach längerer Zeit und häufig unsichere und irrthümliche Angaben bei der Untersuchung macht. Dagegen ist das Gesichtsvermögen vollkommen intakt, und sowohl die brechenden als auch die perzipirenden Theile des Auges lassen eine Abnormität und Erkrankung nicht erkennen.

Der Haarausfall besteht fort und wird umfangreicher.

Der Heisshunger hat ganz plötzlich aufgehört, und es bestehen wie früher Appetitmangel und Abneigung gegen alle Speisen.

Am Zirkulationsapparat sind einige sehr bemerkenswerthe Veränderungen eingetreten. Die Herzdämpfung lässt sich bis 5 Mmtr. jenseits des rechten Sternalrandes verfolgen, so dass sie im Vergleich zum ersten Tage der klinischen Untersuchung um ein wenig mehr als die Breite des Brustbeines nach rechts hin an Umfang zugenommen hat. Die beiden Karotiden hüpfen sehr stark und geben dem Finger ein kräftiges frémissement cataire.

Im Uebrigen status idem.

Ordo. Idem.

24. Juli 1875.

Es besteht Schwerhörigkeit und beständiges Ohrensausen. Auch die Anosmia und Kakosmia dauern fort. Der Sehapparat ist substantiell und funktionell intakt.

Am gestrigen Tage trat zum zweiten Male (vergl. 25. Juni) ein lautes, langes, deutlich endokardiales, pfeifendes Blasen über dem Herzen auf von vollkommen reinem diastolischen Karakter. Dasselbe war nur über der Herzspitze und undeutlich über der valvula tricuspidalis zu hören und bestand neben dem systolischen Ton nebst Geräusch und dem diastolischen Ton. Es war auch bei der heutigen Morgenvisite sehr deutlich zu demonstriren, schwand aber im Laufe des heutigen Tages. Dabei fand eine besondere Lebhaftigkeit der Herzbewegung nicht statt.

Die Kranke liegt andauernd mit geschlossenen Augen ruhig und theilnahmslos da, verweigert jede Nahrung und sieht erschreckend blass aus.

Die Untersuchung des Urins der letzten 5 Tage ergab Folgendes:

Datum.	Urinmenge in Ccm.	Spez. Gew.	Reaktion.	Eiweiss.	Harnstoff.		Kochsalz.		Phosphorsäure.	
					%	Grm.	%	Grm.	%	Grm.
21. 7. 75.	1215	101,5	Sehr sauer	Ohne Eiweiss	0,57	6,93	0,09	1,19	0,12	1,46
22. 7. 75.	1300	101,2	dto.	dto.	0,65	8,45	0,1	1,3	0,09	1,12
23. 7. 75.	1275	101,6	dto.	dto.	0,91	11,60	0,3	3,83	0,13	1,66
24. 7. 75.	1410	101,3	dto.	dto.	0,83	11,70	0,25	3,53	0,25	3,53
25. 7. 75.	1325	101,8	dto.	dto.	0,78	10,34	0,14	1,86	0,21	2,78

30. Juli 1875.

Seit drei Tagen ist das diastolische Geräusch über der Herzspitze und dem ostium atrio-ventriculare dextrum anhaltend zum Vorschein gekommen. Der Venenpuls ist ganz ausserordentlich stark und deutlich.

Die Untersuchung des Blutes ergiebt eine Vermehrung der kleinen, rothen, runden Blutzellen und ihr Zahlenverhältniss stellt sich im Vergleich zu den bikonkaven Blutzellen

$$= 1 : 10$$

heraus. Auch die Zahl der gefärbten Körnchen scheint vermehrt.

Der grössere Theil der Kopfhaut ist unbehaart und es wird die Kopfhaut nur von einem schmalen Saum trockener, brüchiger Haare umrahmt.

Patientin klagt über Ohrensausen im rechten Ohr, kann aber auf demselben das Ticken einer Taschenuhr bis auf 8 Ctm. Entfernung hören. Auf dem linken Ohr ist das Gehörsvermögen normal geworden.

Auf stärkere Gerüche fängt sie an zu perzipiren, hat aber noch immer die Empfindung eines üblen Geruches.

Die Oedeme im Gesicht, an den Extremitäten und auch die chemosis conjunctivarum haben in den letzten Tagen etwas abgenommen.

Da der längere Gebrauch des Phosphors keine Wirkung gehabt hatte, so wurde heute die Verordnung umgeändert:

Ordo. Tinct. ferri chlorat. aeth.
3 × tgl. 25 Trpf.

4. August 1875.

Die Oedeme haben an Umfang wiederum beträchtlich zugenommen. Das Ohrensausen verschwunden und das Gehörsvermögen wiederhergestellt.

Auch das Sehvermögen ist vollkommen intakt. Trotzdem haben sich auf beiden Netzhäuten im Verlaufe von nur 5 Tagen ganz erstaunlich grosse Veränderungen ausgebildet. Die beiden Optikuspapillen sind graulich verfärbt, geschwellt und in ihren Grenzen nicht zu bestimmen. Die Retina besitzt ein verschleiertes Aussehen. Die Venen der Retina sind übermässig reich gefüllt, stark geschlängelt und in ihrem Verlauf häufig unterbrochen. Die Netzhautarterien nicht zu erkennen. Auf beiden Netzhäuten findet man umfangreiche, frische Blutaustritte. Auf dem rechten Auge stösst eine grössere Hämorrhagie dicht an den äusseren Rand der Optikuspapille, auf dem linken Auge sind die Blutaustritte zahlreicher und kleiner als rechts. Eine besondere Verfärbung im Zentrum zeigen sie weder bei der Untersuchung im aufrechten noch im umgekehrten Bilde.

Urin 1225 Ccm., klar, rothgelb, ohne Albumen und von 1017 spez. Gew.

Ordo. Idem.

8. August 1875.

Seit gestern ist ein schnell zunehmender und bedenklicher Kollaps eingetreten. Am heutigen Morgen fällt ein sehr eigenthümlicher Geruch auf, den die Kranke in weitem Umkreise um sich verbreitet. Derselbe kommt der Ausdünstung, nicht der Athemluft zu, denn letztere ist vollkommen geruchlos. Er hat für die Nase etwas stechendes, modriges, fast kadaveröses.

Das Sensorium ist leicht benommen. Wird die Patientin aus ihrem Halbschlummer erweckt, so schaut sie befremdlich um sich und muss sich lange auf den Ort besinnen, an welchem sie sich befindet. Sie spricht viel, oft unzusammenhängend vor sich hin: ihre Gedanken scheinen sich vorwiegend mit ihrer Häuslichkeit zu beschäftigen.

Die Patientin zeigt heute zum ersten Male und fast unaufhörlich das Symptom des Flockenlesens. Bei ihren Bewegungen, welche sie theils spontan, theils auf Verlangen ausführt, besteht ein sehr starker tremor artuum. Im Uebrigen keine nachweisbaren Innervationsstörungen.

Sie hat keine subjektiven Klagen und will sich ganz ausserordentlich wohl fühlen.

Die Haut wachsbleich. Die Intensität der Oedeme war sehr wechselnd. Im Laufe eines Tages und oft von wenigen Stunden bildete sich ein zirkumskriptes, in der Regel handtellergrosses Oedem sehr stark heraus, um bald wieder zu verschwinden, und dabei konnten nicht selten Druck und lokale Stauung ausgeschlossen werden.

Der Puls regelmässig und stark gespannt. Am Herzen die zuletzt beschriebenen Veränderungen; ebenso am Blute und allen anderen Organen.

Urin 1200 Ccm., klar, tief rothgelb, dikroitisch, ohne Eiweiss; spez. Gew. 1015.

Ordo. Camphoræ tritæ. 0,05.
Acidi benzoici. 0,2.
Sacch. alb. 0,3.
2stdl. 1 P.

10. August 1875.

Seit gestern Mittag tiefstes Koma. Die Herzaktion und die Blutbewegung sehr lebhaft, kräftig, regelmässig. Die übelriechende Ausdünstung andauernd. Tod heute Morgens 4 Uhr.

Sektionsbefund. 30^h p. m.

Sehr grosse, magere, weibliche Leiche. Die Hautdecken sehr blass, von wächserner Farbe, aber ohne ikterischen Anflug. Konjunktiven durch

Oedemflüssigkeit emporgehoben und deutlich ikterisch verfärbt. Oedem im Gesicht und an den Extremitäten.

Fettpolster sehr sparsam. Muskulatur blass und von Verfettung frei, soweit ein Urtheil dem unbewaffneten Auge zusteht.

Schädeldach mesocephal und von normaler Dicke.

Dura mater auf ihrer äusseren Oberfläche sehr blass. Ihre Substanz beträchtlich verdickt und undurchsichtig. Der sulcus longitudinalis leer. Auf ihrer Innenfläche ist sie von einer zarten, röthlichgelben und mit vielfachen Hämorrhagien durchsetzten Pseudomembran überzogen.

Auch die pia mater erscheint sehr blass, ist aber durchscheinend und in geringem Grade ödematös.

Die graue und weisse Substanz des Grosshirns sieht sehr blass aus; vielfache zerstreute punktförmige Hämorrhagien in der letztern. In der Rinde der linken Hemisphäre dicht am Sulkus findet sich ein etwa erbsengrosser, unregelmässig punktförmig rothgesprenkelter, gelber Erweichungsherd. Auch das Kleinhirn, die grossen Ganglien und die plexus choroidei ausserordentlich blass. Herderkrankungen sonst nirgends nachzuweisen.

Die Gefässe an der basis cerebri blutleer; in ihrer Wand ohne sichtbare Veränderung.

Die Netzhäute haben beiderseits ein trübes Aussehen. Die Optikuspapillen stark geschwellt und prominent. Einzelne Gefässe sehr stark mit Blut gefüllt und auffällig geschlängelt. Mehrere Hämorrhagien in den Netzhäuten.

Die Rückenmarkshöhle konnte nicht geöffnet werden.

Die Perikardialhöhle leer und am Herzbeutel eine Abnormität nicht wahrzunehmen.

Das Herz befindet sich in normaler Lage und erscheint durchweg etwas vergrössert. Dabei ist der Herzmuskel beiderseits von normaler Dicke. Er besitzt eine brüchige Konsistenz und ist namentlich linkerseits sehr welk. Seine Farbe ist blassbraunroth. Das Endokard im linken Ventrikel ist diffus milchig getrübt, lässt aber trotzdem eine fleckige, fast marmorirte, aus blassgrauen und gelblichen Streifen zusammengesetzte Färbung des Herzmuskels zum Vorschein kommen. Dieselbe Zeichnung besteht auch rechterseits auf der vorderen Wand in sehr ausgeprägter Weise auf einer groschengrossen Stelle; im Uebrigen sind hier nur Andeutungen des gelben Geäders zu erkennen.

Der Klappenapparat ist vollkommen intakt, und die valvulæ aortæ vortrefflich schlussfähig.

In beiden Pleurahöhlen findet sich etwa je ein halbes Liter einer klaren, leicht sanguinolent gefärbten Flüssigkeit.

Die rechte Lunge sieht sehr blass aus und ist durchweg in hohem Grade ödematös. Der in den gröberen Luftwegen befindliche Schaum deutlich ikterisch gefärbt. An den Bronchien und Lungengefässen keine Veränderung.

Die linke Lunge ist noch blasser; im oberen Lappen durchaus lufthaltig und im unteren ödematös.

Die Milz höchstens in ihrem Dickendurchmesser etwas vergrössert:

Länge = 12 Ctm.
Breite = 8 „
Dicke = 6 „

Ihre Kapsel glatt und leicht getrübt und stellenweise verdickt. Ihr Parenchym derb, blass; die Trabekel sehr deutlich; Malpighische Körper klein.

Linke Niere in geringem Grade vergrössert. Oberfläche bis auf eine alte Narbe glatt. Nierenkapsel nur an dieser Stelle adhärent. Das Nierenparenchym im Rinden- und Marktheil gleichmässig blass und von gelbgrauer Farbe, dabei aber von äusserst derber Konsistenz. Die Schleimhaut des Nierenbeckens enthält eine sehr grosse Zahl punktförmiger bis stecknadelkopfgrosser Hämorrhagien.

Die rechte Niere zeigt im Ganzen dasselbe Verhalten, nur sieht ihre Rindensubstanz weniger blass als links aus. Die Hämorrhagien im Nierenbecken nur vereinzelt.

Beide Nebennieren intakt.

Die Leber ist von normalem Umfang und sieht blass aus. Die azinöse Zeichnung an vielen Stellen nicht erkennbar. Die Konsistenz des Parenchyms nachgiebig und weich.

Schleimhaut des Magens ohne Abnormität. Der pylorus so stark kontrahirt, dass er bei der Palpation von aussen sich als ein sehr derber und resistenter Ring anfühlt.

Die Pankreasdrüse erscheint von normalem Umfang und Bau.

Die Schleimhaut des Darmes ist im oberen Theil des Jejunums, im unteren Theil des Ileums und im ganzen Kolon ödematös und geschwollen. Im Dünndarm finden sich an zerstreuten Stellen kleine Hämorrhagien auf der Höhe der Schleimhautzotten.

An der Blase, am Mastdarm und an dem Geschlechtsapparat nichts Besonderes zu bemerken.

Die Halsorgane intakt.

Das Mark der spongiösen Knochen von gewöhnlicher Farbe und Konsistenz. Dasselbe gilt vom Fettmark, welches an beiden Oberschenkelknochen blossgelegt wurde.

Anatomische Diagnose.

Pachymeningitis hæmorrhagica interna. Encephalomalacia flava circumscripta in hemisphæra cerebri sinistra. Degeneratio adiposa et dilatatio ventriculorum cordis. Oedema pulmonum. Hæmorrhagia pelvium renalium. Hyperplasia lienis levis. Hæmorrhagiæ sub stratum mucosum duodeni. Icterus levis.

Mikroskopischer Befund.

An der Hirnsubstanz keine Veränderung nachweisbar. Die Ganglienzellen enthalten reichlich körniges, braungelbes Pigment. An den Gefässen nirgends eine Andeutung fettiger Entartung, nur im Bereich des kleinen Erweichungsherdes und sehr genau auf diesen beschränkt sehr starke Verfettung der Gefässe und reichliche Ansammlung von Fettkörnchenzellen innerhalb ihrer Lymphscheide. An dieser Stelle allein ist auch die Struktur der Nervenelemente und der Neuroglia untergegangen und wird fast ausschliesslich durch Fettkörnchenzellen und körnige Interzellularsubstanz ersetzt. Die Gefässe nie leer und mit Blut reichlich erfüllt. In den adventitiellen Lymphscheiden keine zelligen Elemente, doch findet man in ihnen eine grosse Menge gelblich tingirte, wie Fetttröpfchen glänzende, ölige Massen, deren Umfang zwischen der Grösse feinster Granula bis zu derjenigen grosser Klumpen, mindestens von dem Durchmesser rother Blutkörperchen, wechselt. An einzelnen Stellen sind sie so reichlich vorhanden, dass sie die Lymphscheide aneurysmatisch nach Aussen drängen, und besonders reichlich haben sie sich jederzeit zwischen den Aesten eines Gefässes angehäuft.

Auch an den Blutgefässen aller übrigen Organe keine Verfettung und auch sie mit Blut fast strotzend erfüllt. Die etwaigen adventitiellen Lymphscheiden führen hier gar keinen Inhalt.

In den Blutextravasaten der Retina besteht eine Anhäufung farbloser Blutkörperchen nicht. Die Elemente der Retina ohne nachweisbare Veränderung.

Die Muskulatur der Extremitäten und des Rumpfes ohne Veränderung.

Starke Verfettung des Herzmuskels, namentlich im Bereich jener beschriebenen gelben, netzartigen Zeichnung.

An der Magen- und Darmschleimhaut, in den Nieren und in der Leber keine Verfettung, wenigstens keine solche abnormen Grades. In der Milz nichts Auffälliges. Auch das Knochenmark zeigt die normalen Elemente in normaler Zahl und Struktur; doch scheiden sich nach 24 Stunden sehr viel Neumann'sche Krystalle auf demselben aus.

Beobachtung IV.

(Vergl. Taf. I, Fig. 4, und Taf. III, Kurve Heinrich.)

Eleonore Heinrich, 37 Jahre alt, Arbeitersfrau, war immer gesund. Reichliche Menses. Vor zwei Jahren wiederholentlich Nasenbluten. Beginn des jetzigen Leidens Oktober 1874. Tod nach fünf Monaten. Abnorm niedrige Temperaturen. Auffällige Schmerzhaftigkeit der Lebergegend. Normaler Augenhintergrund. Veränderung der rothen Blutkörperchen.

Fettherz. Vergrösserung von Milz, Mesenterialdrüsen, Follikel des Dickdarms und Tonsillen. Hämorrhagien unter der Pleura der rechten Lunge, unter der Magenschleimhaut und im Pankreas. Vergrösserung des Pankreas. Ikterische Farbe der Blutgerinnsel des Herzens, der Flüssigkeit im Peritoneum, Pleuraraum und in den Lungen. Normales Knochenmark.

Anamnese. Eleonore Heinrich, 37 Jahre alt, Arbeitersfrau aus Berlin, stammt aus gesunder Familie. Auch sie selbst will sich bis zum Anfang ihres jetzigen Leidens jederzeit gesund befunden haben.

Im Alter von 18 Jahren wurde sie zum ersten Male menstruirt. Die Regeln flossen sehr reichlich und hielten oft fünf Tage lang an. Sie bestanden ohne Schmerzen, liessen aber das Gefühl von Mattigkeit für mehrere Tage lang zurück. In ihrem 20. Lebensjahre zessirten die Regeln 3 Monate lang ganz und gar, angeblich weil sie kurz vor dem zu erwartenden Eintritt zu viel Buttermilch genossen hatte.

Vor 5 Jahren heirathete sie; die Ehe blieb kinderlos. In Nahrungssorgen und besonders dürftigen Verhältnissen will sie niemals gelebt haben. Vor 2 Jahren hat sie eine Zeit lang an wiederholtem und starkem Nasenbluten gelitten, welches ohne nachweisbaren Grund auftrat und nach Ablauf eines Monats von selbst schwand. Sie fühlte sich dabei gesund und kräftig.

Ihr jetziges Leiden soll im Oktober vorigen Jahres, also vor etwa vier Monaten, begonnen haben. Patientin verlor ziemlich schnell ihr vordem blühendes Aussehen und fühlte sich auffällig matt und entkräftet. Bei jeder körperlichen Anstrengung stellten sich Herzklopfen und Athemnoth ein, so dass die Kranke schon Mitte November nicht mehr ihrem Haushalte vorstehen konnte. Seit Weihnachten hütet sie wegen grossen Schwächegefühls andauernd das Bett. Seit dieser Zeit ist der Appetit fast vollkommen geschwunden. Auch hat sie zeitweise Schmerzen in der Magengegend und mitunter Erbrechen bitterer Massen gehabt. Das Erbrechen erfolgte übrigens nur am Morgen.

In den letzten Wochen soll sich das Befinden der Kranken noch verschlechtert haben. Die Patientin ist nicht im Stande, sich selbständig im Bett emporzurichten und bekommt, falls sie emporgerichtet wird, sofort Ohnmachtsanwandlungen. Ihr Schlaf ist sehr gestört. Häufig stellt sich so heftiges Ohrensausen ein, dass sie auch eine laute Stimme nicht vernehmen kann. Urin hat sie zu jeder Zeit in grosser Menge gelassen und der Stuhl war anhaltend regelmässig.

Am 27. Januar 1875 wurde die Kranke auf die Frauenabtheilung des Frerichs'schen Universitätsklinikums rezipirt.

Status praesens.

28. 1. 75. T. Mrgs. 37,4° C. P. 96. R. 24.
Abds. 37,5° C. P. 100. R. 22.

Patientin ist eine kaum mittelgrosse Frau, welche eine etwas zusammengesunkene Rückenlage einnimmt.

Knochenbau ziemlich kräftig. Muskulatur theilweise geschwunden und sehr welk. Fettpolster nur dürftig entwickelt.

Es muss sofort das ausserordentlich blasse Aussehen der Kranken in's Auge fallen. Die Hautdecken sind überall leicht gelblichweiss gefärbt, und selbst die sichtbaren Schleimhäute zeigen kaum einen Anflug von Blutroth. Dabei ist die Haut trocken und schilfert leicht ab. Sie zeigt weder bemerkenswerthe Exantheme noch Narben.

Die Temperatur der Haut ist dem Gefühle nach nicht erhöht und hat Morgens 7 Uhr 37,4° C. in der Achselhöhle betragen. Puls ist in beiden art. radiales von gleicher Beschaffenheit: er ist regelmässig, weich, hoch, voll und leicht doppelschlägig. Zur Zeit keine Athemnoth. Um die Knöchel besteht ein leichtes Oedem.

Das Sensorium der Kranken ist vollkommen frei, doch macht sie einen eigenthümlich müden Eindruck, der in ihren Bewegungen und in ihrem Gesichtsausdruck zur Geltung kommt. Ihre Angaben sind zwar immer richtig und zusammenhängend, doch erfolgen sie sehr zögernd, gleich als ob sich die Kranke erst einige Zeit besinnen müsse. Auch ihre Handtirungen sind zögernd und langsam und kommen des öfteren absatzweise zu Stande.

Ihre subjektiven Klagen beziehen sich vornehmlich auf grosse Mattigkeit. Sie sei kaum im Stande, sich ohne fremde Hülfe im Bett herumzudrehen, und bekomme augenblicklich Ohrenklingen, Schwarzsehen und Ohnmachtsgefühl, sobald sie den Versuch mache, sich aufzurichten. Auch sei ihr Schlaf gestört; der Appetit sei geschwunden. Anfallsweise stelle sich das Gefühl innerer Unruhe und Angst ein, welches durch Herzklopfen und Athemnoth noch vermehrt werde. Auch habe sie dabei mitunter das Gefühl eines krampfhaften Schmerzes in der Brust gehabt.

Das Gesicht sieht wachsbleich aus. Sichtbare Schleimhäute desselben bernsteingelb. Die Zunge ist auf der Oberfläche sehr rissig, dabei feucht, blass, rein und ebenfalls von mehr bernsteingelber Farbe. Sclerae beiderseits vollkommen weiss. Keine Störungen des Geruchs, Gehörs und Geschmacks.

Der Thorax ist sehr flach gebaut. Es bildet das Brustbein eine seichte Mittelfurche und zu seinen beiden Seiten springen die Ansätze der Kostalknorpel stark nach Aussen hervor. Die Interkostalräume lassen sich mit dem Auge deutlich verfolgen. Gegen Druck ist der Thorax resistent, aber weder an den Weichtheilen, noch am Knochengerüst an irgend einem Punkte empfindlich. Die oberen Thoraxgruben sind sehr tief.

Respirationstypus vorwiegend abdominal; dabei ist die Athmung etwas oberflächlich.

Perkussionsschall vorne über den Lungen beiderseits gleich, voll, tief, etwas tympanitisch.

Bei der Auskultation hört man rauh vesikuläres Inspirium, dem sich am Ende ein kurzes, lautes Pfeifen beigesellt, während die Exspiration unbestimmt ist. In den abhängigen Seitenpartien treten noch helle, mittelgrosse, reichliche, gleichbasige Rasselgeräusche auf.

Auch hinten über den Lungen ist der Perkussionsschall beiderseits gleich und dabei von demselben Karakter wie vorne. In den unteren Partien bestehen auch hier die Zeichen eines feuchten Katarrhes.

Die gesammte Herzgegend wird mit jedem Pulse rhythmisch und überaus kräftig erschüttert. Der Spitzenstoss des Herzens wird in der linken Parasternallinie im fünften Interkostalraum gesehen und gefühlt; er ist ziemlich hebend.

Die Herzdämpfung (relative) beginnt oben über der dritten linken Rippe und setzt gleich von Anfang an sehr intensiv ein. Nach rechts überschreitet die Herzdämpfung den rechten Sternalrand um zwei Finger Breite und reicht nach links nicht über den Spitzenstoss hinaus.

Ueber der Spitze des Herzens hört man einen reinen systolischen und diastolischen Ton; beide Töne sind etwas dumpf und gleich stark. Daneben tritt bei jeder Exspiration ein leises „vesikuläres" Schaben auf, welches sich, je nachdem die Diastole oder die Systole in die Exspirationsphase fällt, bald mehr an den systolischen, bald mehr an den diastolischen Ton anschliesst. Es ist offenbar ein extraperikardiales Respirationsgeräusch.

Ueber der Mitte des Sternums ist sowohl der systolische als auch der diastolische Ton rein; dasselbe findet im zweiten rechten Interkostalraum statt. Dagegen ist im zweiten linken Interkostalraum der systolische Ton durch ein langes und lautes Blasen ersetzt, welches einen fast sägenden Karakter besitzt.

Am Halse bilden die venae jugulares externae blaue Stränge fast von der Dicke eines kleinen Fingers. Dieselben sieht man mit jedem Pulse rhythmisch anschwellen, wobei sich eine wellenartige Bewegung von unten nach aufwärts deutlich erkennen lässt. Nach Kompression der arteria carotis dauern diese Pulsationen fort, können also nicht von ihr abhängig sein. Bei Kompression der Vene pulsirt nur der dem Herzen zugelegene Abschnitt weiter fort, während der oberhalb der Druckstelle befindliche Theil des Venenrohrs keine Pulsation mehr zeigt.

Ueber dem bulbus venæ jugularis hört man beiderseits lautes Nonnengeräusch. In der Karotis zwei reine Töne. Auch über der arteria brachialis vernimmt man in der Ellenbogenbeuge einen kurzen systolischen Ton, der sich bei gesteigertem Druck in ein kurzes Blasen umwandelt. Ein reiner systolischer Ton in der arteria carotis. Ueber der vena cruralis ein kontinuirliches leises Blasen.

Das Abdomen ist mässig gewölbt, weich, eindrückbar und bei Druck nicht empfindlich. Ein Flüssigkeitserguss in die Bauchhöhle lässt sich nicht nachweisen.

Die Grenze der Leberdämpfung beginnt oben im fünften rechten Interkostalraum und ist hier um einen halben Interkostalraum bei tiefen Athemzügen verschiebbar. Sie reicht nach unten in der rechten Sternallinie zwei Finger breit über den unteren Rand des Brustkorbes, so dass sie eine Höhe von 18 Ctm. erreicht. Der linke Leberlappen erscheint umfangreich und erstreckt sich weit in das linke Hypochondrium hinein. Es fällt auf, dass die Perkussion des Organes sehr empfindlich ist, selbst dann, wenn sie leise und mit möglichster Schonung ausgeführt wird. Der untere Leberrand ist der Hand zugänglich; er erscheint etwas hart, ist aber glatt und bei gelindem Druck sehr empfindlich.

Die Milzdämpfung lässt sich genau bestimmen, ist aber nicht besonders gross; ihre Länge beträgt 8 und ihre Höhe kaum 5 Ctm. Der Palpation ist das Organ nicht zugänglich.

Man findet sonst überall auf dem Abdomen lauten tympanitischen Schall.

Die Untersuchung per vaginam ergiebt an den Sexualorganen nicht die geringste Abweichung von der Norm.

Die Lymphdrüsen in der Schenkelbeuge sind etwas vergrössert, hart und auf Druck unempfindlich. An den übrigen peripheren Lymphdrüsen ist eine Vergrösserung und Induration nicht nachweisbar.

Der Augenhintergrund erscheint vollkommen gesund. Sehvermögen (bei oberflächlicher Prüfung) intakt.

Der Auswurf ist sparsam, schleimig-eitrig, farblos, zäh, durchsichtig.

Urin rothgelb, klar, sauer; spez. Gew. 1012; ohne Eiweiss. Seine Menge hat in den letzten 12 Stunden 825 Ccm. betragen. Er enthält:

1,3 %	oder	10,73 Grm.	Harnstoff,
0,24 %	„	2,02 „	Kochsalz,
0,15 %	„	1,24 „	Phosphorsäure.

Heute Morgen ein stark gallig gefärbter fester Stuhl.

Es besteht grosse Appetitlosigkeit. Während der verflossenen Nacht hat die Kranke mehrere Stunden lang gewacht. Ihr Schlaf wurde durch wüste Träume gestört, und die Mitkranken erzählen, dass die Patientin oft im Traume gesprochen und gestöhnt habe.

Zum Zwecke mikroskopischer Untersuchung wird Blut theils durch Nadelstiche, theils durch Inzision aus den Fingerspitzen, aus dem Ober- und Unterarm gewonnen. Das Blut strömt leicht und in grosser Menge aus den kleinen Wunden hervor und lässt sich verhältnissmässig nur schwer stillen. Es hat eine hellgelbe, kaum bernsteingelbe Farbe. Wenn es einige Zeit der freien Luft ausgesetzt gewesen ist, nimmt der gleichmässig gelbe Farbenton eine leichte Sprenkelung an, indem sich kleine, rothe Inselchen in dem gelben Fluidum bilden. Das Blut geht erst nach langer Zeit eine nachweisbare Gerinnung ein und der Blutkuchen erscheint auffällig locker und weich.

Bei der mikroskopischen Untersuchung erscheinen die rothen Blutkörperchen auffällig gross, und man sieht ihren Längsdurchmesser von 8,0 bis mitunter 9,5 μ schwanken. Es sei noch besonders betont, dass sich diese Maassangaben auf sehr oft wiederholte Zählungen beziehen und an Präparaten gewonnen wurden, welche unter Beobachtung aller Kautelen angefertigt worden waren. Ihre bikonkave Form war exquisit ausgesprochen, ihre Farbe dagegen war auffällig blass. Die Menge der rothen Blutkörperchen war eine deutlich verminderte, denn sie schwammen gewöhnlich nur vereinzelt im Blutplasma umher. Auch bei eintretender Gerinnung blieben sie lange vereinzelt und legten sich seltener zu Geldrollenbildung an einander. Hierbei wandelten sich ihre Kontouren ebenso häufig in leichte, wellige Ausbuchtungen um, als es zur Ausbildung von Stern- und Zackenformen kam.

Neben ihnen mussten wegen ihrer Kleinheit und abnormen Form sofort andere gefärbte Elemente des Blutes auffallen. Dieselben waren intensiv gelb, fast gelbroth gefärbt, schwankten in ihrem Durchmesser zwischen 3—4 μ und waren vollkommen kugelrund. Sie waren so zahlreich, dass das Verhältniss ihrer Zahl zu dem der normalen rothen Blutkörperchen = 1 : 7 betrug. Ihr Protoplasma war vollkommen homogen, und eine Kernbildung liess sich in seinem Innern nicht nachweisen. Gegen alle Reagentien, welche rothe Blutkörperchen zerstören, leisteten sie einen auffällig langen Widerstand. In der Regel kamen sie zwischen den rothen Blutkörperchen vereinzelt vor. Beim Eintrocknen der Präparate schrumpften sie allmählich gleichmässig ein, und es kam an ihnen weder zur Zacken- noch zur Geldrollenbildung. Sie traten dann besonders deutlich dem Beobachter entgegen, indem sie von den etwa zu Geldrollen mit einander vereinigten normalen rothen Blutkörperchen völlig isolirt und vereinsamt dalagen. (Vergl. Taf. I. Fig. 4.)

Die Zahl der farblosen Blutkörperchen war eine sehr geringe, und bei nicht sehr genauer Beobachtung hätte man ihr Vorkommen ganz und gar übersehen können. Neumann'sche Uebergangsformen von den farblosen zu den farbigen Blutkörperchen kamen niemals vor.

Ebensowenig wurden auf einem Präparate Elementarkörnchen angetroffen.

Ordo. Ferri lact. 3,0.
Chin. sulf. 1,0.
Pulv. Althæ q. s.
Pill. No. 30.
3 × tgl. 1 P.

Krankheitsverlauf. 29.—31. Januar 1875.

An den inneren Organen der Patientin hat sich keine Veränderung ausgebildet. Am 29. Januar wurde das systolische Geräusch über der Pulmonalarterie vermisst, besteht aber seit diesem Tage wieder andauernd über dem Herzen fort.

Am heutigen Morgen hat die Kranke eine geringe Menge eines grünlichen, sauer riechenden Fluidums erbrochen. Sie giebt an, jedes Mal nach dem Einnehmen der Pillen Uebelkeit zu verspüren, und führt auf diese Ursache das heute erfolgte Erbrechen zurück. Die frühere Verordnung wird ausgesetzt und umgewandelt in:

Ordo. Decoct. cort. Chinæ 10,0 (100).
Vini Gallic. rubri 80,0.
Syrup simpl. 20,0.
2 stdl. 1 Esslffl.

Die Temperatur der Kranken war mitunter subnormal (vergl. die Temperaturtabelle auf Taf. III, Kurve Heinrich), und die Zahl der Pulse bewegte sich innerhalb der engen Grenze von 96—100 Schlägen in der Minute. Das Sensorium andauernd frei. Schlaflosigkeit und Appetitmangel haben zugenommen.

Auswurf sparsam und rein katarrhalisch. Stuhlgang täglich ein Mal. Die Untersuchung des Urins der letzten drei Tage ergab Folgendes:

Datum.	Urinmenge in Ccm.	Reaktion.	Eiweiss.	Spez. Gew.	Harnstoff.		Kochsalz.		Phosphorsäure.	
					%	Grm.	%	Grm.	%	Grm.
29. 1. 75.	1710	Sehr sauer.	Kein Albumen.	101,5	0,9	15,4	0,21	3,59	0,1	1,7
30. 1. 75.	1815	Sehr sauer.	Kein Albumen.	101,6	0,83	15,06	0,23	4,17	0,1	1,9
31. 1. 75.	1630	Sehr sauer.	Kein Albumen.	101,4	0,58	9,45	0,15	2,45	0,09	1,47

4. Februar 1875.

Der Kräftezustand der Patientin giebt zu grosser Besorgniss Veranlassung. Es hat sich ein leichtes Oedem an den Unterschenkeln und auf den Handrücken ausgebildet. Die Kranke liegt meist im Halbschlaf da. Als sie am heutigen Morgen beim Ordnen des Bettes emporgerichtet wurde, verfiel sie in eine tiefe Ohnmacht von fast halbstündiger Dauer.

Ihre Haut fühlt sich sehr niedrig temperirt an (35,0° C. bis 35,6° C. in vagina), während heute die Zahl der Pulse am Morgen und am Abend 108 Schläge in der Minute beträgt. Es wurden heute drei Anfälle von objektivem und subjektivem Herzklopfen beobachtet, welche gegen eine Stunde lang währten und jedes Mal mit lebhafter subjektiver Athemnoth verbunden waren.

In der zweiten Hälfte der verflossenen Nacht hat sich plötzliches heftiges Ohrensausen eingestellt. Zugleich hat das Gehörsvermögen so sehr gelitten, dass die Kranke selbst lautes Rufen und Händeklatschen nicht vernimmt und eine mündliche Verständigung mit ihr unmöglich wird.

Urin 1630 Ccm., klar, rothgelb, ohne Eiweiss; spez. Gew. 1013.

Ordo. Camphoræ tritæ 0,1.
Ol. Amygdal. 10,0.
M.D.S. 3 × tgl. eine PRAVAZ'sche Spritze subkutan zu injiziren.

6. Februar 1875.

Seit gestern Mittag liegt die Kranke in tiefem Koma, aus dem man sie nicht gut erwecken kann. Ihre Körpertemperatur ist sehr niedrig und zugleich ist der Puls langsamer und weniger gespannt:

5. 2. 75.	T.	Mrgs.	35,5°.	P. 80.
		Abds.	35,7°.	P. 78.
6. 2. 75.	T.	Mrgs.	35,5°.	P. 72.
		Abds.	35,0°.	P. 60.

Seit gestern besteht auch im Gesicht ein deutliches Oedem.

Die ophthalmoskopische Untersuchung ergiebt am Augenhintergrund nichts Abnormes.

Im Blute lässt sich gegen die früheren Tage keine Veränderung erkennen.

Auch an den inneren Organen hat sich nichts verändert, nur erscheint die Palpation der Leber so sehr empfindlich, dass die Kranke trotz ihres tiefen Komas das Gesicht schmerzhaft verzieht und laut stöhnt.

Um 7 Uhr Abends erfolgt der Tod.

Sektionsbefund. 40^{h} p. m.

Mittelgrosse, abgemagerte weibliche Leiche. Die Körpermuskulatur sieht blassroth aus und ist scheinbar nicht verfettet. Das Fettpolster dürftig. Oedem an den Unterschenkeln, Unterarmen und im Gesicht. Skleren vollkommen weiss.

In der Bauchhöhle finden sich etwa 300 Ccm. einer intensiv ikterisch gelb gefärbten, klaren und dünnen Flüssigkeit. Auch in beiden Pleurahöhlen findet man etwa je 150 Ccm. eines stark gelb gefärbten, deutlich ikterischen Fluidums vor, welches mehrfach von alten ödematösen Pseudomembranen durchzogen wird. Im Herzbeutel endlich gleichfalls eine klare, ikterische Flüssigkeit im Betrage von 60—70 Ccm.

Das Herz ist annähernd von normaler Grösse. Das subperikardiale Fett ist an ihm überaus reichlich entwickelt. In den Herzhöhlen finden sich spärliche, weiche, ikterisch gefärbte Fibringerinnsel. Der Herzmuskel besitzt eine normale Dicke. Er ist blassroth gefärbt und von brüchiger Konsistenz. Schon bei der Beobachtung von Aussen schimmern unter dem Perikard — namentlich linkerseits — eine Anzahl gelblicher, etwa buttergelber Flecken durch, welche sich bei genauerer Betrachtung in eine feine, netzförmige Zeichnung auflösen. Auf der Innenfläche des linken Ventrikels sind diese Netze unter dem Endokard noch zahlreicher sichtbar, so dass der linke Ventrikel an seiner Innenfläche ein weit verbreitetes, engmaschiges, buttergelbes Geäder zeigt.

Auf der Innenfläche des rechten Ventrikels ist diese fleckige und netzförmige Zeichnung nicht so reichlich vorhanden, und es besitzt hier das Myokard auch im Allgemeinen eine etwas dunklere Farbe als links. Auch trifft man sie hier vorzugsweise auf den Papillarmuskeln an.

Der Klappenapparat des Herzens erscheint fast vollkommen intakt, nur auf der valvula mitralis finden sich einzelne kleine, kaum linsengrosse, gelbliche Flecken. Die valvulæ aorticæ sind vollkommen schlussfähig. Der Anfangstheil der Aorta besitzt zahlreiche gelbweisse Flecken, die sich an einzelnen Stellen zu kleinen Prominenzen emporheben. Eine ikterische Verfärbung wird weder an dem Endokard noch an der Intima der Aorta beobachtet.

Die linke Lunge ist klein und von geringem Luftgehalt. Auf der Schnittfläche ergiesst sich bei Druck aus ihr eine Menge feinschaumiger, leicht und deutlich ikterisch verfärbter Flüssigkeit. An der Bronchialschleimhaut und den Gefässen der Lunge nichts besonders Bemerkenswerthes.

Am unteren Lappen der rechten Lunge finden sich ziemlich zahlreiche stecknadelkopfgrosse subpleurale Hämorrhagien. Im Uebrigen zeigt die rechte Lunge genau dieselben Veränderungen wie links.

Die Schleimhaut der Halsorgane ist sehr blass. Zungengrund glatt. In den Taschen der etwas vergrösserten Tonsillen schmierige, weisse Pfröpfe.

Die Milz ist kaum vergrössert zu nennen:

Länge	15 Ctm.
Breite	10,5 „
Dicke	5 „

Ihre Kapsel ist glatt, glänzend und gut gespannt. Das Parenchym besitzt eine normale Konsistenz und erscheint auf dem Durchschnitt dunkelroth; Follikel klein.

Die linke Niere ist auf der Oberfläche ganz glatt, blass und von gelbgrauer Farbe. Ihr Umfang normal. Auch auf dem Durchschnitt sieht das Organ sehr blass aus. Die Nierenkapsel lässt sich sehr leicht lösen.

Die rechte Niere bietet dieselbe Beschaffenheit dar.

Beide Nebennieren intakt.

Die Leber hat einen normalen Umfang und zeigt eine leichte Schnürfurche. Ihr Peritonealüberzug ist glatt und glänzend. Auf dem Durchschnitt ist die azinöse Zeichnung vortrefflich ausgesprochen.

Die Gallenblase reichlich mit dunkel goldgelber Galle erfüllt. Der ductus choledochus vollkommen frei und durchgängig.

Die Schleimhaut des Magens sehr blass. Um so auffälliger treten längs der kleinen Kurvatur eine Anzahl erbsen- bis groschengrosser Blutaustritte unter der Magenschleimhaut hervor.

Das Pankreas ist sehr auffällig gross. Es bietet auf dem Durchschnitt eine normale Zeichnung und Konsistenz dar, und lässt in dem interazinösen Bindegewebe mehrere punktförmige, nicht viel über stecknadelkopfgrosse Hämorrhagien erkennen.

Die mesenterialen Drüsen sind durchschnittlich haselnussgross, vergrössert, härtlich und auf dem Durchschnitt röthlich gefärbt.

Die gesammte Schleimhaut des Darmes sehr blass. Die Follikel im Dickdarm leicht geschwollen. Der Dünndarm enthält fast gar keinen Inhalt, dagegen trifft man im Dickdarm feste, intensiv gallig gefärbte Kothballen an.

Die Schleimhaut der Scheide zeigt eine schwärzlich schiefergraue Färbung. Uterus klein, indurirt und sammt seinen Adnexen durch festes Bindegewebe und bandartige Adhäsionen mit dem Rectum verwachsen. Im rechten Ovarium ein kleines corpus luteum.

Der linke Oberschenkel von normal aussehendem Fettmark erfüllt, welches die gewöhnliche Konsistenz darbietet.

Die Schädel- und Rückenmarkshöhle durften nicht eröffnet werden.

Anatomische Diagnose.

Cor adiposum. Oedema pulmonum. Hæmorrhagiæ sub pleura pulmonis dextri. Hyperplasia lienis levis. Hyperplasia glandularum messeraicarum. Hyperplasia folliculorum tractus intestinalis crassi. Hyperplasia glandulæ pancreaticæ. Hæmorrhagiæ in glandula pancreatica. Hæmorrhagiæ sub mucosa ventriculi. Metritis et perimetritis chronica. Tonsillitis chronica. Degeneratio adiposa in valvula mitrali et in aorta. Icterus levis.

Mikroskopischer Befund.

Die Gefässe sämmtlicher Organe sind mit Blut reichlich angefüllt. Die Gefässwände überall intakt, nirgends verfettet.

Die Muskeln der Extremitäten des Rumpfes sind von normaler Struktur.

Im Herzen sind die Muskelfasern eine starke Verfettung eingegangen, die am weitesten in den früher erwähnten netzförmigen Zeichnungen gediehen ist. Hier ist die einzelne Muskelfaser mit Fettstaub ganz und gar erfüllt. An anderen Orten erhält man Bilder, wie sie in Beobachtung II (Fall Neumann, p. 142) beschrieben worden sind. Dieselben bestätigen die dort mitgetheilte Ansicht über die Entwicklung der fettigen Degeneration.

Die mikroskopischen Elemente der Milz und mesenterialen Lymphdrüsen sind die normalen, und auch in ihrer Anordnung lässt sich nichts Abweichendes erkennen.

Normal erscheinen die Magen- und Darmschleimhaut.

Die Leberzellen sind grösstentheils körnig getrübt und mit grossen Mengen körnigen oder diffusen galligen Pigmentes erfüllt. Einzelne Zellen enthalten grosse, farblose Fetttröpfchen, aber eine die Norm überschreitende Fettentartung hat nicht stattgefunden. Das Bindegewebe der Leber zeigt das gewöhnliche Verhalten.

Auch im Pankreas hat sich nicht eine Massenzunahme des Bindegewebes ausgebildet; die Drüsenzellen sind von normaler Grösse und normalem Aussehen.

In den Nieren dagegen erscheinen viele Epithelien der Harnkanälchen reichlich verfettet. Eine Wucherung des Bindegewebes wird auch hier vermisst.

Im Knochenmark kann man auch mit Hülfe des Mikroskopes eine Veränderung nicht nachweisen; nach 24 Stunden haben sich sehr zahlreiche NEUMANN'sche Krystalle ausgebildet.

Beobachtung V.

(Vergl. Taf. III, Kurve Rascheweit.)

Elisabeth Rascheweit, Maurergesellenfrau, 29 Jahre alt, erkrankte als Kind an Scharlach und Masern und litt im 9. Lebensjahre an einer febris intermittens tertiana. Später litt sie kurze Zeit an akutem Gelenkrheumatismus. Secessio mensium seit 2 Jahren. Beginn ihres jetzigen Leidens vor 3 Monaten. Anfangs Polyphagia. Ueber dem Herzen diastolisches accidentelles Geräusch, welches einmal während eines Tages schwand. Blutveränderung.

Fettherz. Milzvergrösserung. Theilweise Verkäsung der Mesenterialdrüsen. Aneurysmata sacciformia der Retinalgefässe.

Anamnese. Elisabeth Rascheweit, 29 Jahre alt, Maurergesellenfrau aus Berlin.

Patientin ist als Kind wiederholentlich krank gewesen. In ihrem fünften Lebensjahre wurde sie an Scharlachfieber und zwei Jahre später an Masern ärztlich behandelt. In einem Alter von 9 Jahren litt sie 3 Monate lang an kaltem Fieber. Die Fieberanfälle traten regelmässig einen Tag um den andern ein und leisteten in der ersten Zeit jeglichem therapeutischen Eingriff beharrlichen Widerstand. Nach keiner der genannten Krankheiten will sie üble Folgen zurückbehalten haben. Sie entwickelte sich körperlich vortrefflich, hatte ein gesundes und blühendes Aussehen und war späterhin zu schwerer Hausarbeit kräftig und tüchtig.

Vor 10 Jahren überstand sie einen akuten Gelenkrheumatismus, welcher vornehmlich beide Hand- und Kniegelenke befallen hatte und sich über 3 Wochen lang hinzog. Vor $1^1/_2$ Jahren stellte sich noch ein Mal eine akute schmerzhafte Entzündung der genannten Gelenke ein, welche kaum 14 Tage lang dauerte.

Patientin wurde im 15. Lebensjahre zum ersten Male menstruirt. Seitdem stellte sich die Monatsreinigung ganz regelmässig ein. Die Regeln flossen schmerzlos und ziemlich reichlich und hielten 3, seltener 4 volle Tage lang an. Vor 2 Jahren jedoch wurde die Menstruation unregelmässig und spärlich und hörte bald vollkommen auf.

Vor 5 Jahren verheirathete sich die Kranke. Diese Ehe ist unfruchtbar geblieben, ohne dass sich an ihr oder an ihrem Manne ein Grund dafür nachweisen lässt. Sie hat in bescheidenen, aber guten Verhältnissen gelebt, sich in ihrer Hauswirthschaft nicht besonders anstrengen müssen und ist von Nahrungssorgen nie heimgesucht worden. Die Wohnung, welche sie seit ihrer Verheirathung inne hatte, soll gesund gewesen sein.

In Bezug auf ihre Verwandten giebt sie an, dass ihre Eltern und drei Geschwister noch leben und sich jeder Zeit der besten Gesundheit erfreut haben.

Ihr jetziges Leiden soll vor drei Monaten begonnen haben. Die Patientin wurde zuerst von ihrer Umgebung darauf aufmerksam gemacht, dass sie ausserordentlich blass aussehe. Bald darauf stellte sich — namentlich bei schnellem

Gehen — anfallsweise heftiges Herzklopfen ein. Auch gerieth die Kranke, entgegen der bisherigen Ordnung, leicht in Athemnoth. In der Nacht stellten sich häufig Schweisse ein, und wenn sie Tags über viel auf den Beinen gewesen war, bemerkte sie mitunter beim Schlafengehen eine leichte Anschwellung um die Knöchel.

Der Appetit war in der ersten Zeit erhalten, fast gesteigert, hörte dann aber ziemlich plötzlich und vollständig auf. Mit dem Eintritt dieser Erscheinung verschlimmerte sich ihr Zustand sehr schnell. Ihre Kräfte nahmen rapide ab, sie konnte nicht mehr ihrer Wirthschaft vorstehen und musste seit einem Monate anhaltend das Bett hüten. Herzklopfen und Lufthunger zeigten sich noch öfters als früher. Sie selbst erschrak über ihr blasses und elendes Aussehen. Häufig hatte sie Schwindel- und Ohnmachtsanwandlungen, zumal wenn sie sich auf ihrem Lager emporzurichten versuchte. Der Schlaf war gestört. Die Schweisse traten auf der Haut reichlicher und bei Tag und Nacht auf. Vor drei Wochen bildete sich eine Schwellung im Gesicht und zu gleicher Zeit an den Füssen aus, welche sich in wenigen Tagen über den ganzen übrigen Körper ausgebreitet haben soll. Der Urin wurde sehr reichlich gelassen und hatte eine röthlichgelbe Farbe. Bis vor 14 Tagen war der Stuhl regelmässig, seit dieser Zeit besteht leichter Durchfall, der aber seit zwei Tagen wieder aufgehört hat.

Ueber die etwaigen Ursachen ihres jetzigen Leidens befragt, giebt die Patientin an, dass sie keinen Grund für dasselbe ausfindig machen könne.

Wegen zunehmenden Kräfteverfalls liess sie sich am 8. Januar 1876 auf die Frauenabtheilung des Universitätsklinikums in der Charité zu Berlin aufnehmen.

Status praesens.

9. 1. 76. Temperatur Mrgs. 37,6°. P. 98. R. 25.
Abds. 37,4°. P. 100. R. 27.

Patientin ist eine schlank gewachsene und mittelgrosse Frau, welche augenblicklich Rückenlage einnimmt. Doch ist sie im Stande, diese Lage ohne Beschwerde mit Seitenlage zu vertauschen.

Der Knochenbau ist zart. Muskulatur welk, weich und wenig voluminös. Fettpolster sehr reich, fast auffällig reich entwickelt. Haut zart, trocken, ohne Narben und Exantheme.

Die Temperatur der Haut ist nicht fieberhaft erhöht. Puls regelmässig, beiderseits gleich, beschleunigt, mässig voll, stark gespannt und ausgesprochen celer. Athmung oberflächlich, frequent, nicht erschwert, von abdominalem Typus.

Es muss sofort das ausserordentlich blasse Aussehen der Kranken auffallen. Die sichtbaren Schleimhäute entbehren jeder Beimischung von Roth und erscheinen kaum blassrosa gefärbt. Auch die Mundschleimhaut und die Zunge bieten eine blassgelbrothe Farbe dar; dabei ist letztere feucht und kaum belegt.

Sclerae vollkommen rein und weiss.

Die Kranke wird durch ein beträchtliches Oedem im Gesicht sehr entstellt. Auch die Knöchel, Fussrücken und Unterschenkel, ebenso die beiden Handrücken und Unterarme stark ödematös geschwollen.

Sensorium vollkommen frei. Die Patientin klagt über Kopfreissen, welches anfallsweise von der Stirn nach dem Hinterhaupte ausstrahle und ihr den Schlaf fast vollkommen raube. Sie habe keinen Appetit, fühle sich sehr kraftlos und bekomme sofort Herzklopfen, Athemnoth, Verdunkelung des Gesichtsfeldes und Ohnmachtsanwandlung, sobald sie sich aufzurichten versuche.

Thorax etwas kurz und im oberen Theil flach. Die oberen Thoraxgruben deutlich ausgesprochen. Gegen Druck ist der Thorax unempfindlich. Bei den Athemzügen dehnt er sich gleichmässig und ergiebig aus.

Die Lungen erscheinen gesund.

Die Herzgegend ist nicht prominent. Den Spitzenstoss des Herzens sieht man im fünften linken Interkostalraum etwa zwei Finger breit auswärts von der linken Mammillarlinie rhythmisch sich erheben, aber bereits im dritten und vierten linken Interkostalraum kann man die Herzbewegung mit dem Auge verfolgen, wie überhaupt die ganze Herzgegend mit jeder Systole rhythmisch und kräftig erschüttert wird. Bei der Palpation fühlt sich der Spitzenstoss kräftig, wenn auch nicht besonders hebend an.

Die Herzdämpfung (relative) nimmt oben gleich sehr ausgesprochen dicht unter der zweiten linken Rippe den Anfang, reicht nach rechts bis an den rechten Sternalrand, dehnt sich nach links bis zur Stelle des Spitzenstosses aus und lässt sich augenblicklich nach unten nicht abgrenzen.

Ueber der Aorta hört man ein lautes, hauchendes systolisches Geräusch, dem nach einer kleinen Pause ein kurzer, reiner diastolischer Ton nachfolgt. Aber unmittelbar an diesen letzteren schliesst sich ein weiches, deutlich vernehmbares diastolisches Blasen an.

Im zweiten linken Interkostalraum findet man lautes systolisches Blasen und reinen diastolischen Ton. Zeitweise treten neben diesen Erscheinungen systolische Respirationsgeräusche auf.

Ueber der Mitte des Sternums tritt genau wie über der Aorta neben dem diastolischen Ton ein deutlich hörbares diastolisches Geräusch auf.

Ueber der Herzspitze endlich ist das diastolische Geräusch ausserordentlich laut und nimmt zu gleicher Zeit einen pfeifenden Karakter an.

Zur Seite des Halses sieht man die Karotiden beiderseits sehr lebhaft hüpfen. Das Ohr vernimmt über ihnen nur einen einzigen, reinen, systolischen Ton.

Ueber der Gegend des bulbus venae jugularis fühlt man ein beiderseits gleich starkes, ununterbrochenes frémissement cataire, dem bei der Auskultation ein pfeifendes bruit de diable entspricht.

Auch in der Ellenbogenbeuge lässt sich über der arteria brachialis, welche sehr kurz und kräftig anschlägt, ein lauter systolischer Ton vernehmen.

Dasselbe ist über der arteria cruralis der Fall. Ueber der vena cruralis dagegen, hart unter dem ligamentum Pouparti, hört man ein kontinuirliches, zeitweise pfeifendes Blasen.

Abdomen etwas aufgetrieben, gegen Druck nirgends empfindlich. Es scheint ein geringer Flüssigkeitserguss in der Bauchhöhle zu bestehen.

Die Leberdämpfung beginnt oben zwischen der 5.—6. rechten Rippe, hellt sich bei tiefen Athemzügen um einen ganzen Interkostalraum auf und überschreitet nach unten kaum den unteren Brustkorbrand. Sie erscheint nicht vergrössert und erreicht in der rechten Mammillarlinie eine Höhe von 11 und in der rechten Parasternallinie eine Höhe von 8 Ctm. Das Organ ist der Hand nicht zugänglich, doch verursacht Druck in der Lebergegend keine Schmerzen.

Die Milz erscheint ein wenig gross und besitzt eine länglich ausgezogene Form. Ihre Dämpfung beginnt oben am oberen Rande der 8. linken Rippe und lässt sich nach unten bis zur 11. Rippe verfolgen. Hinten erreicht sie fast die linke Skapularlinie, nach vorn schliesst sie aber schon vor der linken Mammillarlinie ab. Die Dämpfung beträgt an Länge 15 und an Breite 8 Ctm.

Am Geschlechtsapparat keine nachweisbare Veränderung.

Die Kranke hat geringe Mengen rein katarrhalischen Auswurfes ausgehustet. Der Stuhlgang ist bisher regelmässig gewesen. Urin trotz des Oedems reichlich. Patientin hat innerhalb 12 Stunden 825 Ccm. Harn gelassen, welcher rothgelb gefärbt ist, ein geringes Sediment von harnsauren Salzen zu Boden fallen lässt, kein Eiweiss enthält und ein spez. Gew. = 1023 besitzt.

Bei der Untersuchung der Augen zählt die Kranke mit dem linken Auge Finger bis auf 20 Fuss richtig, mit dem rechten Auge dagegen nicht weiter als bis auf 6 Fuss Entfernung. Bei der ophthalmoskopischen Untersuchung erscheinen die brechenden Medien auf beiden Seiten vollkommen durchsichtig und klar. In der Retina dagegen sind erhebliche Veränderungen zur Ausbildung gekommen. Auf beiden Augen sind die papillæ nervi optici stark geschwellt. Sie erscheinen graugelb verfärbt und sind gegen die Netzhaut nicht scharf abgegrenzt. Auch die Retina bietet ein eigenthümlich verschleiertes, rauchiges Aussehen dar. Die Venen sind sehr stark gefüllt und vielfach geschlängelt. Häufig sind sie in ihrer Kontinuität unterbrochen. Die Arterien sind sehr eng und nur bei einiger Aufmerksamkeit zu erkennen. In beiden Netzhäuten findet man eine grosse Zahl von Blutaustritten vor. Dieselben besitzen seltener eine runde als eine längliche Form und sind in ihrer Grösse derart wechselnd, dass die grössten über den doppelten Durchmesser der kleinsten erreichen. Besonders zahlreich kommen sie in dem obern äusseren Quadranten des rechten Auges vor. Sie zeigen einen gleichmässig rothen Farbenton, und einen Unterschied der Farbe zwischen Zentrum und Peripherie kann man weder im aufrechten noch im umgekehrten Bilde erkennen. Dicht neben der Optikuspapille des rechten Auges findet man noch nach oben und aussen einen blendendweissen, leicht gestreiften Fleck, dessen Grenzen gegen die Netzhaut verwaschen sind und welcher als doppelt kontourirte Sehnervenfasern leicht zu erkennen ist.

Die Kranke wurde von mir selbst als an einer insufficientia valv. aortæ leidend gehalten und erhielt dementsprechend folgende Verordnung:

Ordo. 1) Inf. fol. Digital. 1,0 (180).
Kali nitric. 10,0.
Syrup simpl. 20,0.
M.D.S. 2stdl. 1 Esslffl.
2) Eisblase auf die Herzgegend.

11. Februar 1876.

Der Kräfteverfall der Kranken hat nicht unbeträchtlich zugenommen. Sie liegt meist mit geschlossenen Augen und theilnahmslos da. Zeitweise wurden Herzpalpitationen und leichte Athemnoth beobachtet. Im objektiven Befund keine Veränderung.

Es wird heute das Blut untersucht. Aus Nadelstichen und kleinen Inzisionswunden quillt das Blut reichlich hervor. Es hat eine gelbliche, kaum gelbrothe Farbe und erscheint wässrig, serös. Es verräth keine besondere Neigung zum Gerinnen und das nach längerem Zuwarten gebildete Gerinnsel ist auffallend weich und locker.

Bei der mikroskopischen Untersuchung findet man die Zahl der farblosen Blutkörperchen so ausserordentlich klein, dass es eines gewissen Grades von Aufmerksamkeit bedarf, wenn man ein solches auffinden will. Auch die farblosen Elementarkörnchen findet man nur ganz vereinzelt vor. Die rothen Blutkörperchen besitzen ein auffällig blasses Aussehen, sind dabei durchschnittlich sehr gross, indem ihr Durchmesser kaum je unter 8,5 μ beträgt, und haben keine Neigung zur Bildung von Sternformen oder zur Geldrollenbildung. Bei beginnender Gerinnung sieht man sie leicht wellige Kontouren bilden. Auch ihre Zahl scheint vermindert, so dass sie sich selbst dann, wenn man einen grossen Blutstropfen zur Untersuchung gewählt hat, in verhältnissmässig weiten Abständen von einander bewegen. Ihre bikonkave Form ist scharf und deutlich ausgesprochen.

Neben den ausgebildeten rothen Blutkörperchen findet man, durchschnittlich in dem Zahlenverhältniss 1 : 20, auffällig kleine Blutkörperchen vor. Dieselben sind vollkommen kugelrund, stärker roth gefärbt und bieten Reagentien gegenüber grösseren Widerstand als jene dar. Ihr Duchmesser schwankt von 3,7—2,8 μ. Meist kommen sie vereinzelt vor, seltener liegen sie in Gruppen zu 3—4 nebeneinander. Sie bilden niemals Sternformen, sondern schrumpfen beim Eintrocknen des Präparates gleichmässig ein.

Ausser ihnen findet man noch im Blute kleine rothgefärbte Körperchen, wie kleine Oeltröpfchen aussehend, welche in nicht unbedeutender Zahl vorkommen und meist zu mehreren bei einander liegen. Sie erreichen den Durchmesser der bekannten Elementarkörnchen, von denen sie sich nur durch Farbe und Glanz unterscheiden.

Auf Grund dieses Befundes wird die frühere Diagnose aufgegeben und auf Anæmia progressiva perniciosa gestellt.

Der Urin ist reichlich: 1800 Ccm., röthlichgelb, ohne Eiweiss. Er hat ein spez. Gew. = 1022 und enthält:

1,1 %	und	19,8	Grm.	Harnstoff,
0,54 %	„	9,72	„	Kochsalz,
0,3 %	„	5,4	„	Phosphorsäure.

Ordo. Tinct. ferri chlorat. æth.
3 × tgl. 25 Trpf.

13. Februar 1876.

Die Patientin hat die Augenlider andauernd geschlossen und stöhnt ununterbrochen. Man kann sie nur schwer aus ihrem Schlafe erwecken. Auf Befragen giebt sie an, keine Schmerzen zu empfinden; sie wisse nicht, dass sie gestöhnt habe. Während der Nacht hat sie wiederholentlich vor sich hingesprochen.

Die Haut fühlt sich sehr kühl an. Der Puls ist niedrig und wenig gespannt. Das Oedem hat an Umfang zugenommen.

Bei der Untersuchung des Herzens fällt es auf, dass das diastolische

Pfeifen ganz und gar verschwunden ist. Sonst kann man keine Veränderungen der inneren Organe auffinden.

Der Urin enthält heute zum ersten Male und dabei sehr viel Eiweiss. Er setzt auf dem Boden des Glases ein reichliches Sediment ab, welches aus vereinzelten Lymphkörperchen und Blasenepithelien besteht.

Das Resultat der Blutuntersuchung bleibt dasselbe.

Schon bei der Morgenvisite fiel es auf, dass die Ausdünstung der Kranken einen eigenthümlich üblen Geruch hat. Dabei ist der Athem nicht einmal besonders fötide. Der Geruch ist stechend, fast kadaverös und verbreitet sich in einem Umkreise von mehreren Fuss um die Kranke. Er rührt sicher nicht von Schweissen her, denn die Haut der Kranken ist vollkommen trocken, und auch während der Nacht soll sie keine Schweisse gehabt haben.

14. Februar 1876.

Die Kranke hat am heutigen Morgen sehr geringe Mengen grünlich gefärbter und säuerlich riechender Massen erbrochen. Das Erbrochene soll unmittelbar nach dem Aufrichten der Kranken beim Ordnen ihres Lagers eingetreten sein. Sie liegt in tiefem Schlafe da, aus welchem sie sich nur mit Mühe erwecken lässt, giebt aber auf Befragen korrekte Antwort.

Ihr Gehörs- und Geruchsvermögen hat nicht gelitten.

Es besteht anhaltend lebhaftes Herzklopfen und der Puls erscheint sehr stark gespannt. Man hört heute bei der Morgenvisite wiederum über der Aorta, Trikuspidalis und Mitralis ein lautes diastolisches Blasen, welches am Ende in ein kräftiges diastolisches Pfeifen übergeht.

An den inneren Organen keine andere Veränderung nachweisbar.

Auch im Blute sind die früher beschriebenen Veränderungen nicht weiter gediehen.

Den am gestrigen Tage erwähnten üblen Geruch verbreitet die Patientin auch heute um sich.

Bei der ophthalmoskopischen Untersuchung erkannte man dieselben Veränderungen wie früher.

Der Urin beträgt während der letzten 24 Stunden 1000 Ccm., enthält sehr viel Eiweiss und zeigt ein spez. Gew. = 1019.

Ordo. Camphoræ tritæ 1,0.
Ol. Amygdalorum 10,0.
M.D.S. 3 × tgl. eine subkutane Injektion.

15. Februar 1876.

Patientin liegt seit dem gestrigen Tage im tiefsten Koma. Der Tod erfolgt heute Morgens $6\,^1/_2$ Uhr.

Sektionsbefund. 28^h p. m.

Eine sehr gracil gebaute, mittelgrosse, weibliche Leiche von etwas gedunsenem Aussehen im Gesicht und mit leichtem Oedem an Händen und Füssen.

Hautdecken sehr blass und zart. Farbe des Gesichtes mit einem leicht gelben Anflug.

Das Fettpolster ist in auffällig hohem Grade entwickelt und besitzt eine gelbe Farbe, etwa wie diejenige des Schwefels.

Die Muskulatur des Stammes ist blass gefärbt, zeigt aber sonst nichts besonderes, namentlich scheint hier keine Verfettung zu bestehen.

Bei Eröffnung der Bauchhöhle ist das Omentum überaus fettreich; auch hier das Fettgewebe schwefelgelb gefärbt. Das fettreiche omentum überdeckt grösstentheils die Darmschlingen.

Nach Eröffnung des Thorax findet sich in beiden Pleurahöhlen eine sehr geringe Menge einer leicht röthlich gefärbten Flüssigkeit vor.

Die Lungen sind beiderseits lufthaltig und sehen sehr blass aus; in den hinteren und unteren Partien der Unterlappen geringes Oedem.

Schleimhaut der Bronchien gelblichweiss gefärbt. An den Arterien und den Venen der Lunge keine Veränderung.

In der Perikardialhöhle findet sich normale Perikardialflüssigkeit von kaum mehr als normaler Menge.

Die Perikardialblätter glatt, glänzend, ohne Abnormität.

Die Aortenklappen sind vollkommen schlussfähig. Sie sind zart, legen sich beim Aufgiessen von Wasser fest an einander und lassen den Wasserstrahl nicht abfliessen.

Die Herzhöhlen enthalten rechts einzelne lockere Kruor- und Speckgerinnsel, welche erstere überaus blass erscheinen.

Der Klappenapparat des Herzens ist vollkommen intakt, und es bestehen an ihm weder Verdickungen noch Verfettungen.

Die Herzhöhlen, namentlich die linke, sind nicht unbeträchtlich dilatirt und zu gleicher Zeit besteht eine beträchtliche Dickenzunahme der Muskulatur des rechten und wiederum vorwiegend des linken Ventrikels. Der Herzmuskel hat eine brüchige, mürbe Konsistenz. Seine Farbe erscheint gleichmässig blassroth, gelb, fast austernartig gelb.

Die Milz ist vergrössert und beträgt an Länge 17,6 Ctm., an Breite 9,5 Ctm. und an Höhe 3 Ctm. Sie ist stark gelappt. Milzkapsel prall gespannt und glatt. Parenchym der Milz etwas derb elastisch. Die Follikel in ihr gut und deutlich zu erkennen. Die Gefässwände leicht verdickt.

Die mesenterialen Drüsen sind ziemlich stark vergrössert und von reichlichen Fettmassen umgeben. Auf dem Durchschnitt bieten sie theilweise eine käsige, trockene Beschaffenheit dar.

Beide Nieren sehen blass aus; auch erscheinen sie etwas gross. Ihre Kapsel löst sich leicht ab. Das Nierenparenchym etwas getrübt.

Die Leber von normaler Grösse und Konsistenz. Leberkapsel glatt und glänzend. Das Organ erscheint blass, zeigt aber auf dem Durchschnitt eine vortreffliche azinöse Zeichnung. Das interstitielle Bindegewebe für die Betrachtung mit unbewaffnetem Auge nicht gewuchert.

An der Magen- und Darmschleimhaut sind mit freiem Auge Veränderungen nicht nachzuweisen.

Halsorgane blass, aber intakt. Die Aorta ist etwas eng, leicht dehnbar und hat an sehr vereinzelten Stellen kleine, weisse, kaum prominirende Plaques.

An den peripheren Arterien: arteria subclavia, carotis, brachialis, cruralis keine makroskopische Veränderung.

Das rechte Ovarium ist etwa doppelt so gross als das linke. Auf dem Duchschnitt findet sich in demselben eine schmierige, bröckliche Masse, welche von einer derben Kapsel umschlossen wird und zwischen welcher sich gruppenförmige Anhäufungen von Haaren befinden. Das linke Ovarium erscheint gesund.

Auch an den Tuben, am Uterus und an der Vagina, an der Blase und am Rektum keine Veränderung.

Die Markhöhle des linken Oberschenkels ist von gesund aussehendem Fettmark reichlich erfüllt. Am Mark der spongiösen Knochen (Sternum und Rippen) nichts Bemerkenswerthes.

Das Schädeldach von dolichocephaler Form und ziemlicher Dicke.

Die Dura mater cerebri ist gut gespannt. Der sinus longitudinalis enthält etwas dünnes, flüssiges Blut. An einzelnen Stellen wird die Pia mater durch eine leicht gallig gefärbte Flüssigkeit von der Hirnsubstanz etwas emporgehoben. Die Gefässe der Pia enthalten sehr helles, wie Serum aussehendes Blut, sind aber bis in ihre feinsten Verästelungen zu verfolgen.

Die Hirnsubstanz besitzt eine vortreffliche Konsistenz, nur sieht sie sehr blass aus. Herderkrankungen finden sich in ihr nicht vor, nur zahlreiche punktförmige Hämorrhagien in der weissen Markmasse.

An den Häuten des Rückenmarkes ist ausser einer auffälligen Blässe nichts Bemerkenswerthes. Auch die Rückenmarkssubstanz ist blass, fest, von normaler Zeichnung. Vom obersten Halstheil an bis zur Lendenanschwellung hin wird das Rückenmark von einer Höhle durchzogen, welche bald im sulcus longitudinalis posterior, bald neben den Hinterhörnern gelegen ist, einen hellgelben, klaren, serösen Inhalt birgt und von einer dicken, festen Membran umschlossen wird.[1]

Nach Herausnahme des Auges sieht man eine etwas undurchsichtige, rauchige Beschaffenheit der Netzhaut, in welcher sich mehrere Hämorrhagien erkennen lassen.

Anatomische Diagnose.

Degeneratio adiposa myocardii. Hypertrophia et dilatatio cordis. Oedema pulmonum. Hyperplasia lienis levis. Hyperplasia et degeneratio caseosa glandularum messeraicarum. Nephritis parenchymatosa. Cystoma ovarii dextri. Aorta angusta. Hydromyelus.

Mikroskopischer Befund.

Die Substanz des Gehirns und Rückenmarks erscheint bei der mikroskopischen Untersuchung intakt: keine degenerativen Veränderungen; keine Wucherungen der Neuroglia; keine Fettkörnchenzellen. Die Ganglienzellen sind mit mässigen Mengen eines gelben körnigen Pigmentes erfüllt.

Die Gefässe der Pia, des Hirns und Rückenmarkes sind strotzend mit Blut erfüllt, so dass die Blässe der Organe nicht auf Blutmangel zu beziehen sein dürfte. Auch hier fällt es auf, dass die rothen Blutkörperchen in weiten Entfernungen von einander stehen, und dass man auf farblose Blutkörperchen, welche sich in isolirten kleinen Gefässen sehr gut würden erkennen lassen, nur sehr selten stösst. Die kleinen und vollkommen runden rothen Blutkörperchen findet man in den Gefässen leicht auf und erkennt bei Zählungen, dass ihr Zahlenverhältniss zu den ausgebildeten rothen Blutzellen etwa wie 1 : 20 betragen würde.

---

[1] Die genauere Beschreibung dieses Hydromyelus wird binnen Kurzem an einem anderen Orte erfolgen. Der Verfasser.

Die Gefässwände sind von normaler Struktur: keine Verfettung; keine Kernwucherung. Die perivaskulären Lymphscheiden enthalten an keiner Stelle zellige Elemente. Dagegen sind sie mit einer grossen Menge goldgelber, fettglänzender Körnchen erfüllt, deren Grösse von der kaum wahrnehmbar feiner Granula bis zu derjenigen grosser, oft unregelmässig ausgebuchteter Schollen wechselt. In einer besonders grossen Menge sammeln sie sich an den Aesten eines Gefässes an, so dass sie hier die adventitielle Lymphscheide weit nach Aussen buckeln. Aber auch im Verlauf eines Gefässes findet man mitunter eine durch diese goldgelben, körnigen und scholligen Massen hervorgerufene Auftreibung.

Die peripheren Nerven bieten keine Veränderung dar.

An den Gefässen der Retina lässt sich eine sehr weit gediehene Verfettung der Gefässwände und Gefässkerne nachweisen. Zu gleicher Zeit haben die Kerne an Zahl sehr zugenommen, so dass sie an vielen Orten zu 5 bis 7 hart nebeneinander liegen. In den Blutgefässen lassen sich farblose Blutkörperchen nur ganz ausnahmsweise entdecken. An einzelnen Gefässen ist das eigentliche Gefässrohr geborsten und es sind die rothen Blutkörperchen in den adventitiellen Lymphraum hineingetreten, den sie nach Art eines Aneurysma nach Aussen gestülpt haben. (Vergl. Beobachtung II. p. 143. Fall Neumann.) Hier sowohl, als auch in den freien Blutextravasaten, hat eine Anhäufung farbloser Blutzellen nicht stattgefunden.

Die Fasern des Optikusstammes und die Elemente der Netzhaut sind nicht verändert.

Die Muskeln des Stammes und der Extremitäten (untersucht wurden die mm. pectorales, bicipites, quadricipites cruris und die Kehlkopfmuskeln) sind intakt. Ihre Querstreifung ist sehr deutlich vorhanden; ihre Muskelkerne nicht vermehrt; keine Ansammlung von Fettkörnchen. Auch an den intermuskulären Gefässen und am intermuskulären Bindegewebe keine Verfettung.

Die Muskelfasern des Herzens sind hochgradig verfettet. Sie haben überall ihre Querstreifung verloren und sind mit einem feinen Fettstaub reichlich erfüllt. Eine Vermehrung ihrer Kerne ist nicht eingetreten, und das Bindegewebe zwischen den Muskelfasern hat nicht zugenommen. Dabei sehen die Muskelfasern sehr mattglänzend aus und enthalten fast gar keine Pigmentkörnchen.

In der Milz wurden keine fremden Elemente gefunden.

An einzelnen glomeruli Malpighi der Nieren kann eine leichte Verdickung der Kapsel nachgewiesen werden. Auch sind die Epithelien der Harnkanälchen an vielen Stellen nicht unbeträchtlich verfettet.

Die Leberzellen sehen grösstentheils etwas körnig getrübt aus. Einzelne derselben sind von grösseren Fetttropfen erfüllt, aber eine ausgedehnte fettige Degeneration hat sich in ihnen nicht ausgebildet. Das interstitielle Bindegewebe ist an Masse und an Form normal.

Die Magen- und Darmschleimhaut sind vollkommen normal gebaut.

Das Knochenmark (Oberschenkelknochen) enthält nur normale Elemente und nach 24 Stunden scheiden sich reichlich die Neumann'schen Krystalle aus.

Beobachtung VI.

(Vergl. Taf. II, Fig. 1, und Taf. III, Kurve Doppel.)

Charlotte Doppel, 34 Jahre alt, Beamtenfrau, erkrankte im April 1874 an den ersten Zeichen progressiver perniziöser Anämie. Hospitalbehandlung während drei Monaten. Accidentelles diastolisches Geräusch. Polyphagia. Anosmia und Kakosmia. Gehörs-, Geschmacks-, Geruchsstörung. Defluvium capillorum. Icterus sclerarum. Empfindlichkeit der Leber. Milzvergrösserung. Veränderung des Blutes. Transfusion.

Anamnese. Charlotte Doppel, 34 Jahre alt, Beamtenfrau aus Friedrichsberg bei Berlin, stammt aus gesunder Familie. Auch sie selbst will bis zum Beginn ihres jetzigen Leidens von jeder Krankheit frei geblieben sein.

Die Regeln traten erst im 20. Lebensjahre ein. Sie wiederholten sich dann sehr unregelmässig und waren stets mit grossen Schmerzen im Rücken und im Unterleibe verbunden. Sie flossen sehr sparsam und hörten vor $1^1/_2$ Jahren ziemlich plötzlich und ohne nachweisbare Veranlassung ganz und gar auf.

Patientin hat sich vor 9 Jahren verheirathet. In ihrer Ehe lebte sie glücklich und ohne Nahrungssorgen. Die Ehe blieb kinderlos.

Anfangs April d. J. stellten sich häufig Anfälle von Schwindel ein. Die Kranke verlor den Appetit, schwitzte häufig und fühlte sich auffällig matt. Ihre Kraftlosigkeit nahm binnen Kurzem so überhand, dass sie Tage lang das Bett hüten musste und nicht mehr im Stande war, ihrer Wirthschaft vorzustehen. Von der Umgebung wurde sie auf ihr blasses und leidendes Aussehen aufmerksam gemacht. Bei Versuchen, sich ausser Bett zu bewegen, schwollen meist die Knöchel bald an und zugleich wurde sie von Herzklopfen, Athemnoth und Angst befallen. Auch wurde es ihr bei längerem Stehen schwarz vor den Augen, so dass sie schnell horizontale Lage aufsuchen musste, wenn sie nicht in Gefahr kommen wollte, zu Boden zu stürzen.

In den Sommermonaten Juli und August besserte sich ihr subjektives Befinden etwas, als man sie viel in den Garten trug und sie sich Tags über in der freien Luft befinden konnte. Ihr Aussehen dagegen wurde mit jedem Tage schlechter und sie selbst erschrak über die erstaunliche Blässe des Gesichtes und der gesammten Haut.

Mit dem Monat Oktober wurden die Beschwerden von Neuem sehr erheblich, namentlich als wiederholentlich nicht unbedeutendes Nasenbluten aufgetreten war. Es schwoll nunmehr auch zeitweise das Gesicht an. Die Kranke hatte oft über Ohrensausen und perverse Geruchsempfindung zu klagen. Besonders quälend war für sie der gestörte Schlaf. Die Patientin schlief schwer ein, schlief nur kurze Zeit und wurde von beängstigenden Träumen gepeinigt.

Die Verdauung war immer regelmässig. Patientin will stets eher viel als wenig Urin gelassen haben.

Aufnahme am 2. Dezember 1874.

Status praesens.

3. 12. 74. T. Mrgs. 36,6° C. P. 80. R. 23.
Abds. 36,7° C. P. 80. R. 20.

Patientin ist eine zart gebaute Frau von ausserordentlich blassem Aussehen. Knochenbau schlank und gracil. Muskulatur welk und geschwunden. Fettpolster dünn und atrophisch.

Die Haut ist trocken, mit kleinen weissen Schüppchen theilweise bedeckt und ohne Exantheme oder Narben. Sie hat eine marmorweisse Farbe und auch die Schleimhäute sind fast ohne Beimischung eines rothen Farbentons. An beiden Sclerae kann man deutlich eine leichte ikterische Verfärbung erkennen.

Patientin nimmt zur Zeit eine etwas zusammengesunkene Rückenlage ein, welche sie ohne Beschwerden für längere Zeit mit jeder Seitenlage vertauschen kann. Sie ist bei vollkommen freiem Sensorium und klagt vornehmlich über Ohrensausen, Kraftlosigkeit, über Herzklopfen, Athemnoth, Beklemmung, Ohnmachtsanwandlung und Schwarzsehen, namentlich wenn sie den Versuch mache, sich in aufrechter Stellung zu erhalten. Auch sei der Schlaf gestört und der Appetit fehle ganz und gar.

Die Kranke fiebert nicht und besitzt einen beiderseits gleichen, stark gespannten, hohen und vollen Puls von 80 Schlägen in der Minute. Sie athmet oberflächlich, nicht erschwert und in vorwiegend kostalem Typus. An den Knöcheln besteht ein sehr geringes und leicht zu übersehendes Oedem.

Das Gesicht sehr blass. Der Ausdruck des Gesichtes leidend. Das Gehörsvermögen ist trotz des Ohrensausens nicht deutlich objektiv vermindert. Sehvermögen unversehrt, und auch am Augenhintergrund keine Veränderung. Zunge blass, feucht, etwas belegt. Haare trocken und brüchig.

Der Thorax besitzt eine flache und zugleich kurze Form und ist gegen Druck sehr resistent. Die oberen Thoraxgruben zeigen eine beträchtliche Tiefe.

Bei der Perkussion kann man eine Veränderung an den Lungen oder in den Pleurahöhlen nicht nachweisen. Bei der Auskultation ist das Inspirium über den Lungen etwas verschärft, das Exspirium überall unbestimmten Karakters.

Bei der Beobachtung der Herzgegend bemerkt man im dritten linken Interkostalraum eine deutlich rhythmische, undulirende Bewegung, welche mit dem Radialpuls genau koinzidirt. Der Spitzenstoss des Herzens wird gar nicht gesehen, erscheint aber dem Finger bereits im vierten linken Interkostalraum dicht neben der linken Mammilla ziemlich breit und resistent. Die Herzdämpfung beginnt oben (relativ) gleich über dem oberen Rande des linken zweiten Rippenknorpels, reicht nach rechts kaum bis an die Medianlinie, nach links bis an die linke Mammilla und nach unten bis zum oberen Rande der fünften linken Rippe. Ueber der Herzspitze hört man einen dumpfen systolischen Ton, an welchen sich unmittelbar ein etwas dumpfes systolisches Geräusch anschliesst, und einen hellen, accentuirten diastolischen Ton. Ueber allen übrigen Herzostien die gleichen Erscheinungen: am lautesten sind dieselben über der Mitte des Sternums. Zu gleicher Zeit vernimmt man an letzterem Orte ein mit jeder Systole auftretendes feines, kurzdauerndes Knisterrasseln. Es wird besonders deutlich, wenn die Kranke zu tiefen Athemzügen aufgefordert wird und auf der Höhe der Inspiration den Athem anhält. Doch tritt es unter den angegebenen Bedingungen nicht anhaltend bei jeder Systole auf, sondern erscheint bei 2—3 aufeinander folgenden Herzaktionen und bleibt dann so lange aus, bis die Patientin von Neuem eine tiefe Inspiration ausgeführt hat.

Die beiden Karotiden hüpfen sehr lebhaft und man hört über ihnen ein kräftiges systolisches Blasen und einen kurzen, dumpfen, diastolischen Ton.

Ueber dem bulbus venae jugularis lautes bruit de diable.

In der arteria cruralis ein lauter, kräftiger systolischer Ton, welcher sich bei Druck mit dem Sthetoskop in ein systolisches Blasen verwandelt.

Kontinuirliches Blasen in der vena cruralis.

Auch in der arteria brachialis ein kurzer, klappender Ton, den der Druck des Hörrohrs leicht in ein Geräusch zu verwandeln im Stande ist.

Das Abdomen ist etwas aufgetrieben. In der rechten oberen Bauchgegend hebt sich für das Auge ein mit gewölbter Oberfläche versehener Körper ab, welcher mit jedem Athemzuge nach abwärts steigt. Derselbe lässt sich an seinem unteren Rand mit der Hand scharf begrenzen und verfolgen. Seine Oberfläche erscheint glatt und von nicht unbedeutender Resistenz. Man kann ihn leicht und sicher als etwas vergrösserte Leber erkennen. Uebrigens ist die Palpation der Leber der Kranken ziemlich empfindlich, und auch die Perkussion ruft auch dann, wenn sie leise ausgeführt wird, der Patientin nicht unbedeutenden Schmerz hervor.

Die Dämpfung der Leber beginnt oben am unteren Rande der fünften Rippe und erreicht eine Gesammthöhe von 11 Ctm. in der rechten Mammillarlinie. Besonders gross erscheint der linke Lappen der Leber.

Auch die Milzgegend ist bei Druck und bei der Perkussion empfindlich. Das Organ lässt sich zur Zeit mit den Fingern nicht erreichen. Die relative Dämpfung der Milz hat eine länglich gestreckte Form und besitzt eine

Länge = 16 Ctm.,
Höhe = 8 „

An allen übrigen Stellen ist das Abdomen gegen Druck nicht empfindlich und giebt allerorts tympanitischen Schall. Ein Flüssigkeitserguss lässt sich in ihm nicht nachweisen.

Der Urin ist röthlichgelb gefärbt, stark sauer, klar und ohne Eiweiss; das spez. Gewicht beträgt 1013.

Die Kranke hustet nicht und wirft auch nichts aus. Seit zwei Tagen besteht Durchfall: Zahl der Stühle durchschnittlich drei am Tage. In der Nacht unruhiger Schlaf. Die Kranke hat sich viel im Bett umhergeworfen, hat viel gewacht und dann wieder im Traum gesprochen. Es besteht grosser Widerwille gegen jede Nahrung.

Die peripheren Lymphdrüsen sind nirgends vergrössert oder auf Druck empfindlich, nur die Inguinaldrüsen zeigen eine sehr geringfügige, schmerzlose Hyperplasie.

Am Knochensystem keine Veränderung und Schmerzhaftigkeit.

Das Blut wird behufs mikroskopischer Untersuchung in gewohnter Weise durch Nadelstiche und aus Inzisionswunden gewonnen. Es strömt ergiebig aus den Inzisionswunden und aus den Stichöffnungen hervor und lässt sich nur schwer stillen. Es wurden übrigens die kleinen Wunden an sehr verschiedenen Körperstellen angebracht. An allen Orten war das Blut von gleicher Beschaffenheit.

Es besass eine bernsteingelbe Farbe, kaum mit einem schwachen Stich in's Röthliche. Erst nach längerer Zeit bildete es ein lockeres und leicht zu zertheilendes Gerinnsel. Bei der Untersuchung mit dem Mikroskop erschien die Zahl der rothen Blutkörperchen vermindert. Sie waren auffällig blass, aber von sehr ausgesprochen bikonkaver Form. Ihr Durchmesser schwankte nur innerhalb sehr enger Grenzen: 8—9 μ. Bemerkenswerth war es, dass sie nie zu Geldrollenbildung sich aneinander legten, sondern für gewöhnlich auch beim Verdunsten des Präparates getrennt und isolirt blieben. Auch bildeten sie nicht leicht Sternformen, sondern boten beim Eintrocknen einen regelmässigen, welligen Grenzkontour dar.

Neben ihnen fanden sich etwa in dem Zahlenverhältniss 1 : 50 auffällig kleine rothe Blutzellen vor, deren Durchmesser kaum über 3,5 μ hinausging. Dieselben besassen eine vollendet ausgebildete kugelige Form und boten eine auffällig tief gesättigte rothe Farbe dar. Sie lagen meist vereinzelt, seltener kamen sie in Gruppen zu 2—3 vor. Gegen Reagentien, welche die rothen Blutkörperchen vernichten, boten sie mehr Widerstand als die bikonkaven Blutzellen dar und beim Eintrocknen behielten sie ihre runde Form für lange Zeit bei.

Die Zahl der farblosen Blutkörperchen war auffallend gering, und die sog. Elementarkörnchen kamen im Blute gar nicht vor. (Vergl. Taf. II. Fig. 1.)

Ordo. Decoct Colombo. 10,0 (200).
2stdl. 1 Esslffl.

Krankheitsverlauf. Monat Dezember 1874.

Das Aussehen der Patientin blieb während dieses Monats im Ganzen immer dasselbe. Der Schlaf wurde etwas besser, aber der Kräftezustand nahm eher ab als zu.

Genau um die Mitte des Monats stellte sich ein auffällig reger Appetit ein: die Kranke erklärte beständig lebhaften Hunger zu verspüren und auch nach dem Einnehmen der Nahrung, welche ihr sehr reichlich zugemessen wurde, das Gefühl der Sättigung nicht zu empfinden. Es hielt dieser Heisshunger etwa eine Woche lang an und machte dann von Neuem einem vollkommenen Appetitmangel Platz. Erst gegen Ende des Monats trat zum zweiten Male ein für wenige Tage anhaltendes abnorm verstärktes Hungergefühl auf.

Der Durchfall der Patientin wurde binnen Kurzem gestillt, und es trat dann regelmässiger Stuhlgang ein. Der Stuhl war stets sehr stark gallig gefärbt.

Die Menge des Urins pflegte von 1300—1500 Ccm. am Tage zu schwanken. Der Urin war immer sehr stark rothgelb gefärbt, enthielt niemals Eiweiss und besass ein spez. Gew. = 101,3—101,7. Er wurde nur an einigen Tagen auf seine Bestandtheile quantitativ bestimmt und ergab dabei folgendes Resultat:

Datum.	Urinmenge in Ccm.	Spez. Gew.	Reaktion.	Eiweiss.	Harnstoff.		Kochsalz.		Phosphorsäure.	
					%	Grm.	%	Grm.	%	Grm.
9. 1. 75.	1340	101,5	Sehr sauer	Kein Eiweiss	0,83	11,1	0,15	2,0	0,2	2,68
10. 1. 75.	1420	101,5	dto.	dto.	0,51	7,24	0,08	1,14	0,07	0,99
12. 1. 75.	1300	101,7	dto.	dto.	0,85	11,05	0,23	2,99	0,15	1,95
15. 1. 75.	1415	101,3	dto.	dto.	0,78	11,13	0,1	1,42	0,12	1,498

An den inneren Organen trat eine nachweisbare Veränderung nicht ein: die Leber- und Milzgegend blieben andauernd gegen Druck sehr empfindlich.

Auch im Blute liess sich keine Veränderung erkennen.

Am 7. Dezember klagte die Kranke bei der Morgenvisite, dass sich während der Nacht Schmerzen in beiden Fussgelenken eingestellt hätten. Die beiden Gelenke waren nicht in ihrem Umfang vergrössert, auch war die Haut über ihnen nicht geröthet, schmerzte aber auf leisen Druck sehr erheblich. Auch bei aktiven und passiven Bewegungen des Fusses traten heftige Schmerzen auf. Es wurden die Fussgelenke mit Watte bedeckt und mit wollenen Binden umwickelt, wonach die Schmerzen in wenigen Tagen völlig aufhörten.

Am 10. Dezember brachte die Patientin eine neue Klage vor. Seit gestern Abend hat sich in dem rechten Unterschenkel ein Gefühl von Kälte und Vertodtung eingestellt. Auch hat hier Patientin zeitweise Formikationen gehabt. Bei der Visite fühlt sich der Schenkel normal temperirt an und bietet im Vergleich zur andern Seite keine Differenz der Farbe dar. Bei Prüfung mit Nadelstichen ergiebt sich jedoch in der That rechts eine deutliche Herabsetzung der Hautsensibilität. Nach Ablauf von 3 Tagen waren die Beschwerden spontan verschwunden.

Am 29. und 30. Dezember trat geringes Nasenbluten ein.

Die Ordination bestand in der ersten Zeit in Blaud'schen Pillen, welche jedoch die Kranke nicht vertrug, indem sich Brechneigung einstellte; späterhin gebrauchte sie

Tinct. ferri chlorat.

Monat Januar 1875.

Im Verlaufe dieses Monats wiederholte sich das Nasenbluten auffällig oft: so am 4., 9., 18., 21. und 25. Januar. Am 18. und 25. Januar war es so schwer stillbar, dass beide Male die Tamponade ausgeführt werden musste.

Das Aussehen der Patientin und ihr Kräftezustand verschlechterten sich noch mehr. Der Puls war häufig kaum fühlbar. Vom 18.—22. Januar hörte man über der Mitte des Sternums und fast ebenso laut über der arteria pulmonalis ein lautes diastolisches Blasen, welches den diastolischen Ton vollkommen ersetzte. Nach der genannten Zeit verschwand es urplötzlich.

Nach den stärkeren Blutungen am 18. und 25. Januar traten sehr heftige Schmerzen in beiden Unterschenkeln auf, welche von der Kniegelenksgegend bis in die Zehen anfallsweise nach abwärts strahlten und die Patientin zu lauten Schmerzensäusserungen brachten. Dieselben hielten etwa 24 Stunden lang an.

Am 25. Januar stellte sich eine fast vollkommene Taubheit auf beiden Ohren ein, nachdem schon mehrere Tage zuvor anhaltendes und heftiges Ohrensausen vorausgegangen war.

Schon seit Anfang des Monats besteht starkes defluvium capillorum, welches in letzter Zeit so erheblich zugenommen hat, dass das Hinterhaupt fast unbehaart erscheint. Die haarlose Kopfschwarte ist dabei glanzlos und trocken, aber ohne Sensibilitätsanomalien.

Bei der Untersuchung des Blutes war eine deutliche Veränderung gegen früher nicht nachweisbar; besonders hervorgehoben sei, dass eine Vermehrung der farblosen Blutkörperchen, ein Auftreten der Elementarkörnchen und eine Massenzunahme der runden, kleinen Blutkörperchen nicht gefunden werden konnte.

Der Zustand der Patientin erschien am 26. Januar so bedenklich, dass man um 1 Uhr die Transfusion machte. Einem kräftigen Manne, welcher sich schon längere Zeit als Rekonvaleszent von einem Muskelrheumatismus auf der Abtheilung befand, wurde ein Aderlass gemacht. Das Blut wurde sofort defibrinirt, auf Bluttemperatur erwärmt und der Patientin in die vena basilica, hart an der Ellenbogenbeuge, mittelst einer einfachen Spritze zentralwärts injizirt. Die Menge des eingespritzten Blutes betrug 270 Ccm. Etwa eine halbe Stunde später trat ein ganz leichtes Frösteln ein, und bald darauf stieg die Temperatur des Körpers, worüber das Genauere in der Temperaturtabelle auf Taf. III, Kurve Doppel, nachzusehen ist. In den beiden ersten Stunden fühlte sich die Kranke sehr unbehaglich; sie klagte über innere Angst und Andrang des Blutes zum Kopf. Dann aber trat sehr bald die Empfindung relativen Wohlseins ein. Während der nächsten Nacht wurde der Schlaf vorzüglich, und die Kranke fühlte sich am nächsten Morgen so wohl, wie kaum jemals vorher. Der Puls, welcher vor der Transfusion kaum fühlbar gewesen war, schlug kräftig und regelmässig an. Der Urin war ohne Eiweiss und zeigte sowohl makroskopisch als mikroskopisch normale Beschaffenheit. Seine Menge betrug 1600 Ccm.; sein spez. Gew. = 101,1. Seit langer Zeit verlangte heute die Patientin Essen. Das Ohrensausen war ganz und gar geschwunden und auch das Gehörsvermögen fast vollkommen wiedergekehrt. Am Auge keine Veränderung.

Das Blut wurde sehr sorgfältig untersucht, bot aber keine Abweichung von der früher beschriebenen Beschaffenheit dar.

Monat Februar 1875.

Der günstige Einfluss der Transfusion schien während der ersten Hälfte dieses Monats anhaltend zu sein. Die Patientin fühlte sich wohler und kräftiger, hatte guten Appetit und machte mehrmals den Versuch, sich für einige Stunden ausser Bett aufzuhalten. Die Schleimhäute im Gesicht bekamen eine blassröthliche Farbe, und als am 8. Februar das Blut untersucht wurde, besass es nicht mehr ein bernsteingelbes, sondern ein deutlich blutrothes Kolorit. Bei der mikroskopischen Untersuchung enthielt das Blut genau dieselben korpuskulären Bestandtheile und nach oberflächlicher Schätzung auch in demselben Zahlenverhältniss wie früher. Vielleicht war es keine Täuschung, dass die bikonkaven rothen Blutkörperchen stärker tingirt erschienen. Auch war es bemerkenswerth, dass das Blut schneller und besser gerann. Ueber der vena cruralis war das bruit de diable andauernd verschwunden, während sonst die auskultatorischen Erscheinungen über dem Gefässsystem unverändert fortbestanden. Auf die Leber und Milz hatte die Operation einen nachweislichen Einfluss nicht ausgeübt. Urin reichlich und eiweissfrei.

In der zweiten Hälfte des Februar trat von Neuem eine Verschlechterung ein. Die Patientin verlor den Appetit. Ihr Aussehen wurde wieder auffällig blass und wachsbleich. Es traten des Oefteren Anfälle von Herzklopfen, Athemnoth und Angst ein. Der Schlaf wurde unruhig. In der Nacht nicht selten schwächende Schweisse.

Am 20. Februar erfolgt zum ersten Male nach längerer Zeit ein geringes Nasenbluten, welches sich am Abend des 25. Februar wiederholt. Von nun an nehmen die Kräfte der Kranken sehr schnell ab. Es stellt sich Ohrensausen ein und seit dem 27. Februar eine fast vollkommene Taubheit. Auch klagt die Patientin an diesem Tage über üble Geruchsempfindung, und bei vorgenommener Prüfung ergiebt sich, dass ihr Geruchsvermögen vernichtet ist. Auch macht sie die Angabe, dass ihr jede Speise im Munde gleich und gleich schlecht schmecke, und objektiv kann man sich von einer sehr erheblichen Herabsetzung des Geschmacksvermögens leicht überzeugen.

Monat März 1875.

Die Patientin liegt meist theilnahmslos und mit halbgeschlossenen Augenlidern da. Sie verweigert jede Nahrungsaufnahme und muss künstlich ernährt werden. Es stellte sich Durchfall ein. Die Taubheit, die Störungen des Geruches und Geschmackes bestehen fort. An den inneren Organen bildete sich eine nachweisbare Veränderung nicht aus. Die Patientin war so hinfällig geworden, dass man an eine zweite Transfusion dachte. Die Kranke fürchtete sich sehr vor der Transfusion und verliess aus diesem Grunde am 8. März 1875 das Krankenhaus, obwohl ihr die Zusicherung gegeben war, ohne ihre Einwilligung eine Transfusion nicht vorzunehmen.

Beobachtung VII.

(Vergl. Tafel II, Fig. 2.)

Ein 57jähriger Diener erkrankte vor 6 Monaten an den Erscheinungen progressiver perniziöser Anämie. Ursache nicht nachweisbar. Veränderung des Blutes. Defluvium capillorum. Chemosis conjunctivarum. Icterus sclerarum levis.

Gute Wirkung eines Landaufenthaltes.

Anamnese. F. S....., 37 Jahre alt, Diener aus Berlin, ist bis vor 10 Jahren immer gesund gewesen. An Kinderkrankheiten will er niemals gelitten haben. Auch seine Eltern und Geschwister sollen jeder Zeit gesund gewesen sein. Er hat als Soldat drei Jahre lang und ohne Unterbrechung gedient.

Vor 10 Jahren überstand er einen sehr schweren Typhus, an welchem er über zwei Monate lang ärztlich behandelt wurde. Dauernde Nachtheile hinterliess jedoch die Krankheit nicht.

Vor 6 Jahren erkrankte er an einer Entzündung des rechten Vorderarmes, welche sich an eine Verbrennung des Daumens angeschlossen hatte. Seit dieser Zeit ist er bis vor 6 Monaten vollkommen gesund und kräftig gewesen. In seiner jetzigen Stellung, in welcher er viel umhergehen muss, befindet er sich bereits seit mehreren Jahren. Dieselbe ist ihm zu keiner Zeit zu schwer gewesen. In Nahrungssorgen hat er sich nie befunden. Er hat mässig gelebt und ist als ordentlicher Mann bekannt.

Vor 6 Monaten stellte sich bei ihm eine auffällige Blässe des Gesichtes ein, so dass der Patient von seiner Umgebung wiederholentlich befragt wurde, ob er sich krank fühle. Er hatte in der ersten Zeit kaum subjektive Beschwerden. Aber sehr bald trat ein auffälliges Schwächegefühl hinzu, so dass sich der Kranke kaum auf den Beinen halten konnte und schon nach Ablauf von zwei Monaten zeitweise um Befreiung vom Dienste bitten musste. Dabei verlor er den Appetit und es zeigte sich nicht selten, namentlich am Morgen, Neigung zum Erbrechen. Der Schlaf wurde unruhig und gestört. Auch bedeckte sich mitunter die Haut während der Nacht mit reichlichen Schweissen.

Seit 4 Wochen hat er wiederholentlich über Anfälle von Herzklopfen, Athemnoth und Beklemmung zu klagen gehabt, welche bald spontan, bald auf geistige oder geringe körperliche Bewegungen folgten. Auch sind in der letzten Zeit Oedeme aufgetreten, welche bald an den Füssen, bald im Gesicht zur Ausbildung gelangten, aber niemals von längerer Dauer waren.

In den letzten 14 Tagen hat er sich besonders schlecht gefühlt. Ohrensausen, zeitweilige Schwerhörigkeit, Klopfen und Brausen im Kopf, innere Angst und Unruhe haben ihn vielfach gequält. Auch ist in dieser Zeit öfters Erbrechen erfolgt. Der Magen ist so empfindlich geworden, dass er feste Speisen kaum verträgt. Patient hat sich demnach vorwiegend von Milch genährt. Dabei sind Magenschmerzen zu keiner Zeit aufgetreten.

Ende Juli 1874 bat der Kranke um meinen Rath.

Status praesens.

Patient ist ein mittelgrosser, breitschulteriger und kräftig gebaut aussehender Mann. Der Knochenbau ist überaus kräftig entwickelt und ohne Abnormität. Muskulatur weich, welk und geschwunden. Fettpolster gut entwickelt, namentlich in Rücksicht auf die abgemagerte Muskulatur. Haut trocken, glänzend und auf dem Rumpf mit dünnen Schüppchen ziemlich reichlich bedeckt.

Der Patient befindet sich bei Tage ausser Bett, hat aber in den letzten Tagen wiederholentlich wegen zunehmenden Schwächegefühls das Ruhelager für mehrere Stunden lang aufsuchen müssen. Er ist bei freiem Sensorium und klagt fast ausschliesslich über grosse Kraftlosigkeit.

Der Kranke fiebert augenblicklich nicht und will auch an früheren

Tagen niemals Fieber gehabt haben. Der Puls ist regelmässig und auf beiden Seiten gleich. Er erscheint voll, hoch, celer, dikrot und schlägt in der Minute 92 Male an. Der Kranke athmet frequent, 30 Male in der Minute, oberflächlich, in kosto-abdominalem Typus, aber ohne sichtliche Erschwerung. Die Conjunctivae bulbi sind leicht ödematös, sonst keine Oedeme.

Bei der Betrachtung des Patienten tritt sofort die ausserordentlich auffällige Blässe der gesammten Hautdecken in den Vordergrund. Seine Haut zeigt an keiner Stelle eine Andeutung einer rothen Farbe und auch die sichtbaren Schleimhäute besitzen eine mehr gelbliche als blutrothe Farbe. Bemerkenswerth ist es noch, dass die weisse Farbe der Hautdecken leicht in's Gelbliche spielt, obwohl ein eigentlich ikterisches Kolorit mit Sicherheit nicht besteht. Nur an den Skleren allein sind die ersten Anfänge eines leichten Ikterus deutlich erkennbar.

Der Ausdruck des Gesichtes verräth Niedergeschlagenheit. Zunge feucht und etwas belegt. Auf beiden Ohren subjektives Ohrensausen ohne deutliche Herabsetzung des Gehörsvermögens. Geruch und Geschmack unversehrt, ebenso das Gesichtsvermögen. Am Augenhintergrund keine pathologische Veränderung.

Das Haupthaar ist trocken und sehr sparsam. Patient erzählt, dass ihm die Haare in den letzten Wochen sehr zahlreich ausgefallen sind, und beim Hindurchfahren mit den Fingern bleiben trotz geringen Zuges sehr viele derselben zwischen den Fingern haften. Einzelne Stellen sind ganz haarlos. Das Defluvium erfolgt ganz regellos, und die enthaarten Hautstellen zeigen keine Veränderung der Sensibilität.

Der Thorax zeigt eine emphysematöse Form und ist gegen Druck an keiner Stelle empfindlich. Er dehnt sich beim Athmen nur wenig, aber beiderseits gleichmässig aus. Der Perkussionsschall erscheint über den Lungen beiderseits gleich; er ist voll, tief und deutlich tympanitisch. Das Athemgeräusch ist leise, von weich vesikulärem Karakter bei der Inspiration, unbestimmt bei der Exspiration.

Die Herzdämpfung ist fast vollkommen geschwunden, und der Spitzenstoss des Herzens kann weder gesehen noch gefühlt werden. Herztöne leise, der erste Ton über allen Ostien dumpf und unrein.

Die Karotiden klopfen auf beiden Seiten sehr lebhaft: man hört über ihnen nur einen einzigen Ton.

Ueber dem bulbus venae jugularis internae hört man ein pfeifendes bruit de diable, und ein ganz ähnliches Geräusch besteht über der vena cruralis in der Schenkelbeuge.

Ueber den arter. radialis, brachialis und cruralis vernimmt man einen kurzen, kräftigen, systolischen Ton, welcher sich bei stärkerem Druck mit dem Sthetoskop in ein längeres systolisches Blasen umwandelt.

Das Abdomen ist vortrefflich gewölbt, weich, eindrückbar und bei der Palpation an keiner Stelle empfindlich.

Der Magen wird nach Frerichs' Methode durch Kohlensäure aufgeblasen, dehnt sich leicht und gleichmässig aus und besitzt in seinen Wandungen keine Verhärtungen oder Prominenzen.

Die Leber erscheint von normalem Umfang und lässt sich nur perkutorisch begrenzen. Sie beginnt oben dicht über der sechsten rechten Rippe und schliesst mit ihrem unteren Rande in der rechten Mammillarlinie dicht unter dem Brustkorbe ab.

Die Milz ist nicht vergrössert. Der Patient hustet nicht und wirft nicht aus.

Schlaf unruhig, nur kurze Zeit anhaltend und durch Träume gestört.

Der Urin soll sehr reichlich entleert werden. Der auf Verlangen gelassene Harn ist vollkommen klar, gelbroth (Vogel 5), sehr sauer, enthält kein Eiweiss und besitzt ein spez. Gew. = 101,9.

Das Blut des Patienten, welches durch Nadelstiche und Inzision von verschiedenen Körperstellen gewonnen wurde, bot überall dieselbe Beschaffenheit dar. Es strömte (auch aus kleinen Wunden) sehr reichlich hervor und liess sich relativ schwer stillen. Es sah auffällig serös und bernsteingelb aus. Unter dem Mikroskop erschien die Zahl der rothen Blutkörperchen vermindert. Sie waren sehr gross (8—9 μ) und auffällig wenig gefärbt. Ihre bikonkave Form war sehr scharf und deutlich ausgesprochen. Beim Verdunsten des Präparates legten sie sich nur selten und zu kurzen Geldrollen aufeinander. Meist blieben sie vereinzelt für sich liegen und gingen auch nach längerer Zeit nicht in die Sternform über, sondern bildeten einen fast regelmässig welligen Randkontour.

Ausser ihnen beobachtete man in dem durchschnittlichen Zahlenverhältniss 1 : 17 gefärbte Blutkörperchen, welche vollkommen kugelrund waren und unter keinen Umständen die geringste Andeutung eines bikonkaven Einschnittes darboten. Dieselben waren so tief gefärbt, dass sie mehr roth als gelb aussahen und besassen einen Durchmesser von 2,5—3 μ. Sie bewegten sich gewöhnlich vereinzelt zwischen den übrigen Zellen des Blutes, und nur selten traf man sie in Gruppen von 4—6 an. Gegen Wasser und verdünnte Salzlösungen leisteten sie längeren Widerstand, und beim Eintrocknen schrumpften sie für's Erste gleichmässig, ohne Andeutung von Zackenbildung oder Sternform. Uebrigens war ihr Protoplasma vollkommen homogen. Auch sei hervorgehoben, dass Uebergänge der Grösse und Form zu den bikonkaven gefärbten Blutkörperchen nicht gefunden wurden.

Elementarkörnchen kamen im Blute gar nicht zur Beobachtung, und die Zahl der farblosen Blutkörperchen war so gering, dass man oft mehrere Präparate anfertigen und auf das Sorgfältigste untersuchen musste, ehe man ein farbloses Blutkörperchen antraf. Es bot dann jedes Mal ein normales Aussehen dar. (Vergl. Taf. II. Fig. 2.)

Ordo. Blaud'sche Pillen.

Krankheitsverlauf.

Die Ordination bekam dem Patienten sehr wenig. Es stellte sich häufiger als früher ziemlich kopiöses Erbrechen ein, und nach dem jedesmaligen Einnehmen der Pillen hatte er Stunden lang über Druck in der Magengegend zu klagen. Schon nach drei Tagen wurde die Verordnung umgeändert in:

Tinct. ferri chlorat. æth.
3 × tgl. 25 Trpf.

Erbrechen und Magendrücken hörten auf, und der Kranke vertrug das Mittel vorzüglich.

Am 10. Tage der ärztlichen Behandlung bat er um die Erlaubniss, für mehrere Wochen bei einem im schlesischen Gebirge wohnenden Verwandten

Land- und Waldluft geniessen zu dürfen; die Bitte wurde gern erfüllt. Patient beobachtete an seinem neuen Aufenthaltsort eine strenge Milchdiät. Daneben gebrauchte er die Eisentropfen weiter.

Als er nach 8 Wochen in die Heimath wiederkehrte, hatte er sich ganz vortrefflich erholt. Er gab an, schon nach der ersten Woche eine erhebliche Besserung in seinem subjektiven Befinden bemerkt zu haben. Er fühlte sich kräftiger, bekam besseren Appetit und schlief länger und ruhiger als früher. Das Ohrensausen verlor sich sehr bald und auch die Athemnoth, die Anfälle von Herzklopfen und Beklemmung liessen bald nach.

Patient sah zwar bei seiner Rückkehr nicht auffallend blühend aus, doch waren die Wangen leicht geröthet, und auch die sichtbaren Schleimhäute zeigten eine rothe Farbe. Die Chemosis conjunctivarum und der icterus sclerarum waren nicht mehr vorhanden. Ueber dem Gefässapparat waren die Geräusche bis auf das bruit de diable in dem bulbus venæ jugularis internæ dextræ ganz und gar geschwunden.

Als das Blut untersucht wurde, hatte es eine blutrothe Farbe gewonnen. Die rothen Blutkörperchen waren tiefer gefärbt, zahlreicher und bildeten gerne Geldrollen oder beim Eintrocknen Sternformen. Die kleinen, runden, farbigen Blutzellen waren vollkommen geschwunden. Elementarkörnchen fand man in geringer Zahl vor, während die Zahl der farblosen Blutkörper normal und gegen früher sehr reichlich war.

Diese Besserung, ja man könnte fast sagen Heilung, hat während der nächsten drei Monate ohne Gebrauch von Heilmitteln angehalten.

Siebentes Kapitel.

Analyse der klinischen Erscheinungen.

In den klinischen Erscheinungen stimmen die verschiedenen Formen der progressiven perniziösen Anämien fast in allen Punkten überein. Wenn auf diesen Blättern der Versuch gewagt wird, aus der grossen Gruppe perniziöser Anämien eine bestimmte Form als gut karakterisirtes und leicht erkennbares Bild herauszuheben, so sind es vor Allem zwei bestimmende und einschneidende Momente, auf welche die Aufmerksamkeit von Anfang an hingelenkt sein möge. Die anatomischen Veränderungen des Blutes und damit im Zusammenhange die Beschaffenheit des Harns sind es, welche den Angelpunkt für die später ausführlich vorzubringenden Anschauungen abgegeben haben. Sieht man von diesen — freilich überaus bedeutungsvollen — Dingen ab, so ist man leicht im Stande, die Erscheinungen für alle perniziösen Anämien in Eins zusammenzufassen und gemeinsam zu besprechen.

1. Konstitution des Kranken:

Allgemeine Ernährung, Muskeln, Skelet, Haut.

Die progressive perniziöse Anämie befällt keineswegs vorwiegend Personen von schwächlicher Konstitution, und namentlich bei der essentiellen Form kommt dieselbe überhaupt wenig in Betracht. Nur dann, wenn sich das Leiden aus einer hartnäckigen und des Oefteren wiederkehrenden Chlorose entwickelt, pflegt man es mit Kranken von schlankem und zartem Körperbau zu thun zu haben.

Im weiteren Verlauf der Krankheit leidet die Ernährung mitunter auffallend wenig. Die Muskeln fühlen sich zwar immer weich, schlaff und welk an, aber ein eigentlicher Schwund kann an ihnen vollkommen vermisst werden. Besonders bemerkenswerth erscheint es, dass das Fettpolster nicht nur nicht eine Verminderung, sondern in manchen Fällen fast eine Zunahme erfahren hat. Welche besonderen Umstände hierbei im Spiele sind, dürfte sich zur Zeit nicht mit Sicherheit erkennen lassen. Besonders schwierig wird die Entscheidung hierüber dadurch, dass sich das Fettpolster bei ein und derselben Form in verschiedenen Fällen verschieden verhält. Meine eigenen Beobachtungen liefern hierfür eine vortreffliche Illustration. In meinen Fällen I, V und VII war der panniculus adiposus in fast überreicher Entwicklung anzutreffen, während sich in den übrigen Beobachtungen Zeichen von mehr oder minder hochgradigem Schwund des Unterhautfettgewebes leicht erkennen liessen. Hat man es mit sekundären Formen progressiver perniziöser Anämie zu thun, so wird man sich für diejenigen Fälle auf eine Abnahme des Fettpolsters gefasst zu machen haben, in welchen Durchfälle und Säfteverluste dem eigentlichen Leiden für längere Zeit vorausgegangen sind.

Am Knochengerüst wurde in meinen eigenen Beobachtungen eine Abweichung vom gewöhnlichen Verhalten niemals bemerkt. Auch andern Beobachtern sind Abnormitäten am Skelet kaum jemals entgegengetreten. Nur Müller[1] hat eine interessante Beobachtung gemacht. Von einem 51jährigen Zimmermann, welcher 3 Monate vor der Aufnahme in das Züricher Spital an den Erscheinungen essentieller perniziöser Anämie erkrankt war, wurde während des Lebens über Schmerzhaftigkeit am Brustbein geklagt, und auch gegen Druck zeigte sich dasselbe ausserordentlich empfindlich. Die Beobachtung ist sehr kurz referirt, und jedenfalls werden bei dem Sektionsbefund Veränderungen an der Knochensubstanz oder am Knochenmark nicht erwähnt. Diese Erscheinung bildet unter allen Umständen ein seltenes und ausnahmsweises Vorkommniss, und jedenfalls habe ich sie bei meinen Kranken, obschon ich seit Jahren auf sie geachtet habe, stets vermisst.

Mosler hat das Verdienst, darauf aufmerksam gemacht zu haben, dass Knochenschmerzen im Verlauf der Leukämie nicht selten gefunden werden, und noch neuerdings[2] hat er eine Beobachtung mitgetheilt, wo diese Schmerzen an mehreren Knochen zugleich bestanden.

Die Haut fällt vor Allem durch ihre tiefe Blässe auf. Dabei stellt die letztere gewöhnlich kein reines Weiss dar, sondern bildet einen mehr oder minder ausgesprochenen Uebergang zum Hellgelben oder Graugelben.

---

[1] Vgl. Kap. IV. Kasuistik. p. 51.

[2] Fr. Mosler. *Diagnose der medullären Leukämie.* (Berl. klin. Wochenschr. 1876. Nr. 43—49.)

Eine deutlich ikterische Verfärbung der Haut bestand bei meinen Kranken niemals. Verwechselungen mit einem Hautikterus können um so leichter unterlaufen, wenn man berücksichtigt, dass manche Beobachter die Haut von strohgelber Farbe gesehen haben, so dass man von einem pseudoikterischen Kolorit der Hautdecken gesprochen hat. Dennoch fehlt es nicht an Beispielen, in denen ein wirklicher Hautikterus angegeben wird. So hat QUINCKE[1] einen Fall von essentieller perniziöser Anämie beschrieben, in welchem ein leichter Ikterus bestand.

Die Haut ist sehr häufig trocken, wenig glänzend, spröde und zeigt Neigung zur kleienförmigen Abschilferung.

Einen sehr häufigen Befund auf der Haut bilden die Oedeme. Völlig vermisst habe ich die Oedeme des Unterhautzellgewebes in meinen 7 Beobachtungen nur zwei Male (Fall I und VII). Aber in diesen Fällen waren wenigstens die Augenbindehäute stark ödematös, wie überhaupt die Conjunctivae bei der perniziösen Anämie eine sehr grosse Prädisposition zur Absetzung seröser Transsudate verrathen.

Einen sehr bedeutenden Umfang, etwa derart, wie bei gewissen Formen von Nierenentzündung und bei Zuständen hochgradiger Stauung, erreichen diese Oedeme der Haut gewöhnlich nicht. Ueberhaupt ist man nicht berechtigt, sie als Stauungsödeme aufzufassen. Zu dieser Erkenntniss kommt man am leichtesten dadurch, dass man den Ort ihrer Entwicklung genauer in's Auge fasst. Zwischen dem Grade der ödematösen Gedunsenheit im Gesicht und an den Extremitäten, namentlich an den unteren Extremitäten, besteht oft zu Ungunsten der letzteren ein sehr ungleiches Verhältniss, und es sind Beobachtungen beschrieben, in welchen das Hautödem ausschliesslich das Gesicht betraf.[2] Auch späterhin, wenn beim Fortschreiten der Krankheit die Oedeme wachsen, findet die Zunahme am Kopf oft unverhältnissmässig stärker statt als am Rumpf. Im Gesicht geben die Oedeme im Verein mit der leichenhaften Blässe zu grosser Entstellung Veranlassung. Ist ihre Entwicklung etwas schnell vor sich gegangen, und hat man die Kranken einige Tage lang nicht gesehen, so erkennt man die Gesichtszüge der Unglücklichen oft kaum wieder.

In einer Reihe von Fällen haben die Oedeme einen sehr langen Bestand: sie entwickeln sich bereits in früher Zeit und bleiben bis zum tödtlichen Ausgang andauernd bestehen. Bei anderen Kranken dagegen gelangen sie erst gegen das Lebensende hin zur Ausbildung. In ihrer Intensität freilich beweisen sie gewöhnlich keine sehr grosse Konstanz.

---

[1] Vgl. Kap. IV. Kasuistik. p. 48.

[2] Vgl. z. B. IMMERMANN. Kap. IV. Kasuistik. p. 44.

In meiner dritten Beobachtung (Fall Fürstner) habe ich mehrere Tage hindurch die Erfahrung machen können, dass Hautödeme an ziemlich eng umschriebenen Stellen auftraten, schnell anwuchsen und in kurzer Zeit fast völlig verschwanden, ohne dass man lokale Ursachen für die Erscheinung ausfindig machen konnte.

Will man sich über das Zustandekommen der Oedeme klar werden, so wird man gut thun, an zwei Dinge zu denken: an die veränderte Blutbeschaffenheit und an Veränderungen der Gefässwände. Offenbar stehen diese beiden kausalen Faktoren in einem sehr innigen Zusammenhange, denn aus experimentellen Erfahrungen weiss man, dass sowohl die Gefässwand auf ihren Inhalt, als auch umgekehrt der Inhalt auf das Gefässrohr den weitgehendsten Einfluss ausüben. Und gerade in jüngster Zeit haben es Cohnheim und Lichtheim [1] sehr wahrscheinlich gemacht, dass für das Zustandekommen des Hautödems bei hydrämischer Blutbeschaffenheit weniger die Veränderung des Blutes als vielmehr ihre Rückwirkung auf die Gefässwand in Anspruch zu nehmen ist.

Dass die Gefässwände, und namentlich die Wand der feineren Gefässe, im Verlauf der progressiven perniziösen Anämie irgend eine Abänderung erfahren, geht auch noch aus einer anderen Erscheinung hervor, welche bei unserer Krankheit nicht zu selten gesehen wird. Es sind dieses Hämorrhagien auf der Haut. Unter meinen Fällen wurde bei dem zweiten Kranken beobachtet, dass sich beim Fortschreiten der Krankheit auf beiden Füssen Petechien ausbildeten. In der Regel geht der Umfang der einzelnen Blutaustritte über die Grösse eines Stecknadelkopfes oder höchstens einer Linse kaum hinaus, und es gehört zu den Ausnahmen, wenn es zur Bildung von Ekchymosen unter der Haut kommt. Doch sind dieselben von anderen Autoren erwähnt worden. So hat Pye-Smith [2] in seinem Falle von essentieller Anämie Ekchymosen auf beiden Vorderarmen beschrieben. Auch Müller [3] hat in einem Falle beobachtet, dass es in der Haut des rechten Oberschenkels zur Ausbildung von zwei grösseren Blutextravasaten kam.

Die Horngebilde der Haut bleiben bei der perniziösen Anämie nicht unversehrt. Am häufigsten findet man eine Veränderung an den Haaren. Dieselbe giebt sich vornehmlich als defluvium capillorum kund. In meinen 7 Beobachtungen fand ein defluvium drei Male statt (Fall I, II und III). Diese Erscheinung gehört — so zu sagen — zu den späteren Stadien der Krankheit. Mitunter bildet sie sich erst wenige Tage vor

---

[1] J. Cohnheim & L. Lichtheim. *Ueber Hydrämie und hydrämisches Oedem.* (Virchow's Archiv. Bd. 69. Januar 1877. p. 106—143.)

[2] Vgl. Kap. IV. Kasuistik. p. 45.

[3] Vgl. Kap. IV. Kasuistik. p. 72. Beobachtung LX.

dem Tode aus, greift aber so schnell um sich, dass die Kopfhaut binnen kürzester Zeit mehr oder minder enthaart sein kann. Das Ausfallen der Haare kommt dabei gleichmässig über der gesammten Kopfhaut zu Stande, und eine Verbreitung desselben nach bestimmten Nervenbahnen findet nicht statt. Auch ist die Empfindung auf der enthaarten Kopfschwarte im Vergleich zu anderen Stellen am Kopf nicht verändert. Dabei sind die Haare sehr spröde und trocken, brechen leicht und werden an ihrer Spitze mitunter getheilt und zerfasert angetroffen.

An den Nägeln habe ich eine Abweichung vom Normalen nur ein einziges Mal: in Beobachtung III gesehen. Die Nägel an den Zehen waren hier auffällig dick, spröde, glanzlos, brüchig und bröckelten an den vorderen Enden sehr stark ab, so dass sie verkürzt erschienen.

Man wird vielleicht nicht fehl gehen, wenn man die beschriebenen Veränderungen an den Horngebilden der Haut auf trophische Störungen bezieht, wie sie sich in sehr ähnlicher Weise nach akut fieberhaften und infektiösen Krankheiten, im Verlauf von Syphilis, ja sogar im Gefolge eines normalen Wochenbettes bekanntermassen ausbilden können.

Eine bemerkenswerthe und nicht uninteressante Erfahrung habe ich in den Beobachtungen II, III und V sammeln können. Es zeigte sich hier eine eigenthümliche und plötzlich sich ausbildende Veränderung in der Ausdünstung der Haut. Die Kranken verbreiteten schon in beträchtlichem Umkreis einen sehr aufdringlichen, fäkulenten, ashaften, kadaverösen Geruch, so dass sie dadurch ihre Umgebung in einem nicht geringen Grade belästigten. Dabei konnte man sich davon überzeugen, dass der üble und penetrante Geruch nicht etwa aus dem Munde strömte und dem Athemstrom zukam, sondern der eigentlichen Perspirationsluft angehörte. Jedesmal ging diese Erscheinung wenige Tage: 2—3 Tage, dem Tode voraus, so dass ich nach den bisherigen Erfahrungen kein Bedenken tragen würde, ihr eine sehr unglückliche und ernste Vorbedeutung beizulegen. Gewöhnlich hatten die Kranken schon Tage lang im Koma gelegen.

Diese Beobachtung erinnert an eine Erfahrung, welche von derselben Klinik aus vor einigen Jahren beschrieben worden ist, auf welcher diese Untersuchungen grösstentheils ausgeführt worden sind. Vor 8 Jahren hat Herr Steinberg [1] aus der Frerichs'schen Klinik auf Veranlassung des verstorbenen Schultzen, des damaligen Assistenten der Klinik, einen Fall von Leukämie beschrieben, bei welchem sich wenige Stunden vor dem Tode ein ashafter Geruch ausbildete. An der Leiche entwickelte sich im Verlauf kürzester Zeit ein Hautemphysem über den ganzen

[1] Steinberg. *Ueber Leukämie.* Diss. inaug. 32 Stn. Berlin 1868.

Körper, obschon der Kranke im Monat November verstarb, und bei der Sektion zeigte sich an den inneren Organen, namentlich in der Leber, ein ähnliches Verhalten. In Bezug auf die Entstehung der schnellen Zersetzung vermuthet STEINBERG, oder eigentlich SCHULTZEN, dass die an Zahl erheblich verminderten rothen Blutkörperchen nicht im Stande gewesen sind, so viel Gase zu absorbiren, als produzirt worden sind, obwohl die reelle Menge des Gases die Norm nicht überschritten haben dürfte.

Offenbar liegen bei der perniziösen Anämie ganz ähnliche Verhältnisse vor. Doch will ich ausdrücklich hervorheben, dass es zur Ausbildung eines Emphysems der Haut oder innerer Organe in meinen Beobachtungen nicht kam, und dass der kadaveröse Geruch nicht Stunden, sondern 2—3 Tage lang vor dem Lebensende wahrgenommen wurde. Auch wird es zu berücksichtigen sein, dass der Geruch an der Leiche nicht mehr aufgefallen ist.

Von anderen Autoren ist auf diese Erscheinung, soviel ich weiss, niemals aufmerksam gemacht worden, doch habe ich in fremden Krankengeschichten ziemlich häufig die Bemerkung: foetor ex ore gefunden. Ich vermuthe, dass hier mitunter Verwechselungen mit der eben besprochenen Erfahrung vorliegen. Für die Entwicklung eines foetor ex ore sind zwar bei unseren Kranken sehr günstige Bedingungen gegeben, namentlich wenn die Pflege keine besonders sorgfältige ist. Die Patienten sind gewöhnlich viel zu kraftlos, oft auch schon zu theilnahmslos, als dass sie selbst immer unter allen Umständen auf die grösste Reinlichkeit halten sollten. Aber wenn man die fremden Krankengeschichten genauer durchmustert, so wird man sich des eben geäusserten Verdachtes nicht völlig erwehren können. Ich will mich mit einem Beispiele begnügen. So hat MÜLLER [1] eine Beobachtung von essentieller Anämie mitgetheilt, welche einen 29 jährigen Handlanger betraf, und in welcher es vom Todestage wörtlich heisst: „Foetor ex ore. Patient exhalirt einen Geruch wie eine Leiche.“

Als mehr zufällige Befunde und Komplikationen der progressiven perniziösen Anämie sind Erysipele der Haut zu erwähnen. MÜLLER [2] hat zwei derartige Beobachtungen beschrieben. Beide Male kam das Erysipel an den ödematösen Augenlidern zur Ausbildung und führte zu Gangrän der Haut.

---

[1] Vgl. Kap. IV. Kasuistik. p. 48.

[2] Vgl. Kap. IV. Kasuistik. p. 42 u. 73. Beobachtung LXI.

2. Allgemeinzustand.

a) Sensorium.

Das Sensorium bleibt bis gegen das Lebensende hin in der Regel vollkommen erhalten. Doch tritt schon sehr früh eine eigenthümliche Langsamkeit des Denkens und auch des Sprechens in die Erscheinung. Nur selten werden, wie bei meinem zweiten Kranken, schnelle und lebhafte Angaben gemacht. In der Mehrzahl der Fälle hat es den Anschein, als ob die Kranken einer gewissen Zeit bedürfen, um die Frage des Untersuchenden zu verarbeiten und auf sie die geeignete Antwort zu finden. Dabei werden die einzelnen Worte oft langsam und schlecht artikulirt ausgesprochen, so dass die Sprache genirt und lallend klingt. Auch pflegt der Redefluss monoton, man möchte fast sagen mechanisch und maschinenmässig zu sein.

Gegen das Lebensende hin wird das Sensorium fast immer benommen. Mit dem Sinken der körperlichen Kräfte verfallen zugleich auch die geistigen. Die Kranken gerathen zuerst in einen halbwachen Zustand, welcher sie gegen Alles theilnahmslos macht. Mit halbgeschlossenen Augen liegen sie ruhig da, oft nur durch den bei der Athmung sich hebenden Brustkorb und durch das Hüpfen der seitlichen Halsgefässe verrathend, dass noch Leben in ihnen sei. Sie äussern kein Verlangen mehr, und zur Nahrung und allen anderen Bedürfnissen des Leibes muss man sie ausdrücklich anhalten. Allmählich umnachtet sich ihr Bewusstsein mehr und mehr, bis es schliesslich nicht mehr gelingt, sie aus dem tiefen Koma zu erwecken. Manche unter ihnen deliriren leise vor sich hin, wobei sich die Gedanken meist mit der Vergangenheit und Häuslichkeit beschäftigen. Diese Zustände der Benommenheit können bereits Wochen lang dem tödtlichen Ausgang vorausgehen.

Aber nicht immer erlöst der Tod die Kranken unter dem Bilde eines allmählich tiefer werdenden Schlafes. Mitunter gehen ihm Zustände grosser Aufgeregtheit voraus. Meine erste Beobachtung giebt hierzu ein Beispiel ab. Der Kranke fing bereits 9 Tage vor dem Tode laut zu deliriren und zu toben an. Er verliess das Bett, machte Fluchtversuche und musste auf's Sorgsamste bewacht werden. Zwar hatte es noch kurze Zeit den Anschein, als ob sich das Bewusstsein wieder aufhellen wollte, aber bald umnachtete es sich von Neuem und die Tobsucht hielt volle 7 Tage an. Der Kranke sang, schlug, spuckte und biss um sich, versuchte zu entkommen oder beschuldigte die Umgebung ihn misshandelt zu haben, und wusste nicht, wo er sich befand. Erst wenige Stunden vor dem Tode wurde er ruhig, verfiel in einen komatösen Zustand und verstarb.

Auch wird öfters die Beobachtung beschrieben, dass die Patienten kurze Zeit vor dem Eintritt des tödtlichen Ausganges aus dem Koma erwachen, sich im Bette umherwälzen und eine innere Unruhe verrathen, bis endlich der Tod sie von ihrem Elend befreit.

b) Subjektive Klagen.

Die Hauptklage, in welcher alle Kranken übereinstimmen, besteht in dem Gefühl grosser Hinfälligkeit und Schwäche. Diese Empfindung ist so übermächtig in ihnen, dass alle übrigen Beschwerden dagegen in den Hintergrund treten und gewissermassen herausgelockt werden müssen. Oft steigert sich dieselbe zu einer sehr quälenden und „inneren" Unruhe, welche ununterbrochen besteht oder zeitweise auftritt. Nicht selten sehen die Kranken von Anfang an ihr Leiden als irreparabel und völlig hoffnungslos an.

Auch darin stimmen die Kranken in ihren Klagen meist überein, dass der Schlaf fast immer gestört ist. Während sie am Tage ruhig und theilnahmslos daliegen, werden sie bei anbrechender Nacht unruhig, lebhaft und wälzen sich, weil sie der Schlaf flieht, auf ihrem Lager umher.

Schon in früher Zeit pflegen sie von Herzklopfen, Athemnoth und Beklemmung gequält zu werden, und in späteren Stadien treten diese Beschwerden bei der geringsten Bewegung auf. Auch stellen sich dann nicht selten Ohrenbrausen, Verdunkelung des Gesichtsfeldes, Schwindelgefühl und Ohnmachtsanwandlungen ein, sobald die Kranken den Versuch wagen, eine aufrechte Stellung einzunehmen.

Von Manchen wird über ein sehr peinigendes Schlagen und Klopfen im Kopf geklagt, welches bei einem meiner Kranken ohne jegliche Ursache bald am Tage, bald in der Nacht auftrat. Derselbe Kranke beschwerte sich auch über das Gefühl einer eigenthümlichen Spannung in den Wadenmuskeln. Eine andere Kranke klagte über einen krampfhaften Schmerz in der Brust, welchen sie nicht genauer lokalisiren konnte, und welcher objektiv nicht aufzufinden war.

Auch der Mangel an Appetit, welcher sich bis zum Widerwillen gegen jegliche Speise steigern kann, pflegt allen Kranken eine gemeinsame Klage zu sein.

In den späteren Stadien des Leidens treten oft neue Beschwerden hinzu. Die Kranken verlieren plötzlich das Gehör, den Geruch, den Geschmack und das Gesicht, und werden durch dieses Symptom begreiflicherweise in die höchste Aufregung versetzt, obschon diese Erscheinungen nicht selten vorübergehender Natur sind. Auch werden sie mitunter durch subjektive perverse Empfindungen der Sinnesorgane gequält, und Manche unter ihnen klagen ausser über Ohrenbrausen noch über üblen Geruch und unangenehme Geschmacksempfindung.

c) Gesichtsausdruck.

Der Gesichtsausdruck pflegt bald nach dem ersten Anfang des Leidens die einstige Energie zu verlieren. Die Gesichtszüge werden matt und verrathen den Zustand grösster Hinfälligkeit, in welchen der Körper in kürzester Zeit verfällt. Nur das Auge behält mitunter in der ersten Zeit einen lebhaften und sprechenden Ausdruck bei. Bald aber wird auch das Auge matt und glanzlos, und das Gesicht gewinnt dadurch einen fast geisterhaften und leichenähnlichen Ausdruck.

Wenn die Krankheit dem Ende zueilt, liegen die Patienten oft völlig theilnahmslos und mit halbgeschlossenen Lidern da. Die Gesichtszüge können dann fast gänzlich ausdruckslos geworden sein, und die Kranken machen mitunter den Eindruck, als ob sie in einen anhaltenden Schlaf versunken sind. Der Tod verwischt dieses Bild nicht. Auch das Gesicht der Leiche zeigt einen ruhigen und friedlichen Ausdruck, und kaum je findet man an ihm Zeichen, welche auf einen qualvollen Todeskampf zu beziehen wären.

d) Kräftezustand.

Mit einer Abnahme der früheren Körperkraft leiten sich die progressiven perniziösen Anämien sehr häufig ein, und namentlich diejenige Form von essentieller perniziöser Anämie, welche auf diesen Blättern eine besondere Berücksichtigung erfahren soll, verräth sich durch dieses Symptom in der allerersten Zeit, bevor noch der Umgebung oder dem Kranken selbst die tiefe Blässe der Haut aufgefallen ist. Sehr gewöhnlich stellt sich bei der Arbeit eine auffällige und baldige Ermüdung ein. Es müssen gegen die frühere Gewohnheit öfters und längere Ruhepausen gemacht werden. Vergeblich versucht anfangs der Kranke durch die Kraft des Willens dasjenige zu ersetzen, was er an Kraft der Muskeln eingebüsst zu haben scheint. Bald kommt er zur Erkenntniss seiner Ohnmacht, und indem er sich zunächst noch mit immer kleiner werdenden Aufgaben zu begnügen versucht, muss er schliesslich die Arbeit vollkommen aufgeben.

Bald reichen seine Körperkräfte nicht mehr dazu aus, sich frei umherzubewegen, und nachdem er sich für's Erste vielleicht nur Stunden lang zur Ruhe gelegt hat, wird er sehr bald dauernd an das Krankenlager gefesselt. Die Abnahme der Körperkräfte nimmt unaufhaltsam zu;

alle ärztlichen Maassregeln erweisen sich dagegen ohne Erfolg. Nur ausnahmsweise treten Pausen in dem stetigen Kräfteverfall ein, und noch seltener kommt es zu einer geringen und zeitweiligen Aufbesserung des Kräftezustandes. Voreilig und verfrüht erweisen sich leider sehr bald alle die Hoffnungen, welche sowohl der Leidende, als auch oft der Arzt an diese scheinbar günstige und glückverheissende Erfahrung knüpfen. Fast immer zeigt sich alles Mühen erfolglos.

Rücksichtslos geht die Abnahme der Kräfte weiter und weiter. Bald sind die Kranken nicht mehr im Stande, ohne fremde Hülfe auszukommen. Bei jedem Wechsel der Lage, bei jeder Handtirung, welche das tägliche Leben erfordert, müssen sie sich fremder Hände bedienen. Der grosse Mangel an Kraft zwingt sie, mit den Bewegungen vorsichtig und haushälterisch umzugehen. Oft bringen sie viele Stunden in unbequemer und zusammengesunkener Lage zu, nur weil sie jegliche Anstrengung bei der Bewegung fürchten. Zu einer besonderen Qual wird für sie der Versuch einer aufrechten Stellung im Bett, denn offenbar nimmt er ein grosses Maass von Körperkraft in Anspruch und ausserdem pflegt er mit Anfällen von Herzklopfen, Athemnoth und Beklemmung, mit Ohrenbrausen, Schlagen im Kopf, Verdunkelung des Gesichtes, mit Schwindelgefühl und Ohnmachtsanwandlung verbunden zu sein.

In den Einzelbewegungen der Glieder verräth sich nicht selten eine bemerkenswerthe Langsamkeit, die mitunter im Verein mit grosser Apathie einen — so zu sagen — automatischen Eindruck macht. Uebrigens setzen die Kranken oft Alles daran, um eine Bewegung, zu welcher man sie aus irgend einem Grunde aufgefordert hat, zu vermeiden.

Im weiteren Verlauf der Krankheit sinken die Körperkräfte auf ein Minimum herab, und oft scheint es kaum verständlich, dass die Kranken mit einem so bedeutenden Defizit Tage, ja Wochen lang am Leben erhalten bleiben können.

e) Schlaf.

Eine überaus häufige Begleiterscheinung der progressiven perniziösen Anämie wird durch die anhaltende Schlaflosigkeit gebildet. Diese sehr lästige Beschwerde kann bereits sehr früh auftreten. Ziemlich häufig wird die Angabe gemacht, dass sich fast gleichzeitig mit der ersten Abnahme der Kräfte eine Störung des Schlafes eingestellt habe. Es ist selbstverständlich, dass der Mangel der erquickenden und stärkenden Ruhe des Schlafes nicht geeignet ist, dem zunehmenden Kräfteverfall besonders günstig entgegenzuwirken.

Aber auch während des späteren Verlaufes der Krankheit pflegt die Schlaflosigkeit anzuhalten. Auch ist der Schlaf häufig weder tief noch ruhig. Die Kranken sprechen lebhaft und viel und sprechen oft laut im Schlaf. Ist die Abnahme der Körperkräfte eine hochgradige geworden und liegen die Kranken im halbwachen Zustand da, so zeigt sich mitunter ein auffälliger Gegensatz ihres Verhaltens am Tage und während der Nacht. Man könnte fast sagen, dass sie die Nacht zum Tage machten. Denn während sie sich am Tage theilnahmslos und ruhig verhalten, zeigt sich schon in den ersten Abendstunden eine gewisse Unruhe an ihnen. Mit heranbrechender Nacht nimmt dieselbe zu. Die Kranken werden munter, bewegen sich viel auf ihrem Lager oder wälzen sich, falls es noch ihre Kräfte erlauben, unruhig auf demselben hin und her und fangen mitunter laut zu wehklagen an. Während sie am Tage durch ihre vollkommene Apathie und den hülfsbedürftigen Zustand das Mitleid der Umgebung herausforderten, werden sie ihr bei der Nacht durch das unstäte und laute Wesen nicht selten zur Qual.

Die eben beschriebenen Erscheinungen können unmittelbar bis zum Tode anhalten. In anderen Fällen dagegen tritt einige Zeit vorher auch während der Nacht ein tiefes Koma ein, welches unmittelbar in den Tod hinüberführt.

f) Körpertemperatur.

Die Körperwärme bietet bei der progressiven perniziösen Anämie ein überaus mannichfaltiges Verhalten dar. Es giebt Fälle, welche von Anfang an bis zu Ende ohne jedes Fieber verlaufen, während in anderen nicht unbedeutende Fieberbewegungen beobachtet werden. Man würde zunächst daran denken, dieses Verhalten in der Art zu benutzen, dass man die verschiedenen Formen perniziöser Anämien in zwei Gruppen: fieberfreie und fieberhafte unterzubringen sucht. Allein dieser Versuch würde nicht besonders glücklich ausfallen. Denn einmal zeigt es sich, dass bei ein und derselben Form von perniziöser Anämie die Körpertemperatur wechselt, und zweitens findet sogar bei ein und demselben Kranken eine Abwechslung zwischen febrilen und fieberlosen Intervallen statt, ohne dass es gelingt, einen annehmbaren Grund hierfür ausfindig zu machen.

Meine eigenen Beobachtungen geben im Ganzen ein gutes Bild von der grossen und überraschenden Mannichfaltigkeit wieder, wie sie auch von anderen Autoren beschrieben worden ist.

In meinem ersten und fünften Falle wurde ein fieberhafter Zustand überhaupt niemals beobachtet. Zwar dehnte sich die klinische Beobachtung in dem letzteren nur über 6 Tage aus, aber in dem ersteren wurde sie länger als 2 Wochen fortgesetzt. Auch Müller hat eine Beobachtung mitgetheilt, in welcher sich während eines Zeitraumes von 4 Wochen die Temperatur niemals über die Norm erhob.

Bei meinem dritten Kranken zog sich der Aufenthalt in der Klinik volle 2 Monate hin. Während dieser ganzen Zeit erhob sich die Körpertemperatur nur drei Male bis auf 38,5° C., und jedes Mal kam sie am Abend zu Stande. Sie wurde weder von besonderen subjektiven noch objektiven Erscheinungen eingeleitet und gefolgt. Sonst war das Verhalten der Körperwärme derart, dass viele Tage lang letztere vollkommen normal war und dann plötzlich leichte Temperatursteigerungen von 38,0° C. und einigen Zehnteln für mehrere Tage beobachtet wurden.

Eine sehr ähnliche Erfahrung wurde bei der Kranken Doppel gemacht (Fall VI); ebenso in Beobachtung IV.

Etwas höhere Temperatursteigerungen beobachtet man in dem zweiten Falle. Die Temperatur erhob sich hier einmal bis zur Höhe von 39,4° C. Auch ist dieser Fall noch dadurch bemerkenswerth, dass gegen das gewöhnliche Verhalten eine erhebliche Temperatursteigerung öfters am Morgen als am Abend beobachtet wurde.

Von anderen Autoren sind noch viel höhere Temperaturen gemessen worden, und es liegen Mittheilungen vor, in denen sie bis auf 40,5° C. und 40,8° C. bestimmt wurden. Auch ist des Oefteren die Beobachtung gemacht worden, dass sich ein hohes und kontinuirliches Fieber über Tage und Wochen lang hinziehen konnte, so dass mitunter der Verdacht aufgestiegen ist, ob man es mit einer akuten oder subakuten fieberhaften Krankheit zu thun gehabt habe.

In einer Reihe von Fällen werden Temperaturerhebungen bis zum Eintritt des Todes beobachtet, in anderen Fällen sinkt die Temperatur Stunden oder Tage lang vor dem Tode auf ein ausserordentlich niedriges Maass herab. Unter meinen eigenen Beobachtungen wird für die letztere Erscheinung der beste Beweis durch den Fall IV gegeben. Die Messungen wurden in der Vagina vorgenommen. Bereits vier Tage vor dem Tode sank die Temperatur auf 36,0° C.; am nächsten Tage betrug sie 35,0° und 35,6° C.; einen Tag vor dem Tode 35,5° und 35,7° C. und endlich am Todestage selbst 35,5° und während der Agone 35,0° C.

Das Minimum ist mit diesen Zahlen noch lange nicht erreicht. So hat Müller[1] eine Beobachtung mitgetheilt, in welcher der Tod bei 34,5° C. eintrat. In einer anderen[2] war die Körpertemperatur auf 32,6° C. und noch in einer anderen[3] auf 32,0° C. gesunken. In einem vierten

---

[1] Vgl. Kap. IV. Kasuistik. p. 72. Beobachtung LIX.
[2] Vgl. Kap. IV. Kasuistik. p. 65. Beobachtung XLVI.
[3] Vgl. Kap. IV. Kasuistik. p. 76. Beobachtung LXVII.

Falle[1] erfolgte der Tod bei 29,5° und in einem fünften[2] bei nur 25,8° C. (im After).

Auf eine greifbare Ursache lässt sich das Auftreten des Fiebers im Verlauf einer progressiven perniziösen Anämie fast niemals zurückführen. Da dieses Symptom weder konstant ist, noch, falls es vorkommt, einen bestimmten Typus innehält, auch einen nachweisbaren Grund nicht erkennen lässt, so ist es leicht begreiflich, dass seine Erklärung auf die grössten Schwierigkeiten stösst. Ich begnüge mich damit, die beiden Anschauungen einfach aufzuführen, welche über die Ursachen des Fiebers bisher aufgestellt worden sind.

Die ältere von ihnen rührt von BIERMER, die jüngere von IMMERMANN her. BIERMER hat das Fieber direkt als anämisches Fieber bezeichnet und die Vermuthung ausgesprochen, dass es eine „humorale Veranlassung", also durch die veränderte Blutbeschaffenheit bedingt, haben könne. Doch gesteht er auch zu, dass zuweilen kleine Blutungen, welche im Innern des Körpers erfolgen, oder Verdauungsstörungen die Ursache für dasselbe abgeben könnten. Man erkennt leicht, dass es sich um eine eigentliche Erklärung hierbei nicht handelt, sondern dass die Anschauung BIERMER's im Wesentlichen nichts Anderes als eine Umschreibung der Erscheinung ist.

Um Vieles direkter steuert die IMMERMANN'sche Hypothese[3] dem Endziel zu. Auch sie verlegt den ersten Grund der Fieberbewegungen in die veränderte Blutbeschaffenheit. Man kann sich, wie IMMERMANN ausführt, die Ansicht bilden, dass das erkrankte Blut für die Vasamotoren des peripheren Gefässsystems einen derartigen abnormen Reiz abgiebt, dass dasselbe für Zeiten die periphere Blutgefässbahn zur Kontraktion und Verengerung bringt. Offenbar muss unter diesen Umständen, wenn man sich die Wärmeproduktion als konstant denkt, die Eigenwärme des Körpers deshalb steigen, weil an der Körperoberfläche durch die Verengerung des Gefässsystems die Wärmeabgabe erheblich gegen die Norm beschränkt ist.

Allein man wird nicht übersehen, dass diese Theorie mehrere Bedingungen erfordert. Man muss zunächst annehmen, dass die Vasamotoren bei den verschiedenen Menschen sehr auffällig verschieden auf Reize antworten, da man Fälle von sehr ausgesprochener perniziöser Anämie beobachten kann, bei denen eine Temperatursteigerung zu keiner

---

1 Vgl. Kap. IV. Kasuistik. p. 76. Beobachtung LXIX.

2 Vgl. Kap. IV. Kasuistik. p. 77. Beobachtung LXX.

3 H. IMMERMANN. *Progressive perniziöse Anämie.* (Handb. d. speciell. Path. und Therap., herausgegeben von Ziemssen. Leipzig 1875. p. 639—644.)

Zeit gefunden wird. Und ferner wird man sich vorzustellen haben, dass die Vasamotoren von Zeit zu Zeit in einen Zustand von Erschöpfung gerathen, da trotz gleichbleibenden, ja mitunter anwachsenden Reizes das Fieber für mehr oder minder lange Zeit bald schwinden, bald auftreten kann.

Auch hat IMMERMANN mit gutem Grund daran erinnert, dass in Folge der tiefen Erkrankung des Blutes die Ernährung der Gewebe leiden wird. Dieselben verfallen theilweise einem nekrobiotischen Prozess, als dessen anatomischen Ausdruck man die Verfettungsvorgänge am Herzen und an anderen inneren Organen anzusehen hat. Offenbar geben diese Vorgänge zur Entwicklung von Wärme Veranlassung, und während man in dem ersten Theil der IMMERMANN'schen Hypothese eine Quelle für eine beschränkte Wärmeabgabe hat, findet man in dem zweiten eine solche für eine gesteigerte Wärmebildung vor.

Auch für diesen treffen die Einwürfe zu, welche vorhin berührt wurden. Der nekrobiotische Zerfall findet allmählich und wohl auch ununterbrochen statt, und wird in ausgedehnter Weise bei Personen angetroffen, welche zu keiner Zeit gefiebert haben.

Nach Alle dem sind wir zur Zeit noch nicht im Stande, die Ursachen des Fiebers zu übersehen, und müssen zunächst — wie so häufig — mit der Erscheinung selbst vorlieb nehmen.

3. Sekrete und Exkrete.

a) Schweiss.

In der ersten Zeit, wenn die progressive perniziöse Anämie mit Ermüdung bei der Arbeit und Abnahme der Kräfte beginnt, werden Schweisse nicht selten beobachtet. Oft genügt eine sehr geringe Anstrengung, um den Ausbruch von Schweiss hervorzurufen. Späterhin pflegt eine besonders lebhafte Produktion von Schweiss nicht beobachtet zu werden, jedenfalls kommt es selten vor, dass derselbe die Ausdehnung der hektischen Schweisse erreicht, obschon in meiner sechsten Beobachtung mitgetheilt worden ist, dass die betreffende Kranke darüber Klage führte, dass sie sich durch Nachtschweisse ermattet fühle.

b) Speichel.

In meinen eigenen Fällen wurde eine auffällige Abweichung bei der Speichelsekretion nicht beobachtet. Auch von Anderen ist dieselbe kaum gesehen worden. Nur MÜLLER[1] hat eine bemerkenswerthe Beobachtung

---

[1] Vgl. Kap. IV. Kasuistik. p. 79.

mitgetheilt. Die betreffende Kranke hatte schon beim Beginn ihres Leidens an einem starken Speichelfluss gelitten, welcher für einige Zeit durch Gurgelwässer beseitigt worden war. Als sie späterhin in die Krankenanstalt aufgenommen wurde, stellte sich die Salivation von Neuem und so hochgradig ein, dass täglich ungefähr zwei Schoppen Speichels gesammelt werden konnten.

c) Thränenflüssigkeit.

Eine vermehrte Sekretion der Thränenflüssigkeit ist mir bei meinen Kranken wiederholentlich aufgefallen. Einen besonders hohen Grad erreichte dieselbe in der Beobachtung II und wurde hier ausdrücklich notirt. Die Thränenflüssigkeit wurde so reichlich abgesondert, dass sie theilweise über den unteren Lidrand abfloss. Sie umspülte den Bulbus sehr reichlich und verlieh dadurch dem Auge einen eigenthümlich schwimmenden Ausdruck.

d) Auswurf.

In meinen eigenen Beobachtungen fehlte der Auswurf entweder ganz und gar, oder wenn er vorkam, fand er sich stets nur in einer geringen Menge. Er bot dann jedes Mal die Eigenschaften eines rein katarrhalischen Auswurfes dar: er war farblos, schleimig eitrig, zäh, durchsichtig und führte auf seiner Oberfläche eine dünne Schaumschicht.

Schumann[1] hat in seinem Falle von essentieller perniziöser Anämie die Beobachtung machen können, dass mehrmals braune Klumpen geronnenen Blutes ausgehustet wurden. Dieselben lösten sich im Wasser in verzweigte Fibringerinnsel auf. Dabei bestanden während des Lebens in den Lungen vollkommen normale Verhältnisse. Bei der Sektion wurden in ihnen ausser Oedem zerstreute Inseln blutig infiltrirten Gewebes gefunden, deren Umfang über Erbsengrösse nicht hinausging. Es waren demnach die kroupiösen Gerinnsel die Folgen kleiner Hämorrhagien, welche sich im Verlauf der progressiven perniziösen Anämie, wie in allen übrigen Organen, so auch, wenn auch seltener, in den Lungen ausbilden können.

Auch Müller[2] hat eine Beobachtung mitgetheilt, in welcher nach der Anamnese blutiger Durchfall, blutiges Erbrechen und blutiger Auswurf zu Hause aufgetreten sein sollen. Leider wurde die Erscheinung in der Klinik nicht beobachtet. Bei der Sektion bestanden in den

1 Vgl. Kap. IV. Kasuistik. p. 46.
2 Vgl. Kap. IV. Kasuistik. p. 76. Beobachtung LXVIII.

Lungen alte Reste kleiner Blutextravasate. Auch Magen und Darm zeigten ausser einer hochgradigen Blässe nichts Besonderes. In einer Anmerkung[1] zu seinen kasuistischen Mittheilungen erwähnt derselbe Autor, dass er zwei Fälle von progressiver perniziöser Anämie gesehen habe, bei welchen während des Lebens eine ziemlich starke Hämoptose eintrat, für welche eine besondere Ursache durch das Resultat des Leichenbefundes nicht nachgewiesen werden konnte.

e) Erbrechen.

Erbrechen wurde bei meinen eigenen Kranken nicht häufig beobachtet. Von einer besonders grossen Intensität war dasselbe niemals; auch zog es sich nicht über einen längeren Zeitraum hin. In den Beobachtungen IV und V liegt sogar nach den Angaben der betreffenden Kranken der Verdacht vor, dass die Anwendung fester Eisenmittel das Erbrechen hervorgerufen habe, wenigstens pflegten alle Patienten Eisenpillen und Eisenpulver nur sehr schlecht zu vertragen. Das Erbrechen war flüssig, roch sauer und besass eine schwärzlichgrünliche Farbe.

Nach den Angaben anderer Autoren bildet das Erbrechen im Symptomenbild der perniziösen Anämie keine seltene Erscheinung, und Müller hat es in $^{2}/_{3}$ seiner Beobachtungen gesehen, welche freilich nicht alle von gleichem Werthe sind.

Uebrigens hat man daran festzuhalten, dass dem Erbrechen eine doppelte Bedeutung zukommt: eine ursächliche und eine komplikative. In dem vierten Kapitel finden sich mehrere Beispiele dafür, dass ein hartnäckiges Erbrechen, welches sich im Gefolge einer Gravidität oder unabhängig und mehr selbstständig ausgebildet hatte, schliesslich zum Ausbruch einer progressiven perniziösen Anämie führte. Aber auch umgekehrt ist das Erbrechen, wie schon erwähnt, als Folgezustand einer aus anderen Ursachen entstandenen perniziösen Anämie oft gesehen worden. Dabei tritt es bald in einer sehr frühen Zeit auf, bald erfolgt es erst gegen das Lebensende hin.

Wenn das Erbrechen sehr hartnäckig ist und sich zugleich mit heftigen Magenschmerzen verbindet, so kann der Gedanke aufkommen, ob es sich in dem betreffenden Fall vielleicht um einen verborgenen Krebs des Magens handelt. Dieser Vermuthung wird man um so näher gebracht, wenn auch die Beschaffenheit des Erbrochenen für ein Magenkarzinom spricht. Zwar stellt das Erbrochene in der Regel eine grünliche und sauer riechende Flüssigkeit dar, oder es besteht aus den genossenen Speisen, doch kommen auch Ausnahmen von diesem gewöhn-

---

[1] H. Müller. *Die progressive perniziöse Anämie.* Zürich 1877. p. 200.

lichen Verhalten vor. So hat schon Barcley[1] eine Beobachtung mitgetheilt, in welcher 7 Tage vor dem Tode ein Erbrechen dunkler Massen eintrat. In der im vorigen Abschnitt bereits einmal erwähnten Beobachtung von Müller[2] hatte zu Hause blutiges Erbrechen bestanden, und auch bei einem anderen Kranken[3] wurde während des Spitalaufenthaltes in dem Erbrochenen Blut gefunden. Bei der Sektion waren die Magenwände unversehrt, und nicht einmal Blutaustritte in die Magenschleimhaut waren aufzufinden.

In meinen Fällen habe ich eine mikroskopische Untersuchung des Erbrochenen nicht angestellt. Müller hat dieselbe mehrmals vorgenommen, ohne auf ungewöhnliche Bestandtheile gestossen zu sein.

f) Stuhl.

Veränderungen in der Entleerung und Beschaffenheit des Stuhles sind Erscheinungen, denen man in der Mehrzahl der Krankengeschichten von progressiver perniziöser Anämie begegnet. Nur selten besteht eine Obstruktion, während Durchfall sehr häufig beobachtet wird. In genau derselben Weise wie das Erbrechen steht auch der Durchfall in einer doppelten Beziehung zur Krankheit: bald leitet er das Leiden ein und giebt den Grund für dasselbe ab, bald stellt er eine Folgeerscheinung desselben dar. Uebrigens steht er meist zu dem Erbrechen in keiner Verbindung, indem nicht selten angegeben wird, dass bald Erbrechen ohne Durchfall oder umgekehrt Durchfall ohne Erbrechen bestand.

Die Dauer und Zahl der Durchfälle können innerhalb sehr grosser Breiten wechseln. Auch tritt der Durchfall als Komplikation zu sehr verschiedenen Zeiten der Krankheit auf. Mitunter stellt er sich bald nach dem ersten Anfang des Leidens ein und zieht sich dann mehr oder minder hartnäckig durch den ganzen Verlauf desselben hin. Im anderen Falle tritt er erst gegen das Ende der Krankheit auf und stellt dann eine Erscheinung dar, welche den Kräfteverfall beschleunigt und den tödtlichen Ausgang noch schneller herbeiführt. Endlich findet man ihn noch zeitweilig vor, ohne dass man für sein jedesmaliges Auftreten eine besondere Ursache ausfindig machen kann, oder dass sich für seine Dauer etwas Bestimmtes aussagen lässt. Denn zu einem nicht ungefährlichen Symptom gestaltet er sich dadurch, dass er eine ganz besondere Hartnäckigkeit gegen alle therapeutischen Maassnahmen erkennen lässt.

---

[1] Vgl. Kap. IV. Kasuistik. p. 43.
[2] Vgl. Kap. IV. Kasuistik. p. 76. Beobachtung LXVIII.
[3] Vgl. Kap. IV. Kasuistik. p. 48.

In meinen eigenen Beobachtungen wurden Störungen der Stuhlentleerung auffällig wenig beobachtet. In meinen ersten fünf Fällen ist die Regelmässigkeit der Stuhlentleerung ausdrücklich hervorgehoben worden. Nur meine sechste Kranke litt, als sie aufgenommen wurde, an Durchfällen. Es erfolgten durchschnittlich am Tage drei dünne Stühle. Gegen die gewöhnliche Regel liess sich in diesem Falle die Diarrhöe binnen kurzer Zeit beseitigen.

In den anderen Beobachtungen erfolgte der Stuhlgang regelmässig und am Tage ein Mal. Der Stuhl war fest, gut geformt und bot eine stark gallig gefärbte, fast auffällig gallig gefärbte Beschaffenheit dar. Auch bei anderen Autoren habe ich einen bemerkenswerthen Mangel an Gallenfarbstoff im Stuhl nicht erwähnt gefunden.

Doch sind ausnahmsweise blutige Stühle beschrieben worden, ohne dass bei der Sektion tiefere anatomische Veränderungen am Darm beobachtet wurden. So hat bereits SAMUEL WILKS[1] die Krankengeschichte eines an essentieller perniziöser Anämie leidenden Mannes mitgetheilt, welcher seit zwei Wochen Blut im Stuhl hatte, ohne dass man bei der Sektion Geschwüre im Darm auffinden konnte. In den Beobachtungen von MÜLLER[2] wird der blutige Stuhl zwei Male erwähnt, aber jedes Mal handelt es sich um anamnestische Angaben, deren Richtigkeit während des Spitalaufenthaltes nicht geprüft werden konnte.

In Bezug auf die chemischen Bestandtheile des Stuhles hat HUGUENIN[3] das Verdienst, zuerst nachgewiesen zu haben, dass in den diarrhöischen Stühlen nicht selten Leucin in grosser Menge aufgefunden wird. In einem Falle[4] der HUGUENIN'schen Beobachtungen, welche MÜLLER mitgetheilt hat, wurden neben dem Leucin auch Tyrosin-Nadeln gesehen. Ob überhaupt und in welchem Zusammenhange diese Erscheinung mit der progressiven perniziösen Anämie steht, lässt sich zur Zeit wegen der geringen Erfahrungen nicht bestimmen, jedenfalls liegt es nicht im Bereich des Unwahrscheinlichen, dass sich überhaupt im diarrhöischen Stuhl, ohne Rücksicht auf die jedesmalige Ursache, Leucin und Tyrosin bei genauerem Nachsuchen oft wird auffinden lassen.

Ueber eigene Erfahrungen über die chemische Zusammensetzung des Stuhles kann ich nicht berichten.

---

[1] Vgl. Kap. IV. Kasuistik. p. 44. Beobachtung II.

[2] Vgl. Kap. IV. Kasuistik. p. 48 u. 76. Beobachtung LXVIII.

[3] Vgl. Kap. IV. Kasuistik. p. 63. Beobachtung XLIII. p. 74. Beobachtung LXIV. p. 75. Beobachtung LXVI.

[4] Vgl. Kap. IV. Kasuistik. p. 75. Beobachtung LXVI.

g) Harn.

Auf die Beschaffenheit des Harns wird die jedesmalige Aetiologie einer perniziösen Anämie nicht ohne Einfluss sein. Es ist selbstverständlich oder dürfte sich doch zum mindesten leicht begreifen lassen, dass der Harn bei einer progressiven perniziösen Anämie, welche sich nach einem hartnäckigen Durchfall, nach einer grösseren Blutung oder unter ähnlichen Bedingungen entwickelt, ein anderes Verhalten zeigen wird oder zeigen kann, als in einem Falle, in welchem das Leiden spontan zum Ausbruch kommt. Dieser Gedankengang liegt so nahe, dass man sich wundern müsste, wenn er sich in der Wirklichkeit nicht bestätigen sollte. Leider liegen bis jetzt überaus wenige Beobachtungen über die chemische Zusammensetzung des Harns vor. Gewöhnlich beziehen sich die Angaben auf die physikalischen Eigenschaften. Offenbar werden auch diese nicht immer Uebereinstimmung darbieten, denn man weiss, dass dieselben von der chemischen Zusammensetzung abhängig sind.

Die Menge des Urins wird durchschnittlich als normal angegeben. Immermann [1] hat in einem Falle, welcher leider nicht zur Sektion kam und dadurch unsicher wird, eine nicht unbeträchtliche Steigerung auf 2000 — 3500 Ccm. beschrieben; Rosenstein [2] notirt in seinem Falle durchschnittlich 1160 — 1800 Ccm. am Tage, doch hat Müller in einer Beobachtung auch nur 800 Ccm. Harn gefunden. Natürlich muss hierbei der jedesmalige Allgemeinzustand des Kranken Berücksichtigung finden, und man kann nicht gut erwarten, dass bei hartnäckigem Erbrechen und Durchfall die Urinmenge der Norm gleichkommt.

Der Harn hat in der Regel eine hellgelbe Farbe dargeboten; dunkle Urine werden nur ausnahmsweise erwähnt. Doch liegt eine Beobachtung vor,[3] nach welcher mehrere Tage lang Blut im Urin (ohne andere Formelemente) auftrat, ohne dass bei der Sektion ausser Anämie eine andere Veränderung an den Nieren und Harnwegen aufgefunden wurde.

Die Reaktion des Urins hat sich, wenn sie erwähnt wird, als sauer ergeben, und das spezifische Gewicht war entweder normal oder unter der Norm.

Den Harnstoffgehalt bestimmte Ferrand [4] in einem Falle, welcher sich während der Schwangerschaft entwickelt hatte und mit Erbrechen und unstillbaren Durchfällen verbunden war, auf durchschnittlich 7 Grm. täglich. Damit stimmen ungefähr die Angaben von Müller überein.

---

1 Vgl. Kap. IV. Kasuistik. p. 89.
2 Vgl. Kap. IV. Kasuistik. p. 81.
3 Vgl. Kap. IV. Kasuistik. p. 56. Beobachtung XXVI.
4 Vgl. Kap. IV. Kasuistik. p. 54.

In einem Falle von progressiver perniziöser Anämie,[1] welcher sich durch Magenbeschwerden und Erbrechen eingeleitet hatte, wurde der Harnstoffgehalt um mehr als die Hälfte vermindert gefunden, und als Resultat einer ganzen Reihe chemischer Analysen giebt MÜLLER[2] an:

1) Der Harnstoffgehalt sinkt bis auf 12—13 Grm. pro die;

2) der Kochsalzgehalt ist gewöhnlich sehr bedeutend herabgesetzt;

3) die Harnsäure ist relativ vermehrt, so dass ihr Verhältniss zum Harnstoff = 35—39 : 1 wird;

4) die Kreatininmenge sinkt kongruent der Harnstoffmenge.

Auch hat derselbe Autor bereits hervorgehoben, dass man fast immer eine schöne Indikanreaktion erhält.

In jüngster Zeit hat SENATOR[3] in einer kleinen Mittheilung, welche mir soeben zugeht, diese Beobachtung — unabhängig von MÜLLER — bestätigt, indem er angiebt, dass die Menge des Indikans in Anbetracht des Kräfteverfalls und der tiefen Inanition bei der progressiven perniziösen Anämie relativ gesteigert ist.

Unter den pathologischen Bestandtheilen sind Spuren von Eiweiss wiederholentlich gesehen worden. QUINCKE[4] beispielsweise hat einen Fall beschrieben, welcher fieberlos verlief und mit geringer Albuminurie verbunden war. Auch MÜLLER[5] erwähnt eine Beobachtung, in welcher andauernd geringe Eiweissmengen im Urin gefunden werden konnten, als deren Ursache die Sektion eine hochgradige Verfettung der Nieren ergab. Vorübergehende Albuminurie ist zwar öfters, doch immer nur ausnahmsweise gesehen worden, und besonders erwähnenswerth erscheint hier eine Mittheilung des zuletzt genannten Autors,[6] in welcher einen Tag vor dem Tode Eiweiss und zugleich hyaline Zylinder im Urin gefunden wurden.

Leucin und Tyrosin sind bisher im Urin nicht mit Sicherheit erkannt worden, obschon MÜLLER Krystallformen darstellen konnte, deren Form an die beiden genannten Körper erinnerte.

Auch Zucker war nicht nachweisbar.

Dass als eine seltene Erscheinung Hämaturie auftreten kann, wurde bereits vorhin erwähnt.

---

[1] Vgl. Kap. IV. Kasuistik. p. 76. Beobachtung LXVII.

[2] Vgl. H. MÜLLER. *Die progressive perniziöse Anämie.* Zürich 1877. p. 249.

[3] H. SENATOR. *Ueber Indikan- und Kalk-Ausscheidung in Krankheiten.* (Centralbl. f. d. med. Wissensch. 1877. Nr. 21. 26. Mai. p. 372.)

[4] Vgl. Kap. IV. Kasuistik. p. 71.

[5] Vgl. Kap. IV. Kasuistik. p. 58. Beobachtung XXX.

[6] Vgl. Kap. IV. Kasuistik. p. 74. Beobachtung LXIV.

Im Vorstehenden findet man im Wesentlichen Alles das zusammengestellt, was man augenblicklich über die chemische Zusammensetzung und die physikalischen Eigenschaften des Harns bei der progressiven perniziösen Anämie weiss. Diese Angaben scheinen dem Raisonnement, welches an die Spitze dieses Abschnittes gestellt wurde, nicht zu entsprechen. Man sieht, dass sie trotz ihrer Dürftigkeit eine gewisse Uebereinstimmung nicht verkennen lassen. Allein man vergesse nicht, dass sie sich alle auf sekundäre Formen progressiver perniziöser Anämien beziehen, und dass dementsprechend der Urin diejenigen Eigenschaften zeigt, welche im Gefolge von Erschöpfungszuständen nicht selten beschrieben worden sind.

Die Kenntnisse über die Beschaffenheit des Harns bei der essentiellen progressiven perniziösen Anämie sind gleich Null. Meine eigenen — leider sehr dürftigen und lückenhaften — Erfahrungen stellen hier, soviel ich weiss, den ersten Anfang dar. Ich werde dieselben zunächst einfach referirend nach einander folgen lassen:

In meiner ersten Beobachtung wurde eine genaue chemische Untersuchung des Harns nicht vorgenommen. Die Menge des Harns schwankte von 1500—1800 Ccm. Der Urin war klar, stark sauer, war saturirt gefärbt, etwa Vogel VI entsprechend, ohne dass dabei Fieber bestand, zeigte ein spezifisches Gewicht von 1015—1020 und enthielt niemals Eiweiss.

Sehr ähnlich war das physikalische Verhalten des Harns in der zweiten Beobachtung. Bei der chemischen Untersuchung fiel es auf, dass der Harnstoffgehalt in Rücksicht auf den grossen Kräfteverfall und die heftige Abneigung gegen jede Speise, welche an den Tagen der Untersuchung bestand, jeder Zeit ein bedeutender und mitunter ein abnorm grosser war. Der betreffende Kranke befand sich vom 5. Februar bis 27. März 1876 auf der Frerichs'schen Abtheilung. Leider ist die Untersuchungsreihe keine fortlaufende und ununterbrochene. Am Tage nach der Aufnahme war das Resultat folgendes:

Datum.	Urinmenge in Ccm.	Farbe.	Reaktion.	Spez. Gew.	Albumen und Zucker.	Harnstoff.		Kochsalz.		Phosphorsäure.		Körpertemperatur.
						%	grm.	%	grm.	%	grm.	
5.—6. 2. 76.	1850	Gelbroth (Vogel V).	Sehr sauer.	102,5	Kein Eiweiss. Kein Zucker.	1,3	24,05	0,16	3,10	0,08	1,48	5.2. Ab. 39,4° C. 6.2. Mg. 37,7° C.

Auch späterhin blieb der Harnstoffgehalt sehr hoch:

Datum.	Urinmenge in Ccm.	Farbe.	Reaktion.	Spez. Gew.	Eiweiss.	Harnstoff.		Kochsalz.		Phosphorsäure.		Körpertemperatur.
						%	grm.	%	grm.	%	grm.	
8. 2. 76.	1920	Durchschnittlich goldgelb gefärbt. Immer klar. Ohne Sediment.	Immer sauer.	102,1	Niemals Eiweiss.	1,4	26,88	0,32	6,14	0,21	4,03	Mrgs. 37,7 ° C. Abds. 38,7 ° C.
9. 2. 76.	1830			102,4		1,75	30,23	0,23	4,21	0,17	3,11	Mrgs. 37,5 ° C. Abds. 37,7 ° C.
10. 2. 76.	2100			101,7		1,38	28,98	0,46	9,66	0,23	4,83	Mrgs. 37,6 ° C. Abds. 38,0 ° C.
11. 2. 76.	1590			102,7		2,01	31,96	0,38	6,04	0,47	7,47	Mrgs. 37,4 ° C. Abds. 38,1 ° C.
12. 2. 76.	2300			101,8		0,73	16,79	0,15	3,45	0,11	2,53	Mrgs. 37,8 ° C. Abds. 37,5 ° C.
13. 2. 76.	1870			102,3		1,24	23,19	0,20	3,74	0,18	3,34	Mrgs. 37,8 ° C. Abds. 37,6 ° C.
14. 2. 76.	1745			102,5		1,41	24,61	0,13	2,27	0,05	0,87	Mrgs. 37,2 ° C. Abds. 37,6 ° C.

Etwas geringer fielen die Zahlen in einer späteren Zeit aus:

Datum.	Urinmenge in Ccm.	Farbe.	Reaktion.	Spez. Gew.	Eiweiss.	Harnstoff.		Kochsalz.		Phosphorsäure.		Körpertemperatur.
						%	grm.	%	grm.	%	grm.	
10. 3. 76.	1830	Immer dunkel goldgelb.	Immer sauer.	102,2	Niemals Eiweiss.	0,7	12,81	0,25	4,58	0,08	1,46	Mrgs. 37,3 ° C. Abds. 37,0 ° C.
11. 3. 76.	1780			102,2		0,83	14,77	0,13	2,31	0,1	1,78	Mrgs. 37,0 ° C. Abds. 37,5 ° C.
12. 3. 76.	1825			101,9		0,87	15,88	0,27	4,93	0,11	2,0	Mrgs. 37,2 ° C. Abds. 37,4 ° C.
13. 3. 76.	1645			102,4		1,2	19,74	0,31	5,1	0,07	1,15	Mrgs. 37,1 ° C. Abds. 37,1 ° C.
14. 3. 76.	1900			102,1		1,1	20,9	0,17	3,23	0,05	0,95	Mrgs. 37,5 ° C. Abds. 37,1 ° C.

Am Tage vor dem Tode war der Harnstoffgehalt, wie es auch kaum anders zu erwarten war, noch mehr gesunken:

Datum.	Urinmenge in Ccm.	Farbe.	Reaktion.	Spez. Gew.	Eiweiss und Zucker.	Harnstoff.		Kochsalz.		Phosphorsäure.		Körpertemperatur.
						%	grm.	%	grm.	%	grm.	
26. 3. 76.	1525	Goldgelb, klar, ohne Sediment.	Sauer.	102,3	Kein Eiweiss. Kein Zucker.	0,64	9,76	0,05	0,76	0,03	0,46	Mrgs. 37,4° C. Abds. 37,7° C.

Die Kranke, um welche es sich in der dritten Beobachtung handelt, wurde von mir vom 9. Juni bis 10. August 1875 auf dem FRERICHS'schen Klinikum ärztlich behandelt. Am Tage der Aufnahme war der Harnstoffgehalt im Vergleich zu dem bedeutenden Kräfteverfall ein ausserordentlich grosser. Zwar sank derselbe späterhin; auch erreichte er niemals die hohen Ziffern, welche zeitweise in der vorhergehenden Beobachtung notirt worden sind, aber dennoch wird man denselben keineswegs als absolut vermindert bezeichnen dürfen, wenn man bedenkt, dass die Nahrungsaufnahme bei dieser Patientin gleich Null war. Das Ergebniss der Harnuntersuchung, welche zu drei verschiedenen Zeiträumen unternommen wurde, war folgendes:

a) Am Tage nach der Aufnahme:

Datum.	Urinmenge in Ccm.	Farbe.	Reaktion.	Spez. Gew.	Eiweiss.	Harnstoff.		Kochsalz.		Phosphorsäure.		Körpertemperatur.
						%	grm.	%	grm.	%	grm.	
9. 6. 75.	1346	Röthlichgelb, klar.	Sehr sauer.	—	Kein Eiweiss.	0,73	19,78	0,1	1,34	0,1	1,34	8. 6. Ab. 38,1° C. 9. 6. Mg. 38,3° C.

b) Zeit vom 15. bis 24. Juni 1875.

Datum.	Urinmenge in Ccm.	Spez. Gew.	Reaktion.	Eiweiss.	Harnstoff.		Kochsalz.		Phosphorsäure.		Körpertemperatur.
					0/0	grm.	0/0	grm.	0/0	grm.	
15. 6. 75.	1330	101,8	Immer sehr sauer.	Niemals Eiweiss.	1,16	15,4	0,3	3,99	0,08	1,064	Mrgs. 37,6° C. Abds. 37,5° C.
16. 6. 75.	1418	102,0			1,02	14,46	0,5	7,09	0,12	1,7	Mrgs. 38,0° C. Abds. 38,2° C.
17. 6. 75.	1235	101,7			1,1	13,59	0,5	6,17	0,2	2,47	Mrgs. 38,2° C. Abds. 37,2° C.
18. 6. 75.	1350	101,7			0,85	8,48	0,21	2,84	0,31	4,19	Mrgs. 37,4° C. Abds. 37,8° C.
19. 6. 75.	1380	102,1			0,91	12,56	0,14	1,93	0,11	1,52	Mrgs. 37,4° C. Abds. 37,5° C.
20. 6. 75.	1220	101,9			0,92	11,22	0,3	3,66	0,08	0,976	Mrgs. 37,6° C. Abds. 37,7° C.
21. 6. 75.	1710	101,5			0,87	14,88	0,23	3,93	0,13	2,22	Mrgs. 37,5° C. Abds. 37,6° C.
22. 6. 75.	1645	101,5			0,73	12,01	0,3	4,94	0,07	1,15	Mrgs. 38,0° C. Abds. 38,3° C.
23. 6. 75.	1800	101,7			0,55	9,9	0,25	4,5	0,14	2,5	Mrgs. 37,5° C. Abds. 38,0° C.
24. 6. 75.	1360	101,9			1,37	18,63	0,09	1,22	0,27	3,67	Mrgs. 38,0° C. Abds. 38,0° C.

c) Zeit vom 21. bis 25. Juli 1875.

Datum.	Urinmenge in Ccm.	Spez. Gew.	Reaktion.	Eiweiss.	Harnstoff.		Kochsalz.		Phosphorsäure.		Körpertemperatur.
					0/0	grm.	0/0	grm.	0/0	grm.	
21. 7. 75.	1215	101,5	Immer sauer.	Niemals Eiweiss.	0,57	6,93	0,09	1,19	0,12	1,46	Mrgs. 37,3° C. Abds. 37,5° C.
22. 7. 75.	1300	101,2			0,65	8,45	0,1	1,3	0,09	1,12	Mrgs. 37,3° C. Abds. 37,5° C.
23. 7. 75.	1275	101,6			0,91	11,60	0,3	3,83	0,13	1,66	Mrgs. 37,0° C. Abds. 37,5° C.
24. 7. 75.	1410	101,3			0,83	11,70	0,25	3,53	0,25	3,53	Mrgs. 37,0° C. Abds. 37,2° C.
25. 7. 75.	1325	101,8			0,78	10,84	0,14	1,86	0,21	2,78	Mrgs. 37,0° C. Abds. 37,5° C.

Meine übrigen Beobachtungen geben genau dasselbe Verhalten des Harns wieder. Ich setze ihr Resultat in aller Kürze hieher:

Beobachtung IV. (27. Januar bis 6. Februar 1875.)

Datum.	Urinmenge in Ccm.	Farbe.	Reaktion.	Spez. Gew.	Eiweiss.	Harnstoff.		Kochsalz.		Phosphorsäure.		Körpertemperatur.
						%	grm.	%	grm.	%	grm.	
	In 12 Stdn.											
28. 1. 75.	825	Rothgelb und klar.	Sauer.	101,2	Niemals Eiweiss.	1,3	10,73	0,24	2,02	0,15	1,24	Mrgs. 37,4° C. Abds. 37,5° C.
29. 1. 75.	1710			101,5		0,9	15,4	0,21	3,59	0,1	1,7	Mrgs. 37,6° C. Abds. 37,8° C.
30. 1. 75.	1815			101,6		0,83	15,06	0,23	4,17	0,1	1,9	Mrgs. 37,6° C. Abds. 38,5° C.
31. 1. 75.	1630			101,4		0,58	9,45	0,15	2,45	0,09	1,47	Mrgs. 36,8° C. Abds. 37,0° C.

Beobachtung V. (8. Januar bis 15. Februar 1876.)

Während der ersten 12 Stunden auf der Klinik hatte die Kranke 825 Ccm. Urin gelassen. Der Harn war rothgelb gefärbt, enthielt kein Eiweiss, besass ein spezifisches Gewicht von 102,3 und liess gegen das gewöhnliche Verhalten ein geringes Sediment harnsaurer Salze zu Boden fallen.

Eine fünf Tage vor dem Tode angestellte Analyse ergab einen bedeutenden Gehalt an Harnstoff:

Datum.	Urinmenge in Ccm.	Farbe.	Spez. Gew.	Eiweiss.	Harnstoff.		Kochsalz.		Phosphorsäure.		Körpertemperatur.
					%	grm.	%	grm.	%	grm.	
11. 2. 76.	1800	Röthlichgelb.	1022	Kein Albumen.	1,1	19,8	0,54	9,72	0,3	5,4	Mrgs. 37,8° C. Abds. 37,6° C.

Am Tage vor dem Tode änderte sich der Urin noch derart, dass sehr viel Eiweiss in demselben auftrat. Seine Menge betrug an diesem Tage 1000 Ccm. und sein spezifisches Gewicht war = 101,9. Bei der

Sektion fand man die Nieren leicht vergrössert und getrübt, und bei der mikroskopischen Untersuchung zeigten sich die Kapseln der MALPIGHI'schen Knäuel verdickt und die Epithelien der Harnkanälchen nicht unbeträchtlich verfettet.

Beobachtung VI. (3. 12. 74 bis 8. 3. 75.)

Datum.	Urinmenge in Ccm.	Farbe.	Reaktion.	Spez. Gew.	Harnstoff.		Kochsalz.		Phosphorsäure.		Körpertemperatur.
					%	grm.	%	grm.	%	grm.	
3. 12. 74.	—	Klar, röthlichgelb, ohne Eiweiss.		101,3	—	—	—	—	—	—	Mrgs. 36,6° C. Abds. 36,7° C.
9. 1. 75.	1340	Stark rothgelb. Niemals Eiweiss.	Sehr sauer.	101,5	0,83	11,1	0,15	2,0	0,2	2,68	Mrgs. 38,0° C. Abds. 38,2° C.
11. 1. 75.	1420			101,5	0,51	7,24	0,08	1,14	0,07	0,99	Mrgs. 37,5° C. Abds. 38,0° C.
12. 1. 75.	1300			101,7	0,85	11,05	0,23	2,99	0,15	1,95	Mrgs. 38,5° C. Abds. 38,0° C.
15. 1. 75.	1415			101,3	0,78	11,13	0,1	1,42	0,12	1,498	Mrgs. 38,4° C. Abds. 38,1° C.

Beobachtung VII.

Der Urin war klar, gelbroth (VOGEL V), sehr sauer, ohne Eiweiss und hatte ein spezifisches Gewicht von 1019.

Fasst man das Resultat der vorstehenden Mittheilungen zusammen, so ergiebt sich für diejenige Form von essentieller perniziöser Anämie, um welche es sich in meinen Beobachtungen handelt, dass die Menge des Urins fast immer normal, mitunter leicht gesteigert war. Die Farbe des Harns gehörte durchschnittlich unter die VOGEL'sche Gruppe II und schwankte vom Rothgelben bis zum Roth. Ein blasser Urin wurde kaum jemals beobachtet. Es ist nicht unwichtig, für einen Augenblick bei dieser Eigenschaft stehen zu bleiben. Seit den vorzüglichen Untersuchungen JAFFE's[1] weiss man, dass der Harnfarbstoff, das Urobilin zu dem Gallenfarbstoff und damit auch zu dem Farbstoff des Blutes in der

[1] M. JAFFE. *Beitrag zur Kenntniss d. Gallen- u. Harnpigmente.* (Centralbl. f. d. med. Wissensch. 1868. Nr. 16.)

Idem. *Zur Lehre von den Eigenschaften und der Abstammung der Harnpigmente.* (Virchow's Archiv. 1870. Bd. 47.

innigsten Beziehung steht, und neuerdings ist es HOPPE-SEYLER[1] gelungen, durch reduzirende Mittel aus dem Blutfarbstoff direkt Urobilin darzustellen.

Wenn unsere Kranken bei normaler oder leicht gesteigerter Urinmenge dennoch eine auffällige saturirte Harnfarbe zeigten, so muss man offenbar den Schluss ziehen, dass viele rothe Blutkörperchen untergegangen sein müssen, um das Bildungsmaterial für den Harnfarbstoff abgeben zu können. Nachträglich sei auch noch an dieser Stelle erwähnt, dass eine lebhafte Fluoreszenz des Urins eine regelmässige Beobachtung bei meinen Kranken gewesen ist.

Mit diesem Ideeengang stimmen auch die übrigen Eigenschaften des Urins überein. Die Reaction war jeder Zeit ausgesprochen und meist sehr stark sauer. Das spezifische Gewicht hielt sich in den gewöhnlichen Grenzen oder war leicht gesteigert. Die Harnstoffmenge fand sich entweder absolut oder nur relativ vermehrt. Denn wenn zuweilen die absoluten Zahlen etwas niedrig ausgefallen sind, so vergesse man nicht, dass man es mit Kranken zu thun hatte, deren Leiden sich bereits über Monate hinzog, und welche bei dem tiefen Verfall der Kräfte gegen Speisen einen so grossen Widerwillen empfanden, dass man ihnen dieselben gewaltsam aufzwingen musste, wobei sie sich demnach in einem Zustande befanden, welchen man einem Hungerzustande fast gleichsetzen kann. Unter diesen Umständen aber können die Harnstoffmengen auf sehr viel niedrigere Maasse sinken. Ich selbst habe auf dem FRERICHS'schen Klinikum ein Mädchen behandelt, welches in Folge eines Vergiftungsversuches durch Schwefelsäure eine fast vollkommene Striktur der Speiseröhre davongetragen hatte. Die 24jährige Kranke ging unter den Erscheinungen der Inanition zu Grunde. Tage lang vor dem Eintritt des Todes schied sie niemals mehr als durchschnittlich 3,5 Gramm Harnstoff am Tage aus.

Deutlich herabgesetzt war die Menge des Kochsalzes, von welcher man weiss, dass sie zu der Nahrungsaufnahme in einer direkten Beziehung steht, während die Phosphorsäure sich ähnlich dem Harnstoff verhielt.

Jedenfalls dürften die besprochenen Eigenschaften des Urins darauf hinweisen, dass der Zerfall rother Blutkörperchen bei unseren Kranken ein sehr lebhafter gewesen sein wird.

Sedimente — von der nubecula abgesehen — traten nur ausnahmsweise auf und bestanden ein einziges Mal aus harnsauren Salzen. Von krankhaften Bestandtheilen des Harns wurde ebenfalls nur ein einziges

---

[1] F. HOPPE-SEYLER. Bericht d. deut. chem. Gesellschaft 1875. VII. p. 1065.

Mal Eiweiss beobachtet, welches sich kurz vor dem Tode und in grosser Menge plötzlich im Urin zeigte.

4. Erscheinungen am Nervensystem.

Krankhafte Erscheinungen pflegen bei der progressiven perniziösen Anämie am Nervensystem, wie es bereits im Vorigen einmal beschrieben worden ist, verhältnissmässig früh beobachtet zu werden. Es ist dort darauf hingewiesen worden, wie die Kranken schon sehr früh durch eine Langsamkeit des Denkens auffallen. Fast verräth sich an ihnen eine Unlust zur Gedankenarbeit. Hiermit stimmen die Langsamkeit und Unvollkommenheit der Sprache und der Bewegungen überein. Späterhin verfallen die Kranken in einen vollkommen apathischen und komatösen Zustand, in welchem sie zu Grunde gehen, oder es stellen sich Tage lang vor dem Tode Delirien ein, welche zu einer sehr grossen Lebhaftigkeit anwachsen können. Auch ist es im Vorigen erwähnt worden, dass die Kranken häufig an Ohnmachtsanwandlungen und Schwindelanfällen leiden, welche sich namentlich in der aufrechten Stellung gerne einzustellen pflegen.

Aber es sind nicht allein Störungen der psychischen Funktion des Nervensystems, denen man bei der progressiven perniziösen Anämie begegnet. Auch der Nervenapparat, welcher die Empfindung und Bewegung vermittelt, zeigt Abweichungen von der Norm. Meine fünfte Beobachtung kann hierfür als Beispiel dienen.

Bei dieser Kranken[1], einer 34jährigen Frau, stellte sich ohne jede greifbare Veranlassung eines Abends urplötzlich ein Gefühl von Kälte und Vertodtung im rechten Unterschenkel ein. Dasselbe war mit zeitweise auftretendem Ameisenkriechen verbunden. Der erkrankte Unterschenkel war für die Hand nicht abnorm temperirt und bot dem Auge eine gesunde Farbe dar. Bei der Prüfung mit Nadelstichen ergab sich eine deutliche Herabsetzung der Hautsensibilität. Die Veränderungen hielten 3 Tage lang an und gingen dann ganz von selbst vorüber.

Auch die Störungen an den Bewegungsnerven pflegen transitorischer Natur zu sein. Bald äussern sich dieselben als Lähmungen, bald als Zuckungen, bald kombiniren sich beide Zustände mit einander. Ausserdem pflegen die Lähmungen mehr den Karakter der Parese als der ausgesprochenen Paralyse erkennen zu lassen.

Bereits Immermann[1] hat in einem Falle von essentieller perniziöser Anämie die Beobachtung gemacht, dass sich eine leichte Parese der

---

[1] Vgl. Kap. IV. Kasuistik. p. 45.

linken Gesichtshälfte ausbildete, welche nach einigen Tagen bis auf Spuren verschwand, und für welche sich bei der Sektion eine Herderkrankung nicht auffinden liess. Ebenso giebt SCHEBY-BUCH [1] an, dass bei seinem Kranken die Gesichtszüge links schlaffer erschienen als rechts, obschon auch hier eine Herderkrankung im Gehirn nicht bestand. MÜLLER [2] berichtet, dass bei einem Kranken, dessen Sektion leider nicht gemacht wurde, plötzlich Schmerzen im rechten Arm und Bein auftraten, dass die rechten Extremitäten und der rechte Gesichtsnerv paretisch wurden, dass sich schnell die Parese zur Paralyse steigerte, dass die Sprache lallend wurde, und dass alle Erscheinungen nach Ablauf einer halben Stunde wieder verschwunden waren. Dabei war das Bewusstsein jeder Zeit klar geblieben.

In der Beobachtung von BROADBENT [3] ferner ist von Ohnmachtsanfällen die Rede, welche mitunter von Zuckungen in den rechtsseitigen Extremitäten begleitet waren, und auch MÜLLER [4] erwähnt, dass bei einem Kranken der Tod nach einem Krampfanfall eintrat, welcher 3 Minuten lang anhielt und sich über alle Körpermuskeln erstreckte.

Für eine Kombination von Empfindungs-, von Bewegungsstörungen und von Zuckungen besitzt man gleichfalls in der reichen Kasuistik MÜLLER's, respektive BIERMER's, [5] ein ausgezeichnetes Beispiel. Eine 26jährige Frau verspürte plötzlich im linken Arm ein eigenthümliches Surren und Kältegefühl, welches sich durch einige konvulsive Zuckungen einleitete. Dasselbe breitete sich bald auf die linke Gesichtshäfte und das linke Bein aus, und wurden von einer Hemiparese dieser Theile gefolgt, wobei noch leicht aphasische Erscheinungen und lallende Sprache bestanden. Auch war die Hautsensibilität über der linken Körperhälfte herabgesetzt. Nach wenig mehr als 2 Stunden waren alle diese Erscheinungen verschwunden. Am nächsten Tage wiederholte sich der Anfall, doch beschränkte er sich dieses Mal auf den linken Arm und die linke Gesichtshälfte. 9 Tage später kam es zu einem dritten Anfall, welcher nur wenige Minuten dauerte, und ein vierter endlich wurde am folgenden Tage beobachtet. Auch dieser begann mit „Surren" in der linken Zungenhälfte; doch ging dieses Gefühl bald auf die rechte Seite über, und es bildete sich dann eine kurzdauernde rechtsseitige Hemiparese aus.

Als eigenthümliche Eigenschaft für die funktionellen Veränderungen

---

[1] Vgl. Kap. IV. Kasuistik. p. 78.
[2] Vgl. Kap. IV. Kasuistik. p. 93.
[3] Vgl. Kap. IV. Kasuistik. p. 68.
[4] Vgl. Kap. IV. Kasuistik. p. 48.
[5] Vgl. Kap. IV. Kasuistik. p. 73. Beobachtung LXII.

der Gefühls- und Bewegungsnerven bei der progressiven perniziösen Anämie hat man daran festzuhalten, dass sie vorübergehender Natur sind. Dass sie es nicht unter allen Umständen sein müssen, kann durch ein Beispiel belegt werden. Denn auf dem Züricher Spital hat man beobachtet,[1] dass sich bei einer an perniziöser Anämie erkrankten 33jährigen Frau eine dauernde halbseitige Lähmung ausbildete, welche durch eine wahre und umfangreiche Blutung in die Grosshirnganglien entstanden war. Offenbar bildete hier die Apoplexia cerebri nur eine zufällige Komplikation des Leidens.

Einer Erklärung der vorübergehenden Nervenstörungen treten nicht geringe Schwierigkeiten entgegen. Herderkrankungen können nicht nachgewiesen werden, obschon es im Bereich der Möglichkeit liegt, dass die kleinen Blutaustritte, welche bei der Sektion sehr häufig im Gehirn angetroffen werden, zu vorübergehenden Kreislaufsstörungen Veranlassung geben, oder falls sie in genügender Zahl dicht neben einander liegen, die Bedeutung eines kleinen Herdes gewinnen. Jedoch darf man nicht übersehen, dass eine Uebereinstimmung zwischen der Menge der Blutaustritte und der Ausbildung von Nervenstörungen nach den vorliegenden Erfahrungen nicht besteht, so dass man für gewisse Fälle zu der Annahme Zuflucht nehmen muss, dass die tiefe Bluterkrankung gewisse Nervengebiete zeitweise funktionsunfähig macht, und dass die ausser Thätigkeit gesetzten Nervenbezirke einer (freilich auffällig kurzen) Zeit bedürfen, um sich dem abnormen Inhalt der Gefässe zu akkommodiren und die normale Funktion von Neuem zu übernehmen.

5. Erscheinungen an den Sinnesorganen.

a) Auge.

Unter den Sinnesorganen sind bisher nur am Auge anatomische Veränderungen nachgewiesen worden. Dieselben bilden einen sehr häufigen Befund und können während des Lebens, falls man die ophthalmoskopische Untersuchung des Augenhintergrundes nicht verabsäumt, mit Leichtigkeit entdeckt werden. Trotzdem stellen funktionelle Störungen, welche auf diese Veränderungen zu beziehen wären, nur eine ausnahmsweise Erscheinung dar. Wenn die Patienten, wie das sehr häufig vorkommt, angeben, dass sich bei jeder Bewegung und vornehmlich beim Aufrichten Flimmern vor den Augen und Verdunkelung des Gesichtsfeldes einstellen, oder wenn sie namentlich einige Zeit vor dem Tode darüber klagen, dass sie für Stunden oder mitunter auch Tage

---

[1] Vgl. Kap. IV. Kasuistik. p. 55.

lang das Gesichtsvermögen verloren haben, welches sich dann zeitweise wieder einstellt, so sind das Vorgänge, deren Ursache man kaum in den peripheren Nervenapparat des Auges als vielmehr in das Zentralnervensystem wird zu verlegen haben.

Die Veränderungen, welche an der Netzhaut vorgefunden werden, bestehen in: Oedem und Blutungen. Unter meinen 5 Fällen, welche zur Sektion kamen, wurden dieselben 3 Male gesehen. Im Vergleich zu den Angaben anderer Autoren muss es auffallen, dass sich das Oedem regelmässig neben den Blutungen vorfand. Nur Quincke [1] hat 2 Male Aehnliches gesehen, und Müller [2] giebt für einen Fall an, dass die Optikuspapillen verwaschen gewesen seien. Wenn von Seiten anderer Autoren Irrthümer nicht begangen worden sind, so wird man annehmen müssen, dass die Blutungen sich häufiger ausbilden als das Oedem, und dass ein Zusammenhang in der Entwickelung beider Veränderungen nicht direkt gegeben ist.

In meinem fünften Falle wurden die Veränderungen an der Netzhaut bereits bei der Aufnahme des Kranken angetroffen, in der Beobachtung II und III bildeten sie sich erst während des Spitalaufenthaltes und unter meinen Augen aus. Bei meiner zweiten Patientin traten die ersten Veränderungen am 13ten Tage vor dem Tode auf, bei meiner dritten entwickelten sie sich nur eine Woche vor dem Tode. Sehr auffällig war es in diesen Beobachtungen, in einer wie kurzen Zeit die weitgehendsten Veränderungen an der Netzhaut Platz greifen können. Bei meiner ersten Kranken waren 9 und bei meiner zweiten nur 5 Tage genügend, um den Augenhintergrund aus einem völlig normalen in einen tief erkrankten Zustand überzuführen.

Das Oedem der Netzhaut giebt sich zunächst durch eine Schwellung der Optikuspapillen kund. Der Optikuseintritt nimmt dabei eine schmutzig graue Farbe an und wird in seinen Kontouren gegen die angrenzenden Netzhautpartien verwaschen. Bald gewinnt oft auch die gesammte Netzhaut ein trübes und rauchiges Aussehen.

Zu gleicher Zeit haben sich leicht erkennbare Veränderungen am Gefässapparat der Netzhaut ausgebildet. Die Venen erscheinen verbreitert, die Arterien verengt. Beide Zustände nehmen an Intensität zu, und so werden schliesslich die Arterien für das Auge des Untersuchenden völlig unsichtbar. Zu gleicher Zeit geht mit der Verbreiterung der Venen eine starke Schlängelung derselben einher. Bald gelingt es nicht

---

[1] Vgl. Kap. IV. Kasuistik. p. 47 u. 48.
[2] Vgl. Kap. IV. Kasuistik. p. 49. Beobachtung XII.

mehr, diese Gefässe in continuo zu verfolgen, indem sie an vielen Stellen unterbrochen und verdeckt erscheinen.

Neben dem Oedem kommt es auf der Netzhaut zur Entwickelung von Blutaustritten. Dieselben können über die ganze Netzhaut diffus zerstreut sein und zeigen in Zahl, Grösse und Form überaus mannigfache Abwechslung. Bald trifft man sie auf der Netzhaut vereinzelt, bald in einer erstaunlich grossen Menge an. Ihr Umfang ist mitunter so klein, dass man sie gerade bei der Untersuchung erkennen kann, in anderen — wenn auch selteneren — Fällen wächst er bis zur Grösse einer Optikuspapille heran. Ihre Gestalt endlich ist bald rundlich, bald unregelmässig eckig, bald streifenförmig. In der Regel finden sie sich in unmittelbarer Nähe eines Blutgefässes und mitunter liegen sie demselben so dicht an, dass der Gefässinhalt direkt in sie überzugehen scheint.

Sind die Blutaustritte jüngern Datums, so gewähren sie gewöhnlich ein frischrothes Aussehen. Späterhin nehmen sie eine mehr braunrothe Farbe an. Darüber hinaus habe ich in meinen eigenen Beobachtungen, welche tödtlich verliefen, Veränderungen nicht wahrnehmen können. Doch geben andere Autoren an, dass es, wenn sich die Krankheit über eine längere Zeit hinzieht, zu einer völligen Resorption der Blutaustritte kommt. Zu gleicher Zeit können sich dabei die funktionellen Störungen zurückbilden, welche sich etwa in Folge der Hämorrhagie gebildet hatten.

Die Resorption der Blutaustritte pflegt im Zentrum zu beginnen, indem sich dasselbe lichter und endlich völlig weisslich entfärbt. Ist die Resorption vollendet, so kann für längere Zeit ein weisser Fleck an Stelle des früheren Blutaustrittes auf der Netzhaut zurückbleiben.

Nach einer Mittheilung, welche Manz[1] gemacht hat, wird man darauf Bedacht zu nehmen haben, dass eine Verfärbung in der Mitte einer Netzhauthämorrhagie nicht unter allen Umständen als Zeichen beginnender Resorption aufzufassen ist. Denn in jener Beobachtung von Manz zeigte sich späterhin bei der mikroskopischen Untersuchung, dass das weissliche Zentrum ähnlich wie bei leukämischen Zuständen durch eine Ansammlung farbloser Blutzellen bedingt wurde.

Es ist bereits früher darauf hingewiesen worden, dass Sehstörungen, welche durch die beschriebenen Veränderungen: Oedem und Blutungen veranlasst werden, nur ausnahmsweise beobachtet worden sind. In meinen eigenen Fällen war nur in der fünften Beobachtung eine Veränderung des Sehvermögens nachzuweisen. Während die Kranke mit dem linken Auge Finger bis auf 20 Fuss Entfernung richtig zählte, erkannte sie

---

[1] W. Manz. *Veränderungen in der Retina bei Anaemia progressiva perniciosa* (Centralbl. f. d. med. Wissenschaft. September 1875. Nr. 40).

dieselben mit dem rechten Auge nur bis zu einer Entfernung von 6 Fuss. Dementsprechend waren die Veränderungen auf dem rechten Auge hochgradiger, und besonders zahlreich fanden sich die Blutungen in dem oberen äusseren Quadranten dieses Auges. Zugleich liessen sich in diesem Falle als zufällige Befunde doppelt kontourirte Sehnervenfasern nachweisen.

In einem Falle von Immermann,[1] welcher durch den Mangel einer Sektion als progressive perniziöse Anämie leider unsicher geworden ist, führte eine Blutung in der macula lutea eine plötzliche Erblindung des betroffenen Auges herbei, und gab dem Patienten Veranlassung, sich in das Krankenhaus aufnehmen zu lassen. Genau dasselbe Verhalten bot eine Beobachtung von Müller[2] dar, welche aber gleichfalls eines Sektionsbefundes entbehrt. In einem anderen Falle von Müller trat zugleich mit einem apoplektiformen Anfall eine vorübergehende Verdunkelung des Gesichtsfeldes ein, welche sich auf eine frische Blutung in die macula lutea zurückführen liess.

Die brechenden Medien des Auges wurden in meinen Beobachtungen unversehrt gefunden. Auch besinne ich mich nicht, in fremden Mittheilungen Veränderungen in ihnen erwähnt gefunden zu haben.

Dagegen geht die Augenbindehaut sehr häufig Veränderungen ein, und in meinen sieben Fällen war dieselbe nur zwei Male von normaler Beschaffenheit. Sehr gerne kommt es auf ihr zur Ausbildung eines Oedems. Nicht selten beobachtet man, dass die chemosis conjunctivae den ersten Anfang ödematöser Schwellung darstellt, und es kann sogar vorkommen, dass sich auch im weitern Verlauf der Krankheit nirgends anders als auf ihr das Oedem lokalisirt.

Nur ein einziges Mal — in Beobachtung II — habe ich einen Blutaustritt auf der Konjunctiva beobachtet. Zu gleicher Zeit waren die Blutgefässe sehr breit und stark geschlängelt. Der Blutaustritt erreichte die Grösse eines Mohnkornes und lag unmittelbar einem Blutgefäss an; letzteres schien die Hämorrhagie zu durchbohren.

Nicht selten nehmen die Konjunktiven eine ikterische Farbe an. In meinen 7 Beobachtungen wurde der Skleralikterus nur 3 Male vermisst. Der Ikterus erreicht zwar keine besondere Intensität, ist jedoch so deutlich ausgesprochen, dass man ihn mit voller Sicherheit diagnostiziren kann, und dass Verwechselung mit jener gelblich-weissen Farbe, welche namentlich fetthaltige Konjunktiven bei anämischen Zuständen darbieten können, kaum stattfinden dürfte. Der Zeitpunkt für die Entwickelung

---

[1] Vgl. Kap. IV. Kasuistik. p. 89.
[2] Vgl. Kap. IV. Kasuistik. p. 93.

des Ikterus ist wechselnd: bald findet er sich schon sehr früh vor, bald tritt er erst in den letzten Lebenswochen, mitunter kurze Zeit vor dem Tode auf. Dass der ikterischen Verfärbung der Sklera ein Ikterus der Hautdecken fast niemals entspricht, ist bereits früher bei Aufzählung der Veränderungen auf der Haut erwähnt worden. Ein Hautikterus gehört zu den seltensten Erscheinungen bei der progressiven perniziösen Anämie. Auch findet man zwischen der Ausbildung eines Skleralikterus und etwaigen gastrischen Störungen keine nähere Beziehung, und späterhin wird es ausdrücklich betont werden, dass sich an der Leiche Hindernisse für einen Gallenabfluss nicht nachweisen lassen. Man wird nach alledem die Annahme machen müssen, dass die Ursachen dieses Ikterus direkt im Blute zu suchen sind.

Ob es zu Veränderungen im Orbitalfettzellgewebe bei der progressiven perniziösen Anämie kommen kann, ist mit Sicherheit noch nicht erwiesen. Eine Beobachtung von Müller[1] scheint darauf hinzudeuten. Bei einer 35jährigen Frau, welche an essentieller perniziöser Anämie behandelt wurde und schliesslich an dieser Krankheit zu Grunde ging, bildete sich ein Exophthalmus aus, welcher zu einem nicht unbedeutenden Grade anwuchs. Leider ist bei der Sektion eine Eröffnung der Augenhöhle nicht gemacht worden, doch liegt es sehr nahe, für diesen Fall an ein Oedem des Orbitalfettzellgewebes zu denken, zumal die Lider ödematös geschwollen waren und auch an der Netzhaut ödematöse Veränderungen bestanden. Ein Zurückbleiben der Lider beim Heben und Senken des Augapfels, wie es bei morbus Basedowii gesehen und namentlich von v. Graefe genauer studirt worden ist, fand übrigens in diesem Falle nicht statt.

An dem Apparat für die Thränensekretion ist mir des Oeftern eine besonders lebhafte Thätigkeit aufgefallen, und namentlich in der Beobachtung II wurde die Thränenflüssigkeit so reichlich geliefert, dass sie beständig das Auge in grosser Menge umspülte und zum Theil über die Lider abfloss.

Die Augenmuskeln blieben in meinen eigenen Beobachtungen stets intakt, doch ist in solchen Fällen, in denen Krampfanfälle oder vorübergehende Hemiparesen eintraten, Nystagmus erwähnt worden.

b) Gehör.

Abnormitäten des Gehörsvermögens pflegen bereits in einer sehr frühen Zeit des Leidens beobachtet zu werden, doch sind dieselben mehr subjektiver als objektiver Natur. Die meisten Kranken werden bald

[1] Vgl. Kap. IV. Kasuistik. p. 49. Beobachtung XII.

nach dem Auftreten der ersten Erscheinungen durch Ohrensausen geplagt, welches sich namentlich bei Bewegungen und vor Allem beim Versuch des Aufrichtens anfallsweise einzustellen pflegt.

Gegen das Lebensende hin können die Veränderungen am Gehörorgan auch einem objektiven Nachweis zugänglich werden. Die Kranken verlieren entweder ganz plötzlich, oder nachdem ein besonders starkes Ohrenbrausen vorausgegangen ist, mehr oder minder vollkommen das Gehör. Die Taubheit kann so überhand nehmen, dass auch das Schreien einer Stimme nicht vernommen wird, und die Verständigung mit dem Patienten nur durch Schriftzeichen möglich ist.

In meinen 5 Fällen, welche mit dem Tode endeten, fand sich das Gehörsvermögen nur ein einziges Mal objektiv intakt. Hervorzuheben ist es noch, dass sich in ihnen die Taubheit meist kurze Zeit vor dem Tode ausbildete, so dass ihr fast eine üble Bedeutung zuzukommen scheint. So trat dieselbe in meiner ersten Beobachtung 10 Tage lang vor dem Tode auf, und hielt ununterbrochen bis zu demselben an, während sie in meinem zweiten Falle 24 und in meinem vierten 48 Stunden vor demselben zur Erscheinung kam. Bei meiner dritten Patientin hielt die Taubheit 23 Tage lang an, doch stellte sich eine Woche vor dem Tode das Gehörsvermögen wieder her.

Erwähnenswerth ist auch noch meine sechste Beobachtung. Nach einem schon Tage lang vorausgegangenen Ohrensausen trat hier eine völlige Taubheit auf. Als man einen Tag später die Bluttransfusion mit gutem Erfolg ausgeführt hatte, stellte sich innerhalb 24 Stunden das Gehörsvermögen wieder her. Nach einiger Zeit verschlimmerte sich der Zustand auf's Neue, und damit kamen auch Ohrensausen und Taubheit wieder.

c) Geruch.

Die Erscheinungen am Geruchsorgan zeigen mit denjenigen am Gehörsnerven mannigfache Beziehungen. Auch sie sind bald subjektiver, bald objektiver Natur und äussern sich entweder als Kakosmia oder als Anosmia, oder endlich als beides zugleich. Gewöhnlich treten sie erst am Ende der Krankheit auf, so dass sie dann mit Taubheit zusammen an einem Kranken beobachtet werden. Die Kakosmia pflegt den Verlust des Geruchsvermögens einzuleiten, und letzterer selbst kann so hochgradig werden, dass sogar die reizenden Dämpfe der Essigsäure nicht empfunden werden. Mitunter schwinden beide Erscheinungen ebenso plötzlich (und unabhängig von der Taubheit), als sie aufgetreten sind, auch ist hervorzuheben, dass zwischen dem Entstehen und Vergehen von Anosmia und Kakosmia ein konstantes Verhältniss nicht immer besteht.

d) Geschmack.

Die Veränderungen am Geschmacksorgan werden von den Patienten häufig als „übler Geschmack" bezeichnet, und einen besonders hohen Grad pflegen diese Erscheinungen in der Zeit zu gewinnen, in welcher sich auch am Akustikus und Olfaktorius funktionelle Abweichungen erkennen lassen. Doch bleibt es gewöhnlich bei subjektiven Empfindungen nicht allein, sondern auch objektiv lässt sich eine Herabsetzung in der Feinheit des Geschmackes nachweisen. Die Kranken bedürfen einer längern Zeit, um einen sonst leicht durch den Geschmack erkennbaren Stoff: Salz, Zucker, Essigsäure, Chinin zu erkennen, und es finden sogar Verwechselungen zwischen einzelnen Stoffen statt. In meinen Beobachtungen wurde eine Veränderung des Geschmacks seltener beobachtet als die des Gehörs und Geruchs, doch geben meine erste und dritte Krankengeschichte ein Beispiel dafür ab, dass unter Umständen alle 3 Nerven zu gleicher Zeit erkrankt sein können, so dass nur der Optikus und die Hautnerven als Bahnen übrig bleiben, welche eine annähernd normale Empfindung vermitteln und eine Verbindung zwischen den Erscheinungen der Aussenwelt und der Psyche möglich machen.

6. Erscheinungen am Zirkulationsapparat.

Die Erscheinungen, welche sich im Verlaufe einer perniziösen Anämie an den Blutgefässen herausbilden, müssen von vornherein ein grosses Interesse herausfordern. Man weiss, dass zwischen Blut und Blutgefässen die innigsten Beziehungen bestehen, so dass es nicht gut denkbar ist, dass eine Erkrankung des Blutes auf den Gefässapparat ohne Rückwirkung bleiben sollte.

Und in der That treten dem Auge überall die Zeichen einer Veränderung an den Blutgefässen entgegen. Die Hämorrhagien, welche während des Lebens auf den Hautdecken, an den Schleimhäuten und in der Netzhaut gesehen werden, können kaum anders als durch eine Veränderung des Gefässrohres erklärt werden. Auch bei dem Zustandekommen der Oedeme hat man, wie das früher betont wurde, eine Strukturveränderung der Gefässwände in Anspruch zu nehmen.

Auch die physikalischen Erscheinungen am Gefässapparat sind von sehr grossem Interesse, denn es treten hier Erscheinungen auf, wie sie in ihrem vollen Umfange noch nicht bekannt gewesen zu sein scheinen.

a) Herz.

Die Herzgegend bietet für das Auge eine ausgesprochene Prominenz in der Regel nicht dar. Oft wird von der Herzbewegung überhaupt garnichts bemerkt; in anderen Fällen dagegen (z. B. in meinen Beobachtungen IV, V, VI) findet eine kräftige und diffuse Erschütterung der gesammten Herzgegend statt.

Je nach den obwaltenden Umständen ist der Spitzenstoss des Herzens bald für das Auge erkennbar, bald nicht. Am häufigsten findet er sich dann an der normalen Stelle und nur selten verlässt er diesen Ort. So schlug in meiner Beobachtung V die Herzspitze zwei Finger breit ausserhalb der linken Mamillarlinie an, und in meinem sechsten Falle war der Spitzenstoss bereits im vierten linken Interkostalraume zu finden. In meinen eigenen Beobachtungen war er nur ein einziges Mal für den palpirenden Finger nicht zu erreichen (Fall VII), während er bei einer anderen Patientin resistent und bei einer dritten deutlich hebend war. Auch war bei einer Kranken die Herzbewegung bereits im dritten und vierten linken Interkostalraume deutlich sichtbar (Fall V).

Die Herzbewegungen pflegen sich fast immer in regelmässigen zeitlichen Intervallen zu folgen. Treten Anfälle von Herzklopfen ein, so kann man sich meist auch objektiv davon überzeugen, dass die Herzaktion kräftiger und schneller wird. Diese Anfälle zeigen sich zwar häufiger nach Bewegungsversuchen, doch treten sie mitunter auch völlig spontan ein und können sich im Laufe eines Tages mehrmals wiederholen. Gewöhnlich werden sie von beschleunigter Athmung begleitet und sind von dem Gefühl von Angst, Athemnoth und Lufthunger gefolgt.

Die Herzdämpfung hält sich in der ersten Zeit fast immer innerhalb normaler Grenzen. Ja! sie kann sogar verkleinert erscheinen, wie das bei meinem zweiten Kranken anfänglich der Fall war, oder völlig verstrichen sein, wofür meine siebente Beobachtung ein Beispiel abgiebt.

Auch im weitern Verlauf der Krankheit kann eine Veränderung an der Dämpfungsfigur des Herzens völlig ausbleiben. In anderen Fällen dagegen bildet sich eine Verbreiterung der Herzdämpfung heraus, welche in erster Linie den rechten Ventrikel zu betreffen pflegt. Diese Verbreiterung wächst mitunter in einer relativ kurzen Zeit zu einer nicht unbedeutenden Grösse an. In meiner Beobachtung II ging die relative Herzdämpfung bei der Aufnahme nach rechts kaum über die Breite eines Fingers jenseits des linken Sternalrandes hinaus und bereits innerhalb von 4 Wochen hatte sie sich so sehr ausgedehnt, dass sie den rechten Sternalrand um die Breite von $1^1/_2$ Finger überragte. Und auch in meiner dritten Beobachtung war ein Zeitraum von kaum einem

Monat dazu ausreichend gewesen, dass sich die Herzdämpfung um die Breite des Brustbeines nach rechts vergrösserte.

Eine Veränderung in der Form der Herzdämpfung, durch ein Hydroperikard bedingt, trat in meinen Beobachtungen niemals ein. Die Sektion ergab in der Regel auch so geringe Flüssigkeitsmengen im Herzbeutel, dass eine wesentliche Einwirkung auf die Gestalt der Dämpfung kaum zu erwarten gewesen wäre. Doch giebt MÜLLER an, dass sich mitunter, wenn auch sehr selten, das Vorhandensein eines Hydroperikard durch die Form der Herzdämpfung verrathen kann.

Unter den auskultatorischen Erscheinungen, welche über den Herzostien gehört werden, wird ein systolisches Geräusch nur ausnahmsweise vermisst. In meinen eigenen Beobachtungen fehlte dasselbe niemals. Zwar hörte man bei meinem ersten Kranken anfangs nur einen dumpfen systolischen Ton, kein Geräusch, doch wandelte sich dasselbe sehr bald in ein lautes und langes systolisches Blasen um. Der systolische Ton besteht entweder neben dem Geräusch oder wird durch letzteres vollkommen ersetzt. Liess sich ein systolischer Ton überhaupt wahrnehmen, so war derselbe stets dumpfer als der Ton der diastolischen Phase.

Das systolische Geräusch ist bald über allen 4 Herzostien anzutreffen, bald bleibt es auf einzelne derselben beschränkt. So fand man es in meiner zweiten Beobachtung sehr laut über dem ostium atrioventriculare dextrum und leise auch über der Aorta, während es über der Mitralklappe und Pulmonalarterie völlig fehlte, und diese Erscheinungen blieben bis zum Ende des Lebens — fast einen Monat lang — als dieselben bestehen. Bei meiner vierten Kranken konnte man allein über der Pulmonalarterie während der ganzen Beobachtungszeit und bis zum Eintritt des Todes ein lautes, fast sägendes systolisches Blasen hören. Nach Alle dem wird man eine bestimmte Regel für die Reihenfolge des Auftretens der systolischen Geräusche nicht aufstellen können, und jedenfalls hat sich in meinen Beobachtungen die Angabe MÜLLER's nicht bestätigt, dass dieselben zuerst immer an den Klappen des linken Herzens zum Vorschein kommen und stets links intensiver als rechts zu hören sind.

Der Karakter der systolischen Geräusche war in meinen Fällen fast immer der eines Hauchens oder Blasens, und nur ein Mal wurde das systolische Geräusch als ein sägendes vernommen. Als frémissement cataire war es der Hand niemals zugänglich. Von anderen Autoren sind frémissements öfter beobachtet worden und haben dann unter Umständen den Gedanken nahe gelegt, ob man es vielleicht mit einer Klappenerkrankung und bei etwaigem Fieber mit einer akuten Endokarditis zu thun gehabt habe.

Dieser Argwohn muss um so lebhafter werden, wenn man die Beobachtung zu machen Gelegenheit hat, dass sich die Herzdämpfung allmählich vergrössert. Unter diesen Umständen gewinnt die Beschaffenheit des zweiten Pulmonaltones eine entscheidende Bedeutung. Bekommt derselbe aus irgend einem Grunde eine klappende, accentuirte Qualität, so kann die Unterscheidung von einer Insuffizienz der Mitralklappe zur Unmöglichkeit werden. In meinen Fällen war zwar der diastolische Ton über den Herzostien heller als der systolische, aber eine klappende, accentuirte Beschaffenheit bot er niemals dar.

In Bezug auf die Natur der systolischen Geräusche wird man kaum fehlgehen, wenn man sie mit den allbekannten anämischen, accidentellen oder Blutgeräuschen in eine Gruppe zusammenbringt. Wo sollten sich wohl die Bedingungen für die Entstehung solcher Geräusche günstiger zusammentreffen als bei Kranken mit progressiver perniziöser Anämie? Man wird sich demnach die Vorstellung machen müssen, dass der Herzmuskel, welchem bei der Entstehung des systolischen Tones die hauptsächlichste, wenn nicht ausschliessliche Rolle zufällt, nicht mehr im Stande ist, bei seiner Kontraktion jene Periodizität von Schwingungen einzuhalten, welche für das Zustandekommen eines Tones physikalische Grundbedingung ist, und dass seine kleinsten Theile bei der Zusammenziehung in so unregelmässige Schwingungen gerathen, dass sie dem Ohr den Eindruck eines Geräusches machen. Dieser Vorstellung wird man um so geneigter gemacht, als sich an unseren Kranken bei der Sektion eine hochgradige Verfettung des Herzmuskels als ein fast konstanter Befund herausstellt. Den Klappenapparat des Herzens findet man regelmässig unversehrt, und so verliert man jede Berechtigung, das systolische Geräusch als physikalischen Ausdruck für das Bestehen eines Klappenfehlers aufzufassen. Auch ist es nicht gut zulässig, an eine s. g. relative Insuffizienz zu denken, wie es neuerdings noch Lépine gethan hat. Würde eine solche bestehen, so müssten sich offenbar auch ihre Folgen am Herzen ausbilden, zumal ein systolisches Geräusch oft Wochen und Monate lang über dem Herzen gehört wird. Es ist aber bereits erwähnt worden, dass sich Dilatationen am Herzen nicht immer ausbilden, dass Hypertrophien fast stets fehlen, und dass ein zweiter klappender Pulmonalton nur eine ausnahmsweise Erscheinung darstellt.

Mit der Vorstellung, dass die Ursachen des systolischen Geräusches auf die fettige Entartung des Herzmuskels zu beziehen sind, stimmt eine Angabe von Müller überein, deren Richtigkeit ich in meinen Beobachtungen nicht habe kontrolliren können. Bleibt, was überaus selten geschieht, der Herzmuskel von einer fettigen Entartung frei, so werden auch die Herztöne rein und nicht als Geräusche gehört. Ja, Müller geht in seinen Ansichten fast so weit, dass die Intensität eines Geräusches, so zu sagen, den Grad einer Herzverfettung angeben soll. Ich würde von vornherein nicht blindlings dieser Behauptung beitreten, so sehr sie auch offenbar damit übereinstimmt, dass die Ursachen des systolischen Geräusches auf aperiodische Schwingungen im Herzmuskel zu beziehen sind, und es sehr annehmbar erscheinen muss, dass die Unregelmässigkeit der Wellen um so hochgradiger sein wird, je mehr verändert der Herzmuskel ist. Jedenfalls verdient es noch hervorgehoben zu werden, dass in den Beobachtungen von Stricker[1] und Rorenstein,[2] in welchen der Mangel einer Verfettung des Herzmuskels mikroskopisch nachgewiesen wurde, über dem Herzen systolisches Blasen bestand.

Der diastolische Ton erscheint über den Herzostien, wie es bereits vorhin flüchtig erwähnt wurde, gewöhnlich etwas heller als der systolische Ton, aber eine ausgesprochene Accentuation bietet er meist nicht dar.

Eine sehr bemerkenswerthe Erscheinung ist es, dass sich der diastolische Ton in ein diastolisches Geräusch umwandeln kann, und dass sich grade in meinen eigenen Beobachtungen erkennen lässt, dass dem letztern ein accidenteller Karakter zukommt. Es ist diese Erfahrung nicht ohne jede Bedeutung. Man wird wissen, dass die Existenz eines accidentellen diastolischen Geräusches von fast allen Klinikern geläugnet wird, so dass man gewöhnlich den Satz aufstellt, dass das Auftreten eines diastolischen Geräusches mit Sicherheit eine Herzklappenerkrankung, also meist eine Insuffizienz der Aortenklappen anzeigt.

Würden kleine Zahlen unter allen Umständen bei statistischen Angaben Beweiskraft haben, so würde aus meinen eigenen Erfahrungen folgen, dass das Auftreten eines diastolischen Geräusches im Verlaufe einer progressiven perniziösen Anämie keine sehr seltene Erscheinung ist, denn unter meinen 7 Beobachtungen wurde ein diastolisches Geräusch 3 Male gefunden (Fall III, V, VI). Bei Berücksichtigung der gesammten Kasuistik stellt sich dieses Verhältniss anders heraus. King[3] ist, soviel ich weiss, der erste gewesen, welcher ein Doppelgeräusch am Herzen bei der progressiven perniziösen Anämie beschrieben hat. In einer Beobachtung, welche durch den Mangel einer Sektion als unsicher angesehen werden muss, hat Strümpell[4] ein diastolisches Geräusch sich allmählich entwickeln gesehen. Müller[5] endlich hat in 5 Fällen diasto-

---

[1] Vgl. Kap. IV. Kasuistik. p. 79.

[2] Vgl. Kap. IV. Kasuistik. p. 81.

[3] Vgl. Kap. IV. Kasuistik. p. 68.

[4] Vgl. Kap. IV. Kasuistik. p. 91.

[5] Vgl. Kap. IV. Kasuistik. p. 50. Beobachtung XIII. p. 52, 55 u. 57. Beobachtung XXIX. p. 74. Beobachtung LXII.

lische Geräusche während der Beobachtung auftreten gesehen. Nimmt man ohne Rücksicht auf eine Kritik an, dass alle Beobachtungen, welche im vierten Kapitel referirt worden sind, der perniziösen Anämie angehörten, so würde sich mit Einschluss meiner eigenen Erfahrungen die Gesammtziffer der uns bekannt gewordenen Fälle auf 142 belaufen. Unter dieser Zahl ist ein diastolisches Geräusch 10 Male, also in 7,04 % aller Fälle gefunden worden.

In meinen eigenen Beobachtungen erreichte das diastolische Geräusch eine sehr bedeutende Intensität. Es war sehr laut, sehr lang und nahm zwei Male (Beobachtung III, V) kurz vor seinem Ende einen musikalischen, pfeifenden Karakter an. Der Ton bestand bald neben dem Geräusch fort (Fall III), bald war letzteres vollkommen an seine Stelle getreten.

Der Ort, an welchem das diastolische Geräusch auftrat, wechselte in den verschiedenen Beobachtungen. Bei meiner dritten Kranken fand es sich nur an der Herzspitze und über dem ostium atrio-ventriculare dextrum, am ersteren Orte bei Weitem am lautesten. In meiner fünften Beobachtung war es zwar auch über der Herzspitze am lautesten, doch wurde es auch über den Klappen der Aorta und Trikuspidalis gehört, und in meinem sechsten Falle endlich fand es sich in gleicher Intensität nur über der Mitte des Sternums und über der Mündung der Pulmonalarterie vor.

Regelmässig trat das diastolische Geräusch erst dann auf, wenn die Erscheinungen der Anämie sehr hochgradige geworden waren. Sein accidenteller Karakter geht, wie ich meine, am besten daraus hervor, dass es bei ein und demselben Kranken intermittirend beobachtet wurde.

Meine dritte Patientin wurde auf der Frerichs'schen Abtheilung vom 8. Juni bis 10. August 1875 behandelt. Bei ihrer Aufnahme waren über allen Herzostien systolischer Ton, systolisches Geräusch und reiner diastolischer Ton zu hören. Am 25. Juni und nur an diesem Tage erschien ein diastolisches Geräusche zum ersten Male. Am 24. Juli trat bei der Morgenvisite und genau an denselben Orten wie früher (Herzspitze und Trikuspidalklappe) ein diastolisches Pfeifen zum zweiten Male auf, aber schon bei der Abendvisite war dasselbe nicht mehr vorhanden. Erst am 27. Juli stellte es sich zum dritten Male ein und blieb von diesem Tage an bis zum Tode (am 10. August) andauernd bestehen.

In meiner fünften Beobachtung wurde das diastolische Geräusch gleich bei der Aufnahme der Patientin am 9. Februar 1876 gehört. Da das Geräusch in diesem Falle auch über der Aorta bestand, da ferner der Spitzenstoss hebend war und zwei Finger breit jenseits der linken Mamillarlinie zu liegen kam, so wurde, bevor die mikroskopische Untersuchung des Blutes ausgeführt worden war, die Diagnose auf eine Insuffizienz der Aortenklappen gestellt. Das Ergebniss der Blutuntersuchung stürzte die Diagnose um. Dementsprechend war das diastolische Geräusch am 11. und 12. Februar vollkommen verschwunden. Erst am 13. Februar trat es von Neuem auf und blieb dann bis zum Tode, am 15. Februar, bestehen. Bei der Sektion fanden sich die Aortenklappen durchsichtig, zart und vollkommen schlussfähig.

In meiner siebenten Beobachtung endlich konnte man das diastolische Blasen nur 5 Tage lang hören. Es trat niemals wieder auf, obschon die Kranke elend und blass blieb und erst zwei Monate später aus der ärztlichen Behandlung entlassen wurde.

Würde man dem diastolischen Geräusche eine accidentelle Bedeutung nicht beilegen wollen, so würde es sich kaum verstehen lassen, wie es möglich ist, dass dasselbe für kurze Zeit — mitunter handelt es sich nur um Stunden — auftreten und wieder verschwinden konnte. Man begreift nicht, wie eine relative Insuffizienz der Aortenklappen für wenige Stunden entstehen und verschwinden soll. Die physikalische Erklärung der Entstehung freilich stösst zur Zeit auf unüberwindliche Schwierigkeiten, und ich will sowohl dem Leser als auch mir das Aufstellen mehr oder minder gewagter und plausibler Hypothesen ersparen.

Hier am Schluss sei noch erwähnt, dass wiederholentlich über den dem Herzen zunächst gelegenen Lungenabschnitten Respirationsgeräusche als Knisterrasseln von mir gehört wurden, welche von der Herzbewegung abhängig waren, und auf deren Vorkommniss überhaupt neuerdings wieder Küssner[1] aufmerksam gemacht hat.

b) Periphere Arterien.

An den Carotiden wird eine lebhafte Pulsation bei der progressiven perniziösen Anämie sehr häufig gesehen. Die grossen Schlagadern hüpfen und klopfen in ähnlicher Weise, wie sie es bei Personen thun, welche an einer Insuffizienz der Aortenklappe leiden. Bei einem meiner Patienten liess sich genau wie bei der eben erwähnten Krankheit die Blutwelle bis in die arteria temporalis hinein verfolgen (Fall I). Unter meinen 7 Beobachtungen wurde das Karotidenhüpfen nur ein Mal vermisst.

Ueber dem Anfangstheil der arteria carotis communis werden unter allen Umständen bei der Systole, häufig auch bei der Diastole des Her-

---

[1] B. Küssner. *Beiträge zur Kenntniss der accidentellen Geräusche.* (Deut. Arch. f. klin. Med. Bd. 16. 1875. p. 19).

zens Schallerscheinungen gehört. Im letzteren Falle wurden niemals Geräusche, sondern immer nur dumpfe, leise Töne vernommen, und in denjenigen Fällen, in denen über dem Herzen ein accidentelles diastolisches Geräusch zur Entwicklung kam, fand eine Fortpflanzung desselben bis in die Karotis hinein niemals statt. Während der systolischen Phase hörte man entweder einen reinen Ton, oder neben ihm ein Geräusch, oder endlich ausschliesslich ein systolisches Geräusch. Müller erwähnt, dass er an der Karotis mitunter frémissements gefühlt habe; in meinen Fällen waren dieselben einmal (Beobachtung III) deutlich vorhanden.

Ueber der arteria brachialis, welche man in der Ellenbogenbeuge auskultirte, wurde in allen meinen Beobachtungen ein kurzer, klappender, lauter und heller systolischer Ton gefunden. Derselbe ähnelte auf ein Haar jenem systolischen Ton, welcher bei der Insuffizirung der Aortenklappen fast regelmässig angetroffen wird und von Corrigan bekanntlich mit dem Anschlag eines Nasenstübers verglichen ist. Bei genügendem Druck mit dem Hörrohr liess sich derselbe fast immer in ein lang ausgezogenes systolisches Blasen umsetzen.

In drei Fällen (Beobachtung I, III, VII) konnte man den systolischen Ton leicht und sehr deutlich in der arteria radialis dicht über der Handwurzel wiederfinden, und zwei Male (Beobachtung III, VII) war man im Stande, ihn auch hier durch Kompression in ein systolisches Blasen zu verwandeln.

Eine sehr interessante Erscheinung bot meine zweite Beobachtung über der aorta abdominalis dar. Es wurde dieselbe wiederholentlich und auf das Sorgfältigste geprüft, auch blieb sie während eines ganzen Monates andauernd und unverändert bestehen. Die Bauchaorta war in diesem Falle sehr leicht von den Bauchdecken aus zu erreichen und konnte ohne Hinderniss bis zu der Theilung in die arteriae iliacae verfolgt werden. Ihre Pulsationen waren überaus kräftig. Wurde das Gefäss mit Vermeidung jeden Druckes auskultirt, so vernahm man einen einzigen kurzen, dumpfen systolischen Ton. Wurde der Druck ganz allmählich gesteigert, so konnte man regelmässig einen bestimmten Punkt erreichen, bei welchem sowohl während der Systole als auch während der Diastole des Herzens Schallerscheinungen auftraten. Hierbei blieb während der Herzsystole der Ton bestehen, ausserdem trat durch eine Pause von ihm getrennt und von exquisit diastolischem Karakter ein kurzes weiches Blasen auf. Ueber dem Herzen bestand in diesem Falle ein diastolisches Geräusch niemals.

Offenbar erinnert diese Erscheinung zunächst an jene Erfahrungen, welche DUROZIEZ[1] zuerst bei Personen an den Kruralarterien gemacht hat, welche an einer Insuffizienz der Aortenklappen erkrankt waren. Gerade in den letzten Tagen hat v. BAMBERGER[2] dieses Thema von Neuem aufgenommen. Er ist gleich DUROZIEZ hierbei zu dem Resultate gekommen, dass an der Kompressionsstelle eine zum Herzen rückläufige Welle entsteht, welche in demselben Augenblick, in welchem sie zum zweiten Male gegen die Verengerung anstürmt, je nach der Kraft, mit welcher der Herzmuskel arbeitet, einen Ton, oder bei geringerer Kraftäusserung ein Geräusch oder bei noch geringerer gar keine Schallerscheinung erzeugt.

Die mitgetheilte Erfahrung ist demnach deshalb von Interesse, weil sie einmal die Bauchaorta betrifft und dann, weil sie bei einem Manne gemacht wurde, bei welchem weder während des Lebens Zeichen für eine Insuffizienz der Aortenklappen bestanden, noch bei der Sektion eine Erkrankung an dem Klappenapparat des Herzens aufgefunden werden konnte. An der Kruralarterie bestand bei diesem Kranken die beschriebene Erscheinung nicht.

Ueber dem Anfangstheil der arteria cruralis wurde in allen meinen Fällen ein systolischer Ton gehört, welcher sich bei gesteigertem Druck mit dem Hörrohr in ein langgezogenes und sehr lautes systolisches Geräusch verwandelte. Ein interessantes Verhalten zeigte Beobachtung III. Bei leisem Aufsetzen des Stethoskopes vernahm man Monate lang ein systolisches Blasen, welchem nach einer deutlichen Pause ein scharf einsetzender klappender und deutlich diastolischer Ton folgte. Bei dieser Kranken wurde zwar späterhin auch über dem Herzen ein diastolisches Geräusch gehört, aber die Erscheinungen über der Kruralarterie waren schon lange vor demselben ausgebildet und blieben auch fernerhin vollkommen unabhängig von demselben bestehen. Auch diese Erscheinung erinnert ohne Frage an das DUROZIEZ'sche Phänomen, obschon man bei völliger Uebereinstimmung mit demselben das umgekehrte Verhalten: einen systolischen Ton und diastolisches Geräusch hätte erwarten sollen. Jedenfalls dürfte aus den mitgetheilten Erfahrungen hervorgehen, dass die Schallerscheinungen über den peripheren Arterien noch nicht in abgeschlossener Vollkommenheit unter pathologischen Verhältnissen des Körpers bekannt sind.

---

[1] DUROZIEZ. *Du double souffle intermittent crural comme signe de l'insuffissance aortique.* (Arch. général. d. Méd. Avril. Mai. 1861).

Idem. *Gaz. hebdom.* 2 Sér. II. (XII.) 51. 1865. p. 807.

[2] H. v. BAMBERGER. *Ueber Doppelton und Doppelgeräusch in der arteria cruralis.* (Deut. Arch. f. klin. Med. Bd. XIX. Juni 1877. p. 437—448).

Der Puls in der Radialarterie war bei meinen Kranken stets regelmässig und auf beiden Seiten von gleicher Beschaffenheit. Er war in der Regel nicht unbeträchtlich voll, von nicht zu geringer Spannung, ziemlich hoch, oft ausgesprochen celer und doppeltschlägig. Nur in den letzten Lebenstagen konnte er so niedrig werden, dass er dem Finger nicht zugänglich wurde. Seine Zahl habe ich zwischen 80 bis etwas über 100 Schläge schwanken gesehen, wobei es natürlich erscheint, dass dieselbe bei Eintritt von Fieberbewegungen etwas zunehmen wird. Andere Autoren haben, wenn auch ausnahmsweise, beobachtet, dass die Zahl der Pulse bis auf 140 Schläge in der Minute anwachsen konnte, und im Gegensatz dazu hat Müller über eine Beobachtung Bericht erstattet, in welcher sich am letzten Lebenstage der Puls bis auf 30 Schläge verlangsamte.

c) Periphere Venen.

Ueber dem bulbus venae jugularis konnte bei meinen Kranken auf beiden Seiten und ohne Kunstgriffe ein sehr lautes und kontinuirliches Venenrauschen gehört werden. Nur die Beobachtung II machte eine Ausnahme. Hier erschien das Nonnengeräusch nur dann, wenn man die Kranke aufrichtete, oder wenn man mit dem Stethoskop auf den Bulbus einen leisen Druck ausübte. In meiner fünften Beobachtung war das Venengeräusch als frémissement für den Finger zu fühlen.

Auch über der vena cruralis konnte man in allen Beobachtungen ein ähnliches Geräusch an derjenigen Stelle finden, an welcher sie unter das ligamentum Pouparti tritt. Bei starker Anspannung der Bauchpresse und bei forcirter Inspiration setzte dasselbe ganz aus. Bei der nächsten Exspiration kam es dann bald wieder zum Vorschein und schwoll auf der Höhe derselben oder bei absichtlich forcirter Exspiration zu einem lauten Pfeifen an (vgl. namentlich meine Beobachtung II).

Die vena jugularis externa war oft auffällig stark gefüllt und erreichte in meinem vierten Falle fast den Umfang eines kleinen Fingers. Zu gleicher Zeit bestand hier ein ächter Venenpuls mit allen Karakteren, welche dem wahren Venenpuls zukommen sollen, und auch bei meiner dritten Kranken wurde ein wahrer Venenpuls beobachtet.

7. Beschaffenheit des Blutes.

Auf den voranstehenden Blättern ist wiederholentlich darauf hingewiesen worden, dass auf die Beschaffenheit des Blutes das grösste Gewicht zu legen ist. Es ist mehrfach angedeutet worden, dass es die Aufgabe dieser Zeilen bildet, den Nachweis zu liefern, oder es doch zum mindesten sehr wahrscheinlich zu machen, dass eine bestimmte Form von progressiver perniziöser Anämie in einer primären und anatomisch nachweisbaren Erkrankung rother Blutkörperchen besteht. In Uebereinstimmung mit dieser Vorstellung bot sich in allen meinen Beobachtungen bei der mikroskopischen Untersuchung des Blutes dieselbe anatomische Veränderung dar, und sowohl für die Diagnose als auch für das Verständniss des Wesens der Krankheit gewinnt dadurch die korpuskuläre Zusammensetzung des Blutes die weitgehendste Bedeutung.

Geht man die Angaben fremder Autoren durch, so ist es mitunter erstaunlich, mit welcher Leichtfertigkeit man über die Qualität des Blutes hinweggegangen ist, und es könnten mehrere Beobachtungen angeführt werden, in denen eine Untersuchung, namentlich eine mikroskopische Untersuchung des Blutes gar nicht angestellt worden ist.

Ein anderer Theil der Autoren scheint bei der Durchforschung des Blutes von einem ganz falschen Gesichtspunkt ausgegangen zu sein. In Erinnerung an die Erscheinungen bei der Leukämie hat man immer und immer von Neuem das Hauptaugenmerk auf die farblosen Blutkörperchen gerichtet und sich meist einfach mit dem Nachweis begnügt, dass das Blut nicht leukämisch war. Diese Diagnose taucht bereits in den ersten Publikationen über die progressive perniziöse Anämie auf und noch bei dem jüngsten Autor, bei Müller, kehrt sie in der Mehrzahl der Krankengeschichten als eine fast stereotype Diagnose wieder.

Wenn von Andern die Angaben etwas detaillirter gemacht worden sind, so weichen dieselben so vielfach unter einander ab, dass kaum jemals die Beschreibung eines Autors mit derjenigen eines Anderen übereinstimmt.

Von vornherein war eine völlige Uebereinstimmung des anatomischen Substrates, soweit es das Blut betrifft, überhaupt nicht für alle Fälle zu erwarten. Denn wenn es richtig ist, dass es in Bezug auf Aetiologie und Wesen sehr verschiedene Formen von progressiver perniziöser Anämie giebt, so wird man das Zugeständniss machen müssen, dass sich dieselben auch am Blute in einer sehr verschiedenen Weise werden manifestiren können. Offenbar darf dieses Zugeständniss über eine gewisse Grenze niemals hinausgehen, und es wird gänzlich absurd erscheinen müssen, etwa anzunehmen, dass jeder Autor eine besondere Form von perniziöser Anämie beschrieben hätte. Diese Annahme ist um so weniger statthaft, als sogar die Angaben eines und desselben Autors auch für den Fall häufig unter einander differiren, dass er der Meinung gewesen ist, es in seinen Beobachtungen mit ein und derselben Form von perniziöser Anämie zu thun gehabt zu haben. Will man nicht voraussetzen, dass frühere Autoren den Befund, um welchen es sich in meinen Beobachtungen handelt, übersehen haben, so wird man zu dem Schlusse gedrängt, dass es sich in ihren Angaben um untergeordnete und sekundäre Veränderungen gehandelt habe. Und so kommt man nach Alle dem zu dem Resultat, dass es auch vom anatomischen Standpunkt aus verschiedene Formen progressiver perniciöser Anämien giebt: solche, bei denen das Blut eine regelmässige anatomische Veränderung zeigt, und solche, bei denen dieselbe mannichfach wechselt; bei jenen erkrankt das Blut primär, bei diesen sekundär.

Da es, wie eben besprochen, unmöglich ist, sich aus den Angaben der fremden Autoren ein bestimmtes typisches Bild für die Blutveränderung bei der progressiven perniziösen Anämie zusammenzusetzen, so werde ich mich zunächst darauf zu beschränken haben, diese Angaben referirend wiederzugeben. Auch hier sollen nur diejenigen Beobachtungen Berücksichtigung finden, welche im vierten Kapitel bei der kritischen Sichtung der Kasuistik als progressive perniziöse Anämien aufgeführt worden sind.

Gleich bei Beschreibung des äussern Aussehens des Blutes beginnt die Differenz. Während die meisten Autoren angeben, dass das Blut blass und hydrämisch ausgesehen habe, hat GUSSEROW in zwei Fällen andere Erfahrungen machen können. Bei einer Kranken,[1] an welcher die Transfusion ausgeführt wurde, spritzte aus einer angeschnittenen Arterie ein zwar dünnes, aber kaffeeähnliches Blut hervor, und bei einer anderen[2] erschien das Blut, welches bei der Geburt verloren wurde, von dunkler Farbe.

Von den farblosen Blutkörperchen geben die meisten Autoren gewöhnlich nichts weiter an, als dass das Blut nicht leukämisch gewesen sei, oder dass die Zahl der farblosen Blutzellen nicht vermehrt war. Nur SCHUMANN[3] beobachtete in seinem Falle von essentieller perniziöser Anämie, dass eine „ganz bedeutende“ Leukocytämie bei einem auffallend geringen Gehalt an rothen Blutkörperchen bestand. MÜLLER[4] hat bei einer Kranken eine relative Leukocytämie gesehen, indem sich das Zahlenverhältniss der farblosen zu den farbigen Blutkörperchen = 1:180 herausstellte, doch war die Zahl der letzteren erheblich vermindert.

In Publikationen jüngsten Datums wird zwei Mal die Angabe gemacht, dass die Zahl der farblosen Blutkörperchen nicht nur nicht vermehrt, sondern vermindert erschien. So berichtet STRICKER[5] in seiner

[1] Vgl. Kap. IV. Kasuistik. p. 59. Beobachtung XXXIV.
[2] Vgl. Kap. IV. Kasuistik. p. 60. Beobachtung XXXV.
[3] Vgl. Kap. IV. Kasuistik. p. 46.
[4] Vgl. Kap. IV. Kasuistik. p. 64. Beobachtung XLV.
[5] Vgl. Kap. IV. Kasuistik. p. 79.

Beobachtung, dass die farblosen Blutzellen nur „spurenweise“ vorhanden gewesen sind, und ebenso hebt ROSENSTEIN[1] hervor, dass der farblosen Blutkörperchen nur sehr wenige waren.

Ueber die Zahl der rothen Blutkörperchen lauten die Angaben, soweit solche vorliegen, stets übereinstimmend. Man hat regelmässig hervorgehoben, dass dieselben an Zahl erheblich verringert sind. Die Verarmung an diesen lebenswichtigen Zellen in dem Blute und das relative Ueberhandnehmen des interzellulären Gewebes scheint allen Formen perniziöser Anämien als eine gemeinsame Veränderung zuzukommen.

Es liegen bereits mehrere Untersuchungen vor, in welchen die allmähliche Abnahme der rothen Blutkörperchen während des Verlaufes einer progressiven perniziösen Anämie mittelst der modernen Zählungsmethoden von MALASSEZ und HAYEM genauer verfolgt worden ist. Die älteste Angabe rührt von SÖRENSEN[2] her. Es wurde hier die Zahl der rothen Blutkörperchen nach der Methode von MALASSEZ bestimmt. SÖRENSEN fand, dass ihre Anzahl allmählich bis um das erstaunlich grosse Maass von 0,47 Millionen pro Kub.-Mmtr. abnahm.

LÉPINE[3] zählte bei einer Frau, bei welcher sich die Krankheit während einer Schwangerschaft entwickelt hatte, nur:

909,000

rother Blutkörperchen in einem Kub.-Mmtr. Blutes. Als nach einigen Wochen bei der Kranken eine leichte Besserung eintrat, erhob sich die Menge der rothen Blutzellen bis auf:

1,129,500 pro Kbctm.

Bald verschlimmerte sich das Leiden von Neuem, und es fand nun bis zum Tode eine beständige Abnahme Statt. So betrug die Zahl:

am	20. 12.	=	847,000	
„	21. 12.	=	721,620	
„	23. 12.	=	721,640	
„	2. 1.	=	606,000	
„	6. 1.	=	636,200	
„	10. 1.	=	378,750	(!!)

Am 11. Januar erfolgte der Tod.

Auch FERRAND's[4] Angaben beziehen sich auf einen Fall, welcher mit Schwangerschaft im Zusammenhang stand. Die Zahl der rothen Blut-

---

[1] Vgl. Kap. IV. Kasuistik. p. 80.
[2] Vgl. Kap. IV. Kasuistik. p. 45.
[3] Vgl. Kap. IV. Kasuistik. p. 54.
[4] Vgl. Kap. IV. Kasuistik. p. 54.

körperchen, welche ebenso wie bei LÉPINE mittelst der Methode von HAYEM bestimmt wurde, betrug:

500000

in einem Kub.-Mmtr. Blutes. Zu gleicher Zeit fand FERRAND, dass der Hämoglobingehalt des Blutes auf $^1/_{10}$ der normalen Menge gesunken war. Jedoch war die Färbekraft jedes einzelnen Blutkörperchens vermehrt, was für den betreffenden Fall auf den Gebrauch von Eisen zurückgeführt wurde.

In der Regel wird von den rothen Blutkörperchen angegeben, dass sie ein sehr blasses Aussehen gehabt hätten. Nur STRICKER[1] erwähnt in einer Beobachtung, dass sich an ihnen ein Stich in's Bräunliche erkennen liess.

Ueber die Grösse der rothen Blutkörperchen giebt nur LÉPINE für seine Beobachtung an, dass dieselbe im Verlaufe der Krankheit etwas zunahm. Im Gegensatz dazu führt SCHEBY-BUCH[2] an, dass die rothen Blutkörperchen in seinem Falle klein. waren.

Sehr mannichfaltig lauten die Berichte über die Gestalt der rothen Blutkörperchen. SCHEBY-BUCH[3] erzählt von einer seiner Beobachtungen, dass die rothen Blutkörperchen oft amöboide Fortsätze gezeigt hätten. Offenbar erinnert diese Beobachtung an Erfahrungen, welche FRIEDREICH[4] und MOSLER[5] mitgetheilt haben. FRIEDREICH fand dieselbe Erscheinung an den Blutkörperchen einer Frau, welche an hochgradiger Anämie und Hydrämie litt, und MOSLER beobachtete sie in einem Falle von Anaemia splenica. Da alle anderen Autoren diese Beobachtung bei der perniziösen Anämie nicht erwähnen, und da dieselbe in meinen Fällen sicher fehlte, so würde ich voraussetzen, dass dieselbe unter Umständen der Anämie, nicht aber der perniziösen Anämie als etwas Eigenthümliches zukommt. BRADBURY[6] beschreibt, dass die rothen Blutkörperchen meist nicht von runder, sondern von linsenförmiger Gestalt gewesen seien und oft einen schweifartigen Ausläufer besessen hätten. Auch giebt er an, dass sie keine Neigung zur Geldrollenbildung gezeigt hätten. Dass letztere Veränderung nicht allen Formen perniziöser Anämien zukommt,

---

[1] Vgl. Kap. IV. Kasuistik. p. 79.

[2] Vgl. Kap. IV. Kasuistik. p. 85.

[3] Vgl. Kap. IV. Kasuistik. p. 78.

[4] N. FRIEDREICH. *Ein Beitrag zur Lebensgeschichte der rothen Blutkörperchen.* (Virch. Archiv. Bd. 41. 1868.)

[5] FR. MOSLER. *Die Pathologie und Therapie der Leukämie.* Berlin 1871. p. 220.

[6] Vgl. Kap. IV. Kasuistik. p. 71.

geht aus einer Mittheilung von ROSENSTEIN[1] hervor, welcher ausdrücklich betont, dass in seiner Beobachtung die rothen Blutkörperchen nichts in ihrem Bestreben eingebüsst hätten, sich säulenartig aneinander zu fügen. Auch ORLER und GARDNER[2] beschreiben, dass die rothen Blutkörperchen oft nicht rund, sondern oval waren, und dass viele von ihnen Fortsätze gezeigt hätten.

Unter allen Autoren scheint QUINCKE am genauesten in den Fällen, welche unter seinen Beobachtungen als progressive perniziöse Anämien gelten können, die Formveränderungen der rothen Blutkörperchen verfolgt zu haben. Ich werde diese QUINCKE'schen Angaben wörtlich anführen, weil sowohl COHNHEIM als auch neuerdings MÜLLER gemeint haben, dass dieselben von mir in einer kurzen Mittheilung[3] bestätigt worden seien. Zunächst möchte ich gegen MÜLLER bemerken, dass der Ausdruck „bestätigen" nicht korrekt gewählt ist. Denn gesetzt auch, dass meine Beobachtungen mit den Angaben QUINCKE's übereinstimmten, was, wie ich glaube, nicht der Fall ist, so würde es sich um eine Bestätigung meinerseits im gewöhnlichen Sinne des Wortes immerhin nicht handeln können. Schon aus dem Zeitraume, über welchen sich meine Beobachtungen ausdehnen, und welchen ich in jener kurzen Mittheilung ausdrücklich angegeben habe, dürfte es hervorgehen, dass meine Untersuchungen selbstständig und unabhängig angestellt worden sind. Auch will ich noch besonders hervorheben, dass Herr Professor QUINCKE wenigstens bei einer zweimaligen Begegnung mit mir niemals darüber etwas hat verlauten lassen, dass er gleich mir über die progressive perniziöse Anämie arbeite. Aber über jeden Prioritätsstreit komme ich um so leichter hinfort, als die QUINCHE'schen Angaben mit meinem Funde kaum etwas Gemeinsames haben.

QUINCKE beobachtete Folgendes:

a) Bei einem 11jährigen Mädchen, welches seit jeher schwächlich gewesen war, und bei welchem der Kräfteverfall seit 3 Monaten bedenklich zugenommen hatte, waren „unter den rothen Blutkörperchen viel kleine und unregelmässig geformte" vorhanden. Bei einem zweiten Spitalaufenthalt war „im Blut ein Theil der rothen Blutkörperchen abnorm klein".[4]

b) Aehnlich war der Befund bei einer 34jährigen Frau, welche mit Arbeit überlastet war und zu Hause schlechte Behandlung und mangel-

[1] Vgl. Kap. IV. Kasuistik. p. 81.

[2] Vgl. Kap. IV. Kasuistik. p. 87.

[3] H. EICHHORST. *Ueber die Diagnose der progressiven perniziösen Anämie.* (Centralbl. f. d. med. Wissenschaft. 24. Juni 1876. Nro. 26).

[4] Vgl. Kap. IV. Kasuistik. p. 48. Beobachtung IX.

hafte Nahrung erfahren hatte. Es heisst hier: „Blut sehr blass, enthielt viele kleine und vielgestaltige rothe Blutkörper“.[1]

c) Bei einem 49jährigen Landarbeiter ferner, bei welchem sich das Leiden nach Verdauungsstörungen von dreijähriger Dauer entwickelt hatte, war das Blut sehr blass, rothe Blutkörper spärlich, oft klein vielgestaltig (sowohl unter dem Deckglas wie in der feuchten Kammer). Viel Zelldetritus, farblose und rothe Tröpfchen und Scheiben.[2]

d) Und endlich wurde noch in einem vierten Falle gesehen, dass „das Blut blass war; mikroskopisch arm an Blutkörperchen, dagegen viele theils glänzende, theils matte Körnchen von eckiger oder rundlicher Form“.[3]

In seinen Beobachtungen jüngern Datums hat Müller Aehnliches gesehen. So berichtet auch er in einem Falle,[4] dass die rothen Blutkörperchen irregulär geformt und zum Theil mit Fortsätzen versehen waren. Bei einer andern Kranken[5] fand er ähnlich wie Quincke in der zuletzt erwähnten Beobachtung sehr zahlreiche Protoplasmafetzen und kleine Protoplasmakügelchen vor.

Man weiss, dass die seit langer Zeit bekannten Protoplasmakörnchen sich unter sehr mannichfachen Zuständen im Blute vorfinden, dass sie oft in einer erstaunlichen Masse bei Personen gefunden werden, welche sich der besten Gesundheit erfreuen, so dass ihr Auftreten bei der progressiven perniziösen Anämie, was übrigens die Autoren auch nicht gemeint haben, ohne bestimmende Bedeutung ist. Und was die Vielgestaltigkeit der rothen Blutkörperchen und die Abwechselung in ihren Dimensionen anbetrifft, so kann ich aus eigener Erfahrung berichten, dass auch sie nur eine mitunter auftretende Erscheinung einer Anämie, nicht einer perniziösen Anämie sind. Ich habe dieselbe wiederholentlich bei kachektischen Zuständen gesehen und vor nicht langer Zeit unter Andern bei einem Kranken beobachtet, welcher an einem Krebs des Magens zu Grunde ging.

Bei allen meinen Kranken mit progressiver perniziöser Anämie bot das Blut dieselbe Veränderung dar. Aus kleinen Inzisionswunden oder aus feinen Stichöffnungen mit einer Nadel floss es leicht und ergiebig hervor. Schon durch seine Farbe musste es sofort die Aufmerksamkeit auf sich lenken. Von einer blutrothen Farbe konnte kaum die Rede sein. Das Blut hatte ein seröses, bernsteingelbes Aussehen und liess

---

[1] Vgl. Kap. IV. Kasuistik. p. 83.
[2] Vgl. Kap. IV. Kasuistik. p. 71.
[3] Vgl. Kap. IV. Kasuistik. p. 48. Beobachtung X.
[4] Vgl. Kap. IV. Kasuistik. p. 76. Beobachtung LXVII.
[5] Vgl. Kap. IV. Kasuistik. p. 64. Beobachtung XLV.

kaum einen Stich in's Röthliche erkennen. Es zeigte eine sehr geringe Neigung zum Gerinnen, und es blieb auffällig lange Zeit flüssig. Auf diesen Umstand war es wohl auch zurückzuführen, dass sich aus den kleinen Wunden eine unverhältnissmässig grosse Blutmenge entleerte, da es eben zur Bildung eines die eröffneten Kapillaren verschliessenden Fibrinpfropfes erst nach geraumer Zeit kam. Hatte sich endlich ein Gerinnsel ausgebildet, so war dasselbe auffällig locker und leicht zertheilbar.

Bei der mikroskopischen Untersuchung fehlten die farblosen Protoplasmakörnchen fast vollkommen.

Auch die farblosen Blutkörperchen waren in einer auffällig geringen Zahl vorhanden. Es erfordert meist die grösste Sorgfalt, um sie überhaupt aufzufinden. Es waren dieselben gewöhnlich etwas grösser als die rothen Blutkörperchen (durchschnittlich 10 μ) und besassen ein feinkörniges und zartes Protoplasma, welches in seinem Innern mehrere Kerne: 2—4, einschloss.

Die rothen Blutkörperchen zeichneten sich für's Erste durch 3 Eigenschaften aus: sie waren auffällig gross, auffällig blass und auffällig sparsam.

Als Werth für den Durchmesser rother Blutkörperchen hat HARTING 7,56 μ angegeben, und auch die Angaben von SCHMIDT: 7,77 μ und von WELCKER: 7,74 μ weichen von dieser Zahl nur wenig ab. Bei meinen Kranken mit progressiver perniziöser Anämie waren die rothen Blutkörperchen um Vieles grösser. Als Durchschnittsmaass stellte sich der Werth auf

$$8-9\ \mu$$

heraus, und es war keineswegs selten, dass sich derselbe bis auf 9,5 μ erhob. Dagegen gehört es zu den Ausnahmen, wenn die Blutkörperchen weniger als 8,0 μ maassen.

Die Blutkörperchen waren auffällig blass und von dem grünlichrothen Farbenton, welchen sie für gewöhnlich darbieten, war nur eine sehr geringe Andeutung vorhanden.

An Zahl waren sie offenbar erheblich verringert, denn wenn man auch grössere Blutstropfen für die mikroskopische Untersuchung ausgewählt hatte, so fanden sie sich dennoch immer in sehr weiten Abständen im Gesichtsfelde vertheilt. Dabei zeigten sie entweder gar keine oder eine auffällig wenig ausgesprochene Neigung zur Geldrollenbildung. Auch dann, wenn man das Blutpräparat ungebührlich lange der Luft ausgesetzt hatte, pflegten die rothen Blutkörperchen zerstreut und vereinzelt liegen zu bleiben. Zu gleicher Zeit musste es bemerkt werden, dass sie eine sehr geringe Tendenz zur Bildung von Zacken besassen, so dass beim Eintrocknen der Präparate die bekannten Stechapfelformen nur selten zur Beobachtung kamen. Häufig hatten sich schon längere Zeit in dem zur Untersuchung benutzten Blutstropfen Netze feiner Fibrinfäden ausgebildet, ehe an den rothen Blutkörperchen die ersten Gestaltsveränderungen wahrgenommen wurden. Dieselben stellten dann oft nicht ausgesprochene spitze Zacken, sondern eine fast regelmässig wellige Linie dar, welche die Peripherie des rothen Blutkörperchens begrenzte. In Bezug auf ihre Gestalt sei noch besonders hervorgehoben, dass sie von einer ausgesprochenen bikonkaven Form waren.

Ausser den grossen, blassen und bikonkaven rothen Blutkörperchen fanden sich regelmässig im Blute noch andere gefärbte Zellen vor, welche sich von ihnen durch Kleinheit, tiefere Sättigung der Farbe und dadurch auszeichneten, dass sie durch Schwinden des bikonkaven Einschnittes in eine Kugelgestalt übergegangen waren. Ihr Durchmesser schwankte in der Regel zwischen 3,0—3,5—4 μ. Ihre Farbe war so tief gelblich roth, dass sie auch in einem nicht anämischen Blute durch die Farbenintensität aufgefallen wären. Und dass ihnen der bikonkave Einschnitt fehlte, davon konnte man sich leicht überzeugen, wenn man sie unter dem Deckgläschen rollen liess.

Nur in einem einzigen Falle (Beobachtung I) war an einigen, überaus wenigen unter ihnen eine leichte Abplattung auf beiden Seiten wahrzunehmen, aber eine ausgesprochene bikonkave Einsenkung fand auch an ihnen nicht Statt.

Gewöhnlich fanden sich diese kleinen, kugelrunden Blutkörperchen im Gesichtsfelde zerstreut und vereinzelt vor, und nur selten lagen sie in kleinen Gruppen zu 3—4 nahe an einander. Ihre Substanz war vollkommen homogen, und beim Verdunsten des Präparates bildeten sie niemals Zacken, sondern schrumpften gleichmässig und ohne wesentliche Gestaltsveränderung ein. An der Geldrollenbildung der bikonkaven Blutkörper nahmen sie, wenn überhaupt eine solche zu Stande kam, nicht Theil. Gegen alle Reagentien, welche die rothen Blutkörperchen sonst zerstören, bewiesen sie eine bemerkenswerthe Resistenz, obgleich sie gleichfalls in nicht zu langer Zeit zerstört wurden. Kernbildungen kamen hierbei niemals in ihnen zum Vorschein.

In drei Fällen (Beobachtung II, III und V) fanden sich neben den eben beschriebenen runden Blutkörperchen noch kleine, glänzende, deutlich röthlich gefärbte und fast kleinen Oeltröpfchen gleichende Körperchen vor, deren Durchmesser von wenig mehr als 1 μ bis zur kaum bestimmbaren Grösse wechselte. Dieselben schwammen bald vereinzelt in der Blutflüssigkeit umher, bald lagen sie in Gruppen zu 4—8 neben einander.

Das Zahlenverhältniss zwischen den bikonkaven und den kugelrunden Blutkörperchen ergab sich in den verschiedenen Beobachtungen als Durchschnittszahl einer grossen Reihe von Zählungen sehr verschieden. In meiner ersten Beobachtung, welche in sehr kurzer Zeit tödtlich verlief, kam auf 5 bikonkave Blutkörperchen durchschnittlich 1 kugelrundes. In meiner zweiten Beobachtung betrug dieses Verhältniss schon = 1 : 25 und bei meiner dritten Kranken sogar = 1 : 30. Aber gerade diese letzte Beobachtung ist dadurch von Interesse, dass sich im Verlauf der Krankheit dieses Verhältniss in 1 : 10 umsetzte.

Wenn man berücksichtigt, dass alle meine Beobachtungen in ihrem Anfang und in ihren Erscheinungen eine unverkennbare Aehnlichkeit mit einander zeigen, dass sich bei allen diese auffälligen Elemente im Blute vorfanden, von denen späterhin gezeigt werden wird, dass sie demselben in der beobachteten Zahl gewöhnlich fremd sind, so wird man den Versuch trotz der geringen Erfahrung vielleicht für gewagt, aber dennoch für erklärlich halten, auf diesen Fund hin aus der grossen Gruppe progressiver perniziöser Anämien eine bestimmte Form herauszuheben und sie als eine eigenthümlich und anatomisch karakterisirte aufzustellen. Ob dieses Unternehmen günstig ausgefallen ist oder nicht, wird der Leser an einem späteren Orte ersehen können.

8. Erscheinungen an dem Respirationsapparat.

a) Lungen, Bronchien, Pleurahöhle.

Die Erscheinungen an den eigentlichen Luftwegen im Verlauf einer progressiven perniziösen Anämie sind in der Regel mehr subjektiver als objektiver Natur. Schon sehr früh können die Kranken durch Anfälle von subjektiver Athemnoth gequält werden. Dieselben pflegen sich mit Herzklopfen zu vergesellschaften und gleich diesem nach körperlicher Anstrengung aufzutreten. Hierbei nehmen die Zahl und zugleich auch die Tiefe der Athemzüge zu, ohne dass eine reelle objektive Athemnoth besteht. Besonders häufig und schon auf sehr geringe Anlässe pflegen sich diese Anfälle gegen das Lebensende hin auszubilden und tragen dann zur Vermehrung der Qualen des Kranken nicht unerheblich bei.

Ausserhalb dieser Anfälle erfolgen die Athemzüge ruhig, ergiebig, langsam und halten sich innerhalb der normalen Frequenz. Nur bei bestehendem Fieber pflegt sich ihre Zahl, wie das auch sonst gewöhnlich der Fall ist, etwas zu erhöhen.

Die physikalische Untersuchung ergiebt an den Lungen gewöhnlich nichts Abnormes. Unter meinen eigenen Fällen bestanden nur in meiner vierten Beobachtung die Zeichen eines feuchten Katarrhes. Nur dann wird man Veränderungen zu erwarten haben, wenn zufällige Komplikationen, namentlich Entzündung der Lungen den Tod herbeiführen.

Auch die Pleurahöhlen erscheinen in der ersten Zeit ohne abnormen Inhalt und ohne Veränderung. Späterhin kann es zu einem ein- oder doppelseitigen hydrothoracischen Erguss kommen, welcher sich nicht selten hat physikalisch erkennen lassen, obschon er eine gefahrbringende Höhe nicht zu erreichen pflegt.

b) Nasenhöhle.

Unter allen äusseren Schleimhäuten giebt sich am häufigsten auf der Schleimhaut der Nase die grosse Neigung zu Blutungen kund, durch welche die progressive perniziöse Anämie fast gekennzeichnet wird. Bei der tiefen Erkrankung des Blutes versteht es sich von selbst, dass diese Zufälle nicht ohne Bedeutung sind. Da das Blut viel von seiner Flüssigkeit zum Gerinnen eingebüsst hat, so können die Blutungen einen exzessiven Grad annehmen und den Kranken in eine grosse und direkte Lebensgefahr bringen. Beispielsweise berichtet Quincke[1] von einem Fall, dass bei einer einmaligen Blutung 400 Ccm. Blut aufgefangen werden konnten.

In einer Reihe von Beobachtungen tritt das Nasenbluten schon sehr früh ein, gehört mit zu den Anfangssymptomen und trägt viel dazu bei, die Erscheinungen schwerer zu machen und den Verlauf der Krankheit zu beschleunigen. Bei anderen Kranken wird es oft erst kurze Zeit vor dem Tode beobachtet.

In meiner sechsten Beobachtung hatte sich sehr bald nach den ersten Anfängen der Krankheit Nasenbluten eingestellt. Auch während der klinischen Beobachtung erfolgte dasselbe oft und verschlechterte den Zustand der Kranken derart, dass man die Transfusion machen musste. Dieselbe war anfänglich von einem überraschend guten Erfolg begleitet. Aber bald bildete sich der Kräfteverfall von Neuem aus, es erfolgte wiederum Nasenbluten, der Kräftevorrath nahm nun noch schneller ab, und die Kranke verliess endlich in einem sehr elenden und verzweifelten Zustande das Hospital.

Ich würde es nicht für unmöglich halten, dass das Nasenbluten zur progressiven perniziösen Anämie in eine ätiologische Beziehung treten kann, und habe die Beobachtung von Haburshon[2] in diesem Sinne auffassen zu müssen gemeint. Denn Jeder, welchem viele Kranke unter die Hände gekommen sind, wird wissen, dass mitunter Personen von

---

[1] Vgl. Kap. IV. Kasuistik. p. 48. Beobachtung X.
[2] Vgl. Kap. IV. Kasuistik. p. 77.

blühendem Aussehen und scheinbar vortrefflicher Konstitution an Nasenbluten erkranken, welches sich während eines längern Zeitraums, zuweilen an jedem Tage zu ein und derselben Stunde wiederholt, dadurch die Kranken in einen tief anämischen Zustand versetzt, so dass sie ihrer einstigen Kräfte bar dem behandelnden Arzt die grösste Besorgniss einflössen.

9. Erscheinungen am Darmtraktus.

a) Mundhöhle.

Die Schleimhaut der Mundhöhle zeichnet sich gleich allen anderen äusseren Schleimhäuten bei der progressiven perniziösen Anämie durch tiefe Blässe aus. Die Zunge erscheint in der Regel rein.

Am Zahnfleisch sind wiederholentlich Veränderungen beschrieben worden. So erwähnt Scheby-Buch [1] in einer Beobachtung, dass die Zähne während der Krankheit locker wurden. Pepper [2] sah in einem Falle, dass aus dem Zahnfleisch Blutungen erfolgten. Auch Stricker [3] hat die gleiche Erfahrung machen können, und Müller [4] beschreibt in einer Beobachtung, dass das Zahnfleisch leicht geblutet habe.

Wiederholentlich hat der zuletzt genannte Autor kleine Geschwüre namentlich auf der Zunge und am Zungenboden gefunden, welche von weisslicher Farbe waren und den Umfang einer Linse nicht überschritten. Dieselben bewiesen gegen alle Medikamente eine grosse Hartnäckigkeit und schwanden späterhin mitunter spontan. Mitunter bildeten sie durch die Schmerzen, welche sie veranlassten, eine für den Kranken sehr unangenehme Beschwerde, welche zugleich dadurch, dass sie die Aufnahme der Nahrung behinderte und beschränkte, nicht ohne Bedeutung war.

In Bezug auf das Verhalten der Mundhöhlenflüssigkeit habe ich auf einen vorhergehenden Abschnitt (p. 198—199) zu verweisen.

b) Magen- und Darmkanal.

Erscheinungen von Seiten des Magen- und Darmkanales pflegen kaum in einem Falle von progressiver perniziöser Anämie vollkommen fern zu bleiben. Es ist bereits früher (p. 200—202) hervorgehoben worden, dass Erbrechen und Irregularitäten des Stuhles eine sehr häufige Kom-

---

[1] Vgl. Kap. IV. Kasuistik. p. 78.
[2] Vgl. Kap. IV. Kasuistik. p. 89.
[3] Vgl. Kap. IV. Kasuistik. p. 79.
[4] Vgl. Kap. IV. Kasuistik. p. 80. Beobachtung LXXVI.

plikation des Leidens darstellen oder in anderen Fällen den ganzen Symptomenkomplex der perniziösen Anämie bedingen.

Bei manchen Kranken ist die Magengegend gegen Druck auffällig empfindlich, oder es stellen sich in anderen Fällen nach der Nahrungsaufnahme Magenbeschwerden ein.

Besonders aufgetrieben ist die Magengegend in der Regel nicht. Ueberhaupt wird die Erscheinung von Tympanie auf dem Abdomen gewöhnlich vermisst. Das Abdomen pflegt in der ersten Zeit gut und gleichmässig gewölbt, gegen Druck nicht empfindlich zu sein und erst späterhin einzusinken. Kommt es zur Ansammlung eines Aszites, so kann man denselben mitunter je nach dem Umfange bereits während des Lebens erkennen.

c) Appetit und Durst.

Der Appetit liegt entweder von Anfang an darnieder, oder es bildet sich meist im Verlauf der Krankheit ein so grosser Widerwillen gegen jegliche Speise aus, dass die Ernährung der Kranken auf kaum zu überwindende Schwierigkeiten stossen kann.

In meinen eigenen Beobachtungen trat auffällig oft für kurze Zeiträume eine Steigerung des Appetites ein. Aber man erkannte bald, dass diese Steigerung eine unnatürliche wár und in eine ausgesprochene Polyphagie ausartete. Die Kranken konnten die Mahlzeiten kaum erwarten und erklärten, dass sie das Gefühl der Sättigung nicht empfänden, obschon sie übermässig grosse Speisemengen zu sich nahmen. Diese Erscheinung trat urplötzlich auf, hielt einige Tage lang an und ging dann ebenso unvermuthet in den früheren und vollkommenen Appetitmangel über. In meinen 7 Fällen wurde sie 4 Male beobachtet.

Mitunter ist noch angegeben worden, dass sich beim Beginn der Krankheit der Appetit gesteigert habe. Es wird diese Beobachtung um so mehr auffallen müssen, wenn man trotz Alledem den Kräfteverfall unaufhaltsam zunehmen sieht.

Ueber das Gefühl des Durstes ist zu bemerken, dass dasselbe in manchen Fällen sehr rege und schon von Anfang der Krankheit sehr rege sein kann, während es in anderen seltenen Fällen unverkennbar gesteigert ist.

10. Erscheinungen an der Leber.

Die Leber zeigt bei der progressiven perniziösen Anämie gewöhnlich einen normalen Umfang. Die Höhe der relativen Leberdämpfung betrug in meinen Beobachtungen in der Mamillarlinie gemessen 17 bis

18 Ctm. und in einem Falle sogar nur 11 Ctm. Ihr oberer Rand war dabei verschieblich.

Für die Hand war das Organ nicht immer zugänglich. Konnte es von dem Finger erreicht werden, so war das Parenchym fest; die Oberfläche und der untere Rand erwiesen sich als glatt.

In meiner ersten und fünften Beobachtung war die Empfindlichkeit der Lebergegend überaus auffällig. In dem ersten Falle nahm die Schmerzhaftigkeit im Verlauf der Krankheit zu, und im letztern war sie so bedeutend, dass auch eine leise Perkussion der Lebergegend mit beträchtlichen Schmerzen verbunden war. Bei beiden Kranken konnte man sich auch während des Komas, welches dem Tode vorausging, von dem Fortbestehen der Empfindlichkeit überzeugen, denn schon bei gelindem Druck in die Lebergegend verzogen die Patienten schmerzhaft das Gesicht oder stöhnten vor sich hin.

11. Erscheinungen an der Milz.

Geringe Grade von Milzschwellung werden in vielen Fällen perniziöser Anämien beobachtet. Besteht die Krankheit erst kurze Zeit, so fehlt eine Vergrösserung der Milz. So wurde sie in meinen Beobachtungen I und VII ganz und gar vermisst.

Mitunter wird das leicht vergrösserte Organ dem Finger zugänglich. Bei meinem zweiten Kranken war dieses beispielsweise der Fall. Die Milz war hier glatt, derb, verschieblich und gegen Druck nicht empfindlich. Welche Bedeutung dem Milztumor zukommt, wird in dem nächsten Kapitel erörtert werden.

Die Maasse für die Milzdämpfung betrugen in meinen Fällen:

		Länge	Höhe
Beobachtung	II	17 Ctm.	9 Ctm.
„	III	10 „	6 „
„	IV	8 „	5 „
„	V	15 „	8 „
„	VI	16 „	8 „

In einer Beobachtung von Müller wird noch die Milzgegend als empfindlich angegeben.

12. Erscheinungen am Geschlechtsapparat.

Veränderungen an den Sexualorganen, welche der progressiven perniziösen Anämie zukommen, wurden in meinen Beobachtungen nicht gesehen. Hat man es mit weiblichen Kranken zu thun, so haben die Menses gewöhnlich schon vor dem Anfang oder in der ersten Zeit der

Krankheit aufgehört. Beobachtungen, in denen die Menstruation während der Krankheit übermässig reichlich wurde, gehören zu den seltenen Erscheinungen.

Dass eine Erkrankung des Blutes unter Umständen zu Veränderungen am Geschlechtsapparat führen kann, ist von der Leukämie her bekannt. LONGUET[1] hat vor Kurzem einen Fall von lienaler Leukämie mitgetheilt, in welchem ohne Wollustgefühl und ohne Behinderung der Urinentleerung eine dauernde erectio penis bestand, als deren Ursache er den Reiz durch die veränderte Blutbeschaffenheit ansieht. Bei meinen Kranken wurde Aehnliches nicht beobachtet.

13. Dauer der Krankheit.

Die Dauer des Leidens lässt sich nur für die essentielle Form der progressiven perniziösen Anämie mit annähernder Sicherheit bestimmen. Bei den sekundären Formen gehen die ersten Ursachen so allmählich in das Endleiden über, dass es gewöhnlich unmöglich ist, einen bestimmten Anfangstermin für dasselbe anzugeben. Auch ist die Berechnung für die Dauer in dem letzteren Falle von mehr untergeordneter Bedeutung, denn es ist begreiflich, dass die In- und Extensität der ersten Ursachen auf den Verlauf der perniziösen Anämie nicht ohne Einfluss sein werden. Von diesem Gesichtspunkte aus wird es verständlich, dass man nicht selten gerade für diejenige Form einen besonders schnellen und unglücklichen Ausgang beobachtet hat, welche sich im Verlauf der Schwangerschaft und Gravidität entwickelte. Jedenfalls gilt es für alle Formen — für die essentiellen und für die sekundären — dass die Krankheit fast immer einen chronischen Verlauf nimmt, welcher sich über mehrere Wochen, meist über Monate, mitunter über Jahre erstreckt.

Wenn man die Beobachtungen von essentieller progressiver perniziöser Anämie chronologisch nach ihrem Verlauf ordnet, so ergiebt sich folgende Tabelle:

---

[1] M. LONGUET. *Priapisme chez un malade atteinte de Leucémie splénique.* (Progrès méd. 1875. Nr. 32.)

Name des Autors.	Bezeichnung der Beobachtung.	Dauer.
Immermann.	Kap. IV. p. 44.	6 Wochen.
Eichhorst.	Kap. VI. I.	6 Wochen.
Barclay.	Kap. IV. p. 43.	8 Wochen.
Schumann.	Kap. IV. p. 46.	8 Wochen.
Müller.	Kap. IV. p. 48.	8 Wochen.
Eichhorst.	Kap. VI. V.	3 Monate.
Samuel Wilks.	Kap. IV. p. 44.	4 Monate.
Lebert.	Kap. IV. p. 47.	4 Monate.
Müller.	Kap. IV. p. 50.	4 Monate.
Eichhorst.	Kap. VI. IV.	5 Monate.
Müller.	Kap. IV. p. 51.	5 Monate.
Müller.	Kap. IV. p. 51.	5 Monate.
Eichhorst.	Kap. VI. II.	7 Monate.
Eichhorst.	Kap. VI. III.	8 Monate.
Müller.	Kap. IV. p. 49.	10 Monate.
Quincke.	Kap. IV. p. 48.	$1^1/_2$ Jahr.
Pye-Smith.	Kap. IV. p. 45.	7 Jahre. (!?)

Aus der vorstehenden Uebersicht ergiebt sich also, dass unter 17 Beobachtungen von essentieller perniziöser Anämie

12 Fälle innerhalb der ersten 6 Monate zu Grunde gingen,
3 Fälle innerhalb eines Jahres lethal verliefen, und nur
2 Fälle sich über länger als ein Jahr erstreckten.

14. Rezidive der Krankheit.

Die Erfahrungen über die Neigung der Krankheit zu Rezidiven sind noch überaus dürftig. Aus eigener Anschauung kann ich leider nur sehr wenig berichten. In meiner Beobachtung VI erholte sich die Patientin nach einer Transfusion, welche man an ihr ausgeführt hatte, auffällig schnell und gut, doch war der Erfolg nur vorübergehend, und ein restitutio ad integrum trat nicht ein. Zeitweilige und meist sehr trügerische Besserungen treten im Verlauf der Krankheit gar nicht selten ein. Dieselben finden oft ohne nachweisbare Ursache statt und gehen sehr schnell vorwärts, doch sind sie fast niemals von dauerndem Bestand.

Berichte von geheilten Fällen gehören zu den Ausnahmen. Auch wird man sich bei der Unsicherheit der klinischen Erscheinungen allein eines gerechten Zweifels an der Diagnose nicht gut enthalten können. Aber auch dann, wenn das Leiden für Monate lang geheilt zu sein scheint, pflegt es gerne zu rezidiviren, um jetzt den Kranken einem sicheren Tode zuzuführen. Man wird demnach gut thun, sich über eine definitive Heilung keine voreiligen Hoffnungen zu machen.

In neuerer Zeit hat namentlich v. Ziemssen[1] bei Gelegenheit einer Diskussion auf der Naturforscherversammlung zu Hamburg die grosse Neigung der perniziösen Anämie zu rezidiviren besonders hervorgehoben.

15. Einfluss von Geschlecht und Alter.

Man hat wiederholentlich angegeben, dass besonders das weibliche Geschlecht zur Erkrankung an progressiver perniziöser Anämie prädisponirt sei. Wenn man die Zahl der Beobachtungen einfach wie die Faktoren eines Rechenexempels behandelt, so findet diese Angabe volle Bestätigung. Beispielsweise fand Müller unter 61 Beobachtungen, über welche er referirt:

14 Männer und
47 Frauen,

so dass sich mathematisch das Verhältniss ergeben würde, dass auf 1 Mann etwa 3,35 Frauen kamen.

Etwas anders gestaltet sich schon diese Ziffer, wenn man auch die durch Sektion gesicherten Beobachtungen anderer Autoren für eine Zusammenstellung verwerthet, denn mit Einschluss meiner eigenen Fälle ergiebt sich hier, dass unter 95 Kranken waren:

30 Männer und
65 Frauen,

so dass sich das Verhältniss für die Häufigkeit der Krankheit beim männlichen und weiblichen Geschlecht

$$= 1 : 2,16$$

berechnen würde.

Will man sich kein falsches Urtheil bilden, so wird man gut thun, auf die Aetiologie Rücksicht zu nehmen. Man vergesse nicht, dass das männliche Geschlecht von einer Form der perniziösen Anämie naturgemäss ganz ausgeschlossen ist, von derjenigen, welche sich im Verlauf einer

---

1 Beilage zum Tageblatt der 49. Versammlung deutscher Naturforscher und Aerzte in Hamburg. p. 131. 22. Sept. 1876.

Schwangerschaft und Gravidität entwickelt. Wenn man nun die Zahl der Beobachtungen für die einzelnen Formen in der folgenden Tabelle vergleicht, so findet man leicht heraus, dass gerade diese das Hauptkontingent aller Erkrankungsfälle stellt. Wir besitzen nämlich zur Zeit an Beobachtungen für:

I. Essentielle Form	23 Beobachtungen.
II. Sekundäre Form:	
a) Bei Schwangerschaft und Geburt .	29 „
b) Nach Erkrankungen des Darmtraktus	24 „
c) Nach Säfteverlusten	12 „
d) Nach schlechten äusseren Verhältnissen	7 „
Summa	95 Beobachtungen.

Wenn man bei einer statistischen Verwerthung des Materials die ausschliesslich dem weiblichen Geschlecht eigenthümliche Form ausser Acht lässt, so findet für die übrigen Formen folgendes Verhältniss statt:

	Männer.	Frauen.
I. Essentielle Form	11	12
II. Sekundäre Form:		
a) Nach Erkrankungen des Darmtraktus .	12	12
b) Nach Säfteverlusten	5	7
c) Nach schlechten äusseren Verhältnissen	2	5
Summa	30	36

Aus der vorstehenden Uebersicht folgt, dass die Prädisposition des weiblichen Geschlechts auf ein so geringes Maass herabfällt, dass Zufälligkeiten bei der geringen Zahl der Beobachtungen nicht ausgeschlossen sind.

Die progressive perniziöse Anämie lässt das kindliche Alter fast immer verschont, und Beobachtungen, in welchen Kinder an diesem Leiden erkrankten und zu Grunde gingen, gehören zu den Ausnahmen. Besonders häuft sie sich in den Jahren 30—40 an, während das vorhergehende und das nachfolgende Dezennium in fast gleicher Weise betheiligt sind. Nur bei derjenigen Form, welche sich im Verlauf von Darmkrankheiten entwickelt, fallen die höchsten Ziffern auf spätere Dezennien, vornehmlich auf die Jahre 40—50, und wieder bei der essentiellen Form ist es interessant zu erfahren, dass sie sich auf die Jahre 20—30, 40—50, 50—60 gleichmässig vertheilt.

Nach dem Alter geordnet und zu gleicher Zeit mit Berücksichtigung der Aetiologie ergiebt sich folgendes Verhältniss:

Lebensalter:	1—10.	10—20.	20—30.	30—40.	40—50.	50—60.	60—70.
I. Essentielle Form . .	—	2	4	8	4	4	1
II. Sekundäre Form:							
a) Nach Schwangerschaft und Geburt	—	—	12	15	2	—	—
b) Nach Darmkrankheiten . .	1	—	2	2	12	6	1
c) Nach Säfteverlusten	—	1	1	2	1	2	—
d) Nach schlechten äusseren Verhältnissen . . .	—	—	2	3	1	1	—
Summa	1	3	21	30	20	13	2

16. Geographische Verbreitung der Krankheit.

Es ist durch die Natur der Sache gegeben, dass die Zahlenangaben über die geographische Verbreitung der Krankheit kein grosses Vertrauen erwecken können. Nachdem das klinische und anatomische Bild der Krankheit erschöpft zu sein scheint, werden Beobachtungen, welche nichts wesentlich Neues bringen, in der Regel der Oeffentlichkeit vorenthalten, und so müssen die Berichte über die geographische Vertheilung des Leidens an Unsicherheit zunehmen. So hat sich beispielsweise zufällig auf der Naturforscherversammlung in Hamburg ergeben, dass die Krankheit in Norddeutschland gar nicht selten vorkommt, obschon ausführliche Berichte hierüber nicht vorliegen. Dr. Bülau hat das Leiden in Hamburg sehr häufig gesehen; Bartels hat es in Holstein öfter beobachtet; Meier berichtete über 3 Fälle aus Rostock und Litten endlich erwähnte eine neue Beobachtung aus der Frerichs'schen Klinik in Berlin.[1]

Man hat schon früher betont, dass besonders häufig die Krankheit in der Schweiz beobachtet wird. Auch mit Verwerthung aller sicheren Fälle bleibt die Bevorzugung der Schweiz bestehen, denn unter 96 Fällen fallen allein 52 auf die Schweiz. Wenn man jedoch die Aetiologie hierbei berücksichtigt, so ergiebt sich, dass die Schweiz nur für zwei Formen perniziöser Anämie eine grössere Ziffer von Erkrankungen stellt: für diejenige Form, welche sich nach Gravidität und Geburt, und für diejenige, welche sich nach Darmkrankheiten entwickelt. Offenbar müssen

[1] Beilage zum Tageblatt d. 49. Versamml. deutscher Naturforscher u. Aerzte in Hamburg. p. 131. 22. Sept. 1876.

hier lokale Einflüsse bestehen, als welche man leicht schlechte Nahrung, Ueberarbeitung und schlechte Lebensverhältnisse aus den Berichten herauserkennen wird. Für die essentielle Form findet ein Ueberwiegen der Schweiz kaum statt und auch für die anderen Formen steht sie anderen Ländern mitunter nach.

Nach den vorliegenden Berichten vertheilen sich die Beobachtungen auf folgende Länder:

I. Essentielle Form.

Schweiz	10
Deutschland . . .	9
England	4
Dänemark . . .	1
	24.

II. Sekundäre Form.

a) Nach Geburt und Schwangerschaft.

Schweiz	22
England	3
Frankreich . . .	3
Italien	1
	29.

b) Nach Darmkrankheiten.

Schweiz	14
Deutschland . . .	2
England	4
Frankreich . . .	2
Amerika	2
	24.

c) Nach Säfteverlusten.

Schweiz	2
Deutschland . . .	3
England . . .	1
Frankreich . . .	1
	7.

d) Nach schlechten äusseren Verhältnissen.

Schweiz	2
England	3
Frankreich . . .	2
	7.

III. In Bezug auf Aetiologie unsichere Fälle.

Schweiz	2
Deutschland . . .	2
England . . .	1
	5.

IV. Summe aller Beobachtungen.

Schweiz	52
Deutschland . . .	16
England	16
Frankreich . .	8
Italien . . .	1
Dänemark .	1
Amerika	2
	96.

Summe aller sekundären Formen.

Schweiz	42
Deutschland . . .	7
England	12
Frankreich	8
Italien .	1
Amerika	2
	72.

Achtes Kapitel.

Anatomischer Befund.

I. Allgemeines.

Die progressive perniziöse Anämie ist anatomisch dadurch gekennzeichnet, dass ihr bedeutungsvolle und tiefe anatomische Veränderungen innerer Organe fehlen. Unrichtig wäre es, wenn man bei ihr von einem vollkommenen Mangel anatomischer Veränderungen sprechen wollte. Ja, man kann sogar die Behauptung aufstellen, dass es kaum ein einziges Organ giebt, welches nicht im Verlauf einer progressiven perniziösen Anämie irgendwie in seiner Struktur umgewandelt werden könnte. Jedoch sind diese Strukturveränderungen unter allen Umständen von untergeordneter Bedeutung und genügen niemals, um das Entstehen und den schweren Verlauf des Leidens zu erklären. Auch sind dieselben jeder Zeit derart beschaffen, dass man sie nach den heutigen Erfahrungen als Folgen der veränderten Blutbeschaffenheit aufzufassen und nicht in einen ursächlichen Zusammenhang mit derselben zu bringen hat. Dass diese Auffassung nicht zu allen Zeiten Geltung gehabt hat, ist bereits früher erörtert worden, und PERROUD[1] beispielsweise hat ehemals den Standpunkt vertreten, dass eine fettige Entartung der Leber das primäre sei, und dass dann erst sekundär in Folge der Behinderung in der Blutbereitung die Anämie zur Ausbildung gelange.

Nach den Beobachtungen, welche ich selbst gesammelt habe, machten die Leichen bei äusserer Betrachtung meistens den Eindruck, als ob man es mit abgemagerten und heruntergekommenen Individuen zu thun habe. Im

---

[1] PERROUD. *Note sur une variété d'anasarque cachectique liée à l'altération graisseuse du foie.* (Lyon. Médical. 7. Novemb. 1869. p. 281.)
Idem. *Sur la polystéatose viscérale.* (Lyon. Médical. 1865.)

Gegensatz zu der Schlaffheit der Körperhaltung und der Bewegungen während des Lebens war die Leichenstarre fast auffällig ausgesprochen, und ich habe wiederholentlich gesehen, dass es auch dann, wenn die Verstorbenen länger als 12 Stunden im kühlen Raum gelegen hatten, eine erhebliche Kraftanstrengung kostete, um die Leichenkontraktur der Extremitäten zu überwinden.

Uebrigens ist von manchen Autoren und neuerdings noch von Müller hervorgehoben worden, dass die Leichen mitunter einen relativ guten Ernährungszustand darbieten und denselben sogar dann noch darbieten können, wenn erschöpfende Momente: Durchfall, Säfteverluste und Aehnliches das Leiden bedingt haben.

II. Haut, Schleimhäute und seröse Häute.

Auch nach dem Tode fällt die Haut durch die ausserordentliche Blässe auf, und wenn man einmal darauf aufmerksam geworden ist, so hat man sehr bald die Empfindung, dass es sich bei diesen Leichen um etwas ganz Besonderes handelt. In der Regel ist die Farbe der Haut nicht ein reines Weiss, sondern spielt mehr in das Hellgelbe hinüber, etwa der Farbe des hellen Wachses entsprechend. Eine wirklich ikterische Verfärbung habe ich niemals beobachten können und ich wüsste auch aus der Litteratur kein sicheres Beispiel von progressiver perniziöser Anämie anzugeben, in welchem dieselbe beschrieben wird.

Die Senkungshyperämien (Leichenhypostasen) der Haut, welche an den Kadavern fast regelmässig angetroffen werden, wurden bei unsern Leichen ganz und gar vermisst. Dass sie nicht unter allen Umständen fehlen müssen, hat Müller dadurch nachgewiesen, dass er sie unter 44 Beobachtungen zwei Male in geringer Zahl vorfand.

In meinen Beobachtungen hatten sich während des Lebens Petechien auf der Haut nur ein Mal ausgebildet. Wurden Blutaustritte auf der Haut während des Lebens gesehen, so hat man sie auch an der Leiche meist wiederfinden können.

Sehr häufig findet man Oedem im Unterhautzellgewebe, und unter den 5 Fällen meiner Beobachtung, welche zur Sektion kamen, wurde dasselbe nur ein einziges Mal vermisst. Am ausgedehntesten traf ich es jeder Zeit an den unteren Extremitäten und im Gesicht an, auch an den oberen Extremitäten konnte es zu einem nicht unbedeutenden Umfang anwachsen, während es an den Hautdecken des Rumpfes gar nicht oder um Vieles geringer bestand.

Das Fettpolster war in der ersten und fünften meiner eigenen Beobachtungen sehr reichlich entwickelt, und in der letzteren war auch das Omentrum massenhaft von Fett durchwachsen. Zu gleicher Zeit fiel die tiefgelbe, schwefelgelbe Farbe des Fettpolsters auf.

Bereits BARCLAY[1] hat 1851 für seinen Fall von essentieller perniziöser Anämie besonders hervorgehoben, dass das Fettpolster an der Leiche auffällig fest und gelber als normal war. Auch SCHUMANN[2] beschreibt in seiner Beobachtung von essentieller Anämie, dass das Fettpolster zum mindesten überall erhalten war und an den Bauchdecken die Dicke eines Zeigefingers erreichte. Und MÜLLER sah es an letzterem Orte bis zur Dicke von $2\,{}^1/_2$ Ctm. anwachsen.

Jedoch ist die gute oder sogar übermässige Entwicklung des Fettpolsters kein nothwendiges anatomisches Attribut unserer Krankheit. In zweien meiner Fälle (Beobachtung III und IV) war der panniculus adiposus sparsam und dürftig und in einem Falle (Beobachtung II) jedenfalls nicht abnorm reichlich. Diese Erfahrung steht nicht vereinzelt da, und um einen Beleg aus jüngster Zeit zu wählen, sei daran erinnert, dass auch LÉPINE[3] bei einer Frau, welche im Verlauf einer mit Verdauungsstörungen verbundenen Gravidität an den Erscheinungen einer progressiven perniziösen Anämie erkrankte und derselben erlag, das Fettpolster geschwunden fand.

Man wird sich zunächst mit der Erscheinung selbst begnügen müssen. Einer genügenden Erklärung dürfte dieselbe vorläufig noch nicht gut zugänglich sein. Gerade für unsere eigenen Beobachtungen dürfte ein Verständniss um so grössere Schwierigkeit finden, als der anatomische Befund trotz annähernd gleicher klinischer Erscheinungen sich bei den verschiedenen Fällen abweichend verhielt.

Interessant ist es, zu erfahren, dass ein direkt proportionales Verhältniss zwischen dem Umfang des panniculus adiposus und dem Reichthum an Fettgewebe innerer Organe, im Speziellen des subepikardialen Fettgewebes, nicht besteht. Denn in meiner Beobachtung II war das Fettpolster der Haut sehr stark reduzirt, während das Herz von Fett sehr reichlich umwachsen war.

Unter den Horngebilden der Haut lenkt das Verhalten der Haare auch die Aufmerksamkeit des Anatomen auf sich. Die Erscheinungen des defluvium capillorum, welche sich während des Lebens ausbilden und in einer kurzen Zeit eine grosse Ausdehnung gewinnen können, müssen an der Leiche um so mehr auffallen, wenn man es noch mit verhältnissmässig jugendlichen Individuen zu thun hat.

---

[1] Vgl. Kap. IV. Kasuistik. p. 43.
[2] Vgl. Kap. IV. Kasuistik. p. 46.
[3] Vgl. Kap. IV. Kasuistik. p. 54.

An den Nägeln habe ich eine Veränderung einmal gefunden. Die Nägel an den Zehen waren hier verdickt, brüchig und blätterten sich an ihren vorderen Enden so stark auf, dass sie sehr kurz waren (Beobachtung III).

Auf den Schleimhäuten trifft man als häufigsten Befund Hämorrhagien an. Es giebt kaum ein Organ, auf dessen Schleimhaut man nicht Blutaustritte gesehen hätte. Gewöhnlich erscheinen dieselben in der Form punktförmiger Extravasate, als Petechien, seltener sind sie in geringer Ausdehnung flächenhaft, als Ekchymosen, ausgebreitet. In der Schleimhaut des Larynx fand BARCLAY [1] Petechien vor, und in der Mukosa der Trachea hat sie MÜLLER [2] sehr reichlich gesehen. Auch erwähnt letzterer, [3] sie auf dem Zungengrund und der Innenfläche der Epiglottis und ein Mal [4] sogar in der Schleimhaut der Scheide gefunden zu haben. Dass sie häufig in der Schleimhaut des Darmkanals angetroffen werden, wird späterhin erörtert werden. Aber auch in dem Nierenbecken und in der Blase stellen sie kein seltenes Vorkommniss dar, und selbst in der Schleimhaut der Gallenblase sind von PEPPER [5] kleine Ekchymosen beobachtet worden.

Sehr oft kommen sie auf der Schleimhaut mehrerer Organe gleichzeitig vor. So traf man sie in meiner dritten Beobachtung in dem Nierenbecken und in der Darmschleimhaut an, und COHNHEIM [6] fand sie an einer Person in der Schleimhaut des Nierenbeckens, der Harnblase, ferner im Peri- und Endokardio und im Mediastinum vor.

An dem Oedem, welches man im Unterhautzellgewebe so häufig findet, können auch die Schleimhäute theilnehmen. Man weiss, dass sich dieser Zustand nur ausnahmsweise an der Leiche erhält und wird sich demnach erklären können, wenn derselbe nur selten in den Sektionsberichten erwähnt wird. MÜLLER hat in einem Falle Glottisödem beschrieben, und ich selbst habe in meiner zweiten und dritten Beobachtung die Darmschleimhaut geschwollen und leicht ödematös angetroffen.

Am besten erhält sich noch das Oedem der Conjunctivae, die Chemosis, obschon es an der Leiche den während des Lebens beobachteten Umfang nicht völlig bewahrt. Dabei erscheinen die Conjunctivae sclerae häufig deutlich ikterisch verfärbt.

---

[1] Vgl. Kap. IV. Kasuistik. p. 81.
[2] Vgl. Kap. IV. Kasuistik. p. 73. Beobachtung LXI.
[3] Vgl. Kap. IV. Kasuistik. p. 73. Beobachtung LXI.
[4] Vgl. Kap. IV. Kasuistik. p. 49. Beobachtung XII.
[5] Vgl. Kap. IV. Kasuistik. p. 69.
[6] Vgl. Kap. IV. Kasuistik. p. 86.

Die serösen Häute gehen bei der progressiven perniziösen Anämie eine eigentliche Strukturveränderung nicht ein, und wir treffen auch hier durchschnittlich dieselben Befunde an, welche auf der Haut und an den Schleimhäuten beschrieben wurden: das Oedem und die Hämorrhagien. In Bezug auf die Hämorrhagien ist die Betheiligung der einzelnen serösen Häute keine gleichmässige. Auf der Arachnoidalfläche der Dura mater trifft man sie so häufig an, dass ihr Fund in der Leiche eher die Regel als die Ausnahme darstellt. Auch an den Blättern des Perikardio werden sie nicht zu selten gesehen. Aber hier zeigt schon das viscerale Blatt eine unverkennbare Bevorzugung, und nur Schumann beobachtete zu gleicher Zeit Hämorrhagien am eigentlichen Perikard und unter dem Epikardio.

Sehr viel seltener als an den beiden besprochenen Orten wird der Hämorrhagien unter den Pleurablättern gedacht. Ich selbst habe sie in meiner vierten Beobachtung auf der pleura visceralis der rechten Lunge gesehen. Auch Bradbury [1] hat Ekchymosen unter der rechten Pleura beschrieben, endlich hat sie Müller mehrmals gesehen, ohne dass dabei die Zeichen einer Entzündung vorhanden waren. Auch hier bildet das viscerale Blatt den Lieblingssitz der Hämorrhagien.

Am seltensten scheinen die Blutaustritte am Peritoneum vorzukommen. Dass das Bauchfell nicht unter allen Umständen von denselben frei bleibt, geht aus der Schumann'shen Beobachtung hervor, in welcher subseröse Blutergüsse am Darm beschrieben werden.

Selbst auf der fascia Tenoni wurden von Müller [2] einmal Blutungen gesehen. Dieselben hätten sich an diesem Orte vielleicht öfters nachweisen lassen, wenn man diesem Gebilde eine genauere Aufmerksamkeit zu schenken gewohnt wäre. Ich für meinen Theil muss wenigstens ehrlich bekennen, dass ich es, obschon ich so oft als möglich die Augen an den Leichen behufs Untersuchung enukleirte, meist unbeachtet gelassen zu haben glaube.

Einen besonderen Umfang erreichen die Blutaustritte, falls nicht besondere Komplikationen bestehen, niemals, und wenn Müller [3] in einem Falle 120 Gramm flüssigen Blutes im Herzbeutel angetroffen hat, so darf man nicht übersehen, dass hier abnorme, lockere Verwachsungen zwischen den beiden Perikardialblättern bestanden haben.

Fast immer erscheinen die Blutungen auf den serösen Häuten frischroth und jungen Datums, nur auf der Dura mater geben sie Veran-

---

[1] Vgl. Kap. IV. Kasuistik. p. 71.
[2] Vgl. Kap. IV. Kasuistik. p. 75. Beobachtung LXV.
[3] Vgl. Kap. IV. Kasuistik. p. 77.

lassung zur Ausbildung von Neo- und Pseudomembranen und nehmen dabei zuweilen ein ockergelbes Aussehen an.

Der Höhlenhydrops ist eine überaus häufige Erscheinung, vornehmlich in den Höhlen der harten Hirnhaut und der Pleura, während die Perikardialhöhle schon seltener und die Bauchhöhle nur ausnahmsweise ein umfangreiches Transsudat enthalten. Am häufigsten erscheint letzteres in der Gestalt eines bernsteingelben, klaren Fluidums, welches mitunter intensiver und zitronengelb gefärbt ist. Doch kommt es auch vor, dass die Flüssigkeit ikterisch aussieht, wofür rücksichtlich des perikardialen Transsudats meine vierte Beobachtung ein Beispiel abgiebt, und der Erguss in der Pleurahöhle endlich nimmt sehr oft einen sanguinolenten, blutigen Farbenton an. Unter meinen fünf Beobachtungen zeigten drei diese Beschaffenheit des Pleuratranssudats.

III. Muskulatur der Extremitäten, des Rumpfes und des Zwerchfelles.

Die willkürlichen Muskeln des Stammes und der Extremitäten sahen in allen meinen Beobachtungen auffällig blass aus, so dass sie durch ihre Farbe mit der tiefen Blässe fast aller Organe übereinstimmten. Auch war für das freie Auge eine auffällige Veränderung an ihnen nicht zu erkennen, nur ist mir mitunter die trockene Beschaffenheit der Muskeln aufgefallen.

Diese Beobachtung ist nicht vereinzelt, und Pye-Smith [1] giebt für seinen Fall von essentieller perniziöser Anämie an, dass auch hier die Muskeln sehr blass ausgesehen hätten.

Die Regel scheint die Blässe der willkürlichen Muskeln nach den vorliegenden Beobachtungen jedenfalls nicht zu bilden, und schon Barclay [2] erwähnt in seiner Beobachtung von idiopathischer Anämie, es seien die Extremitätenmuskeln dunkelbraun und als von normalem Aussehen erschienen. Auch Schumann [3] beschreibt für seinen Fall die willkürlichen Muskeln als trocken und braunroth, und auch Bradbury [4] giebt sie als von gesunder und natürlicher Farbe an. Müller [5] erwähnt sogar ausdrücklich, dass die gute Farbe der Muskeln zu der bedeutenden Blässe der Haut und der inneren Organe in einem auffälligen Missverhältniss stehe. Da ein lebhaftes und tiefes Kolorit der Muskeln von

---

1 Vgl. Kap. IV. Kasuistik. p. 46.
2 Vgl. Kap. IV. Kasuistik. p. 43.
3 Vgl. Kap. IV. Kasuistik. p. 46.
4 Vgl. Kap. IV. Kasuistik. p. 71.
5 H. Müller. *Die progressive perniziöse Anämie.* Zürich 1877. p. 159.

vornherein nicht zu erwarten war, weil das Blut sowohl in seiner Menge als auch in seiner Färbekraft eine Verminderung erlitten hat, so liegt es nahe, sich für diese Fälle die Vorstellung zu bilden, dass es sich vielleicht um eine reichliche Bildung von Pigment und Absetzung desselben in die Muskelfibrillen gehandelt habe. Direkte Beobachtungen hierüber liegen bis jetzt nicht vor, und man wird gut thun, wenn man in Zukunft vorkommenden Falles auf diesen Punkt achten will.

Auch darin stimmen meine Beobachtungen nicht mit allen übrigen Mittheilungen überein, dass die willkürlichen Muskeln dem unbewaffneten Auge unversehrt erscheinen. Wie in fast allen Geweben, so können auch in den willkürlichen Muskeln im Verlauf der progressiven perniziösen Anämie Hämorrhagien zur Ausbildung kommen. SCHUMANN fand in seinem Falle von essentieller Anämie die Muskulatur des Rückens und der Extremitäten von sehr zahlreichen punktförmigen Blutaustritten durchsetzt, und STRICKER [1] beschreibt in seiner Beobachtung eine umfangreiche Hämorrhagie in der Muskulatur des zweiten linken Interkostalraumes. Ein häufiges Ereigniss sind die Blutaustritte in der Muskelsubstanz nicht, und MÜLLER beispielsweise hat sie in 44 Fällen niemals gesehen.

Einer mikroskopischen Unsersuchung sind die willkürlichen Muskeln nur selten unterzogen worden. Für meine fünf mit dem Tode endenden Fälle kann ich mit Sicherheit dafür einstehen, dass die Struktur der Muskelfasern vollkommen intakt war. Die einzelnen Muskelfibrillen waren normal breit, zeigten überall eine scharf ausgesprochene Querstreifung und waren auch nicht im geringsten Grade verfettet. Die Muskelkerne erschienen in einer gewöhnlichen Anordnung und Zahl. Auch an dem Bindegewebe zwischen den einzelnen Muskelfasern, an den Blutgefässen und intramuskulären Nerven war eine pathologische Abweichung auch nur geringen Grades niemals wahrzunehmen.

Da in allen meinen Beobachtungen der Herzmuskel in sehr hohem Grade verfettet angetroffen wurde, so muss man sich die Ansicht bilden, dass auf denselben Reiz der Herzmuskel anders antwortet, als dieses die willkürlichen Muskeln des Stammes und der Extremitäten thun. Dieser Vorstellung wird man wesentlich dadurch näher geführt, dass die Histiologen trotz der Querstreifung, in welcher beide Muskelformen übereinstimmen, dennoch wesentliche Abweichungen in ihrer Struktur nachgewiesen haben. Ja es ist sogar unwahrscheinlich, dass das Protoplasma der willkürlichen Muskelfasern chemisch derselbe Stoff sei, wie der Inhalt der Muskelfibrillen des Herzens.

---

[1] Vgl. Kap. IV. Kasuistik. p. 79.

Die mikroskopische Untersuchung der willkürlichen Muskeln hat Müller in drei Fällen ausgeführt und hierbei zwei Male eine ausgesprochene Verfettung der Muskelfasern nachweisen können. Hervorgehoben sei noch, dass in einer Beobachtung [1] eine sehr hochgradige Verfettung bestand, obschon hier die Muskulatur ein frischrothes Kolorit darbot. Interessant ist es noch, zu erfahren, dass gerade diejenigen Muskeln, welche sich in ununterbrochener Aktion befinden, die Interkostalmuskeln und das Zwerchfell, die weitgehendste fettige Degeneration eingegangen waren. Die Muskelfibrillen hatten hier die Querstreifung vollkommen verloren und waren theils mit feinem Fettstaub, theils mit gröberen Fetttröpfchen erfüllt, während sich an den übrigen Stamm- und Extremitätenmuskeln nur unbedeutende Verfettung vorfand. Nach der kleinen Zahl der von Müller angestellten Untersuchungen und der relativen Häufigkeit eines positiven Ergebnisses könnte es fast den Anschein gewinnen, als wenn meine eigenen Beobachtungen über die mikroskopische Unversehrtheit der Struktur der Muskeln eher die Ausnahme als die Regel bildeten, und Müller spricht sogar direkt die Vermuthung aus, dass die Verfettung der willkürlichen Muskeln eine häufige Folgeerscheinung der progressiven perniziösen Anämie sei. Jedoch auch Schumann giebt für seine Beobachtung von essentieller Anämie an, dass die Querstreifung an den Fibrillen der willkürlichen Muskeln erhalten war, dass die Muskelfasern einen erheblichen Grad fettiger Entartung nicht eingegangen waren, und dass auch die inter- und intramuskulären Gefässe auffällig jedenfalls nicht verfettet waren.

In Bezug auf die **Hämorrhagien**, welche Schumann in den willkürlichen Muskeln makroskopisch vorfand, beobachtete er [2] bei der mikroskopischen Untersuchung, dass sie aus kleinen Herden rother Blutkörperchen bestanden, welche theils im interstitiellen Bindegewebe, theils zwischen den Muskelfibrillen zerstreut lagen. Die Blutkörperchen erschienen hier blass, waren aber noch scharf und doppelt kontourirt. Nur die den kleinen Blutherden zunächst gelegenen Muskelfasern waren in ihrer Zeichnung blasser, verwaschener, wohl auch schmäler und hie und da feinkörnig getrübt. In dem Stricker'schen Falle von Hämorrhagien in den willkürlichen Muskeln wurde eine mikroskopische Untersuchung der Muskeln nicht ausgeführt.

Es erscheint im Interesse der kommenden Darstellung von Wichtigkeit, schon hier auf eine sehr interessante experimentelle Untersuchung

---

[1] Vgl. Kap. IV. Kasuistik. p. 66.

[2] O. Schumann. *Ueber einen Fall von progressiver perniziöser Anämie.* Diss. inaug. Freiburg i. Br. 1875. p. 15.

aufmerksam zu machen, welche mir soeben während des Niederschreibens dieser Zeilen in die Hände gekommen ist. An Meerschweinchen, welche für mehrere Tage lang einer erhöhten Temperatur von 37—39° C. in einem Wärmekasten ausgesetzt waren und die dann regelmässig zu Grunde gingen, fand Hr. LITTEN[1] bei der Sektion eine Verfettung innerer Organe. Beiläufig bemerkt schieden die Thiere während des Lebens weniger CO_2 aus als normal, und beide Erscheinungen: die anatomische Veränderung und die Herabsetzung der Kohlensäureausscheidung, deutet LITTEN dahin, dass die erhöhte Aussentemperatur die rothen Blutkörperchen verändere und die Oxydationsprozesse in ihnen aufhebe, als deren anatomischer Ausdruck die Verfettungsprozesse anzusprechen seien. Wichtiger für uns ist es augenblicklich, die Reihenfolge der Verfettungsvorgänge festzuhalten. Es fand nämlich LITTEN, dass am leichtesten die Leber fettig entartet; dann folgen hierin die Epithelien der tubuli contorti und geraden Harnkanälchen, dann der Herzmuskel, dann das Zwerchfell, die Interkostalmuskeln und endlich erst die Extremitätenmuskeln. Auch die Epithelien in den Schlauchdrüsen des Magens beweisen eine bemerkenswerthe Resistenz dem Einfluss der Wärme gegenüber.

Wenn man es gestattet, der kommenden Darstellung insoweit vorzugreifen, dass man die Verfettung des Herzmuskels als ein regelmässiges Vorkommniss bei der progressiven perniziösen Anämie ansieht, so ergiebt sich zwischen den LITTEN'schen Experimenten und den freilich sehr sparsamen anatomischen Erfahrungen bei unserer Krankheit eine vortreffliche Uebereinstimmung. Konstant findet man den Herzmuskel verfettet, daneben kann — wenn auch selten — das Zwerchfell und die Interkostalmuskulatur eine hochgradige Verfettung eingehen, während die Extremitätenmuskeln gar nicht oder doch nur unbedeutend fettig entarten.

IV. Knochensystem.

An den Knochen ist eine Abweichung von der gewöhnlichen Form oder eine besonders auffällige Vertheilung der Knochensubstanz von mir nicht beobachtet worden. Freilich beschränken sich meine Untersuchungen ausschliesslich auf das Schädeldach, auf die Oberschenkelknochen und auf das Brustbein.

Ein umfangreiches Skelettiren der Leichen ist begreiflicherweise meist nicht gestattet, und die sehr beschwerliche und zeitraubende Untersuchung

---

[1] M. LITTEN. *Ueber die Einwirkung erhöhter Temperaturen auf den Organismus.* (Virchow's Archiv. 1. Mai 1877. p. 10—35.)

an sich macht es erklärlich, wenn das Knochensystem eine eingehendere Beachtung von Seiten der Autoren kaum gefunden hat.

FEDE[1] hat eine Beobachtung als progressive perniziöse Anämie mitgetheilt, bei deren Sektion sich zu beiden Seiten der Wirbelsäule mandel- bis hühnereigrosse Tumoren fanden, welche den Köpfen der 3.—9. Rippe entsprachen. Auch von anderen Autoren ist dieser Fall wegen des eben erwähnten Befundes als progressive perniziöse Anämie beanstandet worden, und ich habe ihn bei der Aufzählung der Kasuistik in diejenige Gruppe von Beobachtungen einreihen müssen, welche unserer Krankheit nicht zuzuzählen sind.

In Bezug auf das Knochenmark verweise ich auf denjenigen Abschnitt,[2] welcher den anatomischen Befund der blutbereitenden Organe bespricht.

V. Nervensystem.

An die Untersuchung des Nervensystems knüpft sich ein besonderes Interesse. Während des Lebens können Abweichungen von der normalen Funktion der Nerven überaus häufig beobachtet werden. Delirien, Koma, Taubheitsgefühl der Hautempfindung, Zuckungen und Lähmungen — mitunter von halbseitigem Karakter — sind im vorigen Kapitel wiederholt erwähnt worden. Besprochen wurde, dass das Sehvermögen, das Gehör, der Geruch und Geschmack abgeschwächt oder völlig aufgehoben werden können.

Es sei schon im Voraus erwähnt, dass für alle diese Erscheinungen gestörter Nerventhätigkeit grössere Herderkrankungen im Zentralnervensystem nicht aufgefunden werden. Die Blutungen halten hier wie in allen anderen Organen an dem kapillären Karakter fest, und es wäre nur die einzige Beobachtung von MÜLLER[3] zu erwähnen, in welcher eine im Gefolge einer Schwangerschaft anämisch gewordene 33jährige Frau kurze Zeit vor dem Tode apoplektisch zusammenstürzte, und bei der Sektion ein umfangreicher Bluterguss im rechten Streifen- und Sehhügel und in der den rechten Hinterventrikel begrenzenden Markmasse gefunden wurde.

Doch können diese Kapillarapoplexien so zahlreich und dicht nebeneinander zu liegen kommen, dass sie schliesslich eine mehr oder minder umfangreiche Herderkrankung des Hirns darstellen und je nach ihrem Sitze auch die Erscheinungen einer solchen hervorrufen. So habe ich in

[1] Vgl. Kap. IV. Kasuistik. p. 110.
[2] Vgl. dieses Kapitel p. 277—283.
[3] Vgl. Kap. IV. Kasuistik. p. 56. Beobachtung XXV.

meiner dritten Beobachtung in der linken Grosshirnhemisphäre einen erbsengrossen gelben Erweichungsherd gesehen und beschrieben, welcher durch seine rothe Sprenkelung erkennen liess, dass er offenbar durch Berstung einer Gruppe kapillärer Hämorrhagien entstanden war.

Für eine grössere Reihe von Nervenstörungen jedoch ist ein greifbares anatomisches Substrat überhaupt nicht zu finden, so dass man hier zu der Annahme gedrängt wird, dass man es mit den Wirkungen der abnormen Blutbeschaffenheit auf die Nervensubstanz zu thun hat. Würde es zulässig erscheinen, aus der Integrität der peripheren Nerven, von welcher ich mich durch die mikroskopische Untersuchung überzeugt habe, den Schluss zu ziehen, dass auch der Gehörs-, Geruchs- und Geschmacksnerv unversehrt gewesen seien — wirklich nachgewiesen habe ich das nur einmal von den Nervenfasern des Optikus in der Beobachtung V — so würde man zu der Annahme gedrängt, dass auch hier die während des Lebens beobachtete Funktionsstörung der genannten Nerven dadurch bedingt wurde, dass die Zusammensetzung des Blutes für eine normale Funktionirung insuffizient geworden war. Da bald dieser, bald jener Nerv in seiner Funktion versagte und eine bestimmte Reihenfolge hierbei nicht beobachtet wurde, so lässt sich leider ein Schluss darüber nicht ziehen, welcher von ihnen am frühesten und leichtesten Irritationen zugänglich ist. Dass die Thätigkeit der Nerven wieder zur Norm zurückkehren kann, ohne dass man zu der Annahme berechtigt wäre, dass die Blutbeschaffenheit sich gebessert hätte, ist eine Erscheinung, welche auf dem Gebiete der Nervenpathologie ihres Gleichen findet. Man nimmt hier an, dass sich die Nerven — so zu sagen — an das Defizit gewöhnen und allmählich lernen, auch unter den ungewohnten und abnormen Verhältnissen zu arbeiten.

Aber noch nach einer anderen Richtung hin nehmen die anatomischen Veränderungen des Nervensystems die Aufmerksamkeit in Anspruch. Schüle[1] hat wohl zuerst die Hypothese ausgesprochen, dass die ersten Ursachen der progressiven perniziösen Anämie vielleicht auf das Zentralnervensystem zurückzubeziehen seien, denn nach den experimentellen Untersuchungen von Goltz, Heubel und Tarchanoff wisse man, dass das Zentralnervensystem die Blutbereitung beeinflusse. Neuerdings hat auch Lépine diesen Gedanken aufgenommen und eine anatomische Untersuchung des Nervensystems auf's eindringlichste empfohlen.

Die Veränderungen am Nervensystem gestalten sich bei der progressiven perniziösen Anämie folgendermassen:

---

[1] H. Schüle. *Beiträge zur Kenntniss perniziöser Anämien.* (Allgemeine Zeitschrift f. Psychiatrie. Januar 1875. Bd. 32. p. 2—27.)

a) Gehirn.

1) Hirnhäute.

Die Dura mater zeigt an ihrem eigentlichen Parenchym keine wesentliche Veränderung. Zwar habe ich zwei Male eine Verdickung und milchige Trübung an derselben nachweisen können, doch sind dies Veränderungen, welche ungezwungener dem Alter als der Anämie zugeschrieben werden dürften.

Die harte Hirnhaut sieht blass aus, erscheint aber über der Konvexität des Grosshirns in der Regel ziemlich prall gespannt. Die Blutleiter der Dura sind bald vollkommen inhaltsleer, bald und seltener enthalten sie geringe Mengen eines sehr hellen, fast wässrigen, dünnen und flüssigen Blutes, welches eine Gerinnselbildung kaum eingeht.

Ueberaus häufig zeigen sich auf der Arachnoidalfläche und im Sacke der Dura anatomische Veränderungen. Die Innenfläche ist mit einer zarten, durchsichtigen Pseudomembran überlagert, welche eine so grosse Ausdehnung erreichen kann, dass sie einseitig oder auch auf beiden Seiten die ganze Grosshirnkonvexität bedeckt. Seltener nehmen die membranösen Bildungen auch noch die Seitenflächen des Hirns ein, doch niemals dehnen sie sich bis über die Basis desselben aus. Diese Neomembranen sind jeder Zeit dünn, spinnengewebartig, durchsichtig, lassen aber dennoch einen gelblichrothen oder ockergelben Farbenton erkennen. Zu gleicher Zeit nimmt man in ihnen mehr oder minder zahlreiche punktförmige Blutaustritte wahr, welche sich in dem feinen Häutchen zerstreut vorfinden.

Offenbar hat man in diesen punktförmigen Hämorrhagien die Quelle der Pseudomembranen zu suchen. Es ist hier der Ort an Versuche zu erinnern, welche SPERLING[1] auf LEYDEN's Veranlassung vor wenigen Jahren angestellt hat. Wenn SPERLING bei Kaninchen frisches, gerinnungsfähiges Blut unter der Dura injizirt hatte, so fand er, dass sich dasselbe nach 8 Tagen zu einer bindegewebigen Neomembran zu organisiren anfing, welche nach 2—3 Wochen in ihrer Bildung so weit vollendet war, dass es zur Gefässentwicklung in derselben gekommen war. Es bedarf keiner längern Ueberlegung, um den besprochenen anatomischen Befund mit dieser experimentellen Erfahrung als übereinstimmend zu betrachten.

Von einer Entzündung wird an der Dura mater bei der progressiven perniziösen Anämie nichts bemerkt, und eigentlich falsch wäre es, wenn man die Pseudomembranen als Pachymeningitis haemorrhagica bezeichnen

[1] H. SPERLING. *Vorläufige Mittheilung über Experimente zur Frage über Pachymeningitis haemorrhagica.* (Centralbl. f. d. Med. Wissenschaft 1872. Nr. 29.)

wollte. Wenn dieser Ausdruck trotzdem von mir in den Sektionsberichten fälschlicherweise gebraucht worden ist, so hat nur die Kürze der Bezeichnung den Grund hierfür abgegeben. Da bei der Entzündung die Hyperämie ein Hauptsymptom darstellt, und da diese sehr leicht in die Extravasation übergehen kann, so ist es leicht begreiflich, wie in dem Endeffekt die eigentliche Entzündung und eine von Anfang an als Hämorrhagie auftretende Erscheinung an der Dura vollkommen miteinander übereinstimmen können.

Zur Bildung von Pseudomembranen kommt es auf der Innenfläche der Dura sehr häufig, denn ich selbst fand sie an 4 Sektionen, bei denen die Schädelhöhle geöffnet wurde, zwei Male vor. Genau dasselbe Verhältniss giebt auch Müller an, welcher sie gleichfalls etwa in der Hälfte der Fälle angetroffen hat.

Auf jeden Fall bleiben sie dünn und zart. Dieser Umstand wird zunächst auf die geringe Menge des extravasirten Blutes zurückzubeziehen sein. Allein auch die Beschaffenheit des Blutes an sich wird man hierbei nicht ganz ausser Acht lassen können. Man weiss, dass die Gerinnungsfähigkeit des Blutes bei der progressiven perniziösen Anämie sehr erheblich gelitten hat, und dass die letztere auf die Bildung der Neomembranen nicht ohne Einfluss ist, hat Sperling bereits in den oben erwähnten Thierexperimenten nachgewiesen. Denn hatte er Kaninchen nicht intaktes, sondern defibrinirtes Blut unter die Dura gebracht, so war dasselbe nach 3 Wochen ohne alle Residuen aus dem Sacke der Dura verschwunden, und zu einer Membranbildung war es ganz und gar nicht gekommen. Und vielleicht hat man für unsere Krankheit anzunehmen, dass sowohl die Blutungen auf der Dura als auch deren weitere Entwickelung zu dünnen Häutchen noch häufiger anzutreffen wären, wenn es nicht in Folge der mangelhaften Gerinnung so schnell und vollkommen zur Resorption käme.

Unter allen Umständen wird man sich die Vorstellung machen müssen, dass die Bildung der Neomembranen bei der perniziösen Anämie nur langsam von Statten geht. Es ist nicht unwichtig, hieran festzuhalten. Denn Ponfick[1] hat die Vermuthung ausgesprochen, dass dieselbe vielleicht an den letzten Lebenstagen und als Folge jener Anfälle von Athemnoth entstanden sein könnten, unter denen anämische Personen häufig zu Grunde zu gehen pflegen. Da nun das Blut bei allen anämischen Zuständen, ganz abgesehen von ihrer Ursache und Bedeutung, an Gerinnungsfähigkeit eingebüsst hat, so ergiebt sich, dass die Beobachtungen Ponfick's den Bedingungen, welche bei unserer Krankheit

[1] E. Ponfick. *Ueber Fettherz.* (Berlin. klin. Wochenschrift. Januar 1873. Nr. 1 u. 2.)

bestehen, gleichfalls unterliegen müssen, und es kann dabei ganz übersehen werden, ob welche und wie viele unter seinen Beobachtungen wirklich Fälle von progressiver perniziöser Anämie gewesen sind. Auch hat schon MÜLLER gegen PONFICK nicht ohne Grund angeführt, dass man die Neomembranen oft da findet, wo während des Lebens dyspnoetische Zustände nicht eingetreten waren. Und somit hat man den häufigen Fund dieser Häutchen für nichts weiteres zu halten als für den Ausdruck der grossen Neigung zu kleinen, meist punktförmigen Hämorrhagien, welche sich wie in fast allen Geweben so auch an der Dura im Verlauf der progressiven perniziösen Anämie unzweideutig erkennen lässt.

Es wurde bereits vorhin hervorgehoben, dass man Grund hat, für die perniziöse Anämie anzunehmen, dass die kleinen Blutaustritte bei ihrer geringen Neigung zur Gerinnung häufig schnell und ohne bleibende Ueberreste resorbirt werden.

Kommt es weder zur vollkommenen und schnellen Resorption noch zur Ausbildung von Neomembranen, so kann man — wie ich vermuthe — vorhergegangene Blutungen mitunter daran erkennen, dass die Innenfläche der Dura deutlich ikterisch verfärbt erscheint. In meiner zweiten Beobachtung ist beschrieben worden, dass die ganze Innenfläche der Dura: auf der Hirnoberfläche, an den Seiten und auf der Basis ein gleichmässig bräunlichgelbes und deutlich ikterisches Kolorit darbot. Dass der Blutfarbstoff zu dem Farbstoff der Galle in der innigsten Beziehung steht, ist lange bekannt gewesen, aber gerade am Gehirn ist zuerst, und zwar so viel mir bekannt ist, von JAFFE [1] der sichere Nachweis geführt worden, dass sich der Blutfarbstoff in apoplektischen Hirnherden direkt in Gallenfarbstoff umsetzen kann. Und so wird man vielleicht nicht vom rechten Wege abirren, wenn man annehmen will, dass auch bei unserer Krankheit sich das auf der Dura extravasirte Blut theilweise in Gallenfarbstoff umgewandelt und ihr dadurch eine ikterische Farbe verliehen hat.

Es ist bereits früher erwähnt worden, dass der Erguss in den Höhlen der serösen Häute intensiv ikterisch verfärbt sein kann. Auch hier wäre ich geneigt, an die Umwandlung extravasirten Blutes zu denken. Dieser Verdacht liegt um so näher, als man in anderen Fällen das Transsudat röthlich verfärbt findet, so dass hierdurch jedenfalls bewiesen ist, dass eine Extravasation von Blut in den Höhlen der serösen Häute und in das Transsudat hinein stattgefunden haben muss.

Die Pia mater bleibt von der hämorrhagischen Diathese nicht

---

[1] M. JAFFE. *Ueber die Identität des Haematoidins und Bilifulvins.* (Virchow's Arch. Bd. 23.)

verschont, und punktförmige Hämorrhagien wurden auf ihr nicht selten beobachtet. Genau wie bei der Dura mater zeigt auch hier im Vergleich zu dem übrigen Theile diejenige Partie eine sehr ausgesprochene Prädisposition zu den Blutaustritten, welche die Konvexität des Grosshirns deckt. Doch kommen die Blutaustritte auch auf der Pia des Kleinhirns vor, und MÜLLER[1] beschreibt einen Fall, wo sie sich hier fast ausschliesslich und gerade vorwiegend an der Basalseite fanden, wobei einer unter ihnen bis zur Grösse einer Erbse angewachsen war. Dabei ist die Pia durchsichtig, zart und entbehrt jeder Zeit der Erscheinungen einer Entzündung. Zwar sieht sie sehr blass aus, aber dennoch habe ich in meinen Beobachtungen den hellgelben, bernsteinfarbenen Inhalt ihrer Gefässe bis in die feinsten Verästelungen mit dem Auge verfolgen können, so dass ich für meine Fälle von keinem eigentlichen Blutmangel in ihren Gefässen, sondern von einer auffälligen Blässe des Blutes zu sprechen habe. Nur die grossen Blutgefässe des circulus arteriosus Willisii fand ich an Inhalt leer. Die Substanz des Piagewebes und die Gefässwände sind jeder Zeit von normaler Beschaffenheit.

Wenn die Blutextravasate auf die freie Oberfläche der Pia abgesetzt werden, so ist es fast selbstverständlich, dass sie dieselben Umwandlungen durchmachen werden, als ob sie von der Innenfläche der Dura ihren Ursprung genommen hätten: sie werden sehr schnell und ohne erkennbare Residuen resorbirt, oder erleiden eine Umwandlung in Gallenfarbstoff, oder endlich organisiren sie sich zu Membranen. Hieraus ergiebt sich von selbst, dass die Pseudomembranen, welche sich auf der Hirnoberfläche in dem Raume zwischen Dura und Pia finden, nicht unter allen Umständen allein von den Extravasaten der Dura abzuleiten sind. Will man sich über ihren Ursprung klar werden, so wird man darauf zu achten haben, ob sich beim Zurückschlagen und Entfernen der Dura von der Hirnoberfläche die Neomembran bemüht, an ihr zu haften, oder ob sie auf der Pia liegen bleibt, indem sie aus den Blutaustritten hervorgehend auch an der Ursprungsstätte derselben am innigsten mit den betreffenden Häuten verwachsen sein wird. Und so dürfte meine zweite Beobachtung ein Beispiel für einen Pseudomembran abgeben, welche vornehmlich aus Extravasaten der Pia hervorgegangen zu sein schien. Ob sich für alle Fälle eine solche Entscheidung wird sicher treffen lassen, erscheint zweifelhaft, weil sich nach längerem Bestehen die Membran sehr wohl so weit von den ursprünglichen Extravasaten emanzipiren kann, dass sie — so zu sagen — als ein selbstständiges Gebilde für sich fortbesteht. Und ebenso einleuchtend ist es, dass sich an der

[1] Vgl. Kap. IV. Kasuistik. p. 74. Beobachtung LXII.

Bildung einer einheitlich erscheinenden Membran beide Hirnhäute zu gleicher Zeit werden betheiligen können.

Von den Hirnhäuten lassen sich diese Membranen überall leicht abheben und mit dem Skalpellstiel entfernen, was zum Theil schon durch ihre dünne und zarte Beschaffenheit bedingt wird.

Eine mikroskopische Untersuchung der Membranen habe ich in meinen Beobachtungen nicht ausgeführt, und meines Wissens existiren nur von Müller[1] Angaben über ihre Struktur. In zwei Fällen, welche Müller mikroskopisch durchsuchte, fand er „die Membranen zusammengesetzt aus einem zarten Netz von Faserstoff, in welchem sehr zahlreiche, geschrumpfte, grösstentheils entfärbte granulirte farbige Blutkörperchen und spärliche weisse eingelagert waren; die farbigen lagen oft in grösseren und kleineren Haufen beisammen. Spuren von Organisation fand er in den untersuchten Präparaten nirgends, keine Bindegewebszellen, keine Fibrillen.“ Leider ist über das wahrscheinliche Alter der Membranen nichts gesagt, und dass unter Umständen in ihnen eine Organisation zu wirklichem Bindegewebe statthaben kann, hat auch Müller nicht in Zweifel gezogen.

Ausser den Hämorrhagien trifft man sowohl an der Dura als auch an der Pia Oedeme an. In meiner Beobachtung II war es in dem Raume zwischen den beiden genannten Hirnhäuten zu einer nicht unbeträchtlichen Ansammlung eines klaren Fluidums gekommen, und in meiner zweiten, dritten und fünften Beobachtung ist auf das Oedem der Pia aufmerksam gemacht worden. Und gerade die Oedemflüssigkeit der weichen Hirnhaut zeigte dabei zwei Mal (Beobachtung II und V) eine deutlich ikterische Verfärbung.

2) Hirnsubstanz.

Ueber das Gewicht des Gehirns bei der progressiven perniziösen Anämie habe ich nur eine einzige Angabe gefunden; ich selbst habe Gewichtsbestimmungen leider versäumt. Pye-Smith erwähnt für seinen Fall von essentieller perniziöser Anämie, dass das Gewicht des Gehirns 57 Unzen = 1710 Gramm betragen habe. Diese Ziffer erscheint für einen 47jährigen Mann, um den es sich in jener Beobachtung handelt, sehr hoch, denn Huschke hat als Maximum des Hirngewichts nur 1600 Gramm angegeben, und wenn ich aus den Mittelzahlen der 5 Beobachter, welche Henle[2] anführt, noch ein Mal das Mittel nehme, so würde sich das mittlere Gewicht eines Gehirns für einen Mann nur auf

---

[1] H. Müller. *Die progressive perniziöse Anämie.* Zürich 1877. p. 167.
[2] J. Henle. *Handb. d. Nervenlehre.* Braunschweig 1871. p. 85.

1432 Gramm belaufen, so dass in der Beobachtung von Pye-Smith das Gehirn um 300 Gramm schwerer war, als dies durchschnittlich der Fall zu sein pflegt. Vom Gehirn wird in dieser Beobachtung nichts weiter erwähnt, als dass es anämisch sonst vollkommen gesund war.

Die Form und Ausbildung des Gehirns erleidet bei dieser Krankheit kaum eine Abweichung. Nur dann, wenn ein erheblicher Hydrops meningealis bestanden hat, wird man sich auf eine Abplattung der Hirnoberfläche und eine Verflachung der Sulci gefasst zu machen haben. Die Pia mater liess sich in meinen Beobachtungen leicht und im Zusammenhang von der Hirnoberfläche abziehen.

Auf dem Durchschnitt gewährt die Hirnsubstanz überall ein blasses Aussehen. Da aber an der allgemeinen Blässe beide Substanzen gleichen Antheil nehmen, so bleibt gewöhnlich die Grenze zwischen der grauen und weissen Substanz dennoch gut ausgesprochen. Doch gilt dieses Fortbestehen der Farbendifferenz nicht für alle Fälle, und beispielsweise giebt Müller an, dass er mitunter die Rindensubstanz von der eigentlichen Markmasse nicht gut habe mit dem freien Auge trennen können. Auch in meiner zweiten Beobachtung ist erwähnt worden, dass das blasse Aussehen an der Rinde in höherem Maasse auffiel als an der weissen Substanz.

Die Konsistenz des Gehirns war in allen meinen Beobachtungen eine vortreffliche, trotzdem die Hirnmasse mitunter einen hohen Feuchtigkeitsgehalt zeigte.

In den Hirnhöhlen war es zu einer bedeutenden Flüssigkeitsansammlung nicht gekommen, und es besassen dieselben die gewöhnliche Lichtung.

Auch die Plexus chorioides fielen durch die Blässe auf.

Im Gegensatz zu der sehr bleichen Farbe, welche die Hirnsubstanz allerorts darbot, mussten die kleinen punktförmigen Kapillarapoplexien um so mehr in's Auge treten. Unter den 3 Fällen aus meiner Beobachtung, in welchen das Gehirn untersucht wurde, fanden sie sich zwei Male vor. Auch Müller hebt ihr häufiges Vorkommen hervor und bei 14 Sektionen, welchen er hintereinander beiwohnte, wurden sie nur ein einziges Mal vermisst. Doch beschränkt sich ihr Auftreten fast ausschliesslich auf die Marksubstanz; und nur Schumann hat sie zahlreicher in der Rinde als im Mark gefunden. In ihrer Zahl sind sie überaus wechselnd. Dasselbe gilt von dem Zwischenraume, welcher sie von einander trennt. Bald trifft man sie zerstreut und vereinzelt, bald zahlreich und dicht neben einander an. In meiner Beobachtung III waren sie offenbar so hart nebeneinander zu liegen gekommen, dass sie zur Bildung eines erbsengrossen, gelben Erweichungsherdes im Gehirn geführt hatten. Auch Müller [1] hat eine schöne Beobachtung beschrieben, in welcher sich eine Unzahl kleiner Hämorrhagien, namentlich im corpus callosum und fornix, aber auch reichlich in der corona radiata und im arbor vitae cerebelli fanden, nur die Grosshirnganglien und graue Substanz waren fast vollkommen frei geblieben.

Eine Ausnahme und ganz zufällige Komplikation stellt es dar, wenn Müller [2] bei einer Patientin einen apoplektischen Insult eintreten sah, dem bei der Sektion ein umfangreicher Blutherd im rechten Streifen- und Sehhügel und in der den rechten Hirnventrikel einschliessenden Markmasse entsprach.

Bei der mikroskopischen Untersuchung fand ich das Gehirn in Bezug auf Ganglienzellen, Nervenfasern und Gliagewebe in jeder Beziehung unversehrt. In einem Falle enthielten die Ganglienzellen reichliche Mengen jenes tiefgelben Pigments, dessen Vorkommniss im Gehirn, namentlich älterer Personen eine normale und fast regelmässige Erscheinung ist. Nicht oft scheint man das Gehirn mit dem Mikroskop untersucht zu haben. Nur Schumann [3] hat sich dieser etwas mühevollen Aufgabe eingehend unterzogen und ist in seiner Beobachtung von essentieller perniziöser Anämie zu einem von mir etwas abweichenden Resultate gekommen. Sowohl an frischen als auch an erhärteten Präparaten hat er sich für seinen Fall davon überzeugen können, dass, wenn auch die eigentliche Nervensubstanz vollkommen unversehrt war, sich an der Neuroglia Veränderungen nachweisen liessen. Zwar hatte ihre Masse nicht an Umfang zugenommen, doch liess sich eine Vermehrung ihrer zelligen Bestandtheile: der Kerne unzweideutig erkennen.

Die feineren Blutgefässe des Hirns fand ich in meinen Beobachtungen überall mit Blut erfüllt, obschon die Blutkörperchen, wie das auch nach der während des Lebens beobachteten Beschaffenheit des Blutes kaum anders zu erwarten war, innerhalb des Gefässrohres in weiten Distanzen von einander standen. Demnach war hier, wie dies auch später von allen anderen inneren Organen erwähnt werden wird, von einer wirklichen Anämie nicht die Rede, und die Blässe des ganzen Organes weniger auf Blutleere als vielmehr auf eine mangelnde Färbekraft des Blutes zu beziehen.

Die Gefässwände erschienen intakt, und von Verfettungen habe ich in meinen Beobachtungen nichts bemerken können. Ueberhaupt zeigen die Blutgefässe des Gehirns keine grosse Neigung, im Verlauf

---

[1] Vgl. Kap. IV. Kasuistik. p. 73. Beobachtung LXI.
[2] Vgl. Kap. IV. Kasuistik. p. 56. Beobachtung XXV.
[3] Vgl. Kap. IV. Kasuistik. p. 46.

der progressiven perniziösen Anämie zu verfetten, und auch andere Autoren geben an, dass sie an ihnen, wenn überhaupt, so doch immer nur geringe Grade von fettiger Entartung angetroffen hätten. Selbst wenn man die Blutgefässe aus den frischen Kapillarapoplexien herausnimmt und untersucht, findet man eine bedeutende Verfettung an ihnen kaum jemals, und nur in dem gelben Erweichungsherde meiner Beobachtung VII habe ich einen fettigen Zerfall an den Gefässen und in der Nervensubstanz nachweisen können. Der Befund wich hierbei von dem bekannten und gewöhnlichen Bilde nicht ab. Es handelte sich hauptsächlich um eine reichliche Ansammlung grosser Fettkörnchenzellen, welche theils in den adventitiellen Lymphscheiden, theils frei und von schmalen Zonen körniger, zum Theil gleichfalls mit Fettgranulis erfüllter Substanz umgeben lagen.

Schumann hat noch angegeben, dass in seinem Falle die Gefässe und namentlich die Uebergangsgefässe spindelförmige oder ampullenartige Auftreibungen erkennen liessen. Die Ausbildung derselben geht der Entstehung kapillärer Hirnblutungen nicht selten voraus. Ich [1] selbst habe sie in einem Falle von Blutung in die Rückenmarkssubstanz gesehen und in dem vorletzten Jahrgang der Charité-Annalen abgebildet. Allein in meinen Beobachtungen von progressiver perniziöser Anämie habe ich sie stets vermisst, und ich besinne mich nicht, sie ausser von Schumann noch von anderen Autoren erwähnt gefunden zu haben.

Die adventitiellen Lymphräume sah ich von zelligen Elementen frei. Dagegen fanden sich in ihnen in der Beobachtung III und V jene eigenthümlich fettig glänzenden, fast wie Oeltröpfchen aussehende Massen von tiefgelber Farbe, von denen man anzunehmen pflegt, dass sie aus Protagon bestehen, welches mit einem Pigment imbibirt ist, ohne über ihre Natur irgend etwas Genaueres zu kennen. Ihre Grösse war wechselnd. Bald bildeten sie feine Tröpfchen und Körnchen, bald grössere und oft unregelmässig geformte und fast plump erscheinende Schollen. Mitunter lagen sie so massenhaft bei einander, dass sie die adventitielle Lymphscheide aneurysmenartig peripherisch ausgeweitet hatten. Einen besonders grossen Umfang erreichten sie zwischen den Theilungsstellen von Gefässen, und es fand sich hier die Lymphscheide nicht selten in sehr beträchtlicher Ausdehnung von dem eigentlichen Gefässrohre abgehoben.

Ich habe diese Bildungen häufig bei der Untersuchung alter Blut-

---

[1] H. Eichhorst. *Beiträge zur Lehre von der Apoplexie in die Rückenmarkssubstanz* (*Haematomyelia*). Charité-Annalen. Hrsg. 1876. p. 203.

herde des Gehirns und Rückenmarkes angetroffen. Von Anderen[1] wird angegeben, dass ihr Entstehen mit Stauungen im Gefässsystem zusammenhängt. Ob bei unserer Krankheit eines oder das andere Moment oder gar beide zugleich betheiligt sind, würde ich nach den geringen Erfahrungen nicht zu vermuthen wagen. Von anderen Beobachtern wird dieses Fundes bei der perniziösen Anämie übrigens gar nicht gedacht.

b) Rückenmark.

Dass das Rückenmark noch seltener als das Gehirn einer Untersuchung unterzogen worden ist, wird zum Theil durch äussere und leicht begreifliche Ursachen bedingt. In den beiden Fällen meiner eigenen Beobachtung (II und V) habe ich ausser einer tiefen Blässe der Häute und des eigentlichen Parenchyms nichts Besonderes an ihm finden können. Seine Konsistenz war eine vortreffliche, die Querschnittszeichnung an ihm vorzüglich ausgesprochen.

Auch bei der mikroskopischen Untersuchung erwiesen sich alle seine Bestandtheile als völlig unversehrt. Die Gefässe waren allerorts mit Blut erfüllt, so dass ein Blutmangel, auf welchen die Blässe zurückzuführen gewesen wäre, in Wirklichkeit nicht bestand. Ihre Lymphscheiden waren leer, ihre Wände an keiner Stelle verfettet.

In der zweiten Beobachtung ist noch besonders hervorzuheben, dass die vortrefflich ausgebildeten vielstrahligen Ganglienzellen des Vorderhorns in reichlicher Menge jenes goldgelbe Pigment führten, welches in den Nervenzellen, namentlich bei älteren Personen fast regelmässig angetroffen wird.

Wenn ich in meiner fünften Beobachtung einen ausgedehnten Hydromyelus gefunden habe, welcher den grösseren Theil des Rückenmarkes von der Hals- bis in die Lendenanschwellung hinein durchzog, so ist das offenbar nur ein ganz zufälliger Befund gewesen, den ich mit gutem Rechte an dieser Stelle übergehen zu können glaube. Gerade in jener Zeit habe ich noch bei einer anderen Person, welche ganz vortrefflich entwickelt war und an einer Gesichtsrose auf der FRERICHS'schen Klinik zu Grunde ging, einen ebenfalls symptomenlos verlaufenden Hydromyelus von erstaunlicher Ausdehnung angetroffen, und beabsichtige beide Beobachtungen in nächster Zukunft wegen einiger Besonderheiten an anderer Stelle im Zusammenhang und ausführlich zu besprechen.

Es würde falsch sein, aus dem bisher Mitgetheilten den Schluss ziehen zu wollen, dass das Rückenmark von der Neigung zu kapil-

---

[2] SCHÜLE. *Beiträge zur Kenntniss der Paralysen.* (Allg. Zeitschrift f. Psychiatrie. Bd. 38. 1875.)

lären Blutungen und ödematösen Schwellungen frei bleibt. MÜLLER[1] wenigstens hat zwei Male punktförmige Blutaustritte im Rückenmark gefunden und auch hier wie im Gehirn mit vorwiegender Betheiligung der weissen Substanz. Vielleicht würde dieser Fund noch öfters gemacht worden sein, wenn man die Mühe der Eröffnung des Rückenmarkes nicht zu scheuen pflegte.

c) Sympathicus.

Unter den Ausbreitungen der sympathischen Nerven sind nur der plexus solaris und einer seiner Abschnitte, die ganglia semilunaria von Anderen vereinzelt genauer untersucht worden. SAMUEL WILKS hat die Semilunarganglien mehrmals durchmustert und sie stets gesund gefunden. Dasselbe giebt PYE-SMITH an, und nur einmal bin ich auf die Bemerkung gestossen, dass in ihnen Verfettungen wahrnehmbar waren.

d) Periphere Nerven.

Die peripheren Nerven untersuchte ich in einem einzigen Falle frisch und fand eine Veränderung an ihnen nicht auf. Sie sahen blass aus, zeigten keine Blutextravasation und erwiesen sich auch unter dem Mikroskop in ihrer Struktur als intakt. Oefters, ja fast regelmässig habe ich bei Gelegenheit einer bestimmten Untersuchung die peripheren Nerven nach vorhergegangener Erhärtung durch chromsaure Salze untersucht, und habe ich hier an tingirten Präparaten das oben erwähnte Resultat bestätigt gesehen. Andere Beobachtungen liegen meiner Erinnerung nach bis jetzt nicht vor.

VI. Sinnesorgane.

Unter den Sinnesorganen habe ich eigene Erfahrungen nur über die Veränderungen am

Auge

bei der progressiven perniziösen Anämie machen können, und auch von anderen Autoren ist — wenn überhaupt — so ausschliesslich auf dieses Gebilde Rücksicht genommen worden. Die Untersuchung der übrigen Sinnesorgane erfordert so feine, sichere und spezialistische Kenntnisse und stösst gewöhnlich auf so bedeutende äussere Schwierigkeiten, dass man eine Vernachlässigung derselben vielleicht nicht zu einem übermässig grossen Vorwurf anrechnen wird.

Mit einer beinahe ermüdenden Eintönigkeit kehren auch hier die

---

[1] Vgl. Kap. IV. Kasuistik. p. 65. Beobachtung XLVI. u. p. 73. Beobachtung LXI.

bisher besprochenen Veränderungen fast ausschliesslich wieder: die Blutung und das Oedem.

An den Konjunktiven wird das Oedem, die Chemosis auch an der Leiche oft noch sehr gut erkannt, und als eine häufige Begleiterscheinung trifft man deneben eine ausgesprochen ikterische Verfärbung derselben an. Unter den ersten 3 Fällen meiner Beobachtung wird jedes Mal der Chemosis und zugleich des Skleralikterus gedacht. Von Blutungen auf der Augenbindehaut habe ich zwar an der Leiche nichts gesehen, sie aber in meiner zweiten Beobachtung während des Lebens beschrieben.

Dass dagegen in der fascia Tenoni Blutextravasate vorkommen können, hat MÜLLER[1] in einem Falle angegeben.

Von den Augenmuskeln habe ich nichts anders zu berichten, als dass sie gleich den Extremitätenmuskeln in meinen Fällen sehr blass aussahen. Für das unbewaffnete Auge waren Verfettungsherde in ihnen nicht wahrzunehmen, und eine mikroskopische Durchmusterung wurde von mir verabsäumt. Auch Blutungen habe ich in ihnen nicht vorgefunden.

Das Orbitalfettzellgewebe war stets reichlich entwickelt und dabei weniger saftig gelb verfärbt, als dies von dem Unterhautzellgewebe der Haut beschrieben worden ist.

An der Cornea, sclerotica, an der Linse und dem Kammerwasser, am corpus vitreum und an der tunica vasculosa wurden Veränderungen nicht beobachtet.

Ganz anders verhält es sich mit der Netzhaut, und Oedem sowohl, als auch Blutungen trifft man hier überaus häufig an. Schon dem unbewaffneten Auge werden beide Zustände leicht erkennbar. Die Retina hat oft ein eigenthümlich rauchiges, getrübtes, undurchsichtiges Aussehen angenommen; die Optikuspapille erscheint ödematös gequollen und stark prominent; die Netzhautgefässe sind stark geschlängelt und überreichlich mit Blut erfüllt; die schon im Leben mit dem Augenspiegel erkannten Blutaustritte können auch jetzt als hirsekorn- bis stecknadelkopfgrosse Blutpünktchen leicht erkannt werden. STRICKER[2] hat noch die auch von anderen Autoren beschriebenen weissen Flecke nach dem Tode in der Netzhaut wiederfinden können.

Die Blutgefässwände der Netzhaut können ein verschiedenes Verhalten zeigen, und so viel steht jedenfalls fest, dass Blutungen in die Netzhaut erfolgen können, ohne dass eine Spur von Verfettung an

---

[1] Vgl. Kap. IV. Kasuistik. p. 75. Beobachtung LXV.

[2] Vgl. Kap. IV. Kasuistik. p. 79.

den Gefässen nachweisbar ist. In meiner Beobachtung II fehlte die Verfettung vollkommen, trotz des Bestehens von Netzhauthämorrhagien, und in meiner Beobachtung V war sie zu einem hohen Grade bei denselben Bedingungen angewachsen. Aber zu gleicher Zeit war es hier nicht allein zu regressiven, sondern auch zu irritativen Veränderungen gekommen, indem die Kerne der Gefässscheiden vermehrt waren und zu 5—7 neben und hintereinander lagen. Hochgradige Verfettungen an den Retinagefässen werden jedenfalls nur selten und ausnahmsweise angetroffen.

Die Schlängelung der Gefässe ist auch bei der mikroskopischen Untersuchung gut ausgesprochen und besonders an den Gefässen feineren Kalibers hochgradig entwickelt. Dabei nimmt man sehr häufig an ihnen spindelförmige oder sackförmige Erweiterungen wahr. (Vgl. Fig. 5, p. 273.) Auch sind die Gefässe überall sehr reichlich und hier sogar gegen das Gewöhnliche mit dicht gedrängt nebeneinander liegenden Blutkörperchen erfüllt.

Die Blutextravasate waren in den von mir untersuchten Fällen ganz ausschliesslich aus rothen Blutkörperchen zusammengesetzt, welche, offenbar je nach dem Alter des betreffenden Herdes, theilweise verändert und in körnigem Zerfall begriffen waren. Dasselbe giebt neuerdings auch Nykamp[1] an, und Schumann scheint jedenfalls nicht übermässig viele farblose Zellen in ihnen gesehen zu haben. Hiervon abweichend verhält sich eine Beobachtung von Manz.[2] Es handelte sich hier um eine 32jährige Frau, bei welcher man durch die einen Tag vor dem Tode gemachte Augenspiegeluntersuchung ein weissliches Zentrum in den grösseren Blutaustritten nachgewiesen hatte. Als man das Auge nach dem Tode untersuchte, fanden sich die grösseren Hämorrhagien zusammengesetzt aus einem aus farblosen Blutzellen gebildeten centralen Theil, um welchen sich die farbigen — mitunter in einer gewissen Distanz — herumgelagert hatten. Es ist diese Beschreibung fast mit derjenigen identisch, welche neuerdings noch Reincke[3] von den Netzhautblutungen bei der Leukämie gegeben hat.

Nach den bisherigen vorliegenden Erfahrungen hat es den Anschein, als ob das Zustandekommen der Blutaustritte in verschiedener Weise vor sich gehen kann. Manz hat zuerst die Mittheilung gemacht, dass er an den Kapillaren der Retina ampulläre oder seitliche Aus-

---

[1] A. Nykamp. *Ueber die Entstehung der Apoplexia retinae bei „perniziöser Anämie“.* (Berlin. Klin. Wochenschrift. Nr. IX. 1877.)

[2] W. Manz. *Veränderungen in der Retina bei Anaemia progressiva perniciosa.* (Centralbl. f. d. Med. Wissenschaft. September 1875. Nro. 40.)

[3] J. Reincke. *Fall von Leukämie.* (Virchow's Arch. Bd. L. 1870.)

buchtungen wahrgenommen habe, welche theils leer, theils mit farbigen oder jenen blassen und zarten Zellen erfüllt waren, welche er in dem Zentrum des ausgebildeten Extravasates wiederfand. Ob an der aneurysmatischen Erweiterung nur die Lymphscheide, natürlich nach vorhergegangener Ruptur der eigentlichen Gefässwand, oder beide Häute zugleich Theil nehmen, konnte er nicht entscheiden. Er sieht diese Gefässveränderungen als die Entwicklungsstufen der Hämorrhagien an und identifizirt sie mit den von Lionville und Charcot beschriebenen Kapillaraneurysmen des Gehirns.

Was zunächst das Vorkommen dieser kleinen Aneurysmen betrifft, so habe ich dasselbe in meiner Beobachtung II und V bestätigt gefunden.

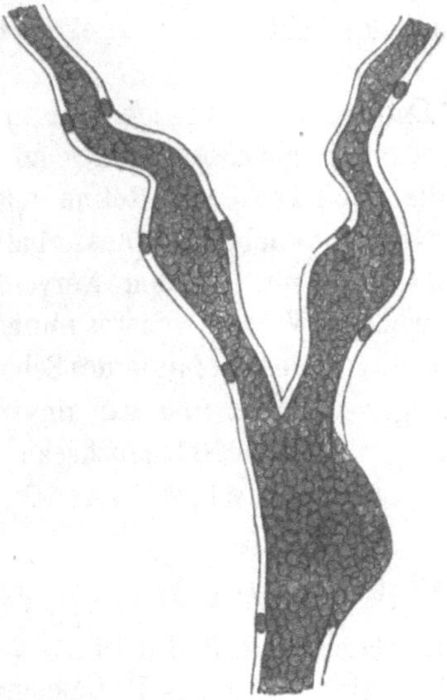

Fig. 5.

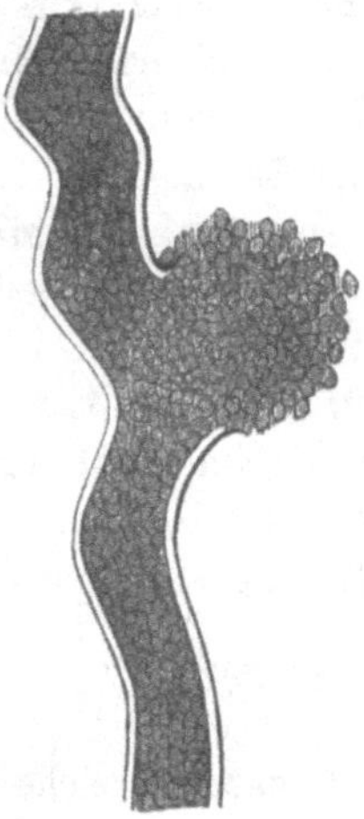

Fig. 6.

Nothwendig ist die Bildung dieser Aneurysmen zum Zustandekommen der Blutungen jedenfalls nicht, denn in meiner Beobachtung III, wo es sich gleichfalls um Netzhautblutungen, Gefässschlängelungen und Oedem handelte, wurden sie ganz und gar vermisst. Auch kann ich die Angaben von Manz noch dahin erweitern, dass ich mich, wie die einem Osmiumpräparat entlehnte Fig. 5 zeigt, mit Sicherheit davon überzeugt habe, dass hier nur die Lymphscheide allein aneurysmenartig ausgeweitet war, indem das Gefässrohr einfach durchbrochen war. Nur darin weiche ich mit meinen Funden von ihm ab, dass ich leere aneurysmatische Ausbuchtungen niemals gesehen habe, und dass dieselben einzig und allein aus rothen Blutkörperchen bestanden. Den Uebergang vom Aneurysma zum freien Extravasat habe ich direkt beobachten können und auch in Fig. 6 bildlich wiederzugeben versucht.

Jedoch ist dieser Weg der Extravasatbildung, wie eben angedeutet wurde, nicht der ausschliessliche. In meiner Beobachtung III waren mehrfach Blutaustritte in der Retina vorhanden, ohne dass man an den Gefässen Aneurysmen auffinden konnte. Hier bleibt kaum etwas anders als anzunehmen übrig, dass eine Diapedesis rother Blutkörperchen stattgefunden hat.

Auch Nykamp hat für seine Beobachtung an eine Diapedesis gedacht. Es ist dieses um so auffälliger, als auch von ihm seitliche und zentrale Ausbuchtungen der äusseren Gefässhaut, in welchen Blutzellen und feinste Körnchen eingelagert waren, beschrieben worden sind. Jedenfalls scheint mir in seiner Beobachtung das Fehlen einer direkten Extravasation nicht sicher erwiesen.

Auf die Dickenausdehnung der Extravasate habe ich bei meinen eigenen Untersuchungen nicht geachtet, doch giebt Schumann an, dass sie in seiner Beobachtung fast durch die ganze Dicke der Retina reichten.

Die nervösen Elemente der Netzhaut habe ich ausserhalb der Extravasation intakt gefunden, und dasselbe gilt von den Nervenfasern des Optikus, welchen ich in Beobachtung V an Ueberosmiumsäurepräparaten untersucht habe. Uebrigens war in dem Stamme des Sehnerven auch der Gefässapparat und das Bindegewebe ganz und gar unversehrt.

Eine mikroskopische Untersuchung der weissen Netzhautflecke haben sowohl Müller als auch Stricker, welche sie erwähnen, verabsäumt.

VII. Blut.

Die Angaben, welche sich auf die Beschaffenheit des Blutes bei der progressiven perniziösen Anämie beziehen, sind meist aus Untersuchungen gewonnen worden, welche während des Lebens angestellt wurden. Da das Blut eine überaus launenhafte Materie darstellt, indem es Veränderungen seiner Form gern und überraschend leicht eingeht, so wird man auch in Zukunft gut daran thun, diesen Erscheinungen mehr während des Lebens als nach dem Tode nachzugehen. Bereits in dem vorigen Kapitel[1] sind dieselben nebeneinander aufgezählt, und man wird sich dort davon haben überzeugen können, dass sie ein so buntes Bild und wirres Durcheinander darstellen, dass es zunächst unmöglich wird, bestimmte zusammengehörige Gruppen in demselben aufzufinden.

Die Untersuchung des Leichenblutes bereichert jenes unzusammenhängende Material nur um eine geringe Zahl neuer Fakta. Bei Weitem

[1] Vgl. Kap. VII. Analyse der klinischen Erscheinungen. p. 229—238.

am interessantesten unter ihnen erscheint die Beobachtung von COHNHEIM.[1] Bei einem 35jährigen Arbeiter, welcher auf der Breslauer Klinik an den Erscheinungen der progressiven perniziösen Anämie verstorben war, fand der genannte Autor in dem Knochenmark reichlich rothe kernhaltige Blutkörperchen vor. Auch in der Milz und Leber fanden sich dieselben, wenn auch hier nicht auffallend reichlich. Besonders interessant aber war es, dass sie COHNHEIM auch in Gerinnseln wieder erkannte, welche er der vena cava inferior, vena jugularis und anderen Venen entlehnt hatte. Trotzdem waren dieselben während des Lebens auf der Klinik nicht gesehen worden.

BROADBENT[2] ferner hat eine Beobachtung veröffentlicht, in welcher eine 43jährige Frau seit Monaten an Erbrechen litt und dann unter den Zeichen perniziöser Anämie erkrankte. In diesem Falle färbte das Blut bei der Sektion die Hand lebhaft gelb, etwa den Flecken gleich, wie sie Salpetersäure zu erzeugen pflegt, und es hafteten dieselben so fest, dass man sie nur schwer wieder entfernen konnte. Die rothen Blutkörperchen waren in diesem Blute sehr blass und erschienen grösser als normal, während die weissen Blutkörperchen fast ganz fehlten.

Auch habe ich an zwei Angaben zu erinnern, welche MÜLLER[3] und QUINCKE[4] gemacht haben. Dieselben schliessen sich an eine hübsche Beobachtung von PONFICK an. Bei den Untersuchungen über die Bedeutung des Fettherzens machte PONFICK die Erfahrung, dass, als er eine grössere Menge Blutes in einem Glasgefäss aufgefangen und es sich hier der Senkung überlassen hatte, ein Versuch, welcher auch unter dem Namen der WELCKER'schen Blutsedimentirungsmethode bekannt ist, sich dasselbe in drei Schichten absonderte. Die obere, dickste Schicht von heller grünlichgelber Farbe bestand aus Plasma, die mittlere (unter normalen Verhältnissen natürlich dünnste) Schicht vorwiegend aus farblosen, die unterste aus rothen Blutkörperchen. Jedoch war das Verhältniss zwischen den beiden unteren Schichten derart geändert, dass sie sich beide an Ausdehnung fast gleichkamen. Offenbar wurde durch diese sehr einfache Manipulation dem freien Auge veranschaulicht, dass wenn auch nachweislich die farblosen Blutkörperchen absolut nicht an Zahl vermehrt waren, sich dennoch ihr Verhältniss zu der Menge der rothen Blutkörperchen zu Ungunsten der letzteren gestaltet hatte, und es handelte sich hier um eine unverkennbare Abnahme der Zahl an rothen Blutzellen.

---

[1] Vgl. Kap. IV. Kasuistik. p. 86.
[2] Vgl. Kap. IV. Kasuistik. p. 68.
[3] Vgl. Kap. IV. Kasuistik. p. 99. Beobachtung CXV.
[4] Vgl. Kap. IV. Kasuistik. p. 102. Beobachtung CXXII.

Es ist bereits früher von mir darauf hingewiesen worden, dass ich es für unmöglich halte, aus einem Leichenbefund allein den Rückschluss machen zu wollen, ob eine Beobachtung zur progressiven perniziösen Anämie gehört oder nicht. PONFICK hat dies auch an keinem Orte mit Bestimmtheit gethan. Nichtsdestoweniger haben spätere Autoren denjenigen Fehler gemacht, welchen PONFICK mit Absicht vermieden hat, und oft kehrt bei ihnen die Angabe wieder, dass seine Beobachtungen alle oder „doch sicher einige", letztere dann ohne weitere genauere Angabe, zu unserer Krankheit gehören. Dieses Bestreben spricht sich unverkennbar auch darin aus, dass man die schöne und interessante Beobachtung von PONFICK bei unserm Leiden fast mit Gewalt hat wiederfinden wollen.

QUINCKE[1] hat zuerst bei einer Kranken, von welcher er angiebt, dass sie an progressiver perniziöser Anämie verstarb, die PONFICK'sche Beobachtung wiedergefunden. Beim Stehen in einem Glasgefäss bildete das Herzblut drei Schichten: eine unterste dunkelrothe, eine mittlere weissgraue und eine obere trübe. Die mittlere bestand nur aus weissen Blutkörperchen, die meist sehr gross (9—10 μ Durchmesser) waren und einen einzigen (bis 6 μ) oder mehrfache Kerne besassen. Während des Lebens hatte man im Blut die Zahl der weissen Blutzellen derjenigen der farbigen Blutkörperchen gleich gefunden.

Diese Beobachtung ist jedoch für unsere Krankheit kaum zu verwerthen, denn sie betrifft jenen eigenthümlichen Fall, wo die in ärmlichen Verhältnissen lebende Kranke 4 Monate lang an Durchfällen, Erbrechen und Magenschmerzen gelitten, angeblich keinen Typhus überstanden haben sollte, im Hospital innerhalb 3 Tagen verstarb, und bei welcher die Sektion zahlreiche frische Typhusnarben im Dünndarm und Vergrösserung der retroperitonealen Drüsen erkennen liess.

Auch MÜLLER hat den PONFICK'schen Versuch mehrfach wiederholt. In zwei Fällen kam eine Sonderung des Blutes in getrennten Schichten überhaupt nicht zu Stande. In einer dritten Beobachtung dagegen[2] bildete das Blut nur zwei Schichten. Oben auf dem Serum setzte sich eine opaleszirende, dünne, aus Fetttropfen bestehende Schicht ab, und auch im Kruorkoagulum waren hier zahlreiche Fetttropfen und hochgradig verfettete Endothelien der Aorta zu finden. Leider ist auch diese Beobachtung nicht einwurfsfrei, denn der Fund einer Amyloidleber lässt es zweifelhaft erscheinen, ob es sich hier wirklich um einen Fall von progressiver perniziöser Anämie gehandelt hat.

Wiederholentlich habe ich darauf geachtet, ob sich vielleicht im

---

[1] Vgl. Kap. IV. Kasuistik. p. 102. Beobachtung CXXII.

[2] Vgl. Kap. IV. Kasuistik. p. 99. Beobachtung CXV.

Leichenblute jene eigenthümlichen, spitzig oktaëderförmigen Krystalle würden auffinden lassen, deren Ausscheiden im Blut Leukämischer NEUMANN[1] zuerst gesehen und beschrieben hat. Meine Untersuchungen ergaben jedoch ein negatives Resultat.

Die Menge des Blutes erscheint in der Leiche sehr gering. Das Herz und die grossen Gefässe sind entweder ganz leer oder enthalten nur geringe Mengen hellen, wässrigen Blutes, oder endlich, wenn es fast gegen die Regel zur Gerinnselbildung gekommen ist, so haben die Fibrinabscheidungen ein lockeres, gelatinöses, leicht zertheilbares Gefüge. In meiner vierten Beobachtung war das im linken Herzen vorgefundene Gerinnsel deutlich ikterisch verfärbt.

Bei der grossen Blässe, welche alle Organe dem unbewaffneten Auge darbieten, lauten alle Angaben übereinstimmend, dass sich dieselben im Zustande der Blutleere, der Anämie, befänden. Für meine eigenen Beobachtungen muss ich die Bezeichnung Anämie der inneren Organe zurückweisen, obschon auch in ihnen eine auffällige und tiefe Blässe regelmässig verzeichnet worden ist. Zwar habe auch ich die grösseren Blutgefässe, wie oben erwähnt, in ihnen meist blutleer gefunden, die kleineren dagegen waren regelmässig mit Blut erfüllt und boten auf diese Weise eine wohlausgesprochene, natürliche Injektion des betreffenden Organes dar. Auch die während des Lebens häufig gemachte Erfahrung, dass auf einen feinen Nadelstich in die Haut das Blut reichlich und leicht hervorquillt, bestätigt es, dass es sich um eine wirkliche Blutarmuth in den feineren Gefässen kaum handeln kann. Und so möchte ich, für meine Beobachtungen wenigstens, die Annahme machen, dass die hochgradige Blässe der Organe weniger durch eine wirkliche Blutarmuth, d. h. durch eine quantitave Veränderung des Blutes hohen Grades, als vielmehr durch eine abnorme Qualität desselben zu Wege gekommen ist. Und man wird nicht fehl gehen, wenn man in erster Linie hierfür zwei Faktoren beschuldigt: einmal die Abnahme der Zahl der rothen Blutkörperchen, welche bei der einfachsten mikroskopischen Untersuchung leicht erkannt wird, und zweitens die Abnahme des Blutfarbstoffs in jedem einzelnen von ihnen, welche ebenfalls das Mikroskop unzweideutig wahrnehmen lässt.

---

[1] E. NEUMANN. *Krystalle im Blute Leukämischer.* (SCHULTZE's Arch. f. mikroskop. Anatom. Bd. II. 1866. p. 507.)

VIII. Blutbereitende Organe: Knochenmark, Lymphdrüsen, Milz.

a) Knochenmark.

Seit den überaus wichtigen Entdeckungen NEUMANN's[1] weiss man, dass das Knochenmark mehr als ein einfaches Fettdepositum darstellt, und dass ihm die lebenswichtige Funktion zufällt, an der Blutbereitung den innigsten Antheil zu nehmen. Auch BIZZOZERO[2] hat die NEUMANN'schen Entdeckungen bestätigen können. Da man nun von Anfang an vermuthet hat, dass dem Blute bei den Erscheinungen der progressiven perniziösen Anämie die weittragendste Rolle zufällt, so wird es leicht verständlich, dass man auf das Studium der Veränderungen des blutbereitenden Apparates die grösste Sorgfalt verwendet hat.

Die Zahl der Untersuchungen über die Veränderungen des Knochenmarkes bei der progressiven perniziösen Anämie ist noch immer eine sehr spärliche. Auch ist es bisher nicht gut möglich gewesen, ihre Bedeutung in vollem Umfange klar zu erfassen. Es tritt an dieser Stelle zum ersten Male für die Darstellung und das Verständniss der Erscheinungen ein Gesichtspunkt auf, welcher in der Einleitung niedergelegt worden ist. Es ist selbstverständlich, dass, wenn überhaupt eine Veränderung des Knochenmarkes bei unserer Krankheit beobachtet wird, dieselbe eine zweifache Bedeutung haben kann: entweder ist das Knochenmark primär erkrankt gewesen und hat dann sekundär zu einer Blutveränderung und dadurch zu dem Symptomenkomplex der perniziösen Anämie geführt, oder das Blut erkrankte aus irgend einem Grunde und an irgend einem Orte primär und brachte als Reiz und, so zu sagen, als eine fremde Materie bei der Zirkulation durch das Knochenmark an diesem sekundäre Veränderungen hervor. Wenn man an dieser sehr einfachen Ueberlegung streng festhalten will, so wird das Verständniss für die Bedeutung der Knochenmarkserkrankungen bei der progressiven perniziösen Anämie wesentlich erleichtert werden.

Vielleicht wird man dem Verständniss noch um einige Schritte näher geführt, wenn man sich daran erinnern will, dass man für andere pathologische Zustände solche primären und sekundären pathologischen

---

[1] E. NEUMANN. *Ueber die Bedeutung des Knochenmarkes für die Blutbildung.* (Centralbl. f. d. Med. Wissenschaft, 11. Oktober 1868. Nro. 40.)

Idem. *Ueber die Bedeutung des Knochenmarkes für die Blutbildung.* Ein Beitrag zur Entwickelungsgeschichte der Blutkörperchen. (Archiv d. Heilkunde. 1869. Jahrg. X. p. 68—102.)

[2] H. BIZZOZERO. *Sulla funzione ematopoetica del midollo della osse.* (Gaz. med. Ital. Lombardia. Nro. 46. 1868.)

Knochenmarkserkrankungen bereits kennt. Die von NEUMANN[1] gemachte Entdeckung der myelogenen Leukämie liefert den Beweis dafür, dass das Knochenmark in seiner Bedeutung als blutbereitendes Organ primär erkranken und die Konstitution des Blutes in der erheblichsten Weise krankhaft verändern kann. Aber derselbe Autor hat noch einen anderen Fund gethan, welcher gerade für unsere Krankheit von der allergrössesten Bedeutung ist. Es betrifft derselbe die sekundäre Erkrankung des Knochenmarkes und zwar unter Umständen, denen sich die grösseste Aehnlichkeit mit den Verhältnissen bei der perniziösen Anämie nicht wird abstreiten lassen.

„Bei chronischen Krankheiten, sagt NEUMANN,[2] welche zu allgemeinem Marasmus führen, findet eine Umwandlung des gelben Fettmarkes der Röhrenknochen in lymphoides Mark statt, in welchem nunmehr die früher von mir beschriebenen Entwicklungsformen der rothen Blutzellen in grosser Zahl anzutreffen sind; es scheint hier demnach eine kompensirende Steigerung der Blutzellenbildung stattzufinden.“

Sehen wir uns jetzt die Veränderungen am Knochenmark, welche bei der progressiven perniziösen Anämie beschrieben worden sind, genauer an.

In allen meinen eigenen Beobachtungen habe ich das Knochenmark makroskopisch und mikroskopisch vollkommen normal gefunden. Es war in den Oberschenkelknochen, in den Rippen und am Brustbein von gesunder Farbe, guter Konsistenz, in reichlicher Menge und bot auch bei der mikroskopischen Untersuchung keine Abweichung vom normalen dar. Nur hatten sich nach 24 Stunden regelmässig im Mark der Oberschenkelknochen jene eigenthümlichen Krystalle reichlich ausgebildet, deren Vorkommniss beispielsweise auch im Blute von Leukämischen früher besprochen worden ist. Diese Erscheinung ist ohne jegliche Bedeutung. NEUMANN hat sie bei seinen ausgedehnten Untersuchungen über das Knochenmark fast bei allen Leichen einige Tage nach dem Tode gefunden und sie für ein Produkt kadaveröser Zersetzung des Knochenmarks gehalten.

Meinen Erfahrungen wird man eine gewisse Wichtigkeit nicht ganz und gar absprechen können, denn sie beweisen jedenfalls, dass es essentielle perniziöse Anämien giebt, bei denen das Knochenmark ganz und gar intakt bleibt, und demzufolge liefern sie zu gleicher Zeit den Nachweis, dass es essentielle perniziöse Anämien giebt, die nicht als Ausdruck einer Knochenmarkserkrankung angesehen werden dürfen.

Alle perniziösen Anämien, bei denen eine Knochenmarkserkrankung

---

[1] E. NEUMANN. *Ein Fall von Leukämie mit Erkrankung des Knochenmarks.* (Arch. d. Heilkde. Jahrg. XI. p. 1—15. 1870.)

[2] E. NEUMANN. *Ueber pathologische Veränderungen des Knochenmarks.* (Centralbl. f. d. Med. Wissensch. 1869. Nro. 19. p. 292.)

bislang gefunden worden ist, betreffen Fälle sekundärer Natur, ausgenommen die Beobachtungen von COHNHEIM, OSLER und GARDNER, bei denen sich wegen mangelnder Anamnestika die Natur des Leidens nicht bestimmen lässt. Dieses Ergebniss einfacher Ueberlegung ist von sehr einschneidender Bedeutung, denn es geht aus demselben hervor, dass alle jene Veränderungen in keinem ursächlichen, causalen, sondern nur in einem sekundären, konsekutiven Zusammenhang mit der Anämie stehen können und als Folge der letzteren zu betrachten sind.

Es fragt sich nun, stimmen dieselben mit jenen Beobachtungen überein, wie sie NEUMANN als Folgen des allgemeinen Marasmus geschildert hat. Ich glaube hierauf mit gutem Recht eine bejahende Antwort geben zu dürfen, obschon die Beschreibungen oft so mangelhaft sind, das man zu einem bestimmten Urtheil kaum gelangen kann. Und man kann sogar in dieser Behauptung noch einen Schritt weiter gehen. Auch jene mikroskopisch am besten beschriebenen Fälle von COHNHEIM, OSLER und GARDNER können zu der perniziösen Anämie keine kausale Beziehung unterhalten haben, da ihre Beschreibungen einzig und allein auf die Knochenmarksveränderungen bei allgemeinem Marasmus passen. Auch in der Erkenntniss hierüber verdankt man Alles den Untersuchungen NEUMANN's. Die Umwandlung des gelben Fettmarkes im Gefolge des senilen Marasmus verhält sich, wie NEUMANN gelehrt hat, von den Veränderungen bei der Entzündung des Markes wesentlich verschieden und ist namentlich dadurch ausgezeichnet, dass bei der letzteren die Entwicklungsformen der rothen Blutzellen mangeln. Da aber COHNHEIM, OSLER und GARDNER das zahlreiche Vorkommen von kernhaltigen Blutzellen im Knochenmark für ihre Beobachtungen besonders hervorheben, so ist es klar, dass sie es nicht mit Entzündungserscheinungen am Mark, sondern, wie bereits betont, mit den Folgen des durch die Anämie hervorgerufenen Marasmus zu thun gehabt haben.

Aus dem bisher Erörterten geht also hervor, dass eine progressive perniziöse Anämie als Folge einer Erkrankung des Knochenmarkes bisher nicht bekannt geworden ist, und dass alle bislang beschriebenen Knochenmarksveränderungen bei dieser Krankheit als Folgen der Anämie und oft vielleicht als das Bestreben von Seiten des Knochenmarks aufzufassen sind, die Störungen in der Blutbeschaffenheit einigermassen auszugleichen. Aber selbst dann, wenn man einzelne dieser Veränderungen als wahre Entzündungen ansprechen wollte, so würde damit noch nicht bewiesen sein, dass dieselben nicht die Folgen, sondern die Ursachen der Anämie darstellten. Denn aus den Untersuchungen PONFICK's[1] ist es

[1] PONFICK. *Anatomische Studien über den Typhus recurrens.* (Virchow's Archiv. Bd. 60. 1874. p. 153—190.)

bekannt, dass Blutkrankheiten und beispielsweise die febris recurrens sekundäre Markentzündungen bedingen können, welche sich bis zur Abszessbildung im Mark zu steigern im Stande sind.

Dass auch für die sekundären Formen perniziöser Anämie die Knochenmarksveränderungen kein nothwendiges Desiderat sind (für die essentielle Form zeigen dies bereits meine eigenen Erfahrungen), lehren unter Anderen die Angaben von FERRAND[1] und ROSENSTEIN,[2] welche in ihren Fällen das Knochenmark unversehrt fanden, und auch LÉPINE[3] hat an ihm nur eine etwas gelatinöse Beschaffenheit wahrnehmen können. Beiläufig bemerkt hat auch ROSENSTEIN das Aufschiessen zahlreicher Krystalle im Marke gesehen.

Damit der Leser meine Ansicht prüfen kann, lasse ich zum Schlusse referirend die Angaben der verschiedenen Autoren über die Veränderungen des Knochenmarkes bei der progressiven perniziösen Anämie nach einander folgen:

1) PEPPER[4] (1875) fand das Knochenmark im Radius blässer als normal; die Markzellen besassen verschiedene Grösse (0,002—0,0035‴ Durchmesser) und waren mit zahlreichen Fettkörnchen und Fetttröpfchen erfüllt. Manche von ihnen enthielten einen leicht erkennbaren und deutlichen Kern, welcher in anderen erst nach Zusatz von Essigsäure zum Vorschein kam. Das Knochenmark im Sternum roth und wenig fetthaltig. (An Klarheit und Genauigkeit lassen übrigens diese Angaben viel zu wünschen übrig, und es scheint sich hier um einfach atrophische Vorgänge gehandelt zu haben.)

2) SCHEBY-BUCH[5] (1876) giebt für diejenige Beobachtung, welche wegen mangelnder Anamnestika unter die zweifelhaften Beobachtungen gesetzt worden ist, an, dass das Knochenmark im Radius eine blassröthliche Farbe besessen habe. Dasselbe habe nur wenige Fettzellen, aber sehr zahlreiche farblose Blutkörperchen enthalten, während die rothen an Zahl sparsam gewesen seien. Da der kernhaltigen rothen Blutzellen gar nicht gedacht wird, und es kaum anzunehmen ist, dass dieselben im Marke völlig gefehlt hätten, so ist auch hier der Verdacht nicht zu unterdrücken, ob die Untersuchung erschöpfend angestellt worden ist. Es kommt noch hinzu, dass die blassröthliche Farbe des Markes sich mit den beschriebenen Veränderungen in keinen guten Zusammenhang bringen lassen würde. Auch hat SCHEBY-BUCH die

---

[1] Vgl. Kap. IV. Kasuistik. p. 55.
[2] Vgl. Kap. IV. Kasuistik. p. 81.
[3] Vgl. Kap. IV. Kasuistik. p. 54.
[4] Vgl. Kap. IV. Kasuistik. p. 70.
[5] Vgl. Kap. IV. Kasuistik. p. 85.

mikroskopische Untersuchung nicht selbst ausgeführt, sondern sich auf Angaben des vor der Publikation schon verstorbenen C. SIMON in Hamburg bezogen.

3) BRADBURY[1] (1876) beschreibt das gelbe Knochenmark als normal. Das rothe Mark der Tibia bot kein blässeres Aussehen dar als normal. Es bestand fast ganz aus Lymphkörperchen, von denen einzelne eine röthliche Farbe hatten (?) und führte wenig Fetttröpfchen und freie Körnchen. Im rothen Mark des Brustbeins war die Menge der Fetttröpfchen reichlicher, auch enthielt es mehr grössere Zellen und unter ihnen viele mit einem deutlichen Kern.

4) COHNHEIM's[2] (1876) Beobachtungen sind bei Weitem am wichtigsten, denn sie stammen von einem sehr gewiegten Mikroskopiker und sind auf den Gegenstand am genauesten eingegangen. Aber gerade an ihnen wird man die von mir behauptete Bedeutung der Knochenmarksveränderung am klarsten erkennen.

Das Mark aller Knochen — sowohl der spongiösen als auch der Röhrenknochen — war intensiv roth, ohne dass erkennbare Blutungen vorhanden waren. Bei der mikroskopischen Untersuchung fehlten die Fettzellen im Mark so gut wie vollständig, und es fanden sich statt derselben:

a) „farblose Zellen, s. g. Markzellen, und zwar in sehr verschiedener Grösse, viele ganz Lymphkörpern gleichend, sehr viele aber relativ gross, mit einem, hie und da auch zwei grossen bläschenförmigen Kernen von epitheloidem Habitus; ganz vereinzelt auch mehrkernige Riesenzellen und noch seltener eine Blutkörperchen haltende Markzelle;

b) in mindestens der gleichen Menge gefärbte Elemente. Von diesen bildeten die gewöhnlichen bikonkaven rothen Blutscheiben die entschiedene Minorität; beträchtlicher war schon die Zahl kugliger rother kernloser Körperchen von verschiedenen Dimensionen, die kleinsten von dem Durchmesser der normalen Blutkörperchen, die grössten mehr als das Doppelte der farblosen Blutkörperchen messend und dazwischen alle Uebergänge. Am meisten aber und beim ersten Blick in's Mikroskop auffallend fanden sich rothe kernhaltige Zellen, auch diese in der Grösse wechselnd, doch in der Mehrzahl den kleinen epitheloiden Markzellen gleichkommend. Die Kerne in ihnen, in der Regel nur einer, selten ihrer zwei in einer Blutzelle, entschieden ebenso gelb gefärbt, wie die völlig homogene Substanz der Zelle selber, waren entweder elliptisch oder kuglig gestaltet; die ersteren übrigens gewöhnlich homogen, die letzteren stark granulirt.“

---

[1] Vgl. Kap. IV. Kasuistik. p. 71.

[2] Vgl. Kap. IV. Kasuistik. p. 86.

5) Osler und Gardner[1] (1877) haben das Knochenmark am Brustbein, an der Klavikel, an Rippen, Fibula und Wirbeln untersucht. Dasselbe sah violetroth aus. Es enthielt 1) farblose Körperchen (Markzellen), bald Lymphkörperchen an Grösse gleichend, bald grösser und alle mit einem bläschenförmigen Kern; 2) rothe Blutkörperchen, in grösster Zahl bikonkave (Gegensatz zu Cohnheim); ferner kleine runde wie im Blut in der Fibula so reichlich, dass sie $^1/_4$ sämmtlicher gefärbten Elemente ausmachten; endlich noch die Neumann'schen kernhaltigen rothen Körperchen: dieselben sind grösser als die bikonkaven Körperchen und schwächer oder stärker gefärbt als jene. Ihr Kern nimmt $^1/_4$—$^1/_2$ des Zellkörpers ein, ist granulirt und gefärbt, ausserhalb des Zellkörpers jedoch ungefärbt und enthielt kein Kernkörperchen; mitunter hat er eine Dumbbell-Form. Auch kann man in einer Zelle bis 4 Kerne erkennen. 3) Blutkörperchenhaltige Zellen, namentlich im Wirbelmark reichlich. Die Zahl der eingeschlossenen Blutzellen kann bis 6 betragen. 4) 1—2 Myeloplaxen im Sternal- und Rippenmark. 5) Fettzellen in geringer Zahl im Klavikularmark, dagegen gar nicht zu finden im Mark von Sternum, Wirbeln, Rippen. 6) Charcot-Neumann'sche Krystalle überall im Mark noch 12—30 Stunden nach dem Tode.

Um den Ansprüchen auf Vollständigkeit gerecht zu werden, lasse ich noch zum Schluss die Angaben von Fede folgen, obwohl dieselben sich nicht auf die progressive perniziöse Anämie, als vielmehr auf eine Beobachtung von vielfacher Knochengeschwulst der Rippen beziehen:

6) Fede[2] (1876) fand in seinem Falle zu beiden Seiten der Wirbelsäule je 9 ovale Tumoren, deren Grösse von der einer Mandel bis zur Grösse eines Hühnereies schwankte. Es entsprachen dieselben den Köpfen der 3.—9. Rippe. Ausserdem waren sämmtliche Knochen des Skelets etwas verdickt; ihre kompakte Substanz stark reduzirt und durch lockere weitmaschige Spongiosa ersetzt. Die oben erwähnten Tumoren sind auf dem Durchschnitt schmutzig weiss und roth marmorirt und dem Aussehen spongiöser Knochensubstanz gleich. Bei der mikroskopischen Untersuchung fand sich eine dem normalen rothen Knochenmark ähnliche Substanz, wobei die grosse Zahl mehrkerniger (wuchernder) und Blutkörperchen haltender Zellen auffiel. Die Knochenbälkchen dünn und zart.

b) Milz.

Die Angaben über die Grösse der Milz sind sehr wechselnd. Bald besitzt dieses Organ den normalen Durchmesser, bald erscheint es leicht

---

[1] Vgl. Kap. IV. Kasuistik. p. 87.

[2] Vgl. Kap. IV. Kasuistik. p. 110.

geschwollen: zu einem umfangreichen Milztumor kommt es jedenfalls nicht. Von Anfang an hat man darauf Gewicht gelegt, dass der Milztumor dem reinen Bilde der progressiven perniziösen Anämie fremd ist.

Meine eigenen Erfahrungen liefern für das eben Gesagte den besten Beweis. In meiner ersten Beobachtung, welche in dem kurzen Zeitraume von 6 Wochen lethal verlief, und welche man doch als einen sehr reinen Fall von progressiver perniziöser Anämie wird betrachten können, wurde eine Schwellung der Milz ganz und gar vermisst. Auch bei dem Kranken meiner Beobachtung VII, welchen ich sehr kurze Zeit nach dem Anfang des Leidens in Behandlung bekam, war eine Vergrösserung der Milz nicht nachweisbar. Anders verhielt es sich, wenn die Krankheit schon längere Zeit gedauert hatte. In meiner Beobachtung II, welche sich über 7 Monate hinzog, betrugen die Maasse der Milz:

	Länge	=	20	Ctm.,
	Höhe	=	9	„
	Dicke	=	3	„
in Beobachtung III:	Länge	=	12	Ctm.,
	Höhe	=	8	„
	Dicke	=	6	„
in Beobachtung IV:	Länge	=	15	Ctm.,
	Höhe	=	10,5	„
	Dicke	=	5	„

Legt man nach Henle [1] als Durchschnittsmaasse einer gesunden Milz folgende Zahlen zu Grunde:

Länge	=	12—14	Ctm.,
Höhe	=	8—10	„
Dicke	=	3— 4	„

so ergiebt sich, dass von einem erheblichen Tumor in meinen Beobachtungen keine Rede ist.

Es ist überaus wichtig, daran festzuhalten, dass der Milztumor sich erst nach einigem Bestehen der Krankheit entwickelt, denn es geht daraus hervor, dass seine Bedeutung bei der progressiven perniziösen Anämie eine untergeordnete und sekundäre sein muss. Man urtheilt vielleicht nicht falsch, diese Milzschwellung als die Folge eines Reizes aufzufassen, welcher durch die veränderte Blutmasse in dem Organ gesetzt wurde.

Analoge Erscheinungen trifft man bei jeder Infektionskrankeit an. Denn wenn es sich um die Entwicklung einer Milzschwellung im Gefolge des Abdominaltyphus handelt, so ist es bekannt, dass es auch hierzu einer gewissen, wenn auch nicht übermässig langen Zeit bedarf. Jeden-

[1] J. Henle. *Handb. d. Eingeweidelehre.* Braunschweig 1866. p. 549.

falls beginnt die Milzschwellung erst dann, wenn das Typhusgift bereits Tage lang in den Körpersäften verweilt und zu mannichfachen Störungen, namentlich zu fieberhaften Erscheinungen geführt hat. Man hat sich vielleicht vorzustellen, dass es erst bis zu einer gewissen Intensität der Wirkung angewachsen oder bis zu einem bestimmten Maasse im Milzgewebe angesammelt und konzentrirt sein muss, ehe es als wirksames Irritament für dasselbe gilt.

Und wenn man vielleicht gegen die entwickelte Anschauung über die Bedeutung des Milztumors bei der progressiven perniziösen Anämie anführen wollte, dass doch nicht alle Fälle von chronischer perniziöser Anämie mit Milzschwellung verbunden sind, so bietet die Pathologie auch hierfür verwandte Erfahrungen. Es möge genügen, an das Bild der floriden Syphilis zu erinnern, von welcher man weiss, dass sie in einer Reihe von Fällen mit einem Milztumor auftritt, wie sie in einer andern Zahl ohne denselben verläuft.

Wird ein Milztumor bei der progressiven perniziösen Anämie beobachtet, so neigt er, wie meine Maasse zeigen, zu der mehr länglichen Form.

Noch in einer andern Beziehung ist es wichtig, zu betonen, dass der Milztumor bei unserer Krankheit nur ein Folgezustand ist. Man hat neuerdings behauptet, dass die perniziöse Anämie dasselbe sei, was man als Hodgkin's Krankheit oder nach Griesinger als Anaemia splenica oder auch als Pseudoleukaemia bezeichnet hat. Wenn es richtig ist, dass es Anämien giebt, welche ihre Ursache in einer primären Schwellung der Milz und der Lymphdrüsen finden, so ergiebt sich aus dem bisher Gesagten, dass man an einem Unterschied zwischen diesen beiden Krankheitsformen, trotz der theilweise grössten Aehnlichkeit ihrer äusseren Erscheinung festhalten muss, obschon ich mir vorstellen kann, dass eine Differentialdiagnose im Einzelfall grosse Schwierigkeiten haben und zur Unmöglichkeit werden kann.

Die Angaben über das Gewicht der Milz weichen erheblich von einander ab, was sich aus dem Schwanken der Grössenverhältnisse von selbst ergeben muss.

Zieht man aus den Gewichtsangaben von Krause und Sappey [1] das Mittel, so würde sich das normale Gewicht der Milz auf

225 Gramm

herausstellen.

In einem Falle von progressiver perniziöser Anämie hat Samuel Wilks [2] das Gewicht der Milz, welche sonst gesund war, auf 330 Gramm

---

[1] J. Henle. *Handb. d. Eingeweidelehre.* Braunschweig 1866. p. 549.

[2] Vgl. Kap. IV. Kasuistik. p. 44. Beobachtung II.

bestimmt, und PYE-SMITH[1] giebt genau dieselbe Ziffer an mit dem Zusatz, dass die Milz normal war. FERRAND[2] beobachtete an der derben Milz ein Gewicht von

360 Gramm,

LÉPINE[3] von

200 Gramm,

ich selbst in Beobachtung II, wo ein leichter Tumor bestand, von

300 Gramm.

Man sieht, dass sich diese Zahlen eng an das normale Gewicht anschliessen. Doch sind auch viel grössere Gewichtsmaasse angegeben worden. So fand SAMUEL WILKS[4] in einem anderen Falle ein Milzgewicht von

500 Gramm,

und in der Beobachtung von ROSENSTEIN, in welcher sich die Krankheit an typhus abdominalis angeschlossen hatte, betrug das Gewicht

445 Gramm.

Bei der makroskopischen Betrachtung der Milz erscheint die Kapsel meist prall und glatt gespannt, und Blutaustritte unter dieselbe gehören zu den Ausnahmen. In meiner zweiten und dritten Beobachtung war die Milzkapsel stellenweise leicht verdickt und in der letzteren zugleich über den chronischen Schwielen etwas trüber als an den ganz intakten Stellen.

Das Parenchym der Milz erschien derb und fest, und die Zeichen eines frischen Milztumors, einer Infektionsmilz, fehlten in meinen von Komplikationen freien Beobachtungen jeder Zeit. Diese Erfahrungen stimmen mit den Angaben anderer Autoren überein. Eine gewisse Blässe des Organes liess sich nicht verkennen, doch war die Zeichnung der Trabekelzüge und der Follikel ohne Mühe zu verfolgen. In der Beobachtung V fiel noch die Dicke der Gefässwände auf.

Wiederholentlich werden von anderen Autoren als mehr zufällige Befunde kleine Infarkte in der Milz erwähnt. Man wird gut daran thun, sich in Zukunft auf das Studium dieser Infarkte genauer einzulassen, da in jüngster Zeit MATTERSTOCK[5] aus der GERHARDT'schen Klinik in Würzburg eine Beobachtung beschrieben hat, in welcher eine Person

---

1 Vgl. Kap. IV. Kasuistik. p. 46.
2 Vgl. Kap. IV. Kasuistik. p. 55.
3 Vgl. Kap. IV. Kasuistik. p. 56.
4 Vgl. Kap. IV. Kasuistik. p. 61.
5 MATTERSTOCK. *Missbildung der Mitralklappe.* (Deut. Archiv f. klin. Med. Bd. XIX. April 1877. p. 432—436.)

während des Lebens die Erscheinungen der progressiven perniziösen Anämie dargeboten hatte, während die Sektion neben einer angeborenen Anomalie der Mitralklappe kleine, theilweise erweichte Gummata der Milz entdecken liess.

Bei der mikroskopischen Untersuchung des Organes, welche ich in frischem Zustande und nach Alkohol- und Ueberosmiumsäure-Erhärtung vorzunehmen pflegte, habe ich Veränderungen an demselben nicht auffinden können, und die etwaige Vergrösserung stellte sich regelmässig als ein Zustand reiner zelliger Hyperplasie dar.

Schon sehr früh hat man damit angefangen, die Milzsubstanz bei der progressiven perniziösen Anämie auch chemisch zu untersuchen. LEBERT[1] hat bereits 1858 die Angabe gemacht, dass sich bei einem Manne, welcher unter dem Bilde der perniziösen Anämie in Folge schlechter äusserer Verhältnisse und Durchfall erkrankt war, in der Milz viel Leucin und Tyrosin nachweisen liess, und zu gleicher Zeit waren diese beiden Substanzen auch in Lungen, Leber und Pankreas anzutreffen. GROHE[2] beobachtete unter ähnlichen Verhältnissen eine schwarzgrüne Verfärbung der Milz, wobei er das Pigment als aus Eisenverbindungen bestehend, namentlich als Schwefeleisen erkannte. Auch am Endokard, an der Leber, am Pankreas und an den Nieren war eine schwärzliche Verfärbung nachweisbar, deren Ursache auf das reichliche Vorhandensein derselben Stoffe zurückzuführen war. In neuester Zeit endlich hat auch ROSENSTEIN gefunden, dass in seinem Falle die Milz viel Eisen:

in 100 Gramm Trockensubstanz = 0,2275 Eisen

enthielt, doch hier sowohl als auch in der Beobachtung von GROHE liegt die Vermuthung nahe, dass der hohe Eisengehalt der Milz eine direkte Folge der verordneten Therapie gewesen ist.

c) Lymphdrüsen.

An den Lymphdrüsen der Körperoberfläche, welche der Hand leicht und gut zugänglich sind, wird eine Volumszunahme bei der perniziösen Anämie nicht gefunden. In meiner vierten Beobachtung waren die Drüsen der Schenkelbeuge etwas hart und kaum über erbsengross, doch weiss derjenige, welcher viele Kranke genau untersucht hat, dass diese Erscheinung zu einem sehr gewöhnlichen, fast normalen Vorkommniss gehört.

---

[1] Vgl. Kap. IV. Kasuistik. p. 66.
[2] Vgl. Kap. IV. Kasuistik. p. 67.

Ebensowenig habe ich eine Vergrösserung der Lymphdrüsen im Mediastinum und im Brustraum überhaupt bei meinen Sektionen oder in der Litteratur erwähnt gefunden.

Man wird sich demnach die Vorstellung bilden müssen, dass die Lymphdrüsen an den bisher genannten Orten einen grösseren Widerstand dem durch die veränderte Qualität des Blutes gegebenen Reiz zu leisten im Stande sind, als dieses bei der Milz der Fall ist, obschon sie mit dieser in ihrem Bau vielfache Uebereinstimmung darbieten.

Ganz anders verhält es sich mit den mesenterialen Drüsen. Wiederholentlich hat man an ihnen bei der perniziösen Anämie Veränderungen aufgefunden, und vielleicht wäre die Zahl der Beobachtungen eine noch grössere, wenn nicht der Verdacht nahe läge, dass man sie nicht selten ganz unbeachtet gelassen hat.

Krieg[1] fand sie bei einem Manne, bei welchem eine Dilatation des Magens bestand, atrophisch.

Müller[2] beobachtete bei einem seiner Kranken, dass sie durch ihre hellrothe Farbe im Gegensatz zu dem anämischen Aussehen der Umgebung sehr in's Auge fielen.

Ferrand[3] und Quincke[4] geben an, dass die Drüsen intumescirt waren. Schumann[5] endlich fand gleichfalls Vergrösserung der mesenterialen Lymphdrüsen. Auf dem Durchschnitt erschienen sie von grauweisser Farbe und waren dabei roth gesprenkelt und punktförmig gefleckt. Für die drei zuletzt erwähnten Beobachtungen ist es noch wichtig hervorzuheben, dass die Lymphdrüsenschwellung unabhängig von einem Milztumor bestand, denn letzterer wurde in ihnen vermisst. Ausserdem waren Verdauungsstörungen in den Beobachtungen von Quincke und Schumann in einem nennenswerthen Grade nicht vorhanden gewesen.

Unter den 5 Fällen meiner eigenen Beobachtung, welche zur Sektion gekommen sind, wurde eine Schwellung der mesenterialen Lymphdrüsen drei Male notirt. Dieselbe erreichte die Grösse einer Haselnuss. Die Drüsen waren dabei von ziemlich fester Konsistenz und erschienen auf dem Durchschnitt lebhaft roth gefärbt. Auffällig erschien es mir, dass die rothe Färbung keine gleichmässige, sondern eine fast fleckige war, ohne dass man mit dem freien Auge oder mit Hülfe des Mikroskops wirkliche Hämorrhagien hätte entdecken können. Von fremden Zellen-

---

[1] Vgl. Kap. IV. Kasuistik. p. 70.
[2] Vgl. Kap. IV. Kasuistik. p. 73. Beobachtung LXI.
[3] Vgl. Kap. IV. Kasuistik. p. 55.
[4] Vgl. Kap. IV. Kasuistik. p. 48. Beobachtung X.
[5] Vgl. Kap. IV. Kasuistik. p. 47.

bestandtheilen war in den Drüsen nichts zu finden, und ihre Vergrösserung kam auf hyperplastische Zustände hinaus.

In Bezug auf die Ursachen der Hyperplasie möchte ich die Erklärung auch hier annehmen, welcher ich für die Entstehung der Milzhyperplasie Geltung zu verschaffen versucht habe; ich vermuthe, dass es sich hier ebenfalls um Folgezustände und sekundäre Veränderungen handelt, zu denen die abnorme Blutbeschaffenheit Veranlassung gegeben hat.

In meiner Beobachtung V war die einfache Hyperplasie noch mit einer anderen anatomischen Erscheinung vergesellschaftet: es fanden sich hier in den intumescirten Drüsen kleine Käseherde vor. Ich habe aus der Litteratur mehrfach Beobachtungen sammeln können, aus denen hervorzugehen scheint, dass gerade hyperplastische Lymphdrüsen zu andern Metamorphosen sehr geneigt sind. So hat Slawjansky [1] vor mehreren Jahren zwei Fälle von Leukaemia lieno-lymphatica beschrieben, in denen die vergrösserten Lymphdrüsen an vielen Stellen deutliche käsige Metamorphose zeigten. Aus der Frerichs'schen Klinik hat Schnitzer [2] eine Beobachtung von Pseudoleukämie mitgetheilt, in welcher die vergrösserten Lymphdrüsen nahe der Kardia markig infiltrirt erschienen, und Caton [3] hat unter denselben Umständen in den Lymphdrüsentumoren sogar eine amyloide Entartung nachweisen können.

d) Leber.

Bei der Besprechung der Veränderungen, welche die Leber bei der progressiven perniziösen Anämie eingehen kann, hat dieses Organ einen Platz gefunden, über dessen Berechtigung man mit gutem Grunde wird streiten können. Dass in der Leber die rothen Blutkörperchen theilweise ihren Untergang finden, dürfte kaum einem Zweifel unterworfen sein, denn wie anders sollte man sich die Bildung des Gallenfarbstoffes denken; ob sie aber auch zu gleicher Zeit für die Entwicklung der rothen Blutkörperchen die Stätte abgiebt, ist für den erwachsenen Menschen zum mindesten nicht erwiesen. Dass ihr freilich während des fötalen Lebens die Aufgabe der Blutbereitung zufällt, hat Neumann [4] neuerdings mit Sicherheit dargethan, nachdem Reichert bereits im Jahre 1840

---

1 Slawjansky. *Med. Westnik 1867.* (Jhrb. von Virchow-Hirsch. 1867. II. p. 289.)

2 Schnitzer. *Ueber Leukämie.* Diss. inaug. Berlin 1870.

3 R. Caton. *Case of general disease of the lymphatic system, with remarks on its pathology.* (Brit. Med. Journ. 1870. p. 188.)

4 E. Neumann. *Neue Beiträge zur Kenntniss der Blutbildung.* (Archiv der Heilkunde. Bd. XV. 1876. p. 441—476.)

vermuthungsweise diese Ansicht aufgestellt hatte und ihm darin Kölliker und Andere gefolgt waren. Wenn einige Physiologen[1] auch für die Leber des Erwachsenen diese Funktion in Anspruch genommen haben, weil sich in dem Lebervenenblut „kugelige“ rothe Blutkörperchen reichlich vorfinden, die man als jugendliche Formen ansehen zu dürfen geglaubt hat, so sei schon jetzt bemerkt, dass dieser Beweis dadurch hinfällig geworden ist, dass späterhin gezeigt werden wird, dass hier Täuschungen durch Kunstprodukte untergelaufen zu sein scheinen. Wenn der Leber trotzdem ein Ort unter den blutbereitenden Organen angewiesen worden ist, so hat allein die Absicht vorgelegen, den Leser von vornherein darauf aufmerksam zu machen, dass für meine eigenen Beobachtungen weniger die Beziehungen derselben zu dem Darmtraktus, als vielmehr ihre Aufgabe dem Blute gegenüber in's Gewicht fallen wird.

Dass sich die Leber in ihrer Struktur bei anämischen Zuständen verändert, ist seit langer Zeit bekannt gewesen. Bereits Samuel Wilks[2] hat ausser dem Fettherz die Verfettung der Leber beschrieben. Zu einer ganz besonderen Bedeutung wuchs die Fettleber in den Beobachtungen Perroud's[3] an, welcher sie in seinen Fällen von (sekundären) Anämien niemals vermisste. Aber zu gleicher Zeit tritt gerade bei Perroud in unverkennbarer Weise das Bestreben hervor, der Bedeutung der Fettleber eine irrthümliche Auslegung unterzuschieben, und Perroud hat es geradezu ausgesprochen, dass die fettige Entartung der Leber das primäre sei, von welcher dadurch, dass das verfettete Organ in seiner Funktion der Blutbereitung gestört wäre, der anämische Zustand als sekundär und abhängig zu denken sei. Man ist heutzutage gewohnt, die Beziehungen zwischen beiden Erscheinungen genau in der entgegengesetzten Richtung anzunehmen, und zu dem Verständniss hiefür wesentlich beigetragen zu haben, ist kein geringes Verdienst von Ponfick gewesen.

Die Verfettung der Leber wird bei der progressiven perniziösen Anämie sehr häufig gefunden, wobei der Grad der Degeneration innerhalb sehr breiter Grenzen sich bewegen kann. Es nehmen an derselben zunächst die Leberzellen Theil, welche mit grösseren Fetttropfen und mit einer Unmenge feiner Fetttröpfchen so reichlich erfüllt erscheinen können, dass von dem Kern der Zelle nichts zu entdecken ist. In dem

---

[1] Vgl. J. Ranke. *Grundzüge der Physiologie des Menschen.* Leipzig 1872. Aufl. II. p. 377.

[2] Vgl. Kap. IV. Kasuistik. p. 44. Beobachtung II.

[3] Perroud. *Sur la polystéatose viscérale.* (Lyon. Méd. 1865.)

Idem. *Note sur une variété d'anasarque cachectique liée à l'altération graisseuse du foie.* (Lyon. Méd. 7 Nov. 1869.)

interazinösen Bindegewebe hat MÜLLER [1] in einer einzigen Beobachtung kleine Blutaustritte gefunden, im Uebrigen hat dasselbe, wie namentlich SCHUMANN hervorhebt, stets normale Beschaffenheit dargeboten. Dagegen bleiben die Gefässwände von der fettigen Degeneration nicht ganz frei, und es ist dieselbe öfters von den Autoren beschrieben worden.

In meinen eigenen Beobachtungen habe ich eine fettige Degeneration der Leberzellen jedes Mal vermisst. Die Leberzellen waren entweder vollkommen normal oder boten das Bild leichter körniger Trübung dar, von welcher es gerade neuerdings wahrscheinlich gemacht worden ist, dass sie als eine Leichenerscheinung zu betrachten ist. Wenn in den Beobachtungen IV und V einzelne Leberzellen grosse, farblose Fetttropfen enthielten, so war das so unbedeutend, dass sich die ganze Erscheinung innerhalb des Normalen abspielte. Zu gleicher Zeit waren in der ersten derselben die Leberzellen ziemlich reichlich mit einem theils ausgesprochen körnigen, theils diffus imbibirten galligen Pigment erfüllt. Auch die Blutgefässe und das Interstitium der Läppchen waren bei meinen Untersuchungen unversehrt, bis auf einen Fall, in welchem in dem letzteren kleine Blutaustritte gefunden wurden. SCHUMANN hat übrigens in dem letzteren nicht selten deutliche Pigmentirungen vorgefunden.

Das Fehlen einer Verfettung, wenigstens bedeutenden Grades, liess sich in meinen Beobachtungen schon daraus vermuthen, dass ein Fettbeschlag beim Durchschneiden der Leber niemals auf der Schneide des Messers zu beobachten war.

Die Grösse der Leber bleibt fast immer die gewöhnliche. In meinen eigenen Beobachtungen war ihr Umfang weder erheblich über, noch deutlich unter der Norm. Zum Theil geht dieses schon aus den Gewichtsangaben der Autoren hervor. PYE-SMITH [2] fand das Lebergewicht in seinem Falle = 1560 Gramm;
SCHUMANN [3] bestimmte es auf
= 1300 Gramm;
LÉPINE [4] giebt
= 1350 Gramm
und FERRAND [5]
= 1300 Gramm
an. Ich selbst habe die Leber nur einmal gewogen und ihr Gewicht
= 1800 Gramm
bestimmt.

---

1 Vgl. Kap. IV. Kasuistik. p. 65. Beobachtung XLV.
2 Vgl. Kap. IV. Kasuistik. p. 46.
3 Vgl. Kap. IV. Kasuistik. p. 46.
4 Vgl. Kap. IV. Kasuistik. p. 54.
5 Vgl. Kap. IV. Kasuistik. p. 55.

Das normale Gewicht der Leber kann innerhalb sehr beträchtlicher Grenzen schwanken, und FRERICHS[1] sah es bei seinen umfangreichen Untersuchungen für das mittlere Alter von

820 Gramm bis 2100 Gramm

wechseln. Wendet man diese Ziffern auf die vorhin angegebenen Grössen an, so erkennt man leicht, dass sich die letzteren innerhalb des Normalen bewegen.

Die Oberfläche der Leber kann, wie meine Beobachtungen I, III, IV, V lehren, glatt, glänzend und unverändert erscheinen. In meiner zweiten Beobachtung war sie durch feste, alte Bindegewebsstränge, deren Entstehen offenbar auf einen langen Zeitraum zurückzudatiren war, mit der überliegenden Zwerchfellsfläche vielfach verwachsen. In meiner vierten Beobachtung war eine leichte Schnürfurche vorhanden.

Das Parenchym der Leber war von fester und derber Konsistenz und erschien in meinen Beobachtungen wenigstens im Gegensatz zu den übrigen Organen häufig ziemlich reichlich mit Blut überfüllt. Auch war die azinöse Zeichnung in der Regel gut ausgesprochen, und eine Verbreiterung des interazinösen Bindegewebes auch für das unbewaffnete Auge nicht erkennbar. In der zweiten Beobachtung trat die Läppchenzeichnung durch den Unterschied der Verfärbung zwischen Peripherie und Zentrum so vortrefflich hervor, dass man an das Aussehen einer Muskatnussleber lebhaft erinnert wurde.

Die Angaben über die chemische Konstitution des Leberparenchyms fliessen sehr sparsam zu, und über eigene Erfahrungen habe ich hierbei nicht zu berichten. LEBERT[2] fand bei einem seiner Kranken viel Leucin und Tyrosin in der Leber, welches er ausserdem noch in den Lungen, in der Milz und im Pankreas reichlich antraf. Auf Leberstücken, welche ich Tage lang zur Untersuchung aufbewahrt habe, schieden sich Krystalle der genannten Substanzen jedenfalls nicht aus, wie man das bei der akuten gelben Leberatrophie fast regelmässig antreffen kann. GROHE[3] sah in seiner schon mehrfach zitirten Beobachtung die Leber grauschwarz verfärbt und konnte als Ursache der Verfärbung das reichliche Vorkommen von Eisenverbindungen, namentlich von Schwefeleisen nachweisen. In jüngster Zeit haben sich zwar die Angaben über den hohen Eisengehalt der Leber noch an Zahl gemehrt, doch ist bei allen der Verdacht auszusprechen, dass es sich um eine künstliche und durch Eisenpräparate

---

[1] F. TH. FRERICHS. *Klinik der Leberkrankheiten*. Braunschweig 1858. p. 18.
[2] Vgl. Kap. IV. Kasuistik. p. 66.
[3] Vgl. Kap. IV. Kasuistik. p. 67.

hervorgebrachte Ueberladung der Leber mit Eisen handelt. So beobachtete QUINCKE [1] in einem Falle in

100 Theilen Trockensubstanz = 2,1 % Eisen

und in einem zweiten [2] in

100 Theilen Trockensubstanz = 0,6 % Eisen.

Zu gleicher Zeit erschien in der ersten Beobachtung QUINCKE's die Leber an denjenigen Stellen, an welchen sie dem Darm angelegen hatte, ähnlich wie in dem Fall von GROHE schwärzlich verfärbt, und es liess sich die eisenhaltige Substanz in Form kleiner Körperchen innerhalb der Leberzellen erkennen. In beiden Fällen gab das Organ bei mikroskopischer Prüfung Eisenreaktion.

Kleiner sind die Zahlen von ROSENTSEIN, [3] welcher in 100 Gramm Trockensubstanz

0,5187 Gramm Eisen

ermittelte.

e) Gallenblase und Gallenwege.

Die Gallenblase war in allen meinen Beobachtungen sehr reichlich und bis zur prallen Spannung mit Inhalt erfüllt. Dabei war die Galle intensiv goldgelb, fast dunkler als gewöhnlich, klar und von der bekannten leicht zähen, schleimigen Beschaffenheit. Fremde Bestandtheile erkannte das unbewaffnete Auge in ihr nicht.

Die Schleimhaut der Gallenblase und ebenso ihr seröser Ueberzug erwiesen sich als unversehrt, doch hat PEPPER [4] Ekchymosen auf der Gallenblasenschleimhaut aufgefunden.

Die grösseren Gallenwege sind auf ihre Durchgängigkeit stets von mir untersucht worden, obschon dieses ausdrücklich nur in Beobachtung IV hervorgehoben ist. Sie waren stets wegsam, so dass die ikterische Verfärbung namentlich an der Augenbindehaut auf einem Retentionsikterus nicht zu beruhen scheint.

IX. Organe der Blutzirkulation.

a) Herz.

Perikardium.

In der Perikardialhöhle wird ein flüssiger Inhalt überaus häufig angetroffen. Derselbe bietet alle Eigenschaften eines Transsudats

---

[1] Vgl. Kap. IV. Kasuistik. p. 71.
[2] Vgl. Kap. IV. Kasuistik. p. 83.
[3] Vgl. Kap. IV. Kasuistik. p. 81.
[4] Vgl. Kap. IV. Kasuistik. p. 70.

dar: er ist völlig klar, leicht flüssig und in der Regel bernsteingelb verfärbt. Doch kann unter Umständen das Transsudat auch ein ikterisches Aussehen annehmen, wie das beispielsweise in meiner Beobachtung II der Fall war. Zugleich waren in derselben die Fibrinkoagula im Herzen und der Erguss in die Pleurahöhlen von ikterischer Beschaffenheit.

In meinen fünf durch eine Sektion kontrollirten Fällen war das Hydroperikard vier Male vorhanden. In der ersten Beobachtung erreichte dasselbe das nicht unbeträchtliche Quantum von 380 Ccm. und auch in der zweiten ist angegeben worden, dass das Herz von einer grossen Menge klarer, nicht ikterisch verfärbter Flüssigkeit umgeben und nach links verschoben war. Eine so beträchtliche Ausdehnung scheint jedoch das Transsudat nur selten zu gewinnen, denn Müller hat als grösste Zahl und ausnahmsweise 200 Ccm. gefunden, während sich in der Regel die Ziffer nur bis auf 160 Ccm. belief.

In einem einzigen Falle hat Müller[1] in der Herzbeutelhöhle 120 Ccm. flüssigen Blutes angetroffen. Diese auffällige Beobachtung war aus dem besonderen Umstand zu erklären, dass hier zwischen den beiden Blättern des Herzbeutels abnorme, lockere Verwachsungen bestanden.

Ausser dem Oedem, dem hydrops pericardii, werden als pathologische Veränderungen noch Blutungen auf dem Herzbeutel vorgefunden. Dieselben erscheinen wie an allen anderen Orten am häufigsten in der Form von Blutpunkten. Hierbei verräth sich am Epikard eine sehr viel grössere Neigung zu den Blutungen als am Perikard. Ich selbst habe in meinen Fällen perikardiale Blutungen nicht beobachtet, während die epikardialen ein Mal gesehen wurden (Beobachtung II). Auch Müller hat trotz der grossen Zahl von Sektionen niemals perikardiale Hämorrhagien angetroffen. Schumann dagegen erwähnt, dass in seinem Falle ausser den epikardialen Hämorrhagien noch perikardiale Blutaustritte vorhanden gewesen sind.

Einen besonderen Lieblingssitz habe ich für die subepikardialen Hämorrhagien aus den Angaben der Autoren nicht ausfindig machen können, nur finden sich dieselben häufiger auf der vorderen konvexen Herzfläche. In meinem Falle sassen dieselben namentlich am rechten Herzohr. Um noch ein bestimmtes Beispiel für subepikardiale Ekchymosen zu geben, möge es genügen, an die Beobachtung von Immermann[2] zu erinnern.

---

[1] Vgl. Kap. IV. Kasuistik. p. 77.
[2] Vgl. Kap. IV. Kasuistik. p. 45.

Das subepikardiale Fettgewebe war in zwei Fällen meiner Beobachtung (II und IV) übermässig reichlich. Dabei besass es nicht den tiefgelben Farbenton, welcher früher von dem Fett des Unterhautzellgewebes beschrieben worden ist. Auch besteht ein direktes Abhängigkeitsverhältniss zu dem letzteren nicht, indem in meinem zweiten Falle der panniculus adiposus nicht übermässig reichlich entwickelt war, während sich das Herz von vielem Fett umwachsen fand, und in meinem ersten Falle hinwiederum das Fettpolster eine vortreffliche Ausbildung erreicht hatte, während das Herzfett nur in geringer Entwicklung bestand. Bald ist die Fettablagerung am Herzen eine fast gleichmässige, wie in Beobachtung V, bald hat sich dieselbe mehr distinkt angesammelt. In meinem zweiten Falle wenigstens traf man sie fast ausschliesslich an der Atrioventrikulargrenze des rechten Herzens und im Verfolge der Koronararterien an.

Uebrigens haben schon früher Pepper[1] und Habershon[2] der grossen Menge subepikardialen Fettgewebes gedacht.

Jeder Zeit erscheinen die beiden Perikardialblätter glatt und glänzend, theilen aber mit den meisten Organen das bleiche Aussehen.

Endokardium.

Von pathologischen Veränderungen auf dem Endokard, welche der progressiven perniziösen Anämie eigenthümlich sind, werden nur Blutaustritte gefunden. Habershon,[3] Cohnheim[4] und Müller[5] haben dieser Hämorrhagien bereits Erwähnung gethan. Ich selbst habe sie in meiner zweiten Beobachtung angetroffen. Sie fanden sich hier auf dem septum ventriculorum des linken Ventrikels und im rechten Vorhof, namentlich in der Nähe des foramen ovale. Es ist dieser Fall noch dadurch bemerkenswerth, dass es sich weniger um punktförmige, als um flächenhafte Blutextravasate handelte.

Eine eigenthümliche Verfärbung des Endokards hat Grohe[6] beschrieben. Dasselbe erschien von schiefergrauer Farbe, als deren Ursache sich das reichliche Vorhandensein von Schwefeleisen nachweisen liess.

In drei Fällen meiner Beobachtung (I, II, V) war das Endokard zart, transparent und vollkommen unversehrt; in einem vierten (IV) fanden sich einzelne linsengrosse, gelbliche, atheromatöse Flecken auf den

---

[1] Vgl. Kap. IV. Kasuistik. p. 69. Beobachtung LIV.
[2] Vgl. Kap. IV. Kasuistik. p. 67.
[3] Vgl. Kap. IV. Kasuistik. p. 78.
[4] Vgl. Kap. IV. Kasuistik. p. 86.
[5] Vgl. Kap. IV. Kasuistik. p. 56. Beobachtung XXVII u. 74. Beobachtung LXII.
[6] Vgl. Kap. IV. Kasuistik. p. 67.

Segeln der Mitralklappe vor, und ähnliche wurden hier auch auf dem Anfangstheil der Aorta gesehen; in der Beobachtung III endlich, welche eine 44jährige Frau betrifft, war eine diffuse, milchige Trübung zu notiren. Diese kleine Zahl von Beobachtungen giebt im Wesentlichen ein getreues Bild der Angaben anderer Autoren wieder, nur dass noch mitunter leichte Verdickungen, wie in einer Beobachtung von HABERSHON[1] beschrieben worden sind. Jedenfalls sind dieselben nie ausreichend gewesen, um eine Funktionsstörung für den Fall herbeizuführen, dass die Verdickung an den freien Herzklappen bestand.

Auf die Untersuchung des Klappenapparates habe ich bei meinen Sektionen eine ganz besondere Aufmerksamkeit verwandt, nicht weil die systolischen Geräusche oft während des Lebens von einer sehr auffälligen Stärke waren, sondern weil ich wiederholentlich diastolische Geräusche beobachtet habe. Die Aortenklappen erwiesen sich bei der bekannten Probe des Wasseraufgiessens stets als vollkommen schlussfähig. Auch an dem ostium atrico-ventriculare sinistrum waren weder Verengerungen noch Erweiterungen zu erkennen.

Myocardium.

Die Veränderungen des Herzmuskels im Verlauf der progressiven perniziösen Anämie haben seit jeher die Aufmerksamkeit auf sich gelenkt. Schon SAMUEL WILKS hat im Jahre 1857 auf das Zusammentreffen anämischer Zustände mit Verfettungen des Herzmuskels ausführlich hingewiesen, und die makroskopische Beschreibung des Herzmuskels ist bei ihm eine so vortreffliche, dass auch die Neuzeit kaum etwas Nennenswerthes derselben hat hinzufügen können. Es wird bereits von ihm hervorgehoben, wie die fettige Entartung, wenn sie einigermaassen ausgesprochen ist, in Form von Streifen, von Zickzackzeichnung und Marmorirung aufzutreten pflegt. Aber so vollendet auch die Angaben von WILKS sind, wenn es sich um die einfache Erscheinung handelt, so verkehrt sind sie, was ihre Deutung betrifft. Es kehrt auch hier derselbe Gedanke wieder, welchen wir bei der Besprechung der Fettleber erwähnt haben: indem man das anatomische Substrat zu sehr in den Vordergrund stellte, kam man zu der irrthümlichen Auffassung, als ob dasselbe nicht die Folge, sondern die Ursache der anämischen Erscheinungen darstelle.

Am Herzmuskel hat man direkt den experimentellen Beweis dafür angetreten, dass Anämie eine Verfettung desselben zu Wege bringt. Denn nachdem PONFICK[2] neuerdings am Menschen den Nachweis ge-

[1] Vgl. Kap. IV. Kasuistik. p. 78.

[2] C. PONFICK. *Ueber Fettherz.* (Berlin. klin. Wochenschrift. Januar 1873. Nr. 1. 2.)

liefert hatte, dass Anämien, aus den verschiedensten Ursachen entstanden, fast regelmässig von fettiger Entartung des Herzmuskels gefolgt sind, hat PERL[1] im Anschluss daran gezeigt, dass wiederholte grössere Aderlässe bei Hunden ein Fettherz in kurzer Zeit zu Wege bringen.

Die Verfettung des Herzmuskels ist neben den oft erwähnten kleinen Blutaustritten die häufigste Erscheinung bei der progressiven perniziösen Anämie. Ihr Auftreten ist an das genannte Krankheitsbild so eng geknüpft, dass ihr Fehlen als etwas ganz ausserordentlich Seltenes und Ausnahmsweises gelten muss. In meinen Beobachtungen wurde diese Erscheinung niemals vermisst. Dennoch kann man nicht daran zweifeln, dass in seltenen Fällen trotz hochgradiger anämischer Erscheinungen der Herzmuskel von jeder fettigen Entartung frei bleiben kann, und gerade in der letzten Zeit sind hierfür Beweise beigebracht, welche nicht allein der Betrachtung mit dem unbewaffneten Auge, sondern der sorgfältigsten Prüfung mit dem Mikroskop entlehnt wurden.

So giebt ROSENSTEIN[2] an, dass in seiner Beobachtung die Muskelfibrillen des Herzens nur körnig getrübt waren, dabei aber eine erhaltene Querstreifung zeigten. In dem STRICKER'schen Falle[3] führte die Meisterhand des verstorbenen TRAUBE die mikroskopische Untersuchung aus. Die Muskelfasern waren nirgends verfettet, nur erschienen sie im rechten Ventrikel etwas schmaler (atrophisch) als normal. MÜLLER[4] hat eine Krankengeschichte mitgetheilt, wo die Verfettung des Herzmuskels vermisst wurde, obschon sonst der ganze klinische und anatomische Komplex der Erscheinungen anzutreffen war, welcher der perniziösen Anämie eigenthümlich ist. Und an einer anderen Stelle (p. 164) seiner kasuistischen Mittheilungen giebt er an, auf der HUGUENIN'schen Klinik in Zürich noch einen zweiten Fall derart gesehen zu haben. Auch in der einen Beobachtung von GUSSEROW[5] scheint eine Verfettung des Herzmuskels nicht bestanden zu haben, obwohl hier die mikroskopische Untersuchung nicht angestellt worden ist, und endlich wird auch in dem Falle von BRADBURY[6] angegeben, dass der Herzmuskel zwar anämisch, sonst aber gesund war.

Trotzdem stellt der Mangel einer Herzverfettung nur die seltene Ausnahme bei der progressiven perniziösen Anämie dar.

[1] L. PERL. *Ueber den Einfluss der Anämie auf die Ernährung des Herzmuskels.* (Virchow's Archiv. Dezember 1874. Bd. 59. p. 39—51.)
[2] Vgl. Kap. IV. Kasuistik. p. 81.
[3] Vgl. Kap. IV. Kasuistik. p. 79.
[4] Vgl. Kap. IV. Kasuistik. p. 79. Beobachtung LXI.
[5] Vgl. Kap. IV. Kasuistik. p. 60. Beobachtung XXXV.
[6] Vgl. Kap. IV. Kasuistik. p. 71.

Um die sich fast regelmässig im Verlauf einer perniziösen Anämie entwickelnde Verfettung des Herzmuskels zu erklären, hat TRAUBE, wie ich einer neuerdings veröffentlichten Arbeit[1] entnehme, in seinen klinischen Vorträgen bereits seit längerer Zeit darauf hingewiesen, dass hierbei die ununterbrochene Thätigkeit dieses Muskels von Einfluss sein müsse. Hiermit stimmt es vortrefflich überein, dass, wenn andere Muskeln an der Verfettung Theil nehmen, zunächst das Zwerchfell an die Reihe kommt, welches nächst dem Herz ohne Frage der am meisten in Anspruch genommene Muskel ist. Aber auch auf den Herzmuskel selbst lässt sich die TRAUBE'sche Anschauung anwenden. Man weiss zunächst, dass die Arbeitsleistung für den linken Ventrikel eine sehr viel beträchtlichere ist als für den rechten Ventrikel, und hiernach darf man a priori erwarten, was auch die Erfahrung bestätigt, dass die Verfettung am linken Herzen regelmässig hochgradiger ist als rechts. Ja, man kennt Beobachtungen, in denen sich die Verfettung ausschliesslich auf den linken Ventrikel beschränkte. So will ich nur an den Fall von LÉPINE[2] erinnern, in welchem dieses Verhalten angegeben wird.

Aber man kann bei dieser Erklärung sogar um noch einen Schritt weiter kommen. Sieht man die Litteratur etwas sorgfältiger druch, so wird man bald herauserkennen, dass gerade die mm. papillaris der Mitralklappe zuerst und mitunter fast ausschliesslich fettig entarten. Wenn die TRAUBE'sche Anschauung richtig ist, so musste man von vornherein diese Erscheinung erwarten. Denn man überlege sich hier einen Augenblick, welche Aufgabe diesen Muskelbündeln zufällt. Es bedarf keiner weitläufigen Erörterungen, um zu der Einsicht zu gelangen, dass die Arbeitskraft der Papillarmuskeln diejenige der eigentlichen Ventrikelwand noch um Einiges übertreffen muss, denn nur unter dieser Voraussetzung wird es möglich, dass die Klappensegel denjenigen Spannungsgrad erreichen, welcher durchaus nothwendig ist, wenn die Blutsäule in das normale Strombett abfliessen soll. Und somit wird man aus dieser Deduktion leicht erkennen, dass sich an der Reihenfolge der in Verfettung gerathenden Muskelgruppen: Papillarmuskeln, linker Ventrikel, rechter Ventrikel, Zwerchfell die TRAUBE'sche Anschauung in vollem Umfange bestätigt.

In der zuletzt citirten Arbeit ist FRÄNKEL auf die endlichen Ursachen der Fettentartung genauer eingegangen und hierbei auf einen sehr glücklichen Gedanken gestossen. Bei der Thätigkeit eines Muskels kommt es in jeder an der Kontraktion betheiligten Faser zur Bildung

[1] A. FRÄNKEL. *Versuch zu einer physiologischen Theorie der Fettentartung des Herzmuskels* (Charité-Annalen. Jahrgang 1875. Berlin 1877. p. 309—319).

[2] Vgl. Kap. IV. Kasuistik. p. 54.

von Harnstoff, respektive dessen Vorstufen und Fett, in welche Stoffe das Protoplasma der Muskelfibrille bei der Thätigkeit umgesetzt wird, zerfällt. Jedoch wird das Fett unter normalen Verhältnissen nicht an seiner Ursprungsstätte deponirt, sondern sehr bald durch den Sauerstoff des Blutes verändert und schliesslich zu CO_2 verbrannt. Wird nun aber der Oxydationsprozess aus irgend einem Grunde gestört, so ist es klar, dass sich sofort in den einzelnen Muskelfasern kleine, unverbrannte Fettdeposita bilden müssen. Diese Fettdeposita werden offenbar um so bedeutender sein, je lebhafter der Muskel arbeitet. Da nun das Herz während des Lebens ununterbrochen thätig ist, also auch ununterbrochen und reichlich Fett produzirt, so wird es, wenn eine Störung des Verbrennungsprozesses im thierischen Körper eintritt, gerade an ihm zuerst und am umfangreichsten zu einer Ansammlung von Fett kommen müssen. Bei der perniziösen Anämie ist nun aber eine Störung und Verminderung der Oxydationsvorgänge dadurch gegeben, dass die Träger und Vermittler der thierischen Verbrennung, die rothen Blutkörperchen an Zahl erheblich abgenommen haben, und so werden alle Erscheinungen am Herzen gemäss dieser Anschauung einer ungezwungenen und einfachen Erklärung zugänglich gemacht.

Die Farbe des Herzmuskels kann alle Stufen vom blassen Braunroth bis zum hellsten Gelbroth durchlaufen und beim Zusammentreffen hochgradiger Verfettung und Blässe ein austerngelbes Kolorit annehmen. Dabei ist die Farbe keine gleichmässig vertheilte. Sehr bald fallen zierliche Zeichnungen auf, welche durch buttergelbe Streifen zusammengesetzt werden, deren Ausdehnung den Umfang einer mässig dicken Nähnadel kaum zu überschreiten pflegt. Nur selten finden sich diese Streifen vereinzelt vor; in der Regel treten sie zu einem netzförmigen Geäder zusammen oder bilden, wie bereits Samuel Wilks erwähnt hat, eine Zickzackzeichnung und verleihen dem Herzmuskel ein marmorirtes oder gesprenkeltes Aussehen. Mit Hilfe des Mikroskopes überzeugt man sich leicht davon, dass an diesen Stellen, was auch schon der einfache Augenschein vermuthen liess, die Verfettung die grösste Ausdehnung erreicht hat. Ist das subepikardiale Fett nicht zu übermässig entwickelt, so schimmern die zierlichen Bilder bereits unter dem Epikard hervor; mit grosser Leichtigkeit nimmt man sie regelmässig unter dem Endokard wahr. Will man auf ihre Anordnung und den Grad ihrer Entwickelung genauer Acht geben, so kann man sich schon hieraus allein ein sicheres Urtheil darüber verschaffen, welche Theile des Herzens überhaupt und am meisten unter der fettigen Entartung gelitten haben. In den Vorhöfen wird sie fast ganz und gar vermisst; am linken Ventrikel ist sie stets reichlicher zu finden als rechts, an den Papillarmuskeln wieder umfangreicher als an der eigentlichen Ventrikelwand. Auch erkennt man leicht, dass die Fettentartung den Herzmuskel nur fleckweise befällt und niemals ein grösseres Muskelstück im ununterbrochenen Zusammenhang in Anspruch nimmt.

Bei der mikroskopischen Untersuchung findet man zunächst, dass das Bindegewebe und die feinen Blutgefässe des Herzmuskels von jeder Veränderung frei geblieben sind, und alle Erscheinungen, welche die Muskelfasern darbieten, besitzen stets die Eigenschaften regressiver Veränderungen, während alle Vorgänge von Irritation, also beispielsweise eine Vermehrung der Muskelkerne vermisst werden. Die Muskelfibrillen sind überaus arm an Pigment, und in den verfetteten Fasern fehlt letzteres vollkommen.

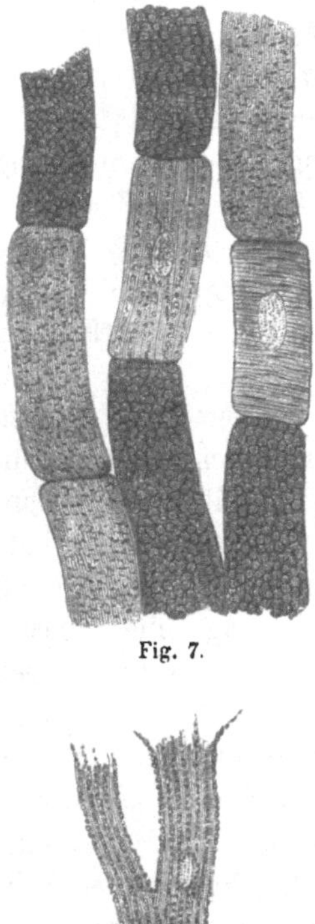

Fig. 7.

In ähnlicher Weise wie der ganze Herzmuskel nicht gleichmässig sondern streckenweise verfettet, geht auch die einzelne Muskelfaser sehr häufig nicht in ihrer ganzen Ausdehnung eine fettige Degeneration ein, sondern erleidet nur stückweise eine derartige Veränderung. Und so trifft man nicht selten Bilder an, auf denen Abschnitte einer einzigen Faser von ganz gesundem Aussehen mit solchen abwechseln, welche entweder mit grösseren Fetttröpfchen oder mit einem feinen Fettstaub ganz und gar erfüllt sind. (Vgl. Fig. 7.)

Geht man den Vorgängen der fettigen Degeneration genauer nach, so kommt man bald zu der Einsicht, dass die Entartung in denjenigen Fibrillen am meisten vorgeschritten ist, deren Inhalt vollkommen mit feinsten Fetttröpfchen erfüllt ist. Querstreifung und Kerne sind in ihnen nicht mehr zu erkennen und darzustellen. Gegen äussere Reize leisten sie keinen Widerstand, und bei Druck auf das Objektgläschen habe ich sie oft zerfliessen gesehen.

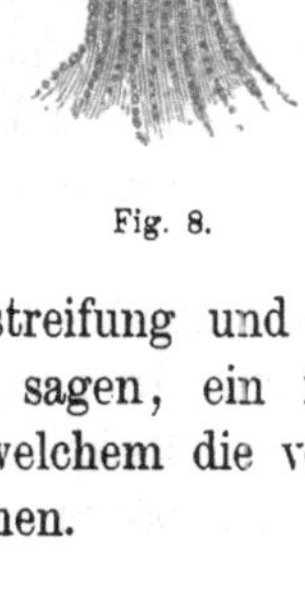

Fig. 8.

Etwas resistenter erscheinen jene Fasern oder Faserstücke, welche mit grobkörnigen Fettgranulis erfüllt sind, obschon auch an ihnen von Querstreifung und Muskelkernen nichts wahrzunehmen ist. Sie stellen, so zu sagen, ein intermediäres Stadium der fettigen Degeneration dar, aus welchem die vorhin beschriebenen Bilder unmittelbar hervorzugehen scheinen.

Der erste Anfang einer fettigen Entartung erschien in der Weise, dass sich in regelmässigen Längsreihen feinere Fetttröpfchen innerhalb einer Faser ansammelten. Dieselben nehmen dann an Umfang zu, und lassen sich durch Zusatz von Essigsäure an den abgebrochenen Enden einer Muskelfibrille nicht selten als feinste frei flottirende Fäserchen darstellen (Fig. 8). Späterhin kam es noch zur Ansammlung von Fetttröpfchen in den bisher freien Interstitien, und so ging allmählich dieses Bild in das soeben als intermediäres Stadium bezeichnete Bild der fettigen Entartung über.

Ausser der fettigen Entartung werden im Herzmuskel Hämorrhagien angetroffen. In meinen eigenen Beobachtungen habe ich sie zwar niemals gesehen, doch sind sie von Shhumann,[1] Quincke[2] und Müller[3] beschrieben worden. In einer Beobachtung, welche Müller mikroskopisch untersuchte, fand er innerhalb der Extravasate Blutkrystalle vor. Und auch Schumann sah, dass die Hämorrhagien zu sehr bemerkenswerthen Veränderungen die Ursache abgaben. Ein Theil der Muskelfibrillen des Herzens fand sich hier ausser mit Fettkörnchen und molekulären Detritus sehr reichlich mit rothen und sparsamen weissen Blutkörperchen erfüllt. Die rothen Blutzellen lagen innerhalb der einzelnen Fasern dicht bei einander, hatten sie bis um das Dreifache ausgedehnt, wobei die Fibrillen häufig nicht gleichmässig cylinderisch erschienen, sondern knotige Auftreibungen darboten.

Einen besonders grossen Umfang erreichen die Blutextravasate im Herzmuskel niemals, obschon sie Schumann bis zur Grösse einer Erbse anwachsen sah, so dass sie an den Spitzen der Papillarmuskeln fast die ganze Dicke derselben durchsetzten.

Die Konsistenz des Herzmuskels ist in der Regel mürbe; auch erscheint er gewöhnlich von schlaffer und welker Beschaffenheit.

Die Dicke des Herzmuskels ist fast immer normal, obschon geringe Hypertrophien wiederholentlich erwähnt worden sind. Die Hypertrophie beschränkt sich bald nur auf eine einzige Ventrikelwand, namentlich auf die linke, oder nimmt beide Herzhälften, wenn auch unregelmässig, in Anspruch, und lässt sich in ihren Ursachen nicht immer klar erkennen. In meiner fünften Beobachtung war sowohl eine Dickenzunahme des rechten als auch namentlich des linken Ventrikels zu Stande gekommen, ohne dass sich ein besonderer Grund für dieselbe nachweisen liess.

Ebenso können die Herzhöhlen entweder die normale Ausdehnung darbieten oder in geringe Grade von Dilatation gerathen sein. Auch die

[1] Vgl. Kap. IV. Kasuistik. p. 46.
[2] Vgl. Kap. IV. Kasuistik. p. 48. Beobachtung IX u. p. 83.
[3] Vgl. Kap. IV. Kasuistik. p. 50. Beobachtung XIII u. 74. Beobachtung LXII.

Dilatation ist bald ein-, bald beiderseitig. In meinem zweiten Falle war ausschliesslich der rechte Ventrikel leicht dilatirt und in meinem fünften hatten hinwiederum beide, aber vorwiegend der linke Ventrikel an Ausdehnung zugenommen.

Die Herzhöhlen führen, wenn überhaupt, nur eine geringe Menge Inhaltes. Das von ihnen eingeschlossene Blut, welches durch seine bernsteingelbe Farbe auffällt, ist theils flüssig, theils bildet es sehr sparsame, lockere, weiche, wenig gefärbte Gerinnsel. In der Beobachtung IV fiel es auf, dass die Gerinnsel eine deutlich ikterische Verfärbung zeigten, und zu gleicher Zeit war hier auch das Transsudat in der Perikardial- und Pleurahöhle, ebenso das in den Bronchien enthaltene Sekret ikterisch verfärbt. Die Sklera dagegen und ebenso die Hautdecke waren von ikterischer Verfärbung frei.

Die Grösse des Herzens, oder, genauer gesagt, der äussere Umfang dieses Organes erschien in meinen eigenen Beobachtungen mit Berücksichtigung der Körpergrösse fast vollkommen normal. Von anderen Autoren sind leichte Vergrösserungen, welche bald einseitig waren, bald beide Herzabschnitte betrafen, des öftern angegeben worden. Den sichersten Aufschluss hierüber dürfte man daraus erhalten, dass man das Gewicht des Herzens berücksichtigt.

Das normale Gewicht des Herzens lässt nicht unbeträchtliche Schwankungen zu, und die Zahlen bewegen sich zwischen 210—450 Gramm. Als mittleres Gewicht des Herzens werden 292 Gramm angegeben.[1]

Eine beträchtliche Zunahme dieser Gewichtszahlen findet bei der progressiven perniziösen Anämie nicht statt, doch erkennt man aus den spärlichen Angaben leicht heraus, dass die Grenze des mittleren Gewichts fast immer überschritten ist. Nur meine erste Beobachtung macht eine Ausnahme, in welcher es sich um einen sehr gracil gebauten und schlanken Mann handelt. Die bisher mitgetheilten Ziffern sind folgende:

Pye-Smith[2] fand das Herz schwer:
= 420 Gramm,
Bradbury:[3] = 300 Gramm,
Rosenstein:[4] = 451 Gramm,
Eichhorst: = 285 Gramm (Beobachtung I),
Eichhorst: = 400 Gramm (Beobachtung II).

---

[1] Vgl. J. Henle. *Handb. der Gefässlehre.* Braunschweig 1868. p. 46.
[2] Vgl. Kap. IV. Kasuistik. p. 46.
[3] Vgl. Kap. IV. Kasuistik. p. 71.
[4] Vgl. Kap. IV. Kasuistik. p. 81.

b) Blutgefässe.

Den Blutgefässen kommt bei der Entwickelung sowohl der klinischen als auch der anatomischen Erscheinungen, welche im Verlauf der perniziösen Anämie auftreten, eine nicht zu unterschätzende Bedeutung zu. Die Ausbildung der Oedeme und kapillären Hämorrhagien kann nicht gut anders als durch ihre Vermittelung entstehen. Man erkennt sofort, dass hierbei vorwiegend die Wand der feinen Gefässe, der Kapillaren in Betracht kommt. Während die grossen Gefässe eine der Krankheit besonders eigenthümliche Veränderung kaum darbieten, übt die ungewöhnliche Beschaffenheit des Blutes auf die kleinen Blutbahnen einen unverkennbaren Einfluss aus. Allein dieser Einfluss kann nur aus den Wirkungen erschlossen werden, einer anatomischen Demonstration an dem Gefässrohre selbst ist er nicht zugänglich.

Es ist von Biermer eine Zeit lang vermuthet worden, als ob starke Verfettungen der kleinern Gefässe den Grund zur Ruptur und Bildung kapillärer Extravasate abgeben. Man ist späterhin von dieser Annahme zurückgekommen: man hat sich überzeugen können, dass die fettige Entartung der kleinen Gefässe gewöhnlich einen so hohen Grad nicht erreicht, um das mitunter massenhafte Auftreten der Blutaustritte zu erklären, und dass oft Blutungen stattgefunden haben, ohne dass man an den Gefässen eine Spur von Verfettung ausfindig machen kann.

Dass Blutungen durch eine Ruptur des Gefässrohres unter Umständen bei der perniziösen Anämie zu Stande kommen können, wurde bereits früher erwähnt, als das Entstehen der Netzhauthämorrhagien besprochen wurde. Die Regel stellt dieser Vorgang jedenfalls nicht dar. Das Auffinden von geborstenen Gefässen kommt so ausnahmsweise vor, dass man die Bildung der Hämorrhagien auf andere Weise erklären muss. Es liegt nahe, sich die Vorstellung zu machen, dass die Gefässwand durch die veränderte Blutmischung derart umgestimmt wird, dass sie gegen die Norm für die Emigration rother Blutzellen aus ihrem Innern nicht dasjenige Hemmniss abgiebt, welches sie ihnen für gewöhnlich zu setzen pflegt. Es scheint — kurz ausgedrückt — der Vorgang bei der Bildung kapillärer Blutaustritte vorwiegend auf einer Diapedesis zu beruhen. Wenn diese Anschauung richtig ist, so ist es im Grunde genommen irrthümlich, wenn man anstatt von kapillären Blutherden von Hämorrhagien spricht.

Es ist von einigen Autoren die Meinung geäussert worden, als ob diese Vorgänge vollkommen mit dem bekannten fundamentalen Versuche Cohnheim's[1] identisch seien und durch denselben erklärt werden könnte, auf welchem die neueren Anschauungen über die Entstehung der Embolie

---

[1] J. Cohnheim. *Untersuchungen über die embolischen Prozesse.* Berlin 1872.

beruhen. Diese Ansicht ist nicht in jeder Beziehung zutreffend. Zunächst wird durch das vorzügliche Experiment COHNHEIM's nicht viel erklärt, denn man übersehe nicht, dass auch dort die Veränderung der Gefässwand aus der unter den Augen des Beobachters sich vollziehenden Diapedesis nur vermuthet wird, ohne dass sie der mikroskopischen Betrachtung zugänglich gemacht werden kann, und somit hat man für unsern Fall eine unerklärte Thatsache durch eine andere unerklärte ersetzt. Aber ausserdem sind die Bedingungen in beiden Fällen keineswegs dieselben. Man wird sich zwar vorstellen können, dass das Blut derart verändert sein kann, dass, wenn auch die Zirkulation niemals aufgehoben wird, seine Wirkung auf die Gefässwand einer Unterbrechung des Kreislaufes gleichkommt, aber gerade unter dieser Voraussetzung wird es klar, dass die Veränderung der Gefässwände sich über das ganze Blutgefässystem ausdehnen müsste, und dass eine Veränderung an zirkumskripten Stellen nicht zu erwarten steht. In dem COHNHEIM'schen Versuche sind diese Bedingungen erfüllt, und die Diapedesis findet nur in dem von der Zirkulation ausgeschalteten Gefässbezirk statt. Bei der perniziösen Anämie dagegen kommt es zur Auswanderung nur an umschriebenen Stellen, obschon die Bedingungen für eine Veränderung der gesammten Gefässbahn bestehen. Ausdrücklich betont sei es hierbei noch, dass von dem Bestehen von Kapillarembolien weder von mir noch von anderen Autoren etwas beobachtet worden ist.

An den grösseren Gefässen werden, wie bereits erwähnt, auffällige Veränderungen bei der progressiven perniziösen Anämie nicht angetroffen. Während die kleinen Gefässe in meinen Beobachtungen an jedem Orte mit Blut erfüllt waren, so dass man von einer Anämie der Organe im wahren Sinne des Wortes kaum reden konnte, enthielten die grösseren, falls sie nicht völlig leer waren, nur geringe Mengen röthlich gelben Blutes oder lockere, wenig intensiv gefärbte Gerinnsel.

In meinen Beobachtungen I, IV und V zeigten sich auf der Intima der Aorta leichte Verfettungen. Auch von andern Autoren sind fettig getrübte und atheromatöse Stellen auf der Aorta beschrieben worden. Jedenfalls stellen diese Veränderungen eher ein seltenes als ein sehr häufiges Vorkommniss dar und scheinen mit dem Leiden in einem direkten Zusammenhang nicht zu stehen.

Bei den innigen Beziehungen, welche die perniziöse Anämie mit der Chlorosis unterhält, hat man auf die Beschaffenheit des Aortenlumens ein besonderes Gewicht gelegt, nachdem VIRCHOW[1] neuerdings hervor-

[1] R. VIRCHOW. *Ueber die Chlorose und die damit zusammenhängenden Anomalien im Gefässapparat, insbesondere über Endocarditis puerperalis.* (Beiträge d. Gesellsch. f. Geburtshülfe in Berlin. 1872. I. p. 323.)

gehoben hat, dass eine auffällige Engigkeit der Aorta bei der Entstehung der Chlorosis von grossem Einfluss ist. SCHUMANN [1] fand in seinem Falle die Aorta etwas eng, ohne dass er dabei genaue Maassbestimmungen gemacht hat. Auch MÜLLER [2] hat in zwei Beobachtungen eine sehr enge Aorta beschrieben, doch betreffen dieselben Mädchen, welche wiederholentlich an den Erscheinungen von Chlorosis gelitten hatten, so dass die Anomalie auf die Bleichsucht, nicht auf die perniziöse Anämie zu beziehen ist. In der Beobachtung von ROSENSTEIN [3] betrug der Umfang der aufgeschnittenen Aorta dicht über den Klappen 6 Ctm. In meinen eigenen Beobachtungen habe ich von einer bemerkenswerthen Engigkeit der Aorta nichts wahrnehmen können. Im Falle I maass die Aorta dicht über den Klappen 6 Ctm., weiterhin 5, 5,5 und 1 Ctm. In der zweiten Beobachtung erreichte der Brusttheil in maximo 4,6 Ctm., so dass aus den bisherigen Mittheilungen hervorgeht, dass für die perniziöse Anämie nicht die Beziehungen wie für die Chlorosis Geltung haben.

An den Koronararterien des Herzens werden weder von anderen Autoren auffällige Veränderungen erwähnt, noch habe ich in meinen Beobachtungen dergleichen auffinden können.

X. Organe der Respiration.

a) Lungen und Bronchialwege.

Die Veränderungen, welche die Respirationsorgane bei der perniziösen Anämie darbieten, sind von einer mehr untergeordneten Bedeutung. Das Oedem und die kleinen Blutaustritte stellen die fast ausschliesslichen anatomischen Befunde in ihnen dar.

Die Lungen sind von blassem Aussehen und waren in allen meinen Beobachtungen mehr oder minder reichlich von Oedemflüssigkeit erfüllt. Dieselbe war, wie das gewöhnlich der Fall ist, in den hinteren und unteren Theilen der Lungen am reichlichsten angesammelt. Hervorzuheben ist es noch, dass die sich bei Druck auf der Schnittfläche entleerende feinschaumige Flüssigkeit in den Beobachtungen II, III und IV eine deutlich ikterische Verfärbung darbot. Auch LEBERT [4] hat ein Mal Aehnliches gesehen.

Blutaustritte in das eigentliche Lungengewebe gehören zu den Ausnahmen, obschon MÜLLER [5] eine Beobachtung mitgetheilt hat, in

1 Vgl. Kap. IV. Kasuistik. p. 46.
2 Vgl. Kap. IV. Kasuistik. p. 50. Beobachtung XIII.
3 Vgl. Kap. IV. Kasuistik. p. 81.
4 Vgl. Kap. IV. Kasuistik. p. 52.
5 Vgl. Kap. IV. Kasuistik. p. 76. Beobachtung LXVIII.

welcher während des Lebens blutiger Auswurf bestanden hatte, während die Sektion keine Verdichtungen in den Lungen, sondern nur eine fleckige rothe Zeichnung als Ueberreste vorhergegangener Blutaustritte erkennen liess. Auch gehört die Beobachtung von SCHUMANN [1] hieher, wo während des Lebens blutig tingirte Fibringerinnsel ausgeworfen waren, und die Sektion zerstreute hämorrhagische Herde bis zur Grösse einer Erbse in den Lungen nachwies.

Werden noch andere Veränderungen im Lungenparenchym angetroffen: schiefrige Induration, Kalkkonkretionen, atelektatische Stellen, umschriebene Emphyseme und Aehnl., so stellen dieselben zufällige und unwesentliche Befunde dar, und kommt es zur Entwicklung einer wahren Entzündung während der letzten Lebenstage, so pflegt sich dieselbe durch eine grosse Schlaffheit auszuzeichnen.

Erwähnenswerth ist es noch, dass LEBERT [2] in einer schon mehrfach angeführten Beobachtung ausser in der Leber, Milz und im Pankreas auch in den Lungen Leucin und Tyrosin aufgefunden hat.

Die Schleimhaut der Bronchien bietet ausser einer Blässe kaum etwas Besonderes dar; in dem peribronchialen Zellgewebe dagegen hat QUINCKE [3] in einem Falle Blutaustritte beobachtet.

Auch die Lungengefässe waren in meinen Beobachtungen unversehrt, und andere Erfahrungen liegen über sie bis jetzt meines Wissens nicht vor.

Bei der mikroskopischen Untersuchung des Lungengewebes konnte eine Strukturveränderung niemals von mir nachgewiesen werden.

b) Pleurablätter und Pleurahöhle.

In der Pleurahöhle wird ein flüssiger Inhalt ausserordentlich häufig angetroffen, und in meinen fünf eigenen Beobachtungen war die Pleurahöhle nur ein einziges Mal vollkommen leer. Haben besondere Komplikationen nicht stattgefunden, so zeigt das Fluidum alle Eigenschaften eines Transsudates, und es handelt sich demnach gewissermaassen um ein Oedem der Pleurahöhle.

In meinen Fällen war das Oedem stets doppelseitig und beiderseits von annähernd demselben Umfang, doch erreichte letzterer einen bedeutenden Grad niemals. In der Beobachtung I schlossen die Pleurahöhlen 100, im Fall II 250 und in Beobachtung IV wiederum 100 Ccm. Flüssigkeit ein. Auch MÜLLER giebt an, dass ein bedeutender Hydrothorax

---

[1] Vgl. Kap. IV. Kasuistik. p. 46.
[2] Vgl. Kap. IV. Kasuistik. p. 66.
[3] Vgl. Kap. IV. Kasuistik. p. 83.

nur die Ausnahme darstelle, obgleich er ihn ein einziges Mal bis auf 1000 Ccm. anwachsen sah.

Hervorzuheben ist es noch, dass in meinen Beobachtungen die Flüssigkeit niemals die gewöhnliche Farbe der hydrothoracischen Flüssigkeit darbot. Dreimal war dieselbe deutlich sanguinolent verfärbt und einmal zeigte sie ein unverkennbar ikterisches Kolorit. In diesem letzten Falle bestanden noch zwischen beiden Pleurablättern alte Adhäsionen, welche von der ikterischen Oedemflüssigkeit reichlich durchtränkt und durch dieselbe aufgelockert erschienen.

Ausser dem Oedem kommt es auf den Pleurablättern noch zur Bildung von Hämorrhagien. In meiner Beobachtung IV sah ich dieselben unter der pleura visceralis der rechten Lunge. Auch Bradbury[1] und Müller[2] haben dieser Blutaustritte Erwähnung gethan, und Stricker[3] hat in einer Beobachtung sehr zahlreiche subpleurale Ekchymosen auf beiden Lungen angetroffen. Hierbei zeigt noch das viscerale Blatt vor dem pariatalen eine ausgesprochene Prädisposition für die Blutungen.

c) Larynx und Trachea.

Die Schleimhäute des Larynx und der Trachea nehmen an der allgemeinen Blässe aller Organe Theil. Blutaustritte werden verhältnissmässig selten erwähnt. Barclay[4] hat in seinem Falle auf der Larynxschleimhaut Petechien angetroffen, und auch Müller[5] hat in einer Beobachtung auf der Innenfläche der Epiglottis und im obersten Theil der Trachealschleimhaut zahlreiche bis linsengrosse Blutaustritte vorgefunden.

Wenn man das Oedem der oberen Luftwege seltener antrifft, als man es von vornherein erwarten sollte, so hat man daran zu denken, dass dasselbe an der Leiche von transitorischer Bedeutung ist. Nur Müller hat in einem Falle ein Glottisödem auffinden können.

d) Schilddrüse.

Veränderungen, welche die Schilddrüse betreffen, sind nur von Müller beschrieben worden. Dieselben bestehen ausschliesslich in Blutaustritten. In der einen Beobachtung[6] fanden sich nur kleine Hämor-

[1] Vgl. Kap. IV. Kasuistik. p. 71.
[2] Vgl. Kap. IV. Kasuistik. p. 56. Beobachtung XXV u. XXVII.
[3] Vgl. Kap. IV. Kasuistik. p. 79.
[4] Vgl. Kap. IV. Kasuistik. p. 82.
[5] Vgl. Kap. IV. Kasuistik. p. 75.
[6] Vgl. Kap. IV. Kasuistik. p. 74. Beobachtung LXII.

rhagien in der glandula thyreoidea vor, während es in der zweiten,[1] in welcher es sich um eine strumös entartete Schilddrüse handelt, ausser zu Hämorrhagien noch zu einer blutigen Infiltration der Struma gekommen war.

XI. Organe des Darmtraktus.

a) Mundhöhle und Speiseröhre.

Die Schleimhäute der Mundhöhle und des Oesophagus zeichnen sich vornehmlich durch eine tiefe Blässe aus. Das Auftreten von Blutextravasaten gehört hier zu den seltenen Ausnahmen, obschon Müller eine Beobachtung mitgetheilt hat, in welcher sich unter der Schleimhaut des Zungengrundes sehr zahlreiche punktförmige bis linsengrosse Blutaustritte vorfanden.

In meiner vierten Beobachtung erschienen die Tonsillen etwas gross und waren von schmierigen, gelben Pfröpfen zahlreich durchsetzt. Einen besonderen Werth würde ich auf diesen Fund nicht legen, weil derselbe in anderen Fällen vermisst wurde, doch will ich es nicht verabsäumen, an eine Mittheilung von Meyer[2] zu erinnern, nach welcher in zwei Fällen von Pseudoleukämie die Tonsillen an der allgemeinen Hyperplasie der Lymphdrüsen Theil genommen hatten.

b) Magen.

Meine eigenen Erfahrungen über die Veränderungen des Magens bei der progressiven perniziösen Anämie weichen nicht unwesentlich von den Angaben anderer Autoren ab. Diese Differenzen betreffen jedoch mehr das mikroskopische als das makroskopische Verhalten. In Bezug auf das erstere sei schon jetzt bemerkt, dass wesentliche Abweichungen von dem normalen Bau der Magenwände in meinen Fällen niemals mit Sicherheit gefunden werden konnten. Nur in der dritten Beobachtung erschienen die Zellen der Schlauchdrüsen der Magenschleimhaut in geringem Grade verfettet, ohne dass man dabei zu der Ueberzeugung gelangen konnte, dass es sich um weitgediehene und schwerwiegende Veränderungen handelte. Diese Erfahrung weist jedenfalls darauf hin, dass, wenn andere Autoren an den Magenwänden Veränderungen beschrieben haben, dieselben nur eine sekundäre Bedeutung haben können und als ein Folgezustand der Anämie zu betrachten sind.

---

[1] Vgl. Kap. IV. Kasuistik. p. 56. Beobachtung XXVII.

[2] C. A. Meyer. *Zwei Fälle von Adenie* (Wunderlich's Pseudoleukämie). (Bayer. ärztl. Intelligenzbl. 1870. p. 122.)

In meinen Fällen wurde relativ häufig eine kadaveröse Erweichung der Magenschleimhaut gefunden (Beobachtung I und II). In dem ersten derselben bemerkte man zu gleicher Zeit zahlreiche gelbe, runde Flecken, welche aus Blutaustritten in der Magenschleimhaut hervorgegangen zu sein schienen.

In den übrigen Beobachtungen erschien die Magenschleimhaut sehr blass. Ein Mal waren die Magenwände in der Nähe des Pylorus so fest kontrahirt, dass man den Pylorus als einen derben Ring von aussen durchfühlen konnte, welcher sich nach Eröffnung des Magens durch genügenden Zug wieder völlig ausgleichen liess. In der Beobachtung IV fand man längs der kleinen Kurvatur eine Anzahl erbsen- bis groschengrosser Ekchymosen vor. Ueberhaupt wird auch von anderen Autoren der Hämorrhagien auf der Magenschleimhaut sehr häufig gedacht, ohne dass sich dabei für alle Beobachtungen eine direkte mechanische Ursache ausfindig machen lässt.

Aber auch das Oedem kommt auf der Magenschleimhaut vor, wenigstens erwähnt Stricker,[1] dass in seinem Falle die Schleimhaut des Magens geschwollen und mit Schleim dicht bedeckt war, und auch Quincke[2] giebt in einer Beobachtung an, dass die Schleimhaut des Magens an einer Stelle durch ödematöse Flüssigkeit geschwulstartig emporgehoben wurde. Nach Versuchen, welche Cohnheim und Lichtheim[3] vor Kurzem mitgetheilt haben, hätte man erwarten sollen, dass das Oedem der Magenschleimhaut kein seltenes Vorkommniss bei der perniziösen Anämie darstellt. Denn wenn die beiden genannten Autoren Hunde dadurch in einen hydrämischen Zustand brachten, dass sie ihnen grosse Mengen diluirter Kochsalzlösung in das Blutgefässystem injizirten, so fanden sie, dass sich zuerst und am ausgedehntesten auf der Mukosa und im submukösen Gewebe des Magens eine ödematöse Schwellung ausbildete. Es konnte dieselbe einen so hohen Grad erreichen, dass die Magenwände bis zu einer Dicke von 2 Ctm. anschwollen. Offenbar haben wir es auch bei unserer Krankheit insofern mit sehr ähnlichen Verhältnissen zu thun, als es sich auch hier um eine hochgradige Hydrämie handelt.

Zuerst hat Ponfick darauf aufmerksam gemacht, dass Anämien eine Verfettung in den Zellen der Magenschlauchdrüsen zu Wege bringen können. Da zum mindesten nicht alle Beobachtungen Ponfick's zur

---

1 Vgl. Kap. IV. Kasuistik. p. 79.

2 Vgl. Kap. IV. Kasuistik. p. 71.

3 J. Cohnheim & L. Lichtheim. *Ueber Hydrämie und hydrämisches Oedem.* (Virchow's Archiv. Bd. 69. Januar 1877. p. 106—143.)

perniziösen Anämie gehört haben dürften, so geht hieraus hervor, dass diese Verfettung der Anämie im Allgemeinen und nicht ausschliesslich der perniziösen Anämie eigenthümlich ist. Dass sie auch bei der perniziösen Anämie vorkommen kann, ist von Anderen wiederholentlich beobachtet worden, aber jedenfalls ist ihre Entwicklung keine regelmässige und häufige Erscheinung. Sehr ausgedehnte Veränderungen der Magenschleimhaut sind von SCHUMANN [1] gesehen und beschrieben worden. Die Magenschleimhaut war ihrer Epitheldecke fast völlig verlustig gegangen. Die Drüsen der Mukosa fand man an Zahl gering und dabei nur wenig entwickelt. Ihre Zellen waren körnig getrübt, kaum verfettet. Trotzdem erschien die Mukosa und das submuköse Gewebe des Magens verbreitert, indem sich in dem interazinösen und submukösen Bindegewebe sehr zahlreiche Herde kleiner Blutaustritte vorfanden, welche die Verbreiterung zu Wege brachten. Daneben fand man körniges, dunkles Pigment, sparsame lymphoide Zellen und Wucherung der eigentlichen Bindegewebszellen an diesen Orten vor. In den Muskelschichten des Magens erkannte man einen geringen Grad fettiger Entartung, indem sich feine Fettkörnchen um die Muskelkerne gelagert hatten. Nicht unbedeutende fettige Entartung dagegen zeigten die Gefässe der gesammten Magenwand.

Auch von anderen Autoren ist hervorgehoben worden, dass die Schlauchdrüsen des Magens bei Personen, welche unter den Zeichen der perniziösen Anämie verstorben waren, eine auffällig geringe Entwicklung zeigten. So hat QUINCKE [2] eine Beobachtung mitgetheilt, in welcher sich die Erscheinungen der perniziösen Anämie ausgebildet hatten, nachdem 3 Jahre lang Magenschmerz und fast nach jeder Mahlzeit Erbrechen vorausgegangen waren. Bei der Sektion erschien die Magenschleimhaut dünn und blass, und bei der mikroskopischen Untersuchung waren die Magensaftdrüsen sparsam und durch weite Interstitien von einander getrennt.

c) Dünn- und Dickdarm.

An den Wänden des Dünn- und Dickdarms findet man genau dieselben Veränderungen wieder, welche soeben am Magen beschrieben worden sind. Diese Kongruenz der Erscheinungen geht so weit, dass SCHUMANN in seiner Beobachtung auch am Darm alle die Strukturveränderungen, wenn auch nicht so hochgradig als am Magen, beschrieben hat, welche vorhin ausführlich geschildert wurden. Im Wesentlichen sind es Blässe, Blutaustritte und das Oedem, welche die Aufmerksamkeit des Anatomen auf sich lenken.

---

[1] Vgl. Kap. IV. Kasuistik. p. 46.

[2] Vgl. Kap. IV. Kasuistik. p. 71.

Das Oedem der Darmschleimhaut wird häufiger beobachtet als auf der Mukosa des Magens. Unter meinen fünf eigenen Fällen kam es zwei Male vor. Dabei ist das Oedem nicht gleichmässig über den ganzen Darm ausgebreitet, sondern findet sich oft streckenweise und in Unterbrechungen vor. In meiner zweiten Beobachtung war nur die Schleimhaut des Dickdarms leicht ödematös geschwollen, und in meinem dritten Falle fand sich das Oedem an drei Orten zerstreut: im oberen Theil des Jejunums, im unteren Theil des Ileums und im ganzen Kolon. In den Versuchen von COHNHEIM und LICHTHEIM, auf welche früher hingewiesen worden ist, zeigt sich insofern ein von den mitgetheilten Erfahrungen abweichendes Verhalten, als hier die Schleimhaut des Darmes gerade eine geringere Neigung zur ödematösen Quellung verräth als die des Magens.

Die Blutaustritte kommen nicht allein auf der Schleimhaut, sondern auch unter der Serosa des Darmes vor. Häufig sitzen dieselben auf vorspringenden Schleimhauttheilen. So nahmen sie in meiner dritten Beobachtung vornehmlich die Zotten des Dünndarms ein, und in einem Falle von MÜLLER[1] fanden sie sich zahlreich auf den valvulae conniventes Kerkringii. Zu gleicher Zeit waren hier neben den punktförmigen noch verästelte Ekchymosirungen vorhanden.

Mitunter hat man an umschriebenen Stellen leichte Hyperämien gefunden.

Eine Schwellung der solitären Follikel und PEYER'schen Haufen ist wiederholentlich beschrieben worden. PEPPER, QUINCKE, MÜLLER haben dieselben erwähnt, und auch in meiner vierten Beobachtung war eine leichte Vergrösserung der Dickdarmfollikel nachzuweisen.

d) Mesenterialdrüsen.

Die Erscheinungen an den mesenterialen Drüsen sind bereits früher besprochen worden, und es möge demnach genügen, an dieser Stelle daran zu erinnern, dass hyperplastische Zustände und leichte Blutüberfüllung die wesentlichsten Veränderungen an ihnen darstellen. (Vgl. p. 288—289.)

e) Leber.

Auch in Bezug auf die Leber ist auf denjenigen Abschnitt hinzuweisen, welcher die Veränderungen an den blutbereitenden Organen bespricht. (Vgl. p. 289—293.)

---

[1] Vgl. Kap. IV. Kasuistik. p. 49. Beobachtung XII.

f) Pankreas.

An der Pankreasdrüse habe ich nur ein einziges Mal eine Abweichung vom gewöhnlichen Verhalten auffinden können. Es erschien hier die Drüse auffällig gross und zeigte beim Durchschneiden zahlreiche punktförmige bis stecknadelkopfgrosse Blutaustritte im interazinösen Bindegewebe.

Auch andere Autoren haben Veränderungen an dem Pankreas vorgefunden. Hämorrhagien in demselben hat beispielsweise noch QUINCKE[1] beschrieben. BROADBENT[2] giebt für seinen Fall an, dass das Pankreas auffällig gross, derb, stark vaskularisirt, sonst aber normal war. Auch ROSENSTEIN[3] machte die Beobachtung, dass das Pankreas auffällig blutroth aussah. In einem nicht genauer mitgetheilten Falle von HUGUENIN wurde eine starke Verfettung der Drüse angetroffen, und LEBERT[4] fand viel Leucin und Tyrosin in derselben vor. GROHE[5] endlich hat eine schiefrige Verfärbung des Pankreas beobachtet, deren Ursache auf ein reichliches Vorkommen von Schwefeleisen zurückzuführen war.

Nach den vorliegenden Erfahrungen kommt diesen Veränderungen keine andere Bedeutung zu, als dass sie mehr zufällige Komplikationen der Krankheit darstellen; in einem innigern Zusammenhang mit der perniziösen Anämie scheinen dieselben nicht zu stehen.

g) Netz.

Besondere Veränderungen werden an dem Netze kaum angetroffen. In meiner Beobachtung V war dasselbe abnorm reichlich von Fett durchwachsen.

h) Bauchfell.

Dass an dem Bauchfell kleine Blutungen vorkommen, namentlich an denjenigen Stellen, wo es als Serosa die Eingeweide bedeckt, ist früher wiederholentlich erwähnt worden. Ausgesprochene Entzündungserscheinungen an demselben sind dem reinen Bilde der perniziöcen Anämie fremd. Ausser den Blutungen unter das Peritoneum werden nicht zu selten hydropische Ergüsse in die Bauchhöhle angetroffen. Einen besonders hohen Grad pflegen dieselben nicht zu erreichen. In meinem

---

[1] Vgl. Kap. IV. Kasuistik. p. 83.
[2] Vgl. Kap. IV. Kasuistik. p. 68.
[3] Vgl. Kap. IV. Kasuistik. p. 81.
[4] Vgl. Kap. IV. Kasuistik. p. 56.
[5] Vgl. Kap. IV. Kasuistik. p. 67.

dritten Falle betrug die Menge des Fluidums 300 Ccm. Dabei war dasselbe deutlich ikterisch verfärbt, und auch GUSSEROW [1] hat dieselbe Erfahrung machen können.

XII. Organe des Harn- und Geschlechtsapparates.

a) Nieren.

Die Grösse der Nieren hält sich bei der progressiven perniziösen Anämie durchschnittlich innerhalb der gewöhnlichen Grenzen. Leichte Vergrösserungen können zwar angetroffen werden, doch erreichen dieselben einen bedeutenden Grad in der Regel nicht.

Dementsprechend überschreitet auch das Gewicht der Nieren niemals um ein Erhebliches die Norm. PYE-SMITH [2] fand in seinem Falle das Gewicht beider Nieren

= 300 Gramm;

ROSENSTEIN [3] giebt es

= 350 Gramm

an. Meine eigenen Ziffern fallen etwas niedriger aus. In meiner ersten Beobachtung wogen die Nieren zusammen

= 240 Gramm,

und in meinem zweiten Falle betrug ihr gemeinsames Gewicht:

= 270 Gramm,

wovon auf die linke Niere 150 und auf die rechte 120 Gramm kamen. Nimmt man als Durchschnittszahl für das Gewicht einer einzigen Niere 90—180 Gramm an, so findet eine Differenz von dem gewöhnlichen Verhalten kaum statt.

Die Nierenkapsel lässt sich von der Oberfläche des Organes mit Leichtigkeit ablösen. Nur dann, wenn sich zufällig alte Narben auf der Nierenoberfläche finden, wie das in meiner Beobachtung III der Fall war, können festere Adhärenzen mit dem Nierenparenchym bestehen. Blutaustritte unter die Nierenkapsel sind öfters beschrieben worden, und man hat sie mitunter bis zur Ekchymosenbildung anwachsen gesehen.

Auf dem Durchschnitt der Niere fällt vor Allem ihre tiefe Blässe auf. Nicht selten bietet das Organ ein gelbes oder graugelbes Kolorit dar. Von einer eigentlichen Zeichnung wird dabei häufig gar nichts wahrgenommen, und die Grenze zwischen Mark und Rinde kann gänzlich

[1] Vgl. Kap. IV. Kasuistik. p. 59. Beobachtung XXXIV.
[2] Vgl. Kap. IV. Kasuistik. p. 46.
[3] Vgl. Kap. IV. Kasuistik. p. 81.

verwischt sein. In meiner Beobachtung V erschien das Parenchym der Nieren etwas getrübt und bei der mikroskopischen Untersuchung zeigten sich nicht unbeträchtliche Veränderungen in demselben. Die Konsistenz des Organes war fast auffällig fest und derb. Wenn in meinem zweiten Falle noch Zysten auf der Nierenoberfläche beobachtet wurden, so dürfte man diesen Fund als einen zufälligen und bedeutungslosen halten können.

In meinen eigenen Beobachtungen fand ich die Nieren bei der mikroskopischen Untersuchung zwei Male vollkommen intakt, während in den drei anderen Fällen die Epithelien der Harnkanälchen mehr oder minder verfettet waren. Diese Beobachtung stimmt mit den Erfahrungen anderer Autoren vollkommen überein. Denn wenn auch die Verfettung der Epithelien in den Harnkanälchen eine häufige Erscheinung ist, ein regelmässiges Vorkommniss stellt dieselbe bei der perniziösen Anämie nicht dar. Uebrigens ist sie unserer Krankheit nicht allein eigen, sondern findet sich im Verlauf anämischer Zustände überhaupt, was zuerst von PONFICK ausführlich nachgewiesen worden ist.

An dem Bindegewebe der Nieren konnte eine Strukturveränderung von mir nicht nachgewiesen werden, nur war in der Beobachtung V die Kapsel der MALPIGHI'schen Knäuel deutlich verdickt. SCHUMANN dagegen hat in dem bindegewebigen Maschenwerk, welches die Harnkanälchen umgiebt, Einlagerungen von Zellen wahrnehmen können, und an den Gefässwänden, namentlich an den zuführenden Arterien der glomeruli, wurde von ihm eine Verfettung erkannt.

Blutungen in die Nierensubstanz werden nicht erwähnt.

Ueber die chemische Zusammensetzung der Nieren sind die Erfahrungen nur gering. Die älteste Angabe rührt von LEBERT[1] her. In demselben Falle, in welchem in Lungen, Pankreas, Leber und Milz Leucin und Tyrosin gefunden wurden, wies LEBERT in den Nieren reichlich Inosit nach.

QUINCKE[2] hat in einem Falle, in welchem die Leber viel Eisen enthielt, auch in den Nieren einen grossen Gehalt an Eisen auffinden können, und während in der Leber auf 100 Theile Trockensubstanz 0,6 % Eisen kamen, stellte sich in den Nieren die Zahl auf 0,32 % Eisen heraus. In einer Bestimmung, welche ROSENSTEIN[3] in seinem Falle ausführte, belief sich die Menge des Eisens in den Nieren unter denselben Verhältnissen auf:

0,0422 %.

---

[1] Vgl. Kap. IV. Kasuistik. p. 66.
[2] Vgl. Kap. IV. Kasuistik. p. 83.
[3] Vgl. Kap. IV. Kasuistik. p. 81.

Es ist bereits früher darauf hingewiesen worden, dass der Verdacht nicht sicher ausgeschlossen werden kann, dass es sich in den Beobachtungen von Quincke und Rosenstein um einen durch die Therapie künstlich gesteigerten Eisengehalt der Organe gehandelt habe. In der öfters zitirten Beobachtung von Grohe zeigten die Nieren ebenfalls eine schiefergraue Farbe, und es liessen sich in ihnen Eisensalze, namentlich Schwefeleisen deutlich und leicht als Grund der auffälligen Verfärbung nachweisen.

b) Nierenbecken, Ureteren, Blase.

Die Veränderungen, welche sich bei der perniziösen Anämie am Nierenbecken, an den Ureteren und in der Blase ausbilden, bestehen fast ausschliesslich in Blutaustritten.

In dem Nierenbecken wurden die Blutaustritte in meinen Fällen zwei Male beobachtet. In der Beobachtung II fanden sie sich nur rechts, in der Beobachtung III auf beiden Seiten. Dabei war die Schleimhaut des Beckens sehr blass.

Auch die Schleimhaut der Blase bot ein sehr blasses Aussehen dar. In meinen eigenen Fällen war ihre Struktur vollkommen unversehrt, nur zeigte sich in der zweiten Beobachtung eine geringe trabekuläre Hyperplasie der Schleimhaut. Quincke [1] und Cohnheim [2] haben Hämorrhagien auf der Blasenschleimhaut beschrieben, und Müller [3] fand in einem Falle die Blasenschleimhaut diffus hellroth injizirt.

c) Nebennieren.

In meinen eigenen Beobachtungen verhielten sich die Nebennieren vollkommen normal. Auch sonst werden in den sicheren Fällen perniziöser Anämie Abweichungen von der Norm kaum erwähnt, nur Broadbent [4] hat einmal gesehen, dass die Nebennieren sehr klein waren.

d) Geschlechtsapparat.

Veränderungen am Geschlechtsapparat, welche der perniziösen Anämie zukommen, werden nicht beschrieben. Auf der Scheide kann es, wie eine Beobachtung von Müller [5] lehrt, zur Bildung von Blutaustritten kommen. In meiner Beobachtung V wurde als eine zufällige Komplikation eine Dermoidzyste im rechten Ovarium gefunden. Bieten die Sexualorgane noch andere Veränderungen dar, so sind dieselben regelmässig auf kurz vorhergegangene und leicht erkennbare Ursachen zu beziehen.

---

[1] Vgl. Kap. IV. Kasuistik. p. 88.
[2] Vgl. Kap. IV. Kasuistik. p. 86.
[3] Vgl. Kap. IV. Kasuistik. p. 66.
[4] Vgl. Kap. IV. Kasuistik. p. 68.
[5] Vgl. Kap. IV. Kasuistik. p. 49. Beobachtung XII.

Neuntes Kapitel.

Aetiologie und Wesen der Krankheit.

Wenn man sich über die Aetiologie und das Wesen der progressiven perniziösen Anämie klar werden will, so wird es sich empfehlen, zunächst daran festzuhalten, dass diesem Krankheitsnamen keine andere als eine rein symptomatische Bedeutung zukommt. Man begreift unter der von BIERMER gewählten Bezeichnung einen Zustand tiefer Anämie, welcher aller Therapie Trotz bietend unaufhaltsam fortschreitet und in der Regel mit dem Tode endet. Doch wird man gut thun, noch auf einen Punkt ein besonderes Gewicht zu legen. Man wird noch strenger, als das bisher geschehen ist, daran festhalten müssen, dass nur solche Krankheitsbilder dem neuen Namen einverleibt werden dürfen, denen eine nachweisbare Organerkrankung als Ursache für die Anämie abgeht.

Es ist schon früher einmal darauf hingewiesen worden, dass sich nicht alle Autoren, welche über die progressive perniziöse Anämie gearbeitet haben, über diesen Standpunkt vollkommen klar bewusst gewesen sind, und sogar BIERMER, so unschätzbar seine Verdienste sind, hat diese gefahrvolle Klippe nicht ganz vermieden, indem er auch jene Anämien der progressiven und perniziösen Form zuzählt, welche sich im Gefolge von Verschwärungen des Darmes entwickeln. — Wenn man den vorhin bezeichneten anatomischen Standpunkt aufgeben will, so wächst das Heer der progressiven perniziösen Anämien — man könnte fast sagen — bis in's Unendliche. Denn es ist sofort offenbar, dass man andernfalls jede tödtlich endende Organerkrankung zur progressiven perniziösen Anämie zu rechnen hätte, welche an eigenen und auffälligen Symptomen arm eine tiefe allgemeine Anämie verursacht, der gegenüber sich das

Handeln des Arztes als unwirksam erweist. Es möge zur weiteren Illustration genügen, nur an ein einziges Beispiel zu erinnern, welches jedem Arzte aus der Praxis bekannt sein wird. Man weiss, dass sich latente Krebse nicht selten durch nichts Anderes verrathen, als durch einen Zustand ausserordentlich hochgradiger Anämie, welche mit dem Bilde der progressiven perniziösen Anämie in jedem kleinsten Zuge kongruent sein kann. Mit welchem Rechte wollte man eine tödtlich verlaufende Anämie in Folge von Dickdarmgeschwüren zu der progressiven perniziösen Form rechnen und diesen Namen einem ihr völlig gleichenden Zustand verweigern, als dessen Ursache die Sektion ein nicht erkanntes und verborgenes Karzinom ergiebt?

Die Konzession, welche unglücklicherweise von Biermer anfänglich zugestanden wurde, hat sich späterhin des öfteren bitter gerächt. Schon früher einmal ist daran erinnert worden, wie sich einzelne neuere Autoren darum abgemüht haben, anatomisch gut karakterisirte Krankheitsbilder mit Gewalt dem neuen Krankheitsnamen einzuverleiben. Es möge Verzicht geleistet werden, die früher gegebenen Beispiele noch einmal an dieser Stelle zu wiederholen. Für den augenblicklichen Zweck wird es genügen, nur ein Exempel anzuführen, welches früher nicht besprochen wurde. Schüle beschreibt einen Fall von Insuffizienz der Aortenklappen bei einem Geisteskranken als eine Beobachtung von progressiver perniziöser Anämie, obschon es lange bekannt ist, dass Personen mit der genannten Krankheit an häufigen Blutungen zu leiden und ein blasses Aussehen darzubieten pflegen.

Aber auch für den Fall, dass man die anatomische Unversehrtheit aller Organe als ein nothwendiges Postulat annehmen wollte, wenigstens insofern, als etwaige anatomische Veränderungen keine kausale, sondern nur eine konsekutive Beziehung zu der Anämie unterhalten dürfen, würde es nicht gestattet sein, alle Beobachtungen von progressiver perniziöser Anämie als gleichwerthig anzusehen. Auch trotz der gegebenen Einschränkung kann der Bezeichnung kaum eine andere als eine rein symptomatische Bedeutung zukommen. Es ergiebt sich diese Ansicht von selbst, wenn man sich in die Erinnerung zurückrufen will, dass genau wie etwaige anatomische Veränderungen, so auch die klinischen Erscheinungen als Folgen der tiefen Blutarmuth oder eines Zustandes aufzufassen sind, welcher einer solchen realiter gleichkommt. Da nun Anämien ohne eigentliche Organerkrankung aus sehr verschiedenen Ursachen entstehen können, so hat man zunächst auch ätiologisch sehr verschiedene Formen progressiver perniziöser Anämien zu unterscheiden.

Ganz von selbst stellen sich hiernach zwei grosse Gruppen progressiver perniziöser Anämien gegenüber: diejenigen, welche sich völlig spontan und ohne erkennbare Ursache entwickeln, und diejenigen, bei welchem sich mehr oder minder leicht eine greifbare Ursache auffinden lässt; jene die essentielle, primäre, idiopathische, diese die sekundäre, deuteropathische, symptomatische Form.

Wenn man sich bemüht hat, die Grenzen zwischen diesen beiden Hauptgruppen zu verwischen und beide als eine einzige Form, als essentiell anzusehen, so ist das nicht von besonderem Vortheil gewesen. Auf einem so dunkelen und heikelen Gebiet wie auf dem der Erkrankungen des Blutes kann eine Kritik und Sichtung kaum streng genug ausgeübt werden.

Wenn die chemische und korpuskuläre Zusammensetzung des Blutes eine normale bleiben soll, so darf die Proportionalität zwischen jenen beiden Faktoren unter keinen Umständen gestört werden, welche auf die Beschaffenheit des Blutes von bestimmendem Einfluss sind. Man weiss, dass im Blute in jedem Augenblicke ein Wechsel derart stattfindet, dass Elemente untergehen und neue an ihre Stelle treten. Offenbar müssen diese beiden Vorgänge ein bestimmtes und geregeltes Verhältniss zu einander beobachten, wenn die Konstitution des Blutes sich innerhalb des Normalen bewegen soll. Wächst die Neubildung abnorm an, so werden hyperplastische Zustände im Blute entstehen, nimmt der Verbrauch an Blutbestandtheilen überhand, so kommt es zur Entstehung atrophischer Vorgänge in ihm.

Wendet man das eben Erläuterte auf die progressive perniziöse Anämie an, so ergeben sich theoretisch fürs Erste zwei Wege, auf denen das genannte Krankheitsbild zu Stande kommen könnte. Bei Beschränkung der Regeneration des Blutes und ebenso für den Fall, dass der Verbrauch an Blutbestandtheilen eine exzessive Höhe erreicht hat, müssen sich selbstverständlich anämische Zustände ergeben. Aus dem Gesagten ersieht man wenigstens die Möglichkeit, dass die progressiven perniziösen Anämien trotz völliger Uebereinstimmung der äusseren Erscheinungen nicht allein ihrer Aetiologie, sondern auch ihrem Wesen nach sehr verschiedener Natur sein können, je nachdem nämlich die Noxe sich die Blutbildung oder den Bluntuntergang als ersten Angriffspunkt ausgewählt hat.

Das, was wir soeben als Schema kennen gelernt haben, wird sich der Beobachtung in Wirklichkeit nur selten unverfälscht und unzweideutig darbieten. Offenbar kann die eine Möglichkeit auf die andere nicht ohne jegliche Rückwirkung bleiben. Denn wenn beispielsweise der Stoffverbrauch im Blut zu lebhaft gewesen und das Blut dadurch in einen atrophischen Zustand gerathen ist, so wird selbstverständlich dieses atrophische, flüssige Gewebe der Ernährung des Körpers nicht mehr in vollem Umfange vorstehen können. Dieser Einfluss muss sich natürlich auch auf jene Organe beziehen, welche der Blutbereitung vorstehen. Dieselben werden in ihrer Funktion leiden und durch eine Behinderung der Blutbildung den atrophischen Zustand des Blutes erhöhen und verschlimmern.

Eine ähnliche Brücke bietet sich für den Fall dar, dass die Anämie als eine Folge der Behinderung der Blutbildung entstanden ist. Denn wenn an den Orten der Blutbereitung Elemente produzirt werden, welche in ihrer Masse wenig brauchbaren Stoff darstellen und in ihrer Konstitution hinfälliger sind als normal, so kann man leicht einsehen, dass, wenn der Stoffverbrauch des Organismus unter ein bestimmtes Minimum nicht sinken darf, eine grössere Zahl von Elementen nöthig ist, um den Stoffverlust zu decken, und dass die letzteren für den Fall um so zahlreicher untergehen werden, dass die Voraussetzung grösserer Fragilität begründet ist. Auf diese Weise kann eine Anämie, welche ursprünglich auf einer Behinderung in der Blutbildung beruhte, zu einem Zustand führen, in welchem zugleich andauernd ein relativ zu grosser Verbrauch an Blutbestandtheilen Statt hat, so dass durch die Kombination dieser beiden Momente der Organismus in einen circulus vitiosus verfällt, aus dem eine Rettung kaum abzusehen ist.

Die Möglichkeit einer Kombination dieser krankmachenden Potenzen: Beschränkung in der Blutbereitung und abnormer Verbrauch an Bestandtheilen des Blutes sind nicht besonders geeignet, jedes einzelne Krankheitsbild von progressiver perniziöser Anämie in jedem Stadium seinem ursprünglichen Wesen nach klar und durchsichtig erkennen zu lassen. Es wird nach dem bisher Gesagten keiner weitläufigen Erörterung bedürfen, dass sich beide Momente so innig mit einander durchflechten können, dass es für den Einzelfall unmöglich wird anzugeben, ob das eine oder andere Moment die erste Ursache für die Entstehung der Krankheit abgab.

Grade um das Wesen der progressiven perniziösen Anämien zu erklären, ist es, wie ich glaube, von der grössten Wichtigkeit, diesen Wechselbeziehungen und Rückwirkungen volle Aufmerksamkeit zu schenken. Denn wenn ein gesunder Organismus eine unvermuthete umfangreiche Blutung erfährt, so findet in ihm gleichfalls ein abnormer Verbrauch von unbenutzten Blutbestandtheilen Statt. Die tägliche Erfahrung lehrt, dass sich wenig später ein anämischer Zustand ausbildet. Doch ist derselbe fast immer von transitorischer Natur, denn die blutbereitenden Organe haben das Bestreben, den unverhofften Verlust in kürzester Zeit zu decken.

Ganz anders werden sich diese Dinge verhalten, wenn sich die

Blutung oder ein Vorgang, welcher ihr im Endaffekt gleichkommt, an einem Individuum immer und immer wiederholen, indem schliesslich der blutbildende Apparat nicht mehr ausreicht, das Defizit andauernd zu decken, oder wenn diese Erscheinungen an einem Organismus Platz greifen, an welchem durch vorhergegangene Schädlichkeiten die Energie der Blutbildung von vornherein herabgedrückt war. Hier muss es offenbar zur Ausbildung jenes früher beschriebenen und gefürchteten circulus vitiosus kommen, welcher die Erscheinung der progressiven perniziösen Anämie ausmacht. Eine restitutio ad integrum erscheint hier fast zur Unmöglichkeit, und es handelt sich im Wesentlichen nur um den Zeitpunkt, innerhalb dessen die Insuffizienz des Blutes zur völligen Ausbildung gelangt. Man sieht leicht ein, dass durch diese Wechselwirkungen zwei Haupteigenschaften der Krankheit erklärt werden: ihr progressiver und ihr perniziöser Karakter.

Es ist am Eingang zu diesen theoretischen Erörterungen besonders darauf hingewiesen worden, und würde dem Leser auch sonst kaum entgangen sein, dass wir uns andauernd auf dem Gebiete der Hypothese bewegt haben. Es wird sich demnach zunächst darum handeln, in wie weit sich die Thatsachen diesen Anschauungen ungezwungen fügen. Am leichtesten dürften die sekundären Formen progressiver perniziöser Anämie einem Verständniss zugänglich werden. Als Ursache für dieselben haben wir bereits im vierten Kapitel bei Zusammenstellung der fremden Beobachtungen vier Momente kennen gelernt:

1) Schwangerschaft und Geburt,

2) Störungen der Verdauung: hartnäckiger Durchfall und Erbrechen,

3) Blut- und Säfteverluste,

4) schlechte äussere Verhältnisse.

Wenn die unter 1, 2 und 3 genannten Kausalmomente eine progressive perniziöse Anämie bedingen, so wird man, wie ich meine, mit gutem Grunde als erste Ursache des Leidens einen abnorm grossen Verbrauch von Blutbestandttheilen beschuldigen können. Derselbe ist bei hartnäckigem Durchfall und Erbrechen, bei Blut- und Säfteverlusten direkt gegeben. Auch in den Fällen, in denen sich das Krankheitsbild im Gefolge von Schwangerschaft und Geburt ausbildet, wird er des Oeftern in Form von anhaltendem Erbrechen, erschöpfendem Durchfall oder Blutung angegeben. Wenn sich in selteneren Fällen die Krankheit während einer Gravidität oder nach einer Geburt scheinbar spontan entwickelte, so darf man nicht vergessen, dass an das Blut einer Schwangeren die weitgehendsten Anforderungen gestellt werden, indem sich der Körper der Frucht aus den Blutbestandtheilen der Mutter allmählich auf- und ausbaut. Und wenn man nun noch berücksichtigt, dass in jenen Fällen fast immer wiederholte und schnell aufeinander folgende Geburten, schlechte Nahrung, die elendesten Lebensverhältnisse vorausgegangen waren, so wird man es leicht begreifen, wie sich jenes Missverhältniss zwischen dem Verbrauch und der Neubildung von Blut entwickeln und schliesslich irreparabel werden konnte, welches das Wesen der progressiven perniziösen Anämie auszumachen scheint.

Wenn Immermann gemeint hat, dass die eben erwähnten schädlichen Momente eine mehr untergeordnete Bedeutung derart hätten, dass sie okkasionell und nicht in vollem Umfange ursächlich die Krankheit einleiteten, und wenn er demnach alle perniziösen Anämien gewissermassen als primäre auffassen zu dürfen sich für berechtigt gehalten hat, so ist diese Anschauung nach meinem Dafürhalten nicht zutreffend. Und wenn ich mich nicht täusche, so liegt das Fehlerhafte in den Immermann'schen Deduktionen darin, dass den Wechselbeziehungen und Rückwirkungen zwischen Verbrauch und Neubildung der Blutbestandtheile nicht die genügende Beachtung geschenkt worden ist.

Es ist nicht ohne jedes Interesse, das Zahlenverhältniss in der Häufigkeit der Beobachtungen für jene drei kausalen Momente zu berücksichtigen, welche zunächst in den Kreis der Untersuchung gezogen worden sind. Unter 67 Fällen sekundärer progressiver perniziöser Anämie, bei welchen durch die Sektion die während des Lebens gestellte Diagnose bestätigt wurde, entwickelten sich:

1) nach Schwangerschaft und Geburt	29
2) nach hartnäckigem Durchfall und Erbrechen . .	24
3) nach Blut- und Säfteverlusten	7
4) nach schlechten äusseren Verhältnissen	7
Summa	67.

Wenn progressive perniziöse Anämien im Gefolge von schlechten äusseren Verhältnissen: mangelhafter Nahrung, körperlicher und geistiger Ueberanstrengung, schlechter Wohnung und Aehnlichem zur Ausbildung gelangen, so liegt es am Nächsten, hier im Gegensatz zu den bisher besprochenen Formen sekundärer perniziöser Anämien an eine durch die genannten Schädlichkeiten bedingte primäre Behinderung in der Blutbildung zu denken. Diese Vorstellung drängt sich so sehr von selbst auf, dass sie theoretisch einer ausführlichen Begründung kaum bedarf. An dem Einzelfall den Beweis dafür zu liefern, dass diese Voraussetzung richtig ist, stösst auf unüberwindliche Schwierigkeiten. Dieselben wachsen um so mehr an, als die gegebenen Beobachtungen niemals nach allen Richtungen in vollem Umfange erschöpft sind. — Auf diese Weise kommt man zu dem Resultate, dass sich unter den sekundären Formen progressiver perniziöser Anämien Krankheitsbilder von vollkommen gleichen äusseren Erscheinungen befinden, welche sich mit Sicherheit in Rücksicht auf die Aetiologie unter einander völlig verschieden verhalten, und welche wahrscheinlich auch ihrem Wesen nach sehr differenter Natur sind, es jedenfalls sein können. Und man ist nach alledem kaum zu der Annahme berechtigt, dass mit dem einheitlichen Namen auch ein einheitliches Krankheitsbild bezeichnet ist.

Von der Idee, dass der Name progressive perniziöse Anämie ein in jeder Beziehung einheitliches Krankheitsbild umfasst, kommt man um so eher zurück, wenn man erfährt, dass es gewisse Formen giebt, bei denen sich das Leiden ohne jede erkennbare Veranlassung und vollkommen spontan entwickelt. Im Vergleich zu den sekundären Formen werden die essentiellen perniziösen Anämien nur selten beobachtet. Mit Einschluss meiner eigenen Beobachtungen lassen sich aus der Kasuistik 91 Fälle zusammenstellen, in denen die Aetiologie und Diagnose der Krankheit gesichert erscheinen. Hiervon entfallen auf die

primäre progressive perniziöse Anämie . 24 Beobachtungen

und auf die

sekundäre progressive perniziöse Anämie 67 „

Summa 91 Beobachtungen.

Die Erörterungen, welche im Vorstehenden für die sekundären Formen progressiver perniziöser Anämien gegeben sind, lassen sich, wie ich meine, Schritt für Schritt auch auf die primären Formen anwenden, nur mit dem einschneidenden Unterschied, dass wir dort eine greifbare äussere Veranlassung für die Entwicklung der Vorgänge besitzen, welche uns hier ganz und gar mangelt. Man hat sich auch hier der Möglichkeit zu erinnern, dass sich entweder zuerst die Blutbildung oder der Verbrauch an Blut geändert haben können, so dass man auch innerhalb der essentiellen perniziösen Anämien theoretisch zwei Gruppen zu unterscheiden hätte, die in ihrem ursprünglichen Wesen unter einander völlig verschieden sind. Der Durchführung dieser Prinzipien an dem einzelnen Fall treten genau wie bei den sekundären Formen unüberwindliche Schwierigkeiten entgegen. Es würde müssig sein, sich jetzt darüber auslassen zu wollen, ob die Zukunft hierin mehr leisten wird, als es die Vergangenheit gethan hat.

Für meine eigenen Beobachtungen will ich den Versuch wagen, an ihnen eines der aufgestellten Prinzipien durchzuführen. Für mehr als einen bescheidenen und schüchternen Versuch werden die folgenden Anschauungen kaum gelten können, und man wird sich dieses leicht erklären, wenn man berücksichtigt, wie wenig über die formative Entwicklung und den Untergang der rothen Blutkörperchen bekannt ist Von der Sicherheit eines Beweises, wie ihn die Mathematik liebt, und. wie er in allen naturwissenschaftlichen Disziplinen bekannt ist, welche auf mathematischer Grundlage aufgebaut sind, kann hier wie bei den meisten Erscheinungen des organischen Lebens nicht die Rede sein, und wir werden uns für's erste mit wenig mehr als mit dem Begriff des Wahrscheinlichen zu begnügen haben.

Alle meine Beobachtungen stimmen in einem sehr auffälligen Befunde unter einander überein. Es ist wiederholentlich im Vorhergehenden beschrieben worden, dass bei allen meinen Kranken konstant und andauernd während des ganzen Verlaufes der Krankheit eigenthümlich geformte und gefärbte Elemente im Blut auftraten, welche dem normalen Blut, wie wir bald sehen werden, mehr oder minder vollkommen fremd sind. Es ist mitgetheilt worden, dass ihre Menge mit der Verschlimmerung des Leidens zunahm, und dass diese eigenthümlichen Gebilde in denjenigen Fällen[1], in welchen das Leiden in einem frühen Stadium zur Behandlung kam, von Anfang an in erheblicher Zahl angetroffen wurden. Dieselben wichen von der Gestalt der normalen rothen Blutkörperchen dadurch ab, dass sie vollkommen kugelrund, nur ausnahmsweise leicht abgeplattet waren, und dass ihnen der bikonkave Ausschnitt abging. In ihrer Grösse standen sie weit unter dem Durchmesser der kleinsten rothen bikonkaven Blutkörperchen und ausserdem fielen sie durch ihre tief gesättigte rothe Farbe vor jenen auf. Sie waren völlig homogen, legten sich nie geldrollenartig an einander, zeigten keine Neigung zur Zackenbildung und leisteten gegen Reagentien grösseren Widerstand als die ihnen verwandten bikonkaven Blutzellen.

Diese bemerkenswerthe Formveränderung des Blutes musste den Gedanken nahe legen, ob man es vielleicht in meinen Beobachtungen mit einer Form von progressiver perniziöser Anämie zu thun habe, welche auf einer primären Erkrankung der rothen Blutkörperchen beruht, die sich im Blut anatomisch kund giebt und bereits während des Lebens erkennen lässt. Die weitere Begründung und Ausführung dieses Gedankens geht nicht ohne grosse Schwierigkeiten von Statten, und schon bei der ersten Frage nach der Bedeutung dieser Gebilde treten uns dieselben in vollem Maasse entgegen.

So lange man diese Formelemente überhaupt kennt, so lange Zeit ist man darüber uneins gewesen, ob man sie als farbige Blutkörperchen aufzufassen habe, welche in der Entwicklung begriffen und — so zu sagen — frühreif in den allgemeinen Blutstrom gelangt sind, oder als solche, die einem korpuskulären Zerfall unmittelbar entgegen gehen. Für unseren Fall liegt es, wie ich glaube, näher, an Blutkörperchen zu denken, welche in der Ausbildung zurückgeblieben sind. Wollte man sie als den körperlichen Ausdruck eines übermässig reichlichen Zerfalles rother Blutkörperchen auffassen, so würde man zu erwarten gehabt haben, dass auch andere Formelemente im Blute zu finden gewesen wären, welche einen solchen Vorgang fast regelmässig begleiten. Die Erfahrung lehrt, dass sich unter diesen Bedingungen mehr oder minder bedeutende Grade von Leukocytose auszubilden pflegen, und dass meist freie Elementarkörnchen im Blute nicht fehlen. Bei unseren Kranken wurden diese beiden Dinge, wie besonders hervorgehoben wurde, regelmässig vermisst. Die Zahl der farbigen Blutkörperchen war bei allen unseren Kranken eine so ausserordentlich geringe, dass es sehr grosse Aufmerksamkeit erforderte, um sich überhaupt von ihrem Vorkommen im Blute zu überzeugen, und auch von den Körnchenbildungen ist berichtet worden, dass sie nur ausnahmsweise und auffällig sparsam gesehen wurden.

Eine sichere Deutung dieser Dinge wird dadurch ausserordentlich erschwert, dass über das Detail der Entwickelung rother Blutkörperchen sehr wenig bekannt ist. Ausser den Untersuchungen von Neumann und Bizzozero liegen eingehendere Studien über diesen Gegenstand kaum vor. Wenn es möglich gewesen wäre, an unseren eigenthümlich geformten Elementen Kerne oder kernartige Gebilde nachzuweisen, so wären damit die vorstehenden Erörterungen dem Gebiete der Wahrscheinlichkeit und Hypothese ganz entrückt worden. Es ist früher beschrieben worden, dass der Nachweis eines Kernes an ihnen niemals gelang.

In neuerer Zeit hat Arndt[1] berichtet, dass es direkt am Blut möglich ist, den Nachweis zu liefern, dass die rothen Blutkörperchen aus einer Umwandlung farbloser hervorgehen, indem er auf das Vorkommen rother Blutkörperchen aufmerksam macht, bei denen der Leib noch leicht granulirt erscheint, und eine Differenzirung zwischen Peripherie und Zentrum noch gar nicht eingetreten oder in der ersten Ausbildung begriffen ist. Wenn Arndt für die Grösse der in Entwickelung begriffenen rothen Blutkörperchen einen höheren Werth: ca. 16 μ angiebt, als derselbe bei unseren eigenthümlichen Elementen betrug, so würde dieser Umstand an und für sich nicht dagegen sprechen, dennoch beide für gleichwerthige Dinge zu halten. Denn man wird es nach verwandten Erfahrungen aus der Pathologie begreiflich finden, dass sich Störungen in der Blutbildung überhaupt auch mit einem Zurückbleiben der Bildungsprodukte in der

---

[1] R. Arndt. *Eine Bemerkung über weisse Blutkörperchen.* (Berlin. klin. Wochenschrift 1876. Nr. 29. p. 416—421.)

Grösse werden vergesellschaften können. Aber trotzdem lassen sich die Beobachtungen von ARNDT nicht direkt auf unsere Erfahrungen anwenden, weil in den letzteren die Substanz der eigentlichen Gebilde jeder Zeit vollkommen homogen und gleichartig war.

Nicht ohne Interesse für die hier gegebene Auffassung ist die Beobachtung von COHNHEIM,[1] welche bereits früher mehrmals angeführt worden ist. In diesem Falle, welchen BIERMER in Breslau als progressive perniziöse Anämie während des Lebens diagnostizirt hatte, und bei dessen Sektion COHNHEIM die diesem Leiden eigenthümlichen anatomischen Veränderungen fand, wurden von Letzterem im Leichenblute peripherer Venen (vena jugularis und andere Venen) kernhaltige rothe Blutzellen gesehen. Während des Lebens waren dieselben übrigens nicht bemerkt worden, und auch COHNHEIM giebt an, dass ihre Zahl nicht sehr bedeutend war. Jedenfalls geht aus dieser vortrefflichen Beobachtung so viel hervor, dass bei der progressiven perniziösen Anämie dasjenige Ergebniss mit Sicherheit statthaben kann, welches früher nur vermuthungsweise hingestellt wurde, dass rothe Blutkörperchen bei dieser Krankheit bereits in den allgemeinen Kreislauf gelangen können, bevor sie noch eine völlige Ausbildung erreicht haben. Und nach Alledem wird man sich vielleicht jetzt der Auffassung geneigt zeigen, dass man es bei unseren eigenen Beobachtungen in jenen kleinen, kugeligen, gefärbten Elementen mit rothen Blutkörperchen zu thun hat, welche in ihrer Dimension atrophisch und in ihrer Form gewissermassen embryonal geblieben sind, aber dennoch in diesem Zustande dem Körperkreislauf einverleibt wurden. Dass der grössere Theil der rothen Blutkörperchen die gewöhnliche Ausbildung erreichte und sich nur durch eine besondere Blässe auszeichnete, ist früher ausführlich beschrieben worden. Ja! es erschienen sogar die Durchmesser der bikonkaven Blutkörperchen nicht unbeträchtlich vergrössert.

Die Zahl der rothen Blutkörperchen war in allen meinen Fällen sparsam. Auch dann, wenn grosse Blutstropfen für die mikroskopische Untersuchung ausgewählt waren, lagen die rothen Blutkörperchen zerstreut, und man könnte fast sagen, vereinzelt im Gesichtsfelde da. Von einer eigentlichen Blutarmuth konnte in meinen Beobachtungen, soweit es zunächst die Körperperipherie angeht, kaum die Rede sein, und aus Stich- und kleinen Schnittwunden floss das Blut schnell und reichlich hervor. Offenbar war das Blut trotz seiner Armuth an zelligen Bestandtheilen reich an Plasma, und mit dieser Eigenschaft stimmte es vortrefflich überein, dass es eine so auffällig geringe Neigung zur Gerinnung zeigte. Auch wird man es für begreiflich halten, dass diese Konstitution

---

[1] Vgl. Kap. IV. Kasuistik. p. 86.

des Blutes einer Anämie in Wirklichkeit gleichkommt, da man weiss, dass die rothen Blutkörperchen diejenigen Elemente sind, welche den physiologischen Werth des Blutes bedingen. Dass dem für unsere Fälle so war, geht am besten aus den anatomischen Veränderungen der Organe hervor. Denn genau wie bei einer reellen Anämie äusserten sich auch bei unseren Kranken die Wirkungen des Blutes entweder direkt auf die parenchymatösen Organe durch Ausbildung von Verfettungen oder auf die Gefässe durch das Zustandekommen von Blutaustritten und Oedemen.

Man wird sich aus dem Früheren erinnern,[1] dass bei unseren Kranken der Harnstoffgehalt in Rücksicht auf die lange Dauer des Leidens und darauf, dass die Kranken gegen jede Nahrung hartnäckigen Widerwillen zu haben pflegten, als relativ hoch befunden wurde. Aus dieser Erfahrung ergiebt sich von selbst, dass der Zerfall von Eiweisskörpern kein unerheblicher gewesen sein wird. Wenn auch ein Theil des Harnstoffs auf Rechnung der Verfettung innerer Organe zu setzen ist, bei welchen Vorgängen der Harnstoff neben dem Fette als Spaltungsprodukt der Eiweisskörper abfällt, so dürfte doch ein anderer Theil auf den lebhaften Zerfall rother Blutkörperchen zu beziehen sein. Dass dieser Vorgang überhaupt stattfand, scheint daraus hervorzugehen, dass die Farbe des Harns fast immer eine tief gesättigte war. Auch sei hier wiederum darauf aufmerksam gemacht, dass die Stühle auffällig gallenhaltig waren, und dass in der Gallenblase bei der Sektion regelmässig eine reichliche Menge intensiv gefärbter Galle angetroffen wurde. Alle diese Erscheinungen lassen sich nicht anders erklären, als wenn man einen reichlichen Untergang von rothen Blutkörperchen voraussetzt, da sowohl die Farbstoffe des Urins als auch der Galle von dem Blutfarbstoffe geliefert werden.

An einen leichten Untergang der rothen Blutkörperchen bei unserer Form von progressiver perniziöser Anämie wird man um so mehr glauben, als man eine gesunde Konstitution und grosse Lebensfähigkeit an ihnen kaum voraussetzen kann. Und somit ist man wieder zu den gefährlichen Wechselbeziehungen zwischen der Bildung und dem Untergange der Blutbestandtheile angelangt, welche für das Wesen der progressiven perniziösen Anämie von einschneidender Bedeutung zu sein scheinen.

Auch möchte ich noch auf eine Beobachtung an unseren Kranken hinweisen, welche einen lebhaften Zerfall der rothen Blutkörperchen anzudeuten scheint. Es ist früher beschrieben worden, dass mitunter im Blute kleine, röthlich tingirte Körperchen auftraten, deren Durchmesser von wenig mehr als 1 μ bis zur unmessbaren Kleinheit variirte. Eine

---

[1] Vgl. Kap. VII. Analyse der klinischen Erscheinungen. p. 205—210.

Verwechselung mit den farblosen Körnchenbildungen konnte kaum unterlaufen, weil sich die röthliche Farbe an ihnen leicht und deutlich erkennen liess. Es liegt nahe, diese gefärbten Partikelchen als Bruchstücke untergehender rother Blutkörperchen aufzufassen, welche einer völligen Dissolution vielleicht unmittelbar entgegen sehen.

Wenn man das, was bisher besprochen wurde, in aller Kürze zusammenfassen will, so kommen die hier niedergelegten Anschauungen darauf hinaus, dass es eine bestimmte Form von progressiver perniziöser Anämie zu geben scheint, welche ohne jede greifbare Ursache und vollkommen spontan entsteht, bei welcher zuerst der blutbereitende Apparat derart erkrankt, dass an Zahl wenig rothe Blutkörperchen gebildet und ausser den gewöhnlichen bikonkaven Blutkörperchen noch atrophische und in der Ausbildung der Gestalt zurückgebliebene rothe Blutkörperchen andauernd in den Kreislauf übergeführt werden, und bei welcher sich bald zu der Störung der Blutbereitung ein reichlicher Zerfall rother Blutkörperchen hinzugesellt, welche beide für das Entstehen einer progressiven perniziösen Anämie bedingende Momente sind.

In einer kleinen Mittheilung,[1] welche vielleicht zu kurz ausgefallen ist und dadurch an Klarheit des Ausdruckes gelitten zu haben scheint, ist von mir bereits im Verlauf des vorigen Jahres angedeutet worden, dass ich mich für berechtigt gehalten habe, den beschriebenen kleinen und kugelrunden rothen Blutkörperchen für unsere Form von progressiver perniziöser Anämie eine noch grössere Bedeutung beizulegen. Ich bin der Meinung gewesen, sie für die Diagnose der Krankheit verwerthen zu können. Man wird diese Anschauung für erklärlich halten, wenn man mit mir die Erfahrung gemacht hat, dass bei allen meinen Kranken diese eigenthümlichen Gebilde konstant und andauernd im Blute gefunden wurden, und dass ähnliche Veränderungen in vielen Hunderten von Blutuntersuchungen an gesunden und kranken Menschen nicht beobachtet werden konnten. Nachdem ich die ersten Erfahrungen über diesen Gegenstand gesammelt hatte, habe ich späterhin wiederholentlich auf diesen Befund hin und im Verein mit den klinischen Erscheinungen an den ersten Tagen der Beobachtung die Diagnose auf progressive perniziöse Anämie gestellt und dieselbe, wie man sich aus meinen Krankengeschichten erinnern wird, bei der Sektion bestätigt gefunden. Ja! in einer Beobachtung, in welcher es sehr nahe lag, an das Bestehen einer Insuffizienz der Aortenklappen zu denken, wurde durch die Veränderung des Blutes die anfänglich gestellte Diagnose umgestossen, und der weitere

[1] H. Eichhorst. *Ueber die Diagnose der progressiven perniziösen Anämie.* (Centralbl. f. d. med. Wiss. 24. Juni 1876. Nr. 26.)

Verlauf sowohl, als auch der Sektionsbefund lehrten, dass diese Abänderung begründet war.

Seit meiner kurzen Mittheilung sind diese eigenthümlichen Gebilde und ihre Beziehungen zur progressiven perniziösen Anämie wiederholentlich Gegenstand der Aufmerksamkeit und Besprechung geworden. LÉPINE [1] und ROSENSTEIN [2] berichten, dass dieselben in ihren Beobachtungen von progressiver perniziöser Anämie im Blute nicht vorhanden waren, und auch STRICKER [3] erwähnt sie in seinen beiden Fällen nicht. Ebenso giebt GRAINGER STUART [4] bei Gelegenheit eines Referates über meine Mittheilung an, dass er sie in zwei Fällen von progressiver perniziöser Anämie, bei welchen durch die Sektion die Richtigkeit der Diagnose bestätigt wurde, niemals gesehen habe, und dass sogar in einem derselben die rothen Blutkörperchen vergrössert waren. Auch will ich noch daran erinnern, dass LEBERT [5] das Blut bei der progressiven perniziösen Anämie derart beschreibt, dass eine Veränderung an den rothen Blutzellen nicht eintritt, und auch eine Vermehrung der kleinen Mikrocyten nicht stattfindet.

Im Gegensatz hierzu fehlt es freilich auch nicht an Bestätigungen. Und noch in jüngster Zeit haben OSLER und GARDNER [6] berichtet, dass sie in einem Falle von progressiver perniziöser Anämie die von mir beschriebenen Gebilde im Blute in grosser Zahl gesehen hätten.

Für meine Leser wird diese Abweichung in den Resultaten kaum etwas Ueberraschendes darbieten können. Denn wenn es richtig ist, dass durch die Bezeichnung: progressive perniziöse Anämie Krankheitsbilder zusammengefasst worden sind, welche nur in ihren äusseren Erscheinungen, nicht aber ihrem ursprünglichen und eigentlichen Wesen nach zu einander gehören, so musste man von vornherein darauf vorbereitet sein, dass sich in einzelnen feinern und dabei nicht weniger bedeutungsvollen Zügen Differenzen würden erkennen lassen. Zwar ist früher von mir selbst besonders hervorgehoben worden, dass auch bei den sekundären Formen progressiver perniziöser Anämien der blutbereitende Apparat nicht intakt bleibt. Man wird sich erinnern, dass, wenn auch die Schädlichkeiten zunächst in der Mehrzahl dieser Fälle den Verbrauch von

---

[1] Vgl. Kap. IV. Kasuistik. p. 54.

[2] Vgl. Kap. IV. Kasuistik. p. 81.

[3] Vgl. Kap. IV. Kasuistik. p. 79 u. 93.

[4] P. GRAINGER STUATT. *Note upon Prof. Eichhorst's new pathognomonie symptom of progressive pernicious anaemia.* (Brit. Med. Journ. July 8. 1876. p. 40.)

[5] H. LEBERT. *De l'anémie oligoythémie, dysémie et de ses diverses formes et de son traitement.* (Arch. Général. Avril 1876. p. 385—416.)

[6] Vgl. Kap. IV. Kasuistik. p. 86.

Stoffen des Blutes abnorm gross machen, dennoch späterhin die verderblichsten Rückwirkungen auf die Blutbereitung eintreten, und dass gerade auf diese Wechselwirkungen die Eigenschaften des Verlaufes einer progressiven perniziösen Anämie zu beziehen sind. Aber damit ist noch nicht gesagt, dass sich diese Rückwirkungen anatomisch genau in derselben Weise äussern müssen, wie wenn der blutbereitende Apparat spontan und zuerst erkrankt. Dass dieselben unter Umständen eintreten könnten, werde ich zunächst nicht in Abrede zu stellen wagen, und würde mich in Zukunft nicht wundern, wenn für manche Fälle sekundärer perniziöser Anämien dieselben Funde beschrieben werden würden. Man erkennt jedenfalls, dass sich hier eine Brücke bietet, welche ebenso gut betreten als vermieden werden kann, ohne dass man sich von Anfang an darüber klar sein wird, ob sich der eine oder der andere Fall ereignen wird.

Durch dieses Zugeständniss büssen unsere Gebilde in ihrem diagnostischen Werthe, falls ihnen überhaupt ein solcher eingeräumt wird, kaum etwas Nennenswerthes ein. Ja! wenn das gegebene Raisonnement richtig ausgefallen ist, so wird man sogar darauf gefasst sein müssen, dass sich dieselben, falls die Bedingungen dafür bestehen, auch unter anderen Verhältnissen als gerade immer bei der progressiven perniziösen Anämie werden ausbilden können. Etwas Spezifisches und Ausschliessliches auch nur für eine bestimmte Form dieser Krankheit wird man von ihnen nicht zu erwarten haben. Es erinnert dieses Verhalten genau an das Verhalten bei der Leukämie. Man weiss, dass allein eine Vermehrung der farblosen Körperchen im Blute die Diagnose der Leukämie nicht sicher stellt. Für den Fall, dass Milztumor, Lymphdrüsenanschwellung und sonstige Erscheinungen des genannten Leidens fehlen, wird man auch dann mit der Diagnose zurückhaltend sein, wenn das Blut reich an farblosen Blutkörperchen ist. Aehnliches hat für unsere Form von progressiver perniziöser Anämie Geltung. Namentlich im Hinblick auf die doch immerhin geringe Zahl eigener Beobachtungen würde ich die Diagnose dieses Leidens für's Erste nur dann für gesichert halten, wenn sich unsere eigenthümlichen Gebilde in einer verhältnissmässig grossen Zahl im Blute, andauernd, bei dem Mangel einer nachweisbaren Organerkrankung und dem Bestehen der äusseren Erscheinungen einer progressiven perniziösen Anämie würden nachweisen lassen. Ueber ihren diagnostischen Werth, welcher ihnen trotz der gegebenen Einschränkungen ungeschmälert bleibt, wird man sich um so mehr klar werden, wenn man ihr Vorkommen unter anderen Umständen in Betracht zieht.

Offenbar erinnern unsere Gebilde zunächst an Beobachtungen, welche vor längerer Zeit von LEHMANN[1] mitgetheilt worden sind. Bei der Untersuchung des Blutes aus den Lebervenen und aus der Pfortader fiel LEHMANN ein „durchaus verschiedenes“ Verhalten der rothen Blutzellen in beiden Gefässbezirken auf. Im Gegensatz zum Blute der vena portarum legten sich die rothen Blutkörperchen des Lebervenenblutes niemals geldrollenartig an einander und zeigten bei scharfer Kontourirung „die zentrale Depression nur in geringem Grade; indessen war sie noch wahrnehmbar.“

FUNKE[2] hat diese Angaben späterhin theilweise bestätigt. Ja! er giebt in mehrfacher Beziehung eine Erweiterung derselben. Er berichtet, dass das eigenthümliche Verhalten der rothen Blutkörperchen des Lebervenenblutes, welches LEHMANN nur bei Pferden beobachtet zu haben scheint, auch für das Blut des Menschen innerhalb des genannten Gefässgebietes Geltung habe, und fügt als etwas Neues hinzu, dass die rothen Blutkörperchen des Lebervenenblutes kleiner sind als diejenigen des übrigen Körperblutes, und dass ihre zentrale Depression nicht nur schwach angedeutet, sondern „bei vielen gar nicht sichtbar“ ist, so dass sie sich — im Profil gesehen — in Gestalt kleiner Stäbchen oder flach gewölbter bikonkaver Linsen darstellen. Wenn man sich nach der Zeichnung ein Urtheil bilden darf, welche FUNKE in seinem Atlas auf Taf. XII, Fig. 1 gegeben hat, so würde man der Meinung sein müssen, dass die Zahl der gewöhnlichen bikonkaven Blutkörperchen im Lebervenenblut eine minimale ist, da sich auf derselben nur Blutkörperchen ohne zentrale Depression und von linsenförmiger Gestalt vorfinden.

Schon vordem hatte FUNKE[3] dieselben Elemente im Blute der Milzvenen bei Pferden gefunden. Späterhin giebt er an, dass sie auch im Milzvenenblute des Menschen vorkommen. In dem Texte zu seinem Atlas (Taf. XII, Fig. 2) schildert er sie auch hier als „klein, fast sämmtlich stark linsenförmig, nur hier und da mit der Andeutung einer zentralen Vertiefung versehen, selten auf dem Rande liegend, nie mit den Flächen zu Rollen verbunden.“ Und auch hier ist die Zeichnung derart gehalten, dass man auf ihr nur Blutkörperchen ohne zentrale Depression erkennt.

In Rücksicht auf diese Angaben wäre es interessant zu erfahren gewesen, wie sich die Gestalt der rothen Blutkörperchen im Blute der genannten Gefässbezirke bei unseren Kranken verhält. Leider ist von mir

[1] C. G. LEHMANN. *Lehrb. d. physiologischen Chemie.* Leipzig 1853. Aufl. II. Bd. II. p. 86.

[2] O. FUNKE. *Atlas d. physiologischen Chemie.* Aufl. II. Leipzig 1858. Taf. XII. Figg. 1 u. 2.

[3] O. FUNKE. *De sanguine venae lienalis.* Diss. inaug. Lipsiae 1851.

eine Untersuchung nach dieser Richtung hin verabsäumt worden. Aber man wird diesen Fehler vielleicht für weniger gross schätzen, wenn man erfährt, dass es sich in den Schilderungen von LEHMANN und FUNKE aller Wahrscheinlichkeit nach um Irrthümer handelt. Diese Angaben sind in der Regel von einem Lehrbuch oder Journalartikel in einen andern Aufsatz einfach hinübergenommen (auffällig häufig sogar unter einem falschen Zitat), ohne dass man sich meines Wissens die Mühe genommen hat, sie auf ihre Richtigkeit ernstlich zu prüfen. Bereits ROLLET[1] hat vor mehreren Jahren daran erinnert, dass eine Kontrolle derselben durchaus nöthig erscheint.

Wenn man die Angaben LEHMANN's, des Lehrers, mit denen seines Schülers FUNKE genauer vergleicht, so wird man von vornherein gegen beide etwas misstrauisch werden müssen. LEHMANN beschreibt die rothen Blutkörperchen des Lebervenenblutes derart, dass ihre zentrale Depression weniger ausgesprochen, indessen doch „noch wahrnehmbar" ist, während FUNKE von ihnen angiebt, dass der bikonkave Einschnitt verschwunden und ihre bikonkave Form in eine bikonvexe übergegangen ist. Diese Verschiedenheit in der Darstellung ist von der grössten Bedeutung, wenn man Gewicht darauf legt, dass man es nicht mit postmortalen Veränderungen, sondern mit Erscheinungen zu thun gehabt habe, wie sie während des Lebens bestehen. Man erkennt jetzt leicht, dass sich die Schilderung der rothen Blutkörperchen des Lebervenenblutes so überaus verschieden bei beiden Autoren verhält, dass, wenn nicht beide, so doch wenigstens einer unter ihnen Blutkörperchen gesehen und beschrieben haben muss, welche in ihrer Gestalt eine Veränderung, vielleicht eine postmortale Veränderung, eingegangen sein werden. Auch ist es für die kommenden Erörterungen wichtig, schon jetzt darauf hinzuweisen, dass FUNKE, wie erwähnt, die Angabe macht, dass sich die bikonvexen Blutkörperchen durch besondere Kleinheit auszeichneten, was von LEHMANN nicht berichtet worden ist.

Es kommt noch hinzu, dass sich in diesen Funden ein zweiter Widerspruch findet. Denn man wird sich nicht vorstellen können, wie es möglich sein sollte, dass die bikonvexen Blutkörperchen im Blute der Milzvenen und der Lebervenen vorkommen und dann in der Pfortader ganz und gar fehlen sollten. Man weiss, dass die Milzvene ihr gesammtes Blut der Pfortader abgiebt und keinen unbedeutenden Ast derselben darstellt. Wenn nun die bikonvexen rothen Blutkörperchen in dem Blute der Milzvene so überaus reichlich vorkommen, dass sie nach

---

[1] A. ROLLET. *Vom Blute.* (Handb. d. Lehre von d. Geweben etc. herausgegeben von STRICKER. Leipzig 1871. p. 274.)

den Schilderungen Funke's die Hauptmasse der zelligen Elemente in demselben bilden, wie soll man sich denken, dass sie in dem Blute der Pfortader nicht mehr wiederzufinden sind? An einen so vollkommenen und rapiden Untergang derselben innerhalb des kurzen Gefässstückes des Pfortaderstammes wird man kaum im Ernste denken wollen. Auch würde diese Annahme nicht an Wahrscheinlichkeit gewinnen, wenn man sich erinnert, dass diese Elemente wiederum von Neuem auftreten sollen, sobald das Pfortaderblut den Kreislauf der Leber passirt hat und in die Lebervenen übertritt.

Dass eine Revision der Angaben von Lehmann und Funke wünschenswerth war, dürfte aus dem Gesagten zur Genüge hervorgehen, und dass dieselbe gerade für mich besonders nahe lag, ist aus dem Vorigen dem Leser bekannt geworden.

Die Zahl meiner Beobachtungen, welche mir nur durch das freundliche Entgegenkommen meines Kollegen, des Herrn Professor W. Müller in Jena ermöglicht wurde, ist zwar keine sehr grosse, aber ihr Resultat war ein so überzeugendes, dass ich keinen Anstand nehme, es an dieser Stelle mitzutheilen. Bei 7 Sektionen wurde das Blut zu gleicher Zeit, aber gesondert aus der vena jugularis, aus den Aesten der venae hepaticae und aus der vena lienalis aufgesammelt und mikroskopisch untersucht. In den 5 ersten Fällen, deren Untersuchung in die kalten Wintermonate November bis März fiel, zeigten die rothen Blutkörperchen in den drei genannten Gefässbezirken weder eine Abweichung in ihrer Grösse, noch in ihrer Form, noch endlich in ihrer Farbe. Aus dem Aussehen der rothen Blutkörperchen allein hätte man nimmermehr den Schluss ziehen gekonnt, ob sie der Jugularvene oder den Lebervenen oder der Milzvene entnommen gewesen wären.

Ganz anders verhielt es sich in den beiden letzten Fällen, welche beide in dem Monate Mai untersucht wurden. Schon bei dem ersten derselben (Beobachtung VI auf folgender Tabelle) enthielt das Blut der Lebervenen und der Milzvene fast ausschliesslich bikonvexe linsenförmige rothe Blutkörperchen, wie sie Funke an diesen Orten gesehen und abgebildet hat. Ich habe auf meiner Taf. II, Fig. 3 von diesem Falle ein getreues Bild des Milzvenenblutes wiederzugeben versucht. Wenn man davon absehen will, dass meine Zeichnung bei einer geringeren Vergrösserung ausgeführt ist, so erkennt man leicht, dass dieselbe mit der Abbildung Funke's völlige Uebereinstimmung zeigt. Die Zahl der bikonkaven Blutkörperchen war hier eine so verschwindend kleine, dass man sie mit grösster Sorgfalt aufsuchen musste. Auch waren die Durchmesser der bikonvexen Blutkörperchen jedes Mal kleiner als diejenigen der bikonkaven, denn während diese durchschnittlich 7—8 μ maassen, kam jenen nur ein Durchmesser von 5—6 μ zu.

Auch in meiner letzten Beobachtung der folgenden Tabelle fand dasselbe Verhalten statt, nur dass hier die Zahl der bikonkaven Scheiben ein wenig grösser war.

Uebersicht über die Resultate der Untersuchung des Blutes aus vena cava superior, venae hepaticae und vena lienalis.

Zahl der Beobachtungen.	Geschlecht und Alter.	Namen der Krankheit.	Zeit der Sektion.	Blut aus der Vena jugularis.	Blut aus den Venae hepaticae.	Blut aus der Vena lienalis.
I.	Mädchen 2¼ Jahr alt.	Laryngitis crouposa.	November 12h p. m.	Das Blut enthält nur bikonkave rothe Blutkörperchen, deren Durchmesser zwischen c. 7—8 μ wechselt. Häufig Geldrollenbildung. Nur wenige sternförmig.	Genau dasselbe Verhalten der rothen Blutkörperchen wie im Blute der vena cava superior; auch hier sehr reichliche Geldrollenbildungen.	
II.	Mädchen 6 Jahre alt.	Diphtheritis.	März 8h p. m.	Die meisten Blutkörperchen bikonkav und 6—7,5 μ gross. Ganz vereinzelte, etwa 1:500—600 bikonvexe linsenförmige Blutkörperchen von 5—6 μ Durchmesser. Keine Geldrollen. Keine Sternformen.	Die rothen Blutkörperchen genau wie in der vena cava superior, nur fehlen die bikonvexen Blutkörperchen gänzlich.	Auch hier keine bikonvexen rothen Blutkörperchen, dagegen häufige und ausgedehnte Geldrollenbildungen und viele Stern- und Zackenformen. Die bikonkaven Blutkörperchen sonst wie in den beiden anderen Gefässbezirken.
III.	Mann 24 Jahre alt.	Karies. Phthisis pulmonum.	Februar 8h p. m.	Es finden sich im Blute nur bikonkave Blutkörperchen, welche an allen Orten gleiche Grösse, Farbe und Gestalt zeigen.		

Zahl der Beobachtungen.	Geschlecht und Alter.	Namen der Krankheit.	Zeit der Sektion.	Blut aus der Vena jugularis.	Blut aus den Venae hepaticae.	Blut aus der Vena lienalis.
IV.	Frau 32 Jahre alt.	Insuff. valvul. mitralis. Allgemeine Stauungserscheinungen.	Februar 6^h p. m.	Die rothen Blutkörperchen an allen Orten von bikonkaver Form, durchschnittlich 7,5 — 8 μ gross, von gleicher Farbe. Nur ganz vereinzelt kleinere bikonvexe rothe Blutkörperchen von 4,5 — 5 μ. Dieselben sind so sparsam, dass man sie auf manchen Präparaten ganz und gar vermisst.		
V.	Mann 50 Jahre alt.	Pneumon. cat.	Januar 24^h p. m.	Ausschliesslich bikonkave rothe Blutkörperchen von gewöhnlichem Durchmesser.	Genau dasselbe Verhalten wie in der vena jugularis. Auch gilt dieses für das im Pfortaderstamme enthaltene Blut.	
VI.	Frau 74 Jahre alt.	Pneumon.	Mai 20^h p. m. Die Leiche hat 13^h an einem warmen Orte gelegen.	Nur bikonkave rothe Blutkörperchen von normalen Dimensionen: 7 — 7,7 μ.	Fast nur bikonvexe Blutkörperchen von 5 — 6 μ. Bikonkave rothe Blutkörperchen sehr vereinzelt und dann stets grösser, 7 — 8 μ. Vgl. Fig. 3, Taf. II.	Dasselbe wie im Blute der venae hepaticae.
VII.	Mädchen 6 Jahre alt.	Pneumon. catarrh.	Mai 20^h p. m.	Nur bikonkave rothe Blutkörperchen von 7,0 bis 8,0 μ Durchmesser.	Fast nur bikonvexe Blutkörperchen von 4,5 bis 5,0 μ, seltener bikonkave und diese dann völlig den bikonkaven Blutkörperchen aus der vena jugularis in jeder Beziehung gleich.	Dasselbe wie im Blute der venae hepaticae. Auch in der vena portarum dieselbe Erscheinung.

Ich muss bekennen, dass, als ich zum ersten Male die bikonvexen Blutkörperchen in einer so grossen Ueberzahl im Blute der Lebervenen und der Milzvene auffand, nachdem ich sie fünf Male zuvor vergeblich gesucht hatte, mir für's Erste eine Verbindungsbrücke zwischen den beiden gegentheiligen Erfahrungen fehlte. Aber bei genauerem Zusehen musste es auffallen, dass einige unter ihnen ein kleines helleres Zentrum zeigten, wie wenn sie mit einer feinen Nadel durchstochen worden wären. Mitunter fanden sich wohl auch 2 oder 3 solcher Löcher hart neben einander.

Schon vorher hatte ich die Beobachtung gemacht, dass, wenn man Blutpräparate bei einer Zimmertemperatur von 18 ° R. vor Verdunstung schützt, die bikonkave Form der rothen Blutkörperchen unter dem Deckgläschen nach einiger Zeit in eine bikonvexe Gestalt übergeht. Meine Vorrichtung für diesen Versuch war eine sehr einfache. Ein mit Wasser gefülltes Uhrschälchen wurde auf eine Glasplatte gesetzt, die mit Talg grösstentheils überstrichen war. Auf das Uhrschälchen wurde das Objektglas mit dem Blutpräparat hinübergelegt und das Ganze mit einer kleinen Glasglocke überdeckt, welche mit dem Talgüberzug der als Unterlage dienenden Glastafel luftdichten Abschluss gewährte. Schon nach wenigen Stunden wurden gewöhnlich die ersten Formveränderungen bemerkbar, und oft schon nach 24 Stunden waren die meisten Blutkörperchen bikonvex geworden. Während nicht selten die Mehrzahl der rothen Blutkörperchen eine vollendet bikonvexe Gestalt und ein vollkommen homogenes Aussehen darbot, erkannte man an anderen genau wie an den vorhin beschriebenen bikonvexen rothen Blutkörperchen im Blut der venae hepaticae, vena portarum und vena lienalis ein einfaches oder mehrfaches scheinbar fein durchlöchertes Zentrum. Zu gleicher Zeit konnte man sich bei diesen Versuchen davon mit Sicherheit überzeugen, dass die bikonkaven rothen Blutkörperchen in der Weise allmählich in die bikonvexe Gestalt übergehen, dass ihre Ränder einseitig aufquellen und sich allmählich auf einer ihrer Breitflächen so einander nähern, dass sie nur in der Mitte einen freien und schmalen Raum lassen, der sich in der Flächenansicht als ein helles Zentrum darstellen wird, bis auch hier schliesslich eine so innige Verschmelzung der Ränder stattfindet, dass das scheinbar durchbohrte Zentrum schwindet und das nunmehr vollendet bikonvexe Blutkörperchen ein völlig homogenes Aussehen gewonnen hat. Man vergleiche hierzu Taf. II, Fig. 4, wo solche allmähliche Uebergänge von den Blutkörperchen einer gesunden Person nach 24stündigem Aufbewahren des Präparates gezeichnet sind, von welcher das Blut durch eine kleine Inzisionswunde des Armes gewonnen wurde.

Die meisten Reagentien, welche im Stande sind eine Gestaltsveränderung an den rothen Blutkörperchen hervorzurufen, wirken genau in derselben Weise. Ich greife als Beispiel hierfür die Wirkungen der konzentrirten Salpetersäure und Kalilauge heraus.

Wenn man zu einem für die mikroskopische Untersuchung vorbereiteten Blutpräparat einen Tropfen konzentrirter reiner Salpetersäure vom Rande des Deckgläschens aus zufliessen lässt, so weiss man, dass der grösste Theil der rothen Blutkörperchen durch das Reagens schnell und völlig zerstört wird. Jedoch beobachtet man, dass sich in kurzer Zeit an dem dem Säurestrom entgegengesetzten Rande des Deckgläschens eine bräunlichrothe, körnig erscheinende Masse ansammelt, gewissermaassen angeschwemmt wird, deren Untersuchung für unsere augenblickliche Absicht von grossem Interesse ist. Man erkennt hier leicht, dass die rothen Blutkörperchen zwar noch grösstentheils erhalten sind, dass sie aber fast alle, wie auch die beigefügte Abbildung zeigt, ihre bikonkave Form in eine bikonvexe, ja mitunter in eine kugelförmige Gestalt umgeändert haben. Während eine grosse Zahl unter ihnen vollkommen homogen erscheint, kommen andere mit einem scheinbar durchlöcherten Zentrum vor. Und wenn man beispielsweise nacheinander die Bilder *a* bis *e* durchgeht, so gewinnt man sehr leicht eine Anschauung darüber, wie allmählich durch einseitige Quellung der Ränder die bikonkave Form in die vollendet bikonvexe Gestalt übergeht.

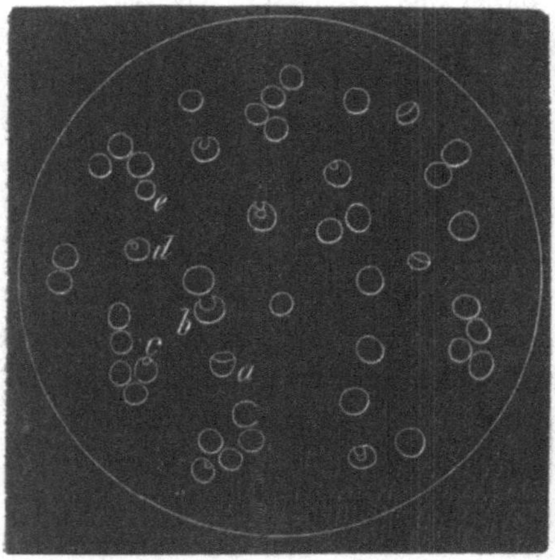

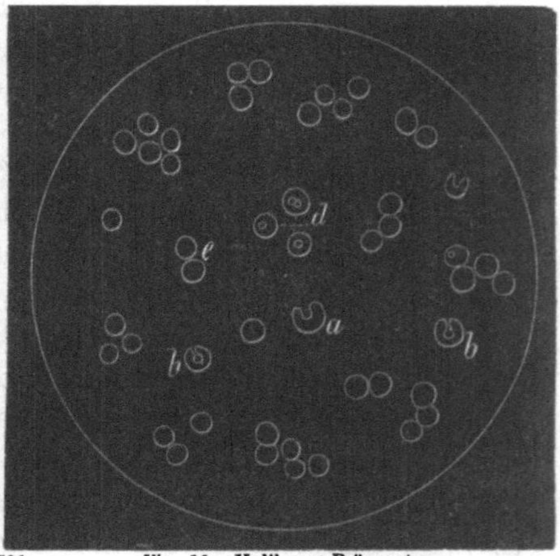

Fig. 9. Salpetersäure-Präparat. 1 : 500. Fig. 10. Kalilauge-Präparat.

Genau dieselben Veränderungen vollziehen sich, wenn man konzentrirte Kalilauge auf Blutpräparate einwirken lässt. Auch hier wird zunächst ein grosser Theil der rothen Blutkörperchen sofort zerstört, und man hat die Untersuchung auf diejenigen Randpartien des Präparates zu richten, welche dem Orte des Zuflusses der Kalilauge entgegengesetzt sind. Wenn man die beigefügte Zeichnung mit der vorhergehenden vergleicht, so wird man einen durchgreifenden Unterschied zwischen ihnen nicht finden. Die Differenz in dem Farbenton, welchen die beiden genannten Reagentien an den Blutkörperchen zu Wege bringen, indem letztere durch Salpetersäure gebräunt werden, während an ihnen Kalilauge ein mehr grünliches Kolorit hervorruft, ist für unsern augenblicklichen Zweck ohne Belang.

Schon früher haben Schweigger-Seidel und Schmidt [1] beobachtet, dass das Kugligwerden der rothen Blutkörperchen, welches sich unter der Einwirkung von Chloroformdämpfen regelmässig vollzieht, in derselben Weise zu Stande kommt, welche wir soeben für unsere Fälle kennen gelernt haben. Auch haben sie darauf hingewiesen, dass die gleichen Veränderungen eintreten, wenn man rothen Blutkörperchen ein Gemisch von 2% Kochsalz und 0,5% Essigsäure zufliessen lässt, und dass schon die Dämpfe der Essigsäure allein für diesen Zweck hinreichend sind.

Aus den zuletzt mitgetheilten und aus meinen eigenen Erfahrungen ersieht man, dass es ausserhalb des Körpers leicht gelingt, den bikonkaven rothen Blutkörperchen eine bikonvexe Form zu geben. Offenbar mussten diese Beobachtungen zur Vorsicht mahnen, letztere Gestalten, falls sie sich im Körperblut vorfinden sollten, unter allen Umständen als präformirte und vitale Bildungen anzusehen. Die Erfahrung, dass in meinen 7 Beobachtungen, welche im Vorigen mitgetheilt worden sind, die bikonvexen Formen nur zwei Male im Blut der Lebervenen und der Milzvene gesehen wurden, mussten den Gedanken sehr nahe legen, ob man es vielleicht auch hier mit postmortalen Veränderungen zu thun hatte. Dieser Verdacht wurde besonders dadurch rege gemacht, dass ein Theil der rothen bikonvexen Blutkörperchen genau wie bei den künstlich konvex gemachten Körperchen ein gewissermaassen fein durchlöchertes Zentrum zeigte. So überraschend auch der erste Anblick war, als sich dem Auge fast nur bikonvexe Formen rother Blutkörperchen darstellten, so sicher drängte sich bei genauerer Durchmusterung der Präparate die Ueberzeugung auf, dass man es hier mit postmortalen Veränderungen und Quellungserscheinungen zu thun habe. In beiden Fällen gelang es mit vollkommener Sicherheit, sich eine Reihe von Bildern für die allmähliche fortschreitende Quellung der bikonkaven rothen Blutkörperchen zur Anschauung zu bringen, wie sie im Vorigen als durch gewisse Kunstgriffe hervorgerufen geschildert und abgebildet worden sind. Und demnach kommt man zu dem Endergebniss, dass sich die rothen Blutkörperchen im Blute der Lebervenen und der Milzvene von denjenigen des übrigen Körperkreislaufes **nicht** in ihrer Form unterscheiden.

Wenn das Blut aus der vena jugularis an der postmortalen Quellung nicht Theil nimmt, so wird man sich das nach den mitgetheilten experi-

---

[1] A. Schmidt & F. Schweigger-Seidel. *Einige Bemerkungen über die rothen Blutkörperchen.* (Berichte über d. Verhandl. d. königl. sächs. Ges. d. Wiss. Leipzig 1867. Bd. XIX. p. 190--200.)

mentellen Erfahrungen unschwer erklären können. Es wurde früher darauf hingewiesen, dass, wenn Blutkörperchen bei Zimmertemperatur von 18° R. vor Verdunstung geschützt werden, ihre Gestalt in eine bikonvexe Form übergeht. Man sieht leicht ein, dass sich diese Bedingungen an dem Leichenblut der Lebervenen und der Milzvene besser wiederholen, als an dem Blut der peripheren Jugularis, an welch' letzterer eine Abkühlung und vielleicht auch eine Verdunstung des Blutes schneller und besser erfolgen wird. Auch ergiebt sich hieraus das Verständniss dafür, dass die konvexen Formen nur im Blut derjenigen Leichen von mir gefunden wurden, welche in den Sommermonaten zur Sektion kamen. Und wenn LEHMANN behauptet, dass die rothen Blutkörperchen im Lebervenenblut nur eine geringe Depression zeigen, während FUNKE beschreibt, dass dieselbe an ihnen völlig ausgeglichen und überkompensirt sei, so wird man sich diese bedeutungsvolle Verschiedenheit in den Angaben vielleicht dahin zu erklären haben, dass der eine Autor einen geringeren Grad von postmortaler Quellung an den rothen Blutkörperchen beschrieben hat als der andere. Auch hat sich die Angabe von LEHMANN, dass das Blut der Pfortader die bikonvexen Formen nicht führt, in meiner siebenten Beobachtung nicht bestätigt.

Ich erwähne noch, dass die Abbildung, welche FUNKE in seiner Doktordissertation von dem Blute der Milzvene gegeben hat, für die von mir vertretene Auslegung zu sprechen scheint. Denn wenn man die auf seiner Fig. I von ihm gezeichneten Blutkörperchen betrachtet, so wird man oft, namentlich an denjenigen, welche in der Nähe des linken Randes der Abbildung liegen, ein punktförmiges, dunkles Zentrum erkennen, in welchem ich die von mir erwähnte scheinbar feine zentrale Durchlöcherung vermuthe.

Es wurde schon früher hervorgehoben, dass FUNKE die Angabe gemacht hat, dass die bikonvexen Formen kleiner sind als die bikonkaven. Auch durch meine Beobachtungen wird dieses Verhalten bestätigt, denn in meinem sechsten Falle maassen die bikonkaven Blutkörperchen durchschnittlich 7—8 μ, während den bikonvexen Formen ein Durchmesser von 5—6 μ zukam, und in meiner siebenten Beobachtung bestimmte ich die Grösse der bikonkaven Blutscheiben wiederum auf 7—8 μ, während diejenige der bikonvexen Blutkörperchen nur 4,5—5 μ betrug. Es ist dieses Ergebniss nicht ohne jedes Interesse. Nach mathematischen Prinzipien lässt es sich zwar sehr leicht begreifen, dass, wenn eine bikonkave Form in eine bikonvexe oder gar in eine Kugelgestalt übergeführt werden soll, dieses nicht anders vor sich gehen kann, als wenn sich die früheren Durchmesser verkleinern; jedoch gilt das nur für den Fall, dass sich die Masse des Körpers in Nichts ändert. Da wir es bei unseren Erscheinungen mit Quellungsvorgängen zu thun haben, so hätte es sich ereignen können, dass das einzelne Blutkörperchen dabei so sehr an Masse zunimmt, dass seine Ueberführung in eine andere Form bei gleichbleibendem Durchmesser erfolgt. Wenn sich diese Voraussetzung in Wirklichkeit nicht bestätigt hat, so muss man daraus folgern, dass die Quellung vor sich ging, ohne dass dabei zugleich die Masse in einem sehr erheblichen Grade an Volumen zugenommen hat. Und zu gleicher Zeit erklärt sich hieraus, dass in meinen Beobachtungen die bikonvexen Formen jeder Zeit deutlich intensiver gefärbt waren als die bikonkaven Blutkörperchen, da sich in ihnen dieselbe Menge Farbstoff auf einen kleineren Raum vertheilte. Auch Funke hat ihnen auf seinen Zeichnungen ein dunkleres Kolorit gegeben.

Es ist nicht unwichtig, noch ausdrücklich darauf hinzuweisen, dass sich die Quellung der rothen Blutkörperchen in kurzer Zeit nach dem Tode ausbilden kann. Offenbar sind hier äussere Umstände, welche sich nicht einmal immer werden sicher erkennen lassen, von grossem Einfluss. In meinen beiden eigenen Beobachtungen wurde die Sektion 20 Stunden nach dem Tode ausgeführt. Aber Funke beobachtete die bikonvexen Blutkörperchen im Blute der Lebervenen und der Milzvene bei einer alten Frau, von welcher das Blut schon 5 Stunden nach dem Tode entnommen wurde. Um einen sehr viel längeren Zeitraum nach dem Tode handelt es sich in seinen Untersuchungen des Pferdeblutes, welche die Doktordissertation zum Vorwurfe hat. Denn die Pferde (3 gesunde und 3 kranke) wurden in Dresden durch Verbluten getödtet, und es dauerte durchschnittlich 24 Stunden, ehe das Blut nach Leipzig gesandt und in die Hände des Autors gekommen war. Dass sich hierbei leicht Veränderungen an den rothen Blutkörperchen ausbilden konnten, wird man unschwer begreifen.

In neuerer Zeit haben Vanlair und Masius [1] die Angaben von Lehmann und Funke bestätigt. Leider beschränken sich ihre Mittheilungen nur auf folgende kurze Notiz (p. 31): en répétant les recherches de Lehmann et de Funke, nous avons constaté que les microcytes se montraient à peu près exclusivement dans le sang de la veine splénique, de la veine porte et des veines sus-hépatiques, und man wird auch hier nach dem früher Gesagten die Annahme machen müssen, dass ein Irrthum in der Deutung der Beobachtung untergelaufen ist. In dieser Voraussetzung wird man um so mehr bestärkt, wenn man die Mittheilungen genauer durchmustert, welche die beiden genannten Autoren auf p. 51—55 über die Beschaffenheit des Blutes bei Thieren gemacht haben. Man vermisst hier jede Uebereinstimmung des Resultates. Bald finden

---

[1] Vanlair & Masius. *De la Microcythémie.* Bruxelles 1871.

sie die bikonvexen Blutkörperchen in den genannten Gefässgebieten, um welche es sich zunächst handelt, mehr oder minder reichlich vor, bald werden sie ganz und gar vermisst. Leider fehlt auch hier die Angabe, in wie langer Zeit nach dem Tode die jedesmalige Blutuntersuchung ausgeführt wurde, indem es dann vielleicht gelungen wäre, für jeden Einzelfall den Fehler nachzuweisen. An Kaninchen habe ich übrigens selbst die Erfahrung gemacht, dass, wenn man die Thiere durch Nackenstich tödtet und das Blut der Milzvene, der Pfortader und der Lebervenen schnell untersucht, die bikonvexen Formen stets vermisst werden, und dass man nur, wie im gesammten übrigen Körperkreislauf, die normalen bikonkaven Blutkörperchen antrifft. Auch dann, wenn die Thierleichen an einem kühlen Ort 24 Stunden lang aufbewahrt wurden, war eine Quellung der Blutkörperchen meist gar nicht eingetreten.

Nachdem die Erfahrung mitgetheilt worden ist, dass die älteren Angaben, dass das Blut der Milzvene und der Lebervenen an bikonvexen Blutkörperchen auffällig reich sei, auf Irrthum beruht, drängt sich zunächst die Frage auf, ob das rothe Blutkörperchen des Menschen unter normalen Verhältnissen sich überhaupt nie anders als in bikonkaver Gestalt darstellen kann. Sehr bedeutende Namen: HENLE und KÖLLIKER[1] sind es, welche diese Ansicht vertreten.

Im Gegensatz dazu hat zuerst MAX SCHULTZE[2] eingehend darauf aufmerksam gemacht, dass sich mitunter, und nach seiner Ansicht nicht als Kunstprodukte, im Blute gesunder Personen vereinzelte kugelige rothe Blutkörperchen vorfinden, die im Allgemeinen kleiner sind als die bikonkaven Formen. Ihren Durchmesser bestimmte er durchschnittlich auf 0,005—0,006 Mmtr. Jedoch finden sich Uebergänge derart, dass sich der Durchmesser auf diese Weise allmählich bis 0,008 und 0,01 Mmtr. erhebt und sich so der Grösse der bikonkaven rothen Blutkörperchen nähert.

Schon vorher hatte KLEBS[3] auf diese Formen hingewiesen und es als wahrscheinlich zu machen versucht, dass die bikonkaven Formen dem ruhenden, die sogenannten Maulbeerformen dem sich bewegenden und dabei kontrahirenden, und die kugeligen Formen dem todten Zustand des

---

[1] Vgl. A. KÖLLIKER. *Handbuch der Gewebelehre des Menschen.* Aufl. V. Leipzig 1867. p. 622.

[2] M. SCHULTZE. *Ein heizbarer Objekttisch und seine Verwendung bei Untersuchungen des Blutes.* (Archiv f. d. mikroskop. Anatomie. Bd. I. 1865. p. 1—43.)

[3] E. KLEBS. *Die Formveränderungen der rothen Blutkörperchen bei Säugethieren.* (Centralbl. f. d. med. Wissensch. 1863. Nr. 54. 5. Dez. p. 851—853.)

Idem. *Ueber die Kerne und Scheinkerne der rothen Blutkörperchen der Säugethiere.* (Virchow's Archiv. Bd. 38.)

rothen Blutkörperchens entsprechen, ohne jedoch eine grosse Zahl von Anhängern für seine Ansicht zu finden.

Bei meinen eigenen Blutuntersuchungen, welche sich über mehr als 200 gesunde Personen jeden Alters beziehen, bin auch ich zu der Ansicht gelangt, dass sich im gesunden Blute kugelige rothe Blutkörperchen von 4,5 — 5 — 6 μ finden können. Einen konstanten Bestandtheil des Blutes bilden dieselben jedoch nicht. Beispielsweise wurden sie unter 200 Personen, welche ich nach einander untersuchte,

gefunden nur	36	Male,
vermisst	164	„
Summa	200.	

Ein Abhängigkeitsverhältniss von dem Alter, vom Geschlecht, von der Konstitution, Tageszeit und Aehnl. hat sich dabei nicht ergeben. Ihre Zahl war meist so gering, dass es grosse Aufmerksamkeit erforderte, sich von ihrem Vorkommen zu überzeugen. Jedenfalls habe ich sie niemals die Zahl der farblosen Blutkörperchen übertreffen gesehen, so dass ich ihr Verhältniss zu den bikonkaven rothen Blutkörperchen auf höchstens 1 : 300—500 schätzen würde. Dabei waren sie vollkommen homogen, tiefer gefärbt und nahmen an der Geldrollenbildung keinen Theil. Ihre Gestalt war in der Regel die einer gut ausgebildeten Kugel, seltener diejenige einer stark konvex gekrümmten Linse.

Auch ich halte diese kugelrunden rothen Blutkörperchen, wie es Max Schultze gethan hat, für vitale und präformirte Gebilde. Mag man das Blut unter Beobachtung aller Vorsichtsmassregeln untersuchen, so findet man in einer Reihe von Fällen diese kugeligen Elemente vor, während sie in anderen ganz und gar vermisst werden. In Bezug auf ihre Bedeutung vertrete ich dieselbe Ansicht, welche ich früher von den kugeligen Blutkörperchen bei unserer Form von progressiver perniziöser Anämie ausgesprochen habe. Ich halte auch sie für rothe Blutkörperchen, welche in ihrer morphologischen Entwicklung noch nicht vollendet sind und frühreif in den Kreislauf übergetreten sind. Und man würde von diesem Gesichtspunkte aus zu der Vorstellung gelangen, dass unsere Form von progressiver perniziöser Anämie einen Zustand darstellt, in welchem unreifes Blut dauernd und überreichlich in den Gefässbahnen zirkulirt.

Es erscheint durchaus nothwendig, darauf aufmerksam zu machen, dass sich reichlich Gelegenheit bietet, bei diesen Untersuchungen Irrthümer zu begehen, und überhaupt würde ich rathen, sich bei einem etwaigen Studium über diesen Gegenstand nicht an einen Einzelfall zu halten, sondern dasselbe über eine grosse Beobachtungsreihe auszudehnen.

Zunächst können die schon besprochenen Erscheinungen der Quellung zu Täuschungen Veranlassung geben. Mit Vorliebe bilden sich dieselben bei chlorotischen Zuständen aus, und nicht selten habe ich sie im Blute der Schwangeren beobachtet, namentlich wenn es sich um spätere Monate der Schwangerschaft handelte. Wenn die Quellung das Maximum erreicht hat, was ich mitunter im Laufe von kaum einer halben Minute nach Entleerung des Blutes habe eintreten gesehen, so können hier Bilder entstehen, über deren Ursprung man sich kaum anders klar wird, als wenn man ihre Entwicklung von Anfang an und schrittweise auf's Genaueste verfolgt. Besonders aufmerksam muss man hierauf werden, wenn eine schnell ausgeführte erste Untersuchung das Blut als frei oder fast frei von kugeligen rothen Blutkörperchen erkennen, und eine nochmalige spätere Untersuchung desselben Präparates sie mehr oder minder zahlreich auffinden lässt. Auch bei fiebernden Zuständen ist mir die grosse Neigung der rothen Blutkörperchen zum Aufquellen und ihr Bestreben, die bikonkave Form in eine linsen- oder kugelförmige Gestalt umzuwandeln, aufgefallen.

Eine zweite Quelle des Irrthums kann dadurch gegeben werden, dass manche bikonkave rothe Blutkörperchen kugelig werden, wenn sie den ersten Anfang machen Zacken zu bilden und in die bekannte Maulbeerform oder Stechapfelform überzugehen. Ein Irrthum kann hier um so eher unterlaufen, als die Zacken ganz besonders fein sind, so dass man sie bei zu schwacher Vergrösserung und bei nicht genügender Aufmerksamkeit ganz und gar übersieht. Es ist sehr auffällig und für mich noch nicht erklärlich, dass an dieser Formveränderung nur gewisse rothe Blutkörperchen Antheil nehmen. Besonders gern treten diese Erscheinungen an solchen Blutkörperchen auf, welche dicht neben einer Luftblase oder am Rande des Präparates liegen. Und an dem letzteren Orte beobachtet man dann zwischen den grosszackigen Sternformen zerstreute kugelige rothe Blutkörperchen, an denen erst eine genaue Durchmusterung feine Zäckchen erkennen lässt. Diese Formen stellen postmortale Bildungen dar, und ich habe ihre allmähliche Entwicklung aus der bikonkaven Form wiederholentlich unter meinen Augen ablaufen gesehen.

Doch können sich diese Vorgänge sehr schnell vollziehen, so dass die Zahl dieser Formen schon nach wenigen Sekunden keine unbeträchtliche ist, und sich dann über einen Zeitraum von einer Viertelstunde und weit darüber hinaus fortsetzen.

In dem früher zitirten Aufsatz hat Max Schultze beschrieben, dass nur ein Theil der kugelrunden rothen Blutkörperchen ein homogenes Aussehen besitzt, während der andere feinzackig und feingranulirt aussieht. Auch diese letztere Form scheint er als eine vitale Bildung angesehen zu haben. Meine eigenen Erfahrungen stimmen hiermit nicht überein, und ich vermuthe, dass hier ein Irrthum vorliegt, obschon Schultze auf die Fehler aufmerksam gemacht hat, welche sich hier trotz aller Vorsicht einschleichen können.

Ausser den kugelrunden, homogenen rothen Blutkörperchen, welche sich im Blute gesunder Personen in einer geringen Anzahl vorfinden können, sind mir mitunter noch andere gefärbte Elemente aufgefallen, welche sich vor ihnen durch Grösse und Farbe auszeichnen. Dieselben fanden sich nur selten vor und waren jedes Mal im Blute noch sparsamer an Zahl als die bisher beschriebenen Formen. Sie erreichten einen Durchmesser von 10—12 μ und waren so überaus zart und wenig gefärbt, dass sie oft gerade noch an der Grenze des Wahrnehmbaren standen. Etwas reichlicher habe ich sie im Blute von kachektischen und anämischen Personen gefunden. Ihre Gestalt war die einer sehr flachen bikonvexen Linse. In ihrem Auftreten zeigten sie keine Abhängigkeit von dem der kugelrunden rothen Blutkörperchen. Dabei machten sie den Eindruck, als ob es sich um untergehende und theilweise ausgelaugte rothe Blutkörperchen handelte.

Nach dem, was bisher mitgetheilt worden ist, wissen wir über die Beschaffenheit der rothen Blutkörperchen im gesunden und frischen Blut des Menschen Folgendes:

1) Die rothen Blutkörperchen sind in allen Gefässgebieten des Körpers von gleicher Form, und eine Abweichung der Gestalt findet im Bereich der Milzvene, der Pfortlader und der Lebervenen nicht statt.

2) Die Form der rothen Blutkörperchen ist entweder ausschliesslich eine bikonkave, oder es kommen daneben kleinere, kugelrunde, homogene Blutkörperchen vor, deren Zahl diejenige der weissen Blutkörperchen nicht überschreitet.

3) Kugelige Blutkörperchen von granulirtem oder feinzackigem Aussehen sind nicht vitale Bildungen, sondern entstehen erst ausserhalb der Blutgefässe. Auch kann postmortale Quellung die Ursache zum Kugeligwerden der rothen Blutkörperchen abgeben. Beide Veränderungen bilden sich namentlich dann gerne aus, wenn es sich um chlorotische und fieberhafte Zustände handelt.

Diese drei Sätze werden naturgemäss auf diesen Blättern die Basis abgeben müssen, von der aus die Pathologie der kleinen, kugeligen rothen Blutkörperchen einer Beurtheilung unterworfen werden wird. Es ist kaum möglich, über diesen Gegenstand eine in jeder Beziehung abgeschlossene und gerechte Kritik zu geben. Die Autoren haben sich regelmässig mit der überraschenden Erscheinung an sich begnügt, ohne die Fehlerquellen eingehend zu berücksichtigen. Aber wenn man sich die zeitraubende Mühe machen will, die vorhin berührten Möglichkeiten für Irrthümer ausführlich zu studiren, so wird man bald darüber erstaunen, ein wie fruchtbares und ergiebiges Feld sich dem Auge eröffnet. Von diesem Gesichtspunkt aus ist es nicht möglich anzugeben, ob der einzelne Beobachter es in seinem Falle mit vitalen Bildungen oder mit Kunstprodukten zu thun gehabt hat, denn dass sich die letzteren unter Umständen überraschend schnell ausbilden können, ist früher besonders hervorgehoben worden.

Seit den schon mehrfach berührten Untersuchungen von Masius und Vanlair ist für diese kleinen kugligen rothen Blutkörperchen der Name der Mikrozyten in Gebrauch gekommen. Ich habe diese Bezeichnung bisher mit Absicht vermieden, obschon die von mir gesehenen und beschriebenen Gebilde den Mikrozyten vollkommen gleichen. Da dieser Name mehr die Kleinheit als die Kugelgestalt der rothen Blutkörperchen berücksichtigt, so liegt die Gefahr sehr nahe, ihn auch auf solche rothe Blutkörperchen anzuwenden, welche bei bikonkaver Gestalt sich nur durch ihre Kleinheit auszeichnen. Beispielsweise scheint Quincke gerade auf die letztere Eigenschaft grosses Gewicht gelegt zu haben. „In mehreren Fällen,[1] heisst es in seinem Vortrage über perniziöse Anämie, sprang die ungleiche Grösse der rothen Blutkörperchen in die Augen, so dass neben solchen von gewöhnlicher Form eine geringere aber immerhin nicht unbedeutende Zahl von kleinerem Durchmesser und mehr rundlicher Form sich fanden, ähnlich den von Vanlair und Masius als Mikrozyten beschriebenen Gebilden.“ Auch Litten ist vor Kurzem in einer gleich zu erwähnenden Mittheilung in diesen Fehler verfallen.

Wenn man die einzelnen Beobachtungen über das Vorkommen kleiner kugliger Blutkörperchen unter pathologischen Verhältnissen durchgeht, so betreffen dieselben der Mehrzahl nach transitorische Zustände. Ich beginne hierbei mit der jüngsten Mittheilung.

Litten[2] hat von der Frerichs'schen Klinik, auf welcher auch meine Beobachtungen gesammelt sind, neuerdings zwei hierher gehörige sehr interessante Beobachtungen beschrieben. In der ersten derselben wurde bei einem 20jährigen Kellner, welcher durch Lungen- und Darmphthise in einen sehr kachektischen Zustand gerathen war, Blut mittelst Schröpfkopf gewonnen und sofort auf einem auf 37° C. erwärmten

---

[1] H. Quincke. *Ueber perniziöse Anämie.* (Volkmann's Samml. klin. Vorträge. Nro. 100. 1876. p. 805).

[2] M. Litten. *Ueber einige Veränderungen rother Blutkörperchen.* (Berlin. klin. Wochenschrift. Nro 1. 1877. p. 1—5.)

Objekttisch mikroskopisch untersucht. Dasselbe enthielt in überwiegender Mehrzahl kleine rothgefärbte, vollständig sphärische Körperchen, deren Durchmesser höchstens 2 μ betrug. Dieselben zeigten keine Neigung zum Zusammenkleben, hatten aber optisch und mikrochemisch die Eigenschaften der gewöhnlichen bikonkaven rothen Blutkörperchen. Drei Stunden später wurde an dem Kranken wegen zunehmender Athemnoth ein Aderlass ausgeführt. Als man das aufgefangene Blut noch einmal mikroskopisch untersuchte, fand sich von den beschriebenen Veränderungen keine Spur mehr vor. Das Blut zeigte ein normales Verhalten und enthielt nur gleichmässig bikonkave Blutscheiben. Der Patient lebte noch volle 4 Tage, an welchen das Blut täglich mehrmals mikroskopisch untersucht wurde, ohne dass man die kugligen kleinen Blutkörperchen wiederfand.

Ich muss bekennen, dass mir diese Beobachtung nicht einwurfsfrei erscheint. Der Beweis, dass es sich hier um vitale Bildungen gehandelt habe, ist meines Erachtens nicht mit Sicherheit geliefert. Ich würde zunächst aus dem, was LITTEN mittheilt, den Schluss gezogen haben, dass sich die Blutkörperchen in anderer Form darstellten, je nachdem man das Blut mittelst Schröpfkopf aufsammelte, oder es frei aus einer Vene strömen liess. Wenn man bedenkt, dass bei Anwendung eines Schröpfkopfes die rothen Blutkörperchen in einen luftverdünnten und erwärmten Raum hineintreten, in welchem sie bis zur Abnahme des Schröpfkopfes für mehr oder minder lange Zeit verbleiben, so wird man zugeben müssen, dass hier Bedingungen für eine Formveränderung rother Blutkörperchen reichlich gegeben sind. Auch wird man vielleicht anzunehmen haben, dass sich dieselben gerade deshalb in dem beschriebenen Falle so ergiebig ausbildeten, weil man es mit einem kachektischen und anämischen Individuum zu thun hatte.

Was die zweite Beobachtung von LITTEN anbetrifft, so ist es hier schwierig, sich über die Menge der kleinen kugligen rothen Blutkörperchen ein genaues Urtheil zu bilden, weil LITTEN den Namen Mikrozyten mehr auf die Grösse als auf die Form der Blutkörperchen anwendet. Die Mikrozyten, heisst es p. 3, „waren meist sphärisch, z. Th. jedoch zeigten sie die Napfform und einige von ihnen waren zackig.“ Die Beobachtung an sich war folgende:

Ein junges Mädchen war auf der FRERICHS'schen Abtheilung an wiederholten Anfällen von Gallensteinkolik behandelt worden. Während der Rekonvaleszenz war sie hochgradig anämisch. Als man das Blut mikroskopisch untersuchte, fanden sich die weissen Blutkörperchen relativ vermehrt, die rothen sehr spärlich und nur mit wenigen Mikrozyten untermischt. Nach einiger Zeit nahm die Menge der Mikrozyten ungemein zu, „so dass sie stellenweise zahlreicher waren als die normalen Formen". Es wurde von nun an das Blut eine Woche lang täglich mehrmals untersucht, und es ergab sich dabei ein sehr wechselndes Verhalten der Mikrozyten. Bald waren dieselben so gering an Zahl, dass man sie in jedem Gesichtsfeld höchstens zu 2—4 antraf, bald fand man sie bei der nächsten Untersuchung so zahlreich vor, dass sie in manchem Gesichtsfeld die Menge der normalen Formen übertrafen.

Es ist sehr zu bedauern, dass diese Mittheilung nicht ganz frei von Lücken ist. Man vermisst beispielsweise die Angabe, wie die Blutproben gewonnen werden. Und wenn LITTEN mittheilt, dass einige Mikrozyten zackig ausgesehen hätten, so bin ich gerade deshalb nicht völlig darüber sicher, dass von ihm alle Fehlerquellen vermieden worden sind. Die kleinen kugligen präformirten rothen Blutkörperchen gehen eine Zackenbildung nur schwer ein. Der Leser wird sich aus dem Vorigen erinnern, dass gerade das Blut anämischer Personen — so zu sagen — Scheinformen kleiner kugliger Blutkörperchen zu bilden liebt, deren Entwicklung unter Umständen ganz erstaunlich schnell und zahlreich vor sich gehen kann. Dabei ist es nach meinen Erfahrungen nicht möglich, die jedesmaligen günstigen und ungünstigen Umstände an ein und demselben Individuum abzumessen. Bei meinen Beobachtungen pflegte ich zum mindesten 3 Blutuntersuchungen hinter einander zu machen, ehe ich das Resultat für den Einzelfall verzeichnete. Bei anämischen und chlorotischen Personen habe ich dabei wiederholentlich die Erfahrung sammeln können, dass die Reichlichkeit in der Bildung dieser Scheinformen auf hinter einander folgenden Präparaten bei ein und derselben Person sehr wechselnd ausfiel, ohne mehr als über die Thatsache berichten zu können. Aber gesetzt auch, dass es sich in der von LITTEN mitgetheilten Beobachtung um vitale Bildungen gehandelt hat, so wird damit der etwaige diagnostische Werth der kleinen kugligen rothen Blutkörperchen für unsere Form von progressiver perniziöser Anämie nicht geschmälert. Denn während es sich dort um vorübergehende und veränderliche Erscheinungen handelt, haben wir es hier mit konstanten und dauernden Blutveränderungen zu thun.

Von einer ganz besonderen Bedeutung für unsern Vorwurf müssen die ausführlichen und sorgfältigen Untersuchungen von HAYEM[1] erscheinen, welche die Veränderungen der rothen Blutkörperchen bei Zuständen akuter und chronischer Anämien ganz besonders berücksichtigt haben. Wenn dieselben an diesem Orte der Darstellung einverleibt

[1] G. HAYEM. *Les caractères anatomiques du sang dans les anémies.* (Gaz. Méd. de Paris. Juillet—Août 1876. Nro. 31—33. p. 366. 367. 376. 377—392.)

werden, so haben weniger Rücksichten auf eine strenge Chronologie als vielmehr der Umstand das Motiv hierzu abgegeben, dass sie von deutschen Autoren, beispielsweise auch von Litten, dahin citirt worden sind, dass Hayem bei allen Formen chronischer Anämien die Mikrozyten als einen konstanten Bestandtheil des Blutes gefunden hat, obwohl Hayem selbst die sehr bequeme Bezeichnung: Mikrozyten an keiner Stelle gebraucht hat. Diese Art des Zitirens trifft jedoch nur für den Fall als richtig zu, dass man den Namen: Mikrozyten nur auf die Grösse, nicht auch zugleich auf die kugelförmige Gestalt bezieht. Dass die Mikrozyten im vollen Sinne der Bezeichnung nach Masius und Vanlair bei der chronischen Anämie und namentlich bei der progressiven perniziösen Anämie gewöhnlich fehlen, geht am besten daraus hervor, dass sie Hayem in demjenigen Falle von perniziöser Anämie nicht auffinden konnte, welchen Lépine[1] ausführlich beschrieben hat. Trotz alledem behalten die vorzüglichen Untersuchungen von Hayem in Rücksicht auf unsere Krankheit einen so unschätzbaren Werth, dass ich mich bemühen werde, sie in Form eines kurzen Referates wiederzugeben.

Im gesunden Blut kann man nach Hayem in Bezug auf Grösse 3 Arten rother Blutkörperchen unterscheiden: grosse, mittelgrosse und kleine. Die grossen Blutkörperchen besitzen einen Durchmesser von:

8,3—8,8—9,0 μ,

die mittelgrossen von:

7,5 μ,

die kleinen von:

6,0—6,5 μ,

so dass sich als Mittelmaass für alle Blntkörperchen ca.

7,5 μ

berechnen lassen. An Zahl sind die mittelgrossen bei Weitem überwiegend, denn auf 100 Blutkörperchen kommen:

75 mittelgrosse,
12 grosse,
12 kleine Blutkörperchen.

Bei allen akuten Anämien, beispielsweise nach unerwarteten grösseren Blutverlusten bleiben die Dimensionen der rothen Blutkörperchen die alten, und auch das Zahlenverhältniss der verschieden grossen Blutkörperchen zu einander erlitt keine Abänderung. Anders verhält es sich bei den chronischen Anämien, z. B. bei Chlorose, Malaria-

---

[1] Vgl. Kap. IV. Kasuistik. p. 55.

kachexie, Karzinose, Phthisis, chronischer Bleivergiftung, Anämie nach Herzkrankheiten etc.

Wenn die chronische Anämie einen gewissen Grad erreicht hat, so nimmt zunächst das Mittelmaass für alle Blutkörperchen ab. Denn während es normaliter 7,5 μ beträgt, sinkt es jetzt auf 7 μ, ja! mitunter bis auf 6 μ herab. Es treten dann Blutkörperchen auf, welche um Vieles kleiner sind als die Blutkörperchen des gesunden Blutes, und deren Durchmesser von nur 2—6 μ wechselt. Hier sind die Blutkörperchen von 2—2,5 μ nur gering an Zahl, aber häufiger findet man schon solche von 3—4 μ, während die meisten einen Durchmesser von 4,5—6 μ zeigen. Besonders auffällig erscheinen noch vereinzelte Blutkörperchen, deren Grösse eine so ausserordentliche: 10—14 μ ist, dass man sie als Riesenblutkörperchen bezeichnen könnte. An Zahl sind dieselben nur sehr gering, so dass auf 100 etwa 1—4 kommen. Auch haben die Blutkörperchen oft an Dicke und Bikonkavität etwas eingebüsst und ihre Konsistenz erscheint weich und nachgiebig. Einige unter ihnen sind von blassem Aussehen, und namentlich zeichnen sich die Riesenblutkörperchen durch eine sehr geringe Färbung aus.

Ich habe die Angaben von Hayem nicht ohne Grund ausführlich wiedergegeben, weil mich dieselben der Verpflichtung enthoben, meine eigenen Erfahrungen über denselben Gegenstand an dieser Stelle mitzutheilen. Wenn ich das Endergebniss meiner umfangreichen Untersuchungen zusammenfassen wollte, so würde dasselbe mit den Resultaten von Hayem völlige Uebereinstimmung zeigen, und es geht jedenfalls für unseren besonderen Zweck so viel daraus hervor, dass das Auftreten von präformirten kleinen kugligen rothen Blutkörperchen einer chronischen Anämie an sich ohne Rücksicht auf ihr jedesmaliges Wesen nicht eigenthümlich ist.

Bei akuten und chronisch fieberhaften Krankheiten habe ich ein abnorm zahlreiches Auftreten kleiner, kugliger rother Blutkörperchen, welche ich als präformirte und vitale Bildungen mit Sicherheit hätte ansprechen können, niemals beobachtet. Bereits Max Schultze hat darauf aufmerksam gemacht, dass sich hier ein Beobachtungsfehler leicht dadurch einschleichen kann, dass unter diesen Verhältnissen die bikonkaven rothen Blutkörperchen eine grosse Neigung zeigen, sobald sie die Gefässbahn verlassen haben, in eine Kugelgestalt überzugehen. Ich füge hinzu, dass man es dabei bald mit schnell eintretenden Quellungserscheinungen, bald mit jenen Scheinformen zu thun hat, welcher sich unter sehr feiner und oft eben nur sichtbaren Zacken- und Fortsatzbildung entwickeln.

Vor mehreren Jahren hat WERTHEIM[1] in einer Reihe von Aufsätzen Veränderungen an den rothen Blutkörperchen beschrieben, welche an unsere Gebilde in mehrfacher Beziehung erinnern. Ich kenne den Inhalt derselben, wie ich ausdrücklich hervorheben will, nur aus den ausführlichen Referaten des VIRCHOW-HIRSCH'schen Jahresberichtes,[2] nach welchem ich sie auch citirt habe. Wenn WERTHEIM bei Hunden ausgedehnte Verbrennungen der Haut dadurch erzeugte, dass er die Brust- und Bauchhaut der narkotisirten Thiere wiederholentlich mit Terpentinöl bestrich und dann jedes Mal anzündete, so traten im Blute schon eine Viertelstunde nach der Verbrennung eine Menge kleiner runder Körperchen auf, deren Durchmesser von 0,001—0,004 Mmtr. wechselte, und welche sonst den normalen rothen Blutkörperchen in Allem glichen. Daneben fanden sich rothe Blutkörperchen, welche in Theilung begriffen waren, und auffällig viele weisse Blutkörperchen vor. Diese Beobachtung ist für unser Thema von sehr grossem Interesse, denn sie lehrt, dass Erscheinungen, welche sich in ihrem Aeusseren einander völlig gleichen, ihrem eigentlichen Wesen nach ganz verschieden zu einander verhalten können. Diese Körperchen ihrer Natur nach für dasselbe halten zu wollen wie unsere Gebilde bei der progressiven perniziösen Anämie, d. h. sie für atrophische und in der Formentwicklung zurückgebliebene rothe Blutkörperchen erklären zu wollen, würde deshalb wenig Wahrscheinlichkeit haben, weil sie bereits binnen einer sehr kurzen Zeit nach der Verbrennung in dem Blutstrom aufgefunden wurden. Offenbar liegt es für diesen Fall näher an eine direkte Einwirkung der Verbrennung zu denken. WERTHEIM hat diesen Weg der Erklärung selbst betreten. Diese kleinen runden Körperchen entstehen, wie er mit Recht meint, während das Blut die erhitzten Körpertheile passirt. Sie bilden sich hier durch Abschnürung von den normalen rothen Blutkörperchen, welche dieselben Veränderungen erleiden, welche sie nach den Untersuchungen von MAX SCHULTZE jeder Zeit auf dem erwärmten Objekttische bei genügendem Hitzegrad einzugehen pflegen.

Nachdem wir im Vorigen eine Reihe von Beobachtungen kennen gelernt haben, welche den diagnostischen Werth der kleinen kugligen rothen Blutkörperchen für unsere Form von progressiver perniziöser

---

1 G. WERTHEIM. *Ueber Verbrennung und Verbrühung.* Experimentelle Studien, angestellt am Hunde. (Oestcr. Med. Jahrb. 1868. Bd. XVI.)

Idem. *Experimente über Verbrennungen.* (Wien. Akad. Stzb. Math.-naturw. Klasse. 1868. Nro. 8. p. 66.)

Idem. *Ueber Verbrennungen.* (Wien. Med. Presse. Nro. 13. 1868.)

Idem. Oestreich. Ztschrft. f. prakt. Heilkde. Nro. 14. 1868.

2 Jahresbericht von Virchow-Hirsch f. 1868. Bd. I. p. 262. Bd. II. p. 321.

Anämie kaum in Etwas herabsetzen, haben wir zum Schluss einer Beobachtung zu gedenken, in welcher genau wie bei unserer Krankheit diese Gebilde konstant und dauernd im Blute gefunden wurden. Es ist dieses die Beobachtung von VANLAIR und MASIUS,[1] welche vor wenigen Jahren unter dem Namen der Mikrozythämie veröffentlicht worden ist. Es ist sehr zu bedauern, dass dieser Fall durch Komplikationen so sehr überladen ist, dass man kaum mit Sicherheit wird entscheiden können, ob derselbe der progressiven perniziösen Anämie angehört hat oder nicht. Die Krankheit ging nach einiger Zeit in Heilung über, und ist also auch durch die Sektion eine Aufklärung nicht gegeben worden. Soweit ich mir nach der ausführlichen Mittheilung ein Urtheil erlauben darf, scheint mir die Möglichkeit einer progressiven perniziösen Anämie nicht ausgeschlossen zu sein. Jedenfalls kann die Milzschwellung, welche bestand, nichts gegen die Krankheit beweisen, da sekundäre Milztumoren, wie früher hervorgehoben wurde, des Oefteren im Verlaufe des Leidens gefunden worden sind. Die Beobachtung, um welche es sich handelt, war Folgende:

Eine junge Dame, welche bisher immer gesund gewesen war, erkrankte kurze Zeit nach ihrer ersten und normalen Entbindung mit mässigen Schmerzen in der Milzgegend. Sie verlor den Appetit und klagte über Anfälle heftigen Magenschmerzes, welche sich alle 2—3 Wochen wiederholten und mehrere Tage anzuhalten pflegten. Dabei hatte die Patientin oft galliges Erbrechen. Nach einiger Zeit bildete sich ein intensiver und allgemeiner Ikterus aus, welcher sich nach einigem Bestehen vorwiegend auf die Skleren beschränkte. Zugleich war die Kranke so schwach geworden, dass sie dauernd das Bett hüten musste. Während dessen entwickelte sich eine stetig zunehmende Vergrösserung der Milz, so dass etwa 6 Monate nach dem Beginne des Leidens das Organ mit dem Finger erreicht werden konnte. Fieber bestand zu keiner Zeit.

Drei Monate später stellte sich eine vollkommene Aphonie ein, zu welcher sich eine vollständige Lähmung der obern und untern Extremitäten hinzugesellte. Dabei muss bemerkt werden, dass die Kranke seit jeher ein nervöses Wesen gezeigt hatte. In dieser Zeit liessen die gastrischen Beschwerden nach und auch der Ikterus verschwand mehr und mehr. Die Schwäche hielt zunächst noch an. Späterhin beobachtete man fibrilläre Zuckungen in den Daumenballen und leichte Atrophie der Armmuskeln. Die Sensibilität hatte nie gelitten. Der Urin war andauernd braun gefärbt und enthielt viel Harnsäure.

---

[1] VANLAIR und MASIUS. *De la Microcythémie.* Bruxelles 1871. Stn. 101.

Erst nach Jahresfrist trat eine Besserung des Leidens ein. Die Stimme kehrte zurück. Das Gehen wurde möglich. Der Appetit stellte sich ein, doch bestand der Milztumor noch fort, und an der Leber liess sich eine Verkleinerung nachweisen.

Etwa nach 2 Jahren war die Kranke fast hergestellt, nur konnte man auch jetzt noch eine Vergrösserung der Milz an ihr nachweisen, wobei die Milzsubstanz sich etwas härter anfühlte als früher.

Besonders auffällig bei dieser Kranken war die Veränderung, welche das Blut darbot. Dasselbe wurde zu 4 verschiedenen Zeiten auf der Höhe der Krankheit mikroskopisch untersucht. Sehr zu bedauern ist es, dass diese Untersuchung nur ein einziges Mal unmittelbar nach Entleerung des Blutes ausgeführt wurde, sonst aber wurde das Blut in Lymphröhren aufgesammelt und erst nach einigen Stunden untersucht. Die farblosen Blutkörperchen erschienen an Zahl vermindert und überschritten den Durchmesser von 10 μ nicht. Die rothen Blutkörperchen waren normal. Ausser ihnen fand man noch im Blute kuglige Gebilde vor, welche die Verfasser als Mikrozyten zu benennen vorschlagen. Dieselben waren dunkler gefärbt als die bikonkaven Blutkörperchen und erreichten fast alle einen Durchmesser von 4,0 μ, der jedoch bis auf 3,0 μ herabsinken konnte. Sie blieben immer vereinzelt liegen und rollten bei der geringsten Bewegung leicht fort. Einen Kern enthielten sie nicht, erschienen völlig platt und veränderten sich, wenn man das Präparat sich selbst überliess, weniger schnell als die bikonkaven rothen Blutkörperchen, doch gingen sie gleich diesen unter dem Einfluss der Wärme einen Zerfall ein. Auch leisteten sie gegen Reagentien (Wasser, Essigsäure) grösseren Widerstand als die gewöhnlichen rothen Blutzellen.

Bei der ersten Untersuchung waren sie an Zahl den bikonkaven rothen Blutkörperchen gleich, späterhin nahmen sie so überhand, dass auf 100 Mikrozyten nur 2 gewöhnliche Blutkörperchen kamen. Als das Blut nach der Genesung der Patientin untersucht wurde, waren auch die Mikrozyten aus ihnen verschwunden.

Wenn ich den Versuch hätte wagen wollen, dem Leser mit Gewalt die Ueberzeugung aufzudrängen, dass es sich in der eben mitgetheilten Beobachtung von Masius und Vanlair um nichts anders als um eine progressive perniziöse Anämie gehandelt haben kann, so würde ich damit meiner eigenen Sache nicht unwesentlich geschadet haben. Diese Beobachtung ist in vielen Punkten so dunkel und komplizirt, dass sie einer klaren Beurtheilung unzugänglich wird. Jedenfalls steht sie bis jetzt so vereinzelt da, dass sie den diagnostischen Werth der kleinen kugligen rothen Blutkörperchen für unsere Form von progressiver perniziöser

Anämie unmöglich ganz und gar vernichten kann. Und so kommen wir nach Alledem zu dem Resultate, dass es eine bestimmte Form von essentieller progressiver perniziöser Anämie giebt, während welcher sich von Anfang an im Blute zahlreiche kleine kugelige rothe Blutkörperchen vorfinden, deren konstantes und andauerndes Vorkommen einen so eigenthümlichen und besonderen Fund darstellt, dass man nach dem, was bisher über diese Gebilde bekannt geworden ist, berechtigt ist, sie für die Diagnose des Leidens zu verwerthen.

Man wird sich aus dem Vorigen erinnern, dass unser Bestreben darauf hinausging, das Wesen der progressiven perniziösen Anämie auf eine Erkrankung des Blutes und des blutbereitenden Apparates zurückzuführen. Dieser Versuch ist nicht vereinzelt. Wenn gewisse Autoren — und unter ihnen zuerst Immermann — darauf hingewiesen haben, dass unsere Krankheit mit der Leukämie und Pseudoleukämie in sehr naher Verwandschaft steht, so haben dazu offenbar ähnliche Vorstellungen den Grund abgegeben. Mit einer besonderen Vorliebe hat Pepper[1] diesen Gedankengang verfolgt. Das Wesen der progressiven perniziösen Anämie beruht nach ihm auf einer Erkrankung des blutbildenden Apparates. Dasselbe ist bei der Leukämie und Pseudoleukämie der Fall. Demnach schlägt Pepper vor, diese drei Krankheiten unter dem gemeinschaftlichen Namen der Anaematosis zusammenzufassen und die Leukämie als „Leucocytis Anaematosis“ zu bezeichnen.

Im Gegensatze dazu hat Bradbury[2] die Ansicht vertreten, dass es sich bei der progressiven perniziösen Anämie um eine so reichliche Zerstörung der rothen Blutkörperchen handelt, dass ihr die Regeneration des Blutes nicht nachkommen kann.

Aus dem eben Mitgetheilten wird der Leser leicht erkennen, dass mit gutem Grunde früher darauf aufmerksam gemacht worden ist, dass man bei einer Erklärung der Erscheinungen einer progressiven perniziösen Anämie zu wenig Aufmerksamkeit den Wechselbeziehungen zwischen dem Untergang und der Neubildung von Blutbestandtheilen geschenkt hat, welche für das Wesen der Krankheit von einschneidender Bedeutung sein dürften. Und wenn der eine Autor die Erkrankung des blutbildenden Apparates als Ursache des Leidens beschuldigt, während sie der andere in einem zu schnellen Zerfall des Blutes zu finden glaubt, so wurde schon früher darauf hingewiesen, dass sich die Krankheit bald

[1] W. Pepper. *Progressive pernicious Anaemia, or Anaematosis.* (Americ. Journ. of d. Med. Sciens. October 1875.)

[2] J. B. Bradbury. *Case of idiopathic or progressive pernicious anaemia treated unsuccessfully by Phosphorus, death, necrospy.* (Brit. Med. Journ. 1875.)

diesen, bald jenen Ausgangspunkt wählen kann. Diese Verschiedenheit in den Ansichten musste deshalb von vornherein erwartet werden, da man der Meinung gewesen ist, es bei allen Formen perniziöser Anämien mit ein und demselben Leiden zu thun gehabt zu haben.

Es muss noch erwähnt werden, dass einzelne Autoren als erste Ursache der Krankheit eine Innervationsstörung angenommen haben. Wenn man in neuerer Zeit behauptet hat, dass SCHÜLE[1] zuerst diese Ansicht aufgestellt hat, so entspricht das der Wirklichkeit nicht, und zudem erscheint es unsicher, ob überhaupt die Beobachtungen[2] von SCHÜLE zur progressiven perniziösen Anämie gehört haben. Die erste Notiz hierüber finde ich bei KING.[3] Der genannte Autor ist der Ansicht, dass, wie die Durchschneidung der chorda tympani die Speichelsekretion sistirt, ebenso ein Stillstand in der Bildung des Blutes erfolgt, wenn sich morphologische Veränderungen in den Nervenzellen entwickeln, welche uns bis jetzt freilich unbekannt sind. Und auch BROADBENT[4] ist ihm in dieser Anschauung gefolgt. Denn wenn er gegen die progressive perniziöse Anämie die Anwendung des Phosphors empfohlen hat, so leitete ihn dabei vornehmlich der Gesichtspunkt, dass der Phosphor auf die Ernährung des Nervenapparates von dem heilsamsten Einflusse ist. Dass es jedenfalls nicht gelingt, am Nervenapparat morphologische Veränderungen nachzuweisen, welche man als Ursache einer progressiven perniziösen Anämie mit einigem Recht ansehen könnte, ist im Vorigen beschrieben worden.

Wenn man nun zum Schluss das Resultat der ganzen Untersuchung zusammenfasst, so lässt sich dasselbe in folgende Sätze zusammenfassen:

1) Der Name: progressive perniziöse Anämie bezeichnet kein einheitliches Krankheitsbild, keine Krankheitseinheit.

2) Es giebt verschiedene Formen von progressiven perniziösen Anämien, verschieden nach Aetiologie und nach Wesen.

3) Der Aetiologie nach hat man zunächst die primären, essentiellen, idiopathischen und die sekundären, deuteropathischen, symptomatischen

---

[1] SCHÜLE. *Beiträge zur Kenntniss perniziöser Anämie.* (Allgem. Zeitschrift f. Psych. Bd. 21. 1875.)

[2] Vgl. Kap. IV. Kasuistik. p. 107—109.

[3] KING. *A case of fatal anaemia.* (Krit. Med. Journ. Nr. 25. 1871.)

[4] BROADBENT. *Forther illustrations of the therapeutic uses of phosphorus in angina, essential or pernicious anaemia, leucocythaemia.* (Practitioner. Jan. 1875. p. 16.)

Formen zu trennen. Als Ursache für die letzteren stellen sich vornehmlich 4 Momente heraus:

a) Schwangerschaft und Geburt.
b) Störungen der Verdauung.
c) Blut- und Säfteverlust.
d) Schlechte äussere Verhältnisse.

4) Dem Wesen nach hat man die progressiven perniziösen Anämien einzutheilen in solche, bei welchen zuerst der blutbildende Apparat erkrankt, und in solche, bei welchen zuerst ein abnorm reichlicher Untergang von Blutbestandtheilen stattfindet. Dieses Eintheilungsprinzip gilt sowohl für die primären als auch für die sekundären Formen.

5) Die oben genannten Ursachen bleiben fernerhin nicht für sich allein bestehen, sondern die eine übt auf die andere schädliche Rückwirkungen aus und erst aus diesen letzteren erklärt sich das Wesen der Krankheit, sowohl ihr progressiver als auch ihr perniziöser Karakter.

6) Das klinische Bild der progressiven perniziösen Anämie besitzt keine spezifischen Symptome, und man ist daher nicht berechtigt, die Krankheit aus diesen allein zu diagnostiziren. Sie sind nur die Folgen der Anämie oder eines Zustandes, welcher ihr in der Endwirkung gleich ist, können sich also auch bei anderen Anämien unter Umständen finden.

7) Auch aus den anatomischen Veränderungen allein ist man nicht berechtigt, eine progressive perniziöse Anämie zu bestimmen, da auch sie keinen dem Leiden ausschliesslich eigenthümlichen Karakter besitzen und nur als Folgen des Blutmangels zu betrachten sind.

8) Die Diagnose einer progressiven perniziösen Anämie lässt sich nur im Verein von klinischen und anatomischen Veränderungen mit Sicherheit feststellen.

9) Nur eine einzige Form von essentieller progressiver perniziöser Anämie kann man bereits während des Lebens daran erkennen, dass im Blute konstant und andauernd zahlreiche kleine kugelige rothe Blutkörperchen auftreten, welche man als rothe Blutkörperchen aufzufassen hat, die in ihrer Grösse atrophisch und in ihrer Formentwickelung zurückgeblieben sind.

10) Diese Form von essentieller progressiver perniziöser Anämie scheint ihrem Wesen nach auf einer zuerst eintretenden Erkrankung des blutbildenden Apparates zu beruhen.

11) Alle übrigen bisher von den Autoren beschriebenen Veränderungen der rothen Blutkörperchen bei der progressiven perniziösen Anämie (Vielgestaltigkeit, Ungleichheit der Grösse, amöboide Bewegungen etc.)

sind nur die Folgen der Anämie, nicht der progressiven und perniziösen Anämie.

12) Der Beweis, dass es progressive perniziöse Anämien giebt, die auf einer primären Erkrankung des Knochenmarkes beruhen, ist noch nicht gegeben, da man die nicht konstanten Knochenmarksveränderungen auch als Folgen des Leidens auffassen kann, und ebenso fehlt ein bindender Beweis dafür, dass eine bestimmte Form von progressiver perniziöser Anämie vorkommt, welche auf eine primäre Störung der Innervation zurückzuführen ist.

Zehntes Kapitel.

Diagnose der Krankheit.

Die Grundsätze, auf welchen die Diagnose einer progressiven perniziösen Anämie aufzubauen ist, sind bereits früher wiederholentlich und ausführlich erörtert worden. Man wird sich erinnern, dass dem Leiden sowohl jede spezifische klinische als auch jede spezifische anatomische Veränderung ganz und gar abgeht, so dass es nicht möglich ist, ausschliesslich nach den Erscheinungen während des Lebens oder allein nach dem anatomischen Substrat die Krankheit zu erkennen. Nur eine einzige Form von essentieller progressiver perniziöser Anämie wird bereits während des Lebens der Diagnose dadurch zugänglich, dass in dem Blute von Anfang an konstant und andauernd abnorme zahlreiche kleine kugelige rothe Blutkörperchen auftreten.

Wenn man mitunter versichert hat, dass man solche Kranke nur wenige Male gesehen haben dürfte, um späterhin das Leiden schon während des Lebens immer wieder zu erkennen, so sind das Behauptungen, die eine ernstliche Widerlegung nicht nöthig haben. Man wird einräumen müssen, dass man sich dabei kaum bis zu einer Wahrscheinlichkeitsdiagnose erhebt, und dass man im Wesentlichen auf ein mehr oder minder glückliches Rathen hinauskommt. So lange das Gebiet der progressiven perniziösen Anämien noch so viel Dunkles und Unaufgeklärtes bietet, wird man besser daran thun, sich die eigenen Schwächen einzugestehen, als sich zu bemühen, dieselben zu verdecken. Demnach wird man, abgesehen von unserer eigenthümlichen Form, nur dann eine progressive perniziöse Anämie diagnostiziren dürfen, wenn man es mit einem anämischen Zustand zu thun hat, welcher jeder zweckmässigen

Therapie Trotz bietend unaufhaltsam fortschreitet, nach einiger Zeit fast immer mit dem Tode endet, und bei welchem die Sektion eine anatomische Organerkrankung als Ursache für die Anämie nicht erkennen lässt.

Es versteht sich nach dem Gesagten von selbst, dass Verwechslungen während des Lebens mit andern anämischen Zuständen sehr leicht unterlaufen können. Schon aus diesem Grunde wird es gut sein, sich darüber klar zu werden, welche Gefahren bevorstehen, und bis zu welchem Grade von Wahrscheinlichkeit sich eine Differentialdiagnose wird stellen lassen. Aber es kommt noch hinzu, dass einige Autoren die Ansicht vertreten haben, dass die progressive perniziöse Anämie, so zu sagen, ein intermediäres oder ein Ausgangsstadium darstellt, welches bald in diese, bald in jene wohl karakterisirte Krankheitsgruppe hinübergreift.

Eine besonders enge Beziehung hat man zwischen der Chlorosis und der progressiven perniziösen Anämie finden wollen. Ich würde nicht der Ansicht beipflichten, beide Krankheiten für identisch zu halten, obgleich ich gerne zugeben will, dass sie sich beide in ihren äusseren Erscheinungen bis zum Verwechseln gleichen können, was sich aus dem früher Gesagten unschwer begreifen lassen wird. Bei einer Differentialdiagnose möge man sich erinnern, dass die progressive perniziöse Anämie mit ausgesprochener Vorliebe das kräftigste Mannesalter befällt, während man von der Chlorosis allgemein weiss, dass sie eine Krankheit der Entwicklungsjahre darstellt. Es ist bekannt, dass der tödtliche Ausgang nur ausnahmsweise bei der Chlorosis vorkommt, während er bei der progressiven perniziösen Anämie fast die Regel bildet. Und endlich lehrt die Erfahrung, dass sich gegen die progressive perniziöse Anämie unser ganzer Heilapparat fast regelmässig unwirksam erweist, während die Chlorosis einer Therapie unschwer zugänglich zu sein pflegt und sich fast immer durch Eisenmittel bekämpfen lässt. Nur für den Fall, dass eine Chlorose gegen die Regel einen unglücklichen Ausgang nimmt, wüsste ich zunächst nicht, wie man mit einiger Sicherheit eine Differentialdiagnose wird stellen wollen.

Für ebensowenig begründet erscheint die Ansicht, nach welcher die progressive perniziöse Anämie dasselbe Leiden darstellen soll, welches Griesinger als Anaemia splenica benannt hat, und welches auch unter der Bezeichnung als Hodgkin'sche Krankheit, als Pseudoleukämie oder Lymphadenie bekannt geworden ist. Es sei darauf aufmerksam gemacht, dass die Schwellung der peripheren Lymphdrüsen, welche bei dieser Krankheit einen so häufigen Befund darstellt, bei der progressiven perniziösen Anämie fehlt. Auch wird man dessen eingedenk sein müssen, dass der Milztumor bei der Anaemia splenica nicht vermisst werden darf, während er dem reinen Bilde einer progressiven perniziösen Anämie nicht zukommt. Stellt sich bei dem zuletzt genannten Leiden ein Milztumor ein, so besitzt er jeder Zeit eine untergeordnete und sekundäre Bedeutung. Für solche Fälle, in welchen auf der Körperperipherie Pakete vergrösserter Lymphdrüsen gefunden werden, wird demnach eine Verwechslung zwischen beiden Zuständen überhaupt kaum unterlaufen können; nur dann, wenn sich die Schwellung des Lymphdrüsenapparates ausschliesslich auf die Milz beschränkt, kann es vorkommen, dass eine Unterscheidung zwischen beiden Zuständen deshalb nicht möglich wird, weil bis jetzt die Kriterien dafür fehlen, wenn man es mit einem primären und wenn mit einem sekundären Milztumor zu thun hat.

In jüngster Zeit hat noch Müller den Versuch gemacht, die progressive perniziöse Anämie mit jenen Formen des morbus Addisonii zu verschmelzen, denen eine anatomische Veränderung der Nebennieren und ebenso der anderen Organe abgeht. Ich würde dieses Unternehmen weder für glücklich noch für geeignet halten, unser Krankheisbild zu klären. Der morbus Addisonii ist klinisch gekennzeichnet durch das Auftreten eigenthümlicher Pigmentveränderungen auf der Haut und auf den Schleimhäuten, und diese kommen bei der progressiven perniziösen Anämie nicht vor. Da man über das Wesen der Addison'schen Krankheit nichts Sicheres weiss und namentlich darüber im Unklaren ist, ob in irgend einem Zusammenhange und in welchem die Erkrankung der Nebennieren zu der Pigmentveränderung steht, so kann es nicht als statthaft erscheinen, dieses Symptom für so geringfügig zu halten, dass man für den Fall, dass eine Nebennierenerkrankung nicht vorhanden ist, das Krankheitsbild als eine progressive perniziöse Anämie zu bezeichnen hat. Man sieht leicht ein, dass man unter diesen Umständen darauf hinauskommt, es erst am Leichentisch entscheiden zu können, ob man es mit morbus Addisonii, ob mit der progressiven perniziösen Anämie zu thun gehabt hat. Es kommt übrigens noch hinzu, dass die Beobachtung von Müller (Beobachtung 37) nicht einwurfsfrei ist. Denn von den Nebennieren heisst es in dieser Beobachtung: „Beide Nebennieren sind anscheinend in ihrer Grösse und Dicke reduzirt, auch von auffallend blasser Farbe. In der rechten Nebenniere zeigt die Schnittfläche gegen den Hilus zu ein sehniges Aussehen (ob pathologisch?).“ Wenn auch Eberth, ein vorzüglicher Kenner der Nebennieren, in diesem Falle bei der mikroskopischen Untersuchung nur normale Verhältnisse vorfand, so ist damit, wie ich meine, noch nicht bewiesen, dass nicht dennoch dem makroskopischen Aeussern entsprechend atrophische Veränderungen bei Integrität der einzelnen Elemente in den genannten Organen bestanden.

Aber auch für den Fall, dass diese Vermuthung nicht zutrifft, wird man gut thun, allein auf die Pigmentveränderung hin beide Krankheitsbilder streng von einander zu trennen.

Die Differentialdiagnose zwischen der progressiven perniziösen Anämie und anderen Zuständen chronischer Anämien und Kachexien gestaltet sich sehr verschieden schwer und kann unter Umständen unmöglich sein.

Verhältnissmässig leicht lässt sich die Krankheit von den verschiedenen Formen der Leukämie unterscheiden, wenn man es sich zur Pflicht gemacht hat, das Blut der Kranken sorgfältig zu untersuchen. Dass sich beide Krankheitsbilder in ihrem klinischen Aeussern einander völlig gleichen können, hat IMMERMANN [1] an einem vortrefflichen Beispiele nachgewiesen.

Auch eine Verwechslung mit Malariakachexie, mit Kachexie im Gefolge der Syphilis und Lungenphthise, mit Anämie, welche auf einen versteckten morbus Brightii oder auf Metallvergiftungen zurückzuführen ist, wird sich vermeiden lassen, wenn man auf genaue Anamnestika und eine vollständige und sorgfältige Untersuchung genügend Bedacht nehmen will. Dagegen lässt sich ein latentes Karzinom mit Sicherheit während des Lebens niemals ausschliessen, und gerade aus diesem Grunde wird die Diagnose einer progressiven perniziösen Anämie erst durch das Ergebniss der Sektion unumstösslich sicher gemacht.

Für gewisse Fälle kann es nahe liegen, eine Herzkrankheit zu vermuthen. Besonders gerne wird man an eine Erkrankung der Herzklappen denken, wenn diastolische Geräusche zur Beobachtung kommen, wofür ich selbst früher überzeugende Beispiele gegeben habe. Eine über längere Zeit fortgesetzte Beobachtung wird vor einem Irrthum häufig schützen, denn die diastolischen accidentellen Geräusche sind gewöhnlich nicht von dauerndem Bestand. Auch wird bei etwaigem Fieber der Verdacht aufkommen müssen, dass man eine akute Endokarditis vor sich hat, und es können sich dabei einer Differentialdiagnose unüberwindliche Schwierigkeiten in den Weg stellen.

In anderen Fällen drängen Fieber, Delirien, Durchfall, Milztumor dazu, an einen Typhus abdominalis zu denken, doch wird man oft von dieser Vermuthung zurückkommen, wenn das Fieber im weiteren Verlauf einen sehr wechselnden und unregelmässigen Gang zeigt.

---

[1] H. IMMERMANN. *Ueber progressive perniziöse Anämie.* (Deut. Arch. f. klin. Med. Bd. XIII. Heft 3. 1874. Beobachtung III.)

Endlich hat Heller neuerdings darauf hingewiesen, dass das Anchylostomum duodenale zu Erscheinungen führen kann, welche während des Lebens dem Bilde einer progressiven perniziösen Anämie vollkommen gleichen.[1] Ich bemerke ausdrücklich, dass dieser Parasit in meinen eigenen Beobachtungen nicht vorhanden war. Jedenfalls wird die Sektion leicht einen Irrthum aufklären.

[1] Vergl. hierzu: O. Wucherer. *Ueber die Anchylostomenkrankheit, tropische Chlorose oder tropische Hydrämie.* (Deut. Archiv f. klin. Med. Bd. X. 1872.)

Elftes Kapitel.

Prognosis.

Von allen Autoren, welche über die progressive perniziöse Anämie berichtet haben, wird mit vollkommener Uebereinstimmung angegeben, dass die Prognosis bei dieser Krankheit eine überaus ungünstige ist. Der tödtliche Ausgang des Leidens hat bei Weitem am häufigsten die Regel gebildet. Wenn einzelne Beobachter gesehen haben wollen, dass die Krankheit geheilt wurde, so wird man oft den Verdacht nicht unterdrücken können, ob man es in diesem Falle auch wirklich mit der progressiven perniziösen Anämie zu thun gehabt hat. Ein solcher Verdacht wird bei einem Leiden mehr als gerechtfertigt erscheinen müssen, dessen Symptome spezifischen Karakter nicht besitzen, sondern eine vielseitige Deutung zulassen. Eine sichere und schon während des Lebens erkennbare anatomische Diagnose hat man bisher nicht finden und stellen können. Auch kommt noch hinzu, dass gerade für diese seltenen Ausnahmen einem unbefangenen Urtheil mitunter sehr viel zugemuthet worden ist. Auch die jüngsten Autoren haben sich von diesem Fehler nicht frei halten können.

Selbst unter der Voraussetzung, dass alle Beobachtungen, in denen eine Sektion aus irgend einem Grunde nicht gemacht wurde, und ebenso alle diejenigen, bei welchen von Heilung berichtet wird, zu der perniziösen Anämie gehörten, würde sich der Prozentsatz der Todesfälle ungewöhnlich hoch herausstellen. Denn unter 123 Kranken wurden geheilt:

8 = 6,5 %,

starben:

104 = 84,5 %,

und wurden ungeheilt entlassen:

11 = 9,0 %.

Für den letzteren Fall verliessen die Kranken meist in einem so elenden Zustande das Hospital, dass man nach menschlichem Ermessen für die nächsten Tage oder Wochen den Tod voraussehen konnte. Würde es gestattet sein, auch diese Beobachtungen im Voraus unter die Todesfälle zu rechnen, so würde man folgende Zahlen erhalten:

Beobachtungen = 123,
Todesfälle = 115 = 93,5 %,
Heilungen = 8 = 6,5 %.

Es ist schon früher darauf hingewiesen worden, dass die Krankheit sehr gerne Rezidive bildet. Da für die Fälle von Heilung die Beobachtung über einen längeren Zeitraum sich meist nicht erstreckt, so liegt die Annahme sehr nahe, dass sich für die Zukunft die Prozentzahl der Heilungen eher niedriger als höher herausstellen wird. Für die verschiedenen Formen perniziöser Anämie ergiebt sich das Verhältniss der geheilten, ungeheilten und mit dem Tode geendeten Fälle aus folgender Tabelle:

	Form der progressiven perniziösen Anämie.	Zahl der Beobachtungen.	Summe aller Todesfälle.	Fälle mit Sektion.	Fälle ohne Sektion.	Ungeheilte Fälle.	Geheilte Fälle.
I.	Essentielle perniziöse Anämie	27	24	22	2	1	2
II. Sekundäre perniziöse Anämie.	a) Im Gefolge von Gravidität und Geburt	39	31	29	2	5	3
	b) Nach Darmerkrankungen . .	34	28	24	4	5	1
	c) Nach Säfteverlusten	9	8	7	1	—	1
	d) Nach schlechten äusseren Verhältnissen	9	8	7	1	—	1
	e) Ohne bestimmte Actiologie . .	5	5	5	—	—	—
	Summa	123	104 = 84,5 %	94	10	11 = 9 %	8 = 6,5 %

An Malignität stehen nach den vorliegenden Erfahrungen die sekundären Formen perniziöser Anämie den primären nur wenig nach, denn unter 27 Fällen essentieller perniziöser Anämie starben:

24 = 88,9 %,

und unter 96 Fällen sekundärer Form endeten mit dem Tode:

80 = 83,3 %.

Zwölftes Kapitel.

T h e r a p i e.

Wenn es richtig ist, dass die Prognosis bei der progressiven perniziösen Anämie unter allen Umständen ernst und in der Mehrzahl der Fälle geradezu ungünstig gestellt werden muss, so ist damit schon gegeben, wie viel die Therapie — wenigstens in ihrem gegenwärtigen Können — zu leisten vermag. Wie bei jeder Krankheit, deren Wesen auf Grund einer gesicherten anatomischen Basis erkannt wird, sich das Ziel des Heilverfahrens für den handelnden Arzt klar und unverrückbar offenbart, so lässt sich auch für diejenige Form der progressiven perniziösen Anämie der Endzweck der Therapie streng formuliren, welche die vorstehenden Blätter zum besondern Vorwurf ausgewählt haben. Nach Alle dem wird für kommende Zeiten die Aufgabe erwachsen, Mittel und Wege zu finden, welche dieses Ziel ebenso sicher als schnell erreichen lassen. Dass auch die zweite der für eine völlig zweckmässige Therapie soeben aufgestellten Forderungen erfüllt werden muss, dürfte von Allem anderen abgesehen auch daraus hervorgehen, dass gerade unsere erste eigene Beobachtung lehrt, wie urplötzlich und überraschend schnell das Leiden in seiner ganzen Grausamkeit auftreten und binnen eines sehr kurzen Zeitraumes zum Tode führen kann.

Und welches ist das anzustrebende Ziel?

Eine Aufbesserung der Blutmischung, eine restitutio ad integrum des Blutes dürfte zweifellos das sein, was der Arzt vor Allem durch seinen Heilapparat zu erreichen versuchen muss. —

Man wird für den ersten Augenblick mit der gegebenen Antwort in mannigfacher Beziehung unbefriedigt sein: denn man wird sich erinnern, dass dieselbe in der Mehrzahl aller Krankheiten immer und immer wiederkehrt. Aber man möge nicht vergessen, dass unser ganzes

Bestreben darauf gerichtet gewesen ist, den Nachweis zu liefern, dass wir es bei unseren Leiden mit einer primären, mit einer idiopathischen Erkrankung des Blutes zu thun haben, und man wird dann den Ausfall der Antwort kaum haben anders erwarten können. Unter allen Umständen muss das Blut den Angriffspunkt der Therapie bilden, wenn die Krankheit an ihrer ersten Wurzel mit Erfolg angepackt werden soll.

An der Hand anatomischer Untersuchung dürfen wir sogar einen Schritt weiter gehen und die Aufgabe der Therapie theoretisch noch genauer verzeichnen. Es wurde die Erfahrung gemacht, dass das Blut sowohl in seiner chemischen als auch in seiner korpuskulären Zusammensetzung Veränderungen eingegangen ist. Hieraus ergiebt sich, dass unsere Heilmittel beide Momente werden berücksichtigen müssen, zumal uns vorläufig das Verständniss dafür mangelt, ob sie durch einen inneren Zusammenhang und durch welchen mit einander verknüpft sind.

Es wurde vorhin schon klar ausgesprochen, dass das Können unserer heutigen Therapie weit hinter dem Wollen zurücksteht. Ob sich jemals unser Können vermehren wird, darüber wird man zur Zeit kaum begründete Vermuthungen aufstellen dürfen. Jedenfalls werden die nachfolgenden Zeilen nur von einzelnen schüchternen und leider meist nur unglücklichen therapeutischen Versuchen zu berichten haben.

Bei dem grossen Vertrauen, welches die Eisenpräparate seit langer Zeit bei allen anämischen und chlorotischen Zuständen geniessen, ist es erklärlich, dass sich an sie auch bei der Anwendung gegen unsere Krankheit Hoffnungen knüpfen mussten. Leider sind diese Erwartungen nicht in Erfüllung gegangen. Uebereinstimmend lauten die Angaben fast aller früheren Autoren, dass das Eisen bei allen Formen der progressiven perniziösen Anämie nichts leistet. Genau derselbe Ausspruch gilt für diejenige Form, welcher die vorhergehenden Zeilen eine anatomische Grundlage zu geben versucht haben.

Bei allen unseren Kranken wurden in mannigfacher Abwechselung Eisenpräparate in Anwendung gezogen, und ihr Gebrauch wurde meist über längere Zeit fortgesetzt. Bei Allen blieb der Erfolg derselbe. Es wurde niemals auch nur der geringste günstige Einfluss wahrgenommen, und der tödtliche Ausgang liess sich in keiner der mitgetheilten Beobachtungen verhindern. — Es dürfte nicht unpassend erscheinen, bei dieser Gelegenheit an den auffälligen Unterschied zu erinnern, welcher in der Wirkung der Eisenmittel bei der perniziösen Anämie und der Chlorosis besteht. Bei dieser Krankheit gilt das Eisen mit begründetem Recht als souveränes Mittel, welches das Leiden ebenso sicher wie schnell beherrscht, bei jener bleibt es ganz und gar ohne Wirkung. Auch diese therapeutische Erfahrung dürfte darauf hinweisen, wie unrichtig es ist, wenn man den Versuch gemacht hat, die progressive perniziöse Anämie für eine maligne Form der Chlorosis anzusehen.

Das Ausbleiben jedes günstigen Einflusses bei dem Gebrauche der Eisenpräparate wird zur Zeit einer Erklärung kaum zugänglich sein. Theoretisch hätte man die Vermuthung hegen müssen, dass bei der progressiven perniziösen Anämie die Eisenpräparate eine günstige Einwirkung entfalten würden. Noch in jüngster Zeit hat HAYEM[1] durch sorgfältige Untersuchungen den Nachweis geliefert, dass sich unter ihrem Gebrauche bei anämischen und chlorotischen Zuständen zwar nicht die Zahl der rothen Blutkörperchen mehrt, wie man irrthümlich bis in die neueste Zeit geglaubt und gelehrt hat, aber ihre Farbe, — also so zu sagen — ihre chemische Konstitution zum Normalen und mitunter zum Uebernormalen zurückkehrt, eine Beobachtung, welche übrigens bereits DUNCAN[2] gemacht und mitgetheilt hatte. Wir würden demnach in dem Eisen ein Mittel besitzen, welches jedenfalls einer der beiden Indikationen genügt, die vorhin als das Ziel der Therapie aufgestellt wurden.

Ich kann mich an dieser Stelle nicht des Argwohnes erwehren, ob nicht vielleicht die völlige Nutzlosigkeit der Eisenmittel darin ihre Erklärung findet, dass unsere Kranken in einem zu weit vorgeschrittenen Stadium des Leidens in die ärztliche Behandlung traten. Man wird zugeben müssen, dass die Vorstellung einige Berechtigung hat, dass die blutbildenden Organe nur bis zu einem gewissen Grade in ihrer Funktion gestört sein dürfen, falls eine Rückkehr zum Gesunden noch möglich sein soll, und dass ein Ueberschreiten dieser Grenze den blutbereitenden Apparat dauernd insuffizient macht. In der Hospitalpraxis dürfte sich übrigens eine Entscheidung dieser Frage deshalb kaum erwarten lassen, weil die Kranken erst dann die Anstalten aufzusuchen pflegen, wenn ihr Leiden zu gefahrdrohenden Symptomen geführt hat. Aus diesem Grunde würde es auch für den Fall nicht richtig sein, dass ein Theil der älteren Beobachtungen zu unserer eigenthümlichen Form der progressiven perniziösen Anämie gehörte, den Schluss zu ziehen: das Eisen bleibt unter allen Umständen bei dieser Krankheit ohne Erfolg — so übereinstimmend auch das Urtheil lautet —, weil alle diese Beobachtungen unter den eben angegebenen Verhältnissen stehen. Man wird demnach auch fernerhin gut thun, in vorkommenden Fällen mit dem Eisen Versuche zu machen, und wird dies vielleicht um so lieber thun, als die Auswahl in den wirksamen Heilmitteln fast gleich Null ist.

---

[1] G. HAYEM. *Note sur l'action du fer dans l'anémie.* (Compt. rend. 88. p. 985. 1876.)

[2] J. DUNCAN. *Beiträge z. Pathologie u. Therapie der Chlorose.* (Sitzber. d. Wien. Akad. Bd. 55. Heft 4. p. 516—522. 1867.)

Es sei noch besonders hervorgehoben, dass unsere Kranken die festen Eisenpräparate auffällig schlecht vertrugen. Auch diejenigen Präparate, welche als die leichtesten gelten: das ferrum Hydrogenio reductum und ferrum lacticum machten eine Ausnahme hiervon nicht. Die Patienten klagten sehr bald über Magenschmerz, der Appetit verminderte sich noch mehr, und es stellte sich häufig Erbrechen ein. Ganz besonders schlecht, was vielleicht ausdrücklich betont zu werden verdient, bekamen ihnen die BLAUD'schen Pillen in der bekannten Abänderung NIEMEYER's:[1]

Ferr. sulfuric.
Kal. carbonic. āā 15,0
Tragacanth. q. s.
ut f. pill Nr. 100.
3 × tgl. 3 Pillen.

Die Eisentinkturen pflegten den Kranken wenigstens keine grossen Beschwerden zu machen. Besonders gut vertrugen sie die ätherischen Tinkturen, und unter diesen schien sich immer und immer wieder die tinctura ferri chlorati aetherea am besten zu bewähren.

Heilversuche mit Chinin lieferten kein günstiges Resultat, wiewohl dieses Mittel als ein vortreffliches Roborans gilt. Eine dauernde Anwendung des Chinins stiess auf fast unüberwindliche Schwierigkeiten. Die Patienten fühlten sich auch nach kleinen Gaben: 0,1 3 × täglich — ganz ausserordentlich übel, und auch objektiv wurde ihr Allgemeinzustand so schlecht, dass man sehr bald von der Anwendung des Mittels Abstand nehmen musste. Eine Kombination des Chinins mit Eisen wurde ebensowenig vertragen.

Da unsere Therapie fast immer auf ein mehr oder minder glückliches Probiren hinauskommt, wird man es vielleicht nicht für völlig überflüssig halten, wenn ich einige Versuche mit Kalipräparaten: Kali chloricum, Kali nitricum, Kalium bromatum angestellt habe. Dieselben wurden in reinen wässerigen Auflösungen von 10:200 zu 3 Malen am Tage einen Esslöffel voll gegeben. Ich habe ihre Anwendung unter dem Kapitel meiner eigenen Kasuistik nicht besonders hervorheben mögen, um nicht die Krankengeschichten ungebührlich lange auszudehnen. Es darf vielleicht an dieser Stelle über diese Versuche um so eher summarisch berichtet werden, als auch sie zu einem günstigen Resultate nicht geführt haben. Dass dieses therapeutische Unternehmen nicht vollkommen planlos war, wird der Leser leicht daraus verstehen, dass

---

[1] F. v. NIEMEYER. *Lehrb. d. spez. Pathologie u. Therapie.* Berlin 1871. Bd. II. Kap. Chlorose. p. 843.

man den Kalipräparaten gegen gewisse Blutkrankheiten und namentlich gegen Skorbut einen besonders günstigen Einfluss zugeschrieben hat.

Ich will übrigens offen bekennen, dass sowohl die Zahl meiner Beobachtungen, als auch ihre zeitliche Ausdehnung nicht derart sind, um über diese Mittel ganz und gar den Stab zu brechen. Auch sei erwähnt, dass das Kalium jodatum einer Berücksichtigung nicht durchaus unwerth sein wird. Bei der Pseudoleukämie wenigstens wird ihm von Mader[1] ein günstiger Einfluss zugeschrieben.

Auch mit dem Phosphor habe ich es bei einer einzigen Kranken (Fall Fürstner, Beobachtung III) ohne Erfolg versucht. Ahsburton Thomson und Broadbent[2] haben denselben zuerst bei der Leukämie empfohlen, und letzterer sah ihn auch in 2 Fällen essentieller Anämie von der vortrefflichsten Wirkung. Noch vor kurzer Zeit hat Wilson Fox[3] bei der Leukämie einen ganz erstaunlichen Erfolg von ihm gesehen. Bei einem Kranken, welcher an Leukaemia lienalis litt, schwand unter dem Gebrauch des Phosphors das Fieber sehr bald. Zu gleicher Zeit fanden sich die Kräfte wieder; die Milz verkleinerte sich und die Zahl der weissen Blutkörperchen, welche um das 20fache vermehrt war, sank binnen 3 Monaten auf die normale Zahl zurück. So viel also der Phosphor bei der Leukämie nützt oder doch zum mindesten nützen kann, so wenig scheint er bei allen Formen progressiver perniziöser Anämie zu leisten. Auch Bradbury[4] hat ihn vergeblich bei einem Kranken verordnet, welcher plötzlich anämisch geworden war und nach 18 Monaten unter epileptiformen Krämpfen verstarb, ohne dass die Sektion anders als einige Ekchymosen unter der Pleura und den Meningen nachweisen konnte. Und Pye-Smith[5] beobachtete bereits vor ihm bei einem Kranken, welchen er als an Anaemia perniciosa idiopathica leidend beschrieben hat, nur einen schnell vorübergehenden Erfolg, ohne dass der tödtliche Ausgang vermieden werden konnte.

Die sehr günstigen Erfolge, welche man von der Transfusion des Blutes bei Zuständen gesehen haben will, welche sowohl in ihrer äusseren Erscheinung mit unserem Leiden eine nicht zu verkennende

---

1 Mader. *Ein Fall von Pseudoleukämie.* (Wochenbl. d. Gesellschaft Wiener Aerzte. 1870. Nr. 22.)

2 Broadbent. *Therapeutic uses of phosphorus.* (Practitioner. 1875. Jan.)

3 Wilson Fox. *On the cure of Leukaemia splenica by means of Phosphorus.* (Lancet 1875. July 10.)

4 Bradbury. *A Case of idiopathic anaemia treated unsuccessfully by phosphorus etc.* (Brit. medic. Journal. 1876. p. 244. Aug. 19.)

5 Pye-Smith. *Zwei Fälle von Anaemia perniciosa idiopathica.* (Virchow's Archiv. Bd. 65. 1875. p. 512.)

Aehnlichkeit darbieten, als auch insofern einen gewissen inneren Zusammenhang mit demselben besitzen, als auch sie auf chemische oder zellige Veränderungen des Blutes zurückzuführen sind, mussten den Gedanken nahe legen, auch bei der progressiven perniziösen Anämie mit der Bluttransfusion einen Versuch zu wagen. Es kann mir nicht in den Sinn kommen und würde mich auch von meinem eigentlichen Ziele zu sehr abwegs führen, wenn ich das eben Gesagte durch eine litterarisch lückenlose Reihe von Beispielen belegen wollte.

Bereits 1869 empfahl Concato [1] die Bluttransfusion bei Malariakachexie. Er führte dieselbe im Verlauf von 9 Tagen 4 Male bei einem 40jährigen Manne aus, welcher mehrere Jahre an febris intermittens gelitten hatte und in Folge dessen in einen hochgradig kachektischen Zustand gerathen war. Der Erfolg war ein vortrefflicher, obschon der Kranke eine Woche später einem von Neuem auftretenden heftigen Fieberanfalle erlag. Auch Postempski [2] hat über einen günstigen Einfluss der Bluttransfusion bei Malariakachexie berichtet.

Um vieles interessanter — und gerade in Rücksicht auf unsere Krankheit — sind die Erfahrungen von Decristoforis.[3] Seine Beobachtungen II und VI betreffen Fälle von essentieller Chlorämie, bei denen sich Eisenpräparate als wirkungslos erwiesen hatten. In dem ersten Falle wurden im Verlauf von 46 Tagen 5 Bluttransfusionen unternommen, und es trat darauf schnelle Besserung und bald andauernde Heilung ein. In der Beobachtung VI war in einem Zwischenraume von 18 Tagen 2 Male Blut transfundirt, und auch hier war die Heilung vollkommen und andauernd. Auch in einem Falle von rezidivirendem Sumpffieber mit sekundärer Leukocythämie führten zwei Transfusionen Heilung herbei (Beobachtung VII).

Es sei zum Schluss noch der Mittheilung von Mosler [4] gedacht. Bei einem an Leukaemia lienalis leidenden Manne wurde die Bluttransfusion ausgeführt. Unmittelbar nach der Operation besserte sich das subjektive Befinden sofort. Auch weiterhin blieb das Befinden gut, und die Zahl der weissen Blutkörperchen schien etwas geringer geworden zu sein.

---

[1] L. Concato. *Cachessia palustre-tentativo di cura colla trasfusione del sangue.* (Rivist. clin. di Bologna. 1869. p. 257.)

[2] Postempski. *Relatione di cinque trasfusioni di sangue operate in Roma.* (Il. Morgagni. 1874.)

[3] Malachia Decristoforis. *La trasfusione del sangue.* (Ann. univ. di med. et chir. 1875.)

[4] Fr. Mosler. *Transfusion bei Leukämie.* (Berlin. klin. Wochenschrift. Nr. 19. 1866.)

Es bleiben an dieser Stelle alle diejenigen Beobachtungen absichtlich unberücksichtigt, bei welchen durch einen einmaligen grossen Blutverlust oder durch wiederholte Blutungen ein anämischer Zustand zu Wege gekommen war, welcher durch eine vorgenommene Bluttransfusion beseitigt werden sollte. Es ist offenbar, dass eine Transfusion in diesem Sinne bei unserer Form von progressiver perniziöser Anämie nicht beabsichtigt werden konnte, weil die Erfahrung gemacht wurde, dass eine eigentliche Blutarmuth bei dieser Krankheit in erster Linie gar nicht in Betracht kommt. Wenn die Bluttransfusion bei der perniziösen Anämie einen günstigen Einfluss haben sollte, so ging ich hauptsächlich von der Vorstellung aus, den blutbereitenden Organen des erkrankten Organismus durch Ueberleiten gesunden Blutes eine gewisse Zeit zu gönnen, sich zu erholen und womöglich zur normalen Funktion zurückzukehren, oder dem erkrankten Blut eine gewisse Menge gesunden Materiales zuzuführen, welches von ihm bequem und schnell zur Verwendung benutzt werden konnte.

Ich würde es nicht für den geringsten Vorzug dieser kleinen Abhandlung halten, wenn mir der Leser das Zugeständniss machen wollte, dass ich mich nach Kräften bemüht habe, ihn auf die grossen Lücken und Mängel sorgfältig aufmerksam zu machen, welche die Abhandlung in grösserer Zahl denn wünschenswerth enthalten dürfte, anstatt ihn mit Hilfe bequemer Pfade und gangbarer Brücken unbemerkt und scheinbar sicher über Abgründe und Spalten hinüberzuführen. Ich habe dieses für das einzige Mittel gehalten, ihn und mich auf einem Gebiete, dessen Bearbeitung vielleicht nicht zu den am wenigst schweren Aufgaben gehört, vor Abwegen zu bewahren. Auch an dieser Stelle muss ich ihn auf eine grosse Mangelhaftigkeit meiner Erfahrungen hinweisen. Meine Beobachtungen über den Einfluss der Bluttransfusion bei der progressiven perniziösen Anämie beziehen sich leider nur auf einen einzigen Fall (Kap. VI. Beobachtung 6. Fall Doppel. p. 174). Es ist dieses um so mehr zu bedauern, als hier die Transfusion von dem vortrefflichsten Erfolge begleitet war.

Wenn der Leser die Mühe nicht gescheut haben sollte, meine Beobachtungen durchzublättern, so wird er sich besinnen, dass es sich dabei um eine 34jährige Frau handelt, welche von mir seit dem 2. Dezember 1874 auf der Frerichs'schen Klinik an den Zeichen der progressiven perniziösen Anämie behandelt wurde. Ende Februar 1875 stellte sich wiederholtes Nasenbluten ein, durch welches die Patientin in der bedenklichsten Weise in ihrem Kräftezustand herunterkam. Am 26. Januar führte man an ihr die Bluttransfusion aus. Das Blut wurde einem robusten Manne entlehnt, welcher sich damals auf dem Frerichs'-

schen Klinikum als Rekonvalescent nach einem vor längerer Zeit überstandenen Muskelrheumatismus befand. Es war aus einer Armvene mittelst Aderlasses gewonnen, defibrinirt, auf Bluttemperatur erwärmt und mit einer einfachen Spritze direkt in die vena basilica der Kranken injizirt worden. Die Menge des übergeführten Blutes betrug 270 Ccmtr. Die Ausführung geschah ohne Narkose.

Während der Operation und unmittelbar nach ihr traten gar keine Erscheinungen auf. Nach Ablauf einer halben Stunde erfolgte leichtes Frösteln, und es fing dann die Temperatur so schnell zu steigen an, dass sie nach 4 Stunden 39,8° C. in der Achsel erreicht hatte. Allein bereits am folgenden Tage war sie, wie der Leser aus der Kurve auf Tafel III erkennt, normal geworden und blieb dann auch späterhin andauernd normal. Neben der Temperatursteigerung stellte sich das Gefühl innerer Angst, Unruhe und des Blutandranges zum Kopfe ein. Diese Erscheinungen hielten volle zwei Stunden lang an und waren dann plötzlich verschwunden.

Es trat nun in dem subjektiven und objektiven Befinden der Kranken eine auffällig schnelle und erhebliche Wendung zum Bessern ein. Schon während der ersten Nacht hatte sie vortrefflich geschlafen und am nächsten Morgen fühlte sie sich so wohl wie seit langer Zeit niemals zuvor. So war am Tage vor der Transfusion Taubheit eingetreten, und am Tage nach derselben kehrte das Gehörsvermögen vollkommen wieder. Auch die anämischen Geräusche über dem Gefässapparate schwanden. In den ersten Tagen des Februar war die Kranke so kräftig geworden, dass sie den Versuch unternehmen konnte, sich für einige Stunden ausser Bett aufzuhalten. Auch bekamen die Schleimhäute des Gesichtes eine blassröthliche Farbe.

Am Blute liessen sich in den ersten Tagen Veränderungen gegen früher nicht nachweisen. Als man es dann aber am 8. Februar, also 14 Tage nach der Transfusion untersuchte, hatte es sich in seinem makroskopischen Aussehen vollkommen verändert. Denn während es vordem serös bernsteingelb ausgesehen hatte, quoll es jetzt blutroth aus den Stichwunden hervor. Bei mikroskopischer Untersuchung waren zwar die korpuskulären Elemente dieselben geblieben (an Form und Zahl), doch schienen die bikonkaven Blutzellen tiefer tingirt zu sein als früher.

Es wird nicht unwichtig sein, bei der Veränderung des Blutes für einen Augenblick stehen zu bleiben, wenn man sich über die Wirkung der Transfusion bei unserer Patientin einigermaassen klar werden will. Es wurde bereits hervorgehoben, dass die Kranke vor der Transfusion wiederholte Blutverluste erlitten hatte. Man könnte sich aus diesem Grunde zu der Anschauung verleitet fühlen, als ob die Operation nicht gegen die perniziöse Anämie an sich, sondern nur als Ersatz für das verlorene Blut wirkte. Ich würde mich dieser Meinung nicht ohne Weiteres anschliessen können, denn ich glaube, dass dieser Voraussetzung gemäss das übergeleitete Blut, um es kurweg auszudrücken, nur quantitativ hätte wirken können. Dass die Transfusion die Qualität des Blutes umsetzen konnte, scheint mir wenigstens dafür zu sprechen, den Einfluss der Operation in dem Sinne auffassen zu müssen, wie das bereits vorhin angedeutet worden ist.

Von einer einmaligen Transfusion einer verhältnissmässig geringen Blutmenge durfte ein dauernder Erfolg kaum zu erwarten sein. Ja! man wird sich mit Fug und Recht darüber wundern müssen, dass der günstige Einfluss so lange anhalten und an dem Blute erst einige Zeit später sicher nachgewiesen werden konnte. In der zweiten Hälfte des Februar verschlechterte sich wieder das Befinden der Kranken. Es traten die früheren Beschwerden von Neuem auf, und das Blut nahm wieder die seröse bernsteingelbe Farbe an. Angst vor einer zweiten Transfusion, welche man der Kranken vorschlug, veranlassten sie, das Krankenhaus zu verlassen und sich damit der ärztlichen Beobachtung zu entziehen.

Die an die Operation sich anschliessenden Reaktionserscheinungen weichen in unserem Falle von dem Bilde kaum ab, wie es von anderen Autoren im Gefolge der Transfusion vielfach gesehen und beschrieben worden ist. Aber ich will es nicht versäumen daran zu erinnern, dass die Bluttransfusionen bei Personen, welche an progressiver perniziöser Anämie leiden, noch ganz besondere Gefahren auf sich haben kann. Man vergesse nicht, dass die Blutgefässwände bei dieser Krankheit nicht ohne Veränderung bleiben, und wenn es auch durch die bekannten Versuche von Worm-Müller[1] mit Sicherheit erwiesen ist, dass eine Drucksteigerung im arteriellen Gefässsystem nach einer so kleinen Menge übergeführten Blutes nicht Statt hat, so wird man unter den eben besprochenen Verhältnissen nicht ganz ohne Bedenken an die Operation herangehen.

Die Bluttransfusion ist bereits früher bei den verschiedensten Formen der progressiven perniziösen Anämie ausgeführt werden. Gusserow,[2]

---

1 Worm-Müller. *Die Abhängigkeit des arteriellen Druckes von der Blutmenge.* (Arbeiten aus der physiologischen Anstalt zu Leipzig. Jahrg. VIII. 1873.)

2 Vgl. Kap. IV. Kasuistik. p. 59. Beobachtung XXXIV. 60. 61.

Pepper,[1] Habershon,[2] Chadwick,[3] Ferrand[4] und Quincke haben über dieselbe Bericht erstattet. Fast regelmässig war der Erfolg ein ungünstiger.

In den Beobachtungen von Gusserow konnte der Tod niemals aufgehalten werden, doch wird man hierbei nicht übersehen dürfen, dass ganz besondere Umstände: die Vorgänge bei der Geburt im Spiele waren. Der erste Fall kann, wenn es sich um die Feststellung eines Resultates handelt, überhaupt kaum verwerthet werden, da ein Theil des defibrinirten Blutes nicht in die Vene, sondern bei der Transfusion unter die Haut gelangte. In einer zweiten Beobachtung wurden 180 Gramm defibrinirten Menschenblutes in die vena cephalica übergeleitet. Eine halbe Stunde später erfolgte ein einstündiger Schüttelfrost; dann trat zwar eine geringe Erleichterung ein, doch ging am kommenden Tage die Geburt vor sich, und am nächsten Tage verstarb die Kranke. In der dritten Beobachtung Gusserow's endlich musste die Transfusion abgebrochen werden, als man die dritte Unze Blutes überleitete, indem Beklemmung und Erstickungsgefahr eintraten. Man hatte die Operation unternommen, als die Geburt bereits angefangen hatte. Nach der Transfusion erfolgte ein Schüttelfrost und eine schnelle Temperatursteigerung bis 40,1° C. Die Geburt wurde künstlich beendet, aber schon zwei Tage später verstarb die Kranke. Der baldige Eintritt des Todes legt die Vermuthung nahe, dass man mit der Transfusion zu lange zurückgehalten hat, abgesehen davon, dass die besonderen Umstände dem Enderfolg kaum günstig sein konnten.

Pepper führte an seinem Kranken die Transfusion in einem Zeitraume von 6 Tagen zwei Male aus. Das erste Mal wurden 120 Gramm Menschenblutes in die vena basilica injizirt. Unmittelbar darnach wurden zwar Fieber, Erbrechen und Durchfall beobachtet, dann aber blieb das Befinden drei Tage lang ein befriedigendes. Sechs Tage später wiederholte man die Transfusion. Dieses Mal stieg die Temperatur höher; der Patient wurde unruhig, verlor das Bewusstsein und starb 12 Stunden später.

In der Beobachtung von Habershon wurde die Transfusion offenbar zu spät unternommen, da der Patient bereits eine Stunde darauf zu Grunde ging, und auch Ferrand führte die Operation erst während der Agonie aus. Nicht viel anders scheinen sich die Umstände in dem Falle von Chadwick verhalten zu haben.

---

[1] Vgl. Kap. IV. Kasuistik. p. 70.
[2] Vgl. Kap. IV. Kasuistik. p. 78.
[3] Vgl. Kap. IV. Kasuistik. p. 62.
[4] Vgl. Kap. IV. Kasuistik. p. 54.

Mit einem besonderen Eifer hat QUINCKE die Frage verfolgt, ob die Bluttransfusion bei der progressiven perniziösen Anämie von Nutzen ist. Seine ersten Mittheilungen[1] lieferten kein günstiges Resultat, jedoch sind dieselben mit nicht zu vernachlässigenden Fehlern behaftet, selbst wenn man zunächst davon absehen will, dass es sich nicht in allen Fällen wirklich um perniziöse Anämie gehandelt habe: zu einem Beweise, welcher über den Werth oder Unwerth der Transfusion entscheiden soll, können sie nicht benutzt werden.

In der Beobachtung X wurde die Transfusion an einer moribunden Kranken ausgeführt, welche $^1/_4$ Stunde nach der Operation verstarb (es handelte sich hier um einen vernachlässigten Typhus), und kaum anders verhielt es sich in Beobachtung IX (p. 49), was übrigens QUINCKE selbst hervorgehoben hat.

In der Beobachtung III wurde zur Transfusion Lammblut gewählt. Der Kranke fühlte sich an den folgenden Tagen besser, verstarb dann aber 6 Tage später. Es ist dieses die Beobachtung, welche als perniziöse Anämie beschrieben wird, obwohl die Sektion einen alten Lungenabszess mit sekundärer eitriger Pleuritis ergab. Gesetzt dass die Diagnose einen Einwurf nicht erlaubte, so würde die Beobachtung trotzdem mit der meinigen nicht viel Gemeinsames haben, denn nach den Untersuchungen von PONFICK[2] ist es bekannt, dass die Transfusion mit Blut einer anderen Spezies auch beim Menschen nicht ohne Gefahr sein dürfte, und einen heilsamen Nutzen von derselben zu erwarten, wird man noch um Vieles weniger berechtigt sein.

In der ersten Beobachtung QUINCKE's endlich handelt es sich um eine 34jährige Frau, welche nach einem Durchfall von 6monatlicher Dauer an den Erscheinungen der perniziösen Anämie erkrankt war. Als dann aber die Sektion gemacht wurde, fand man im ganzen Dickdarm eine kroupöse Entzündung der Schleimhaut vor. Es kann demnach kaum Wunder nehmen, wenn die Transfusion, welche 5 Tage vor dem Tode mit 100 Ccm. defibrinirten Menschenblutes ausgeführt worden war, „für den Allgemeinzustand“ ohne Erfolg blieb.

Auffällig jedenfalls wird es erscheinen müssen, wenn QUINCKE behauptet, „für Fälle, wo die Blutbereitung durch primäre Erkrankung der betreffenden Organe darniederliegt, wird man auch bei rechtzeitiger Transfusion höchstens einen vorübergehenden Erfolg er-

---

1 H. QUINCKE. *Ueber perniziöse Anämie.* (Volkmann's Samml. klin. Vorträge. Mai 1876.)

2 PONFICK. *Experimentelle Beiträge zur Lehre von der Transfusion.* (Virchow's Archiv. Bd. 62. Januar 1875.)

zielen," da die Transfusion bei primärer perniziöser Anämie nie von ihm ausgeführt wurde, und unsere eigene Beobachtung fast das Gegentheil lehrt.

So ungünstig die Erfolge in den ersten Beobachtungen von Quincke gewesen sind, ebenso auffällig günstig scheinen sie sich später gestaltet zu haben. Denn auf der Naturforscherversammlung zu Hamburg im vorigen Jahre theilte Quincke[1] zwei Beobachtungen mit, in denen die Transfusion mit Menschenblut Genesung herbeiführte. Im Gegensatz zu meinen eigenen Erfahrungen fand unmittelbar nach der Transfusion ein Untergang rother Blutkörperchen statt, welche sich klinisch durch eine Hämoglobinurie zu erkennen gab und auch objektiv und direkt durch Zählung nachgewiesen werden konnte. Späterhin nahm die Zahl der rothen Blutkörperchen zu, und zugleich wurde ihre Form eine vollkommen normale.

Mit gutem Grund hat man in der Diskussion, welche sich an jenen Vortrag anschloss, darauf aufmerksam gemacht, dass von einer dauernden Genesung nicht gut die Rede sein kann, weil Rezidive der Krankheit gerne und oft erst nach längerer Zeit eintreten. Und von diesem Gesichtspunkt aus wird man gut thun, sich über den Erfolg jedes therapeutischen Eingriffes immer mit grosser Vorsicht auszusprechen.

Bei demjenigen Kranken, dessen Geschichte ich im Kapitel VI unter Beobachtung VII gegeben habe, erwiesen sich Landaufenthalt und Milchdiät von vorzüglichem Erfolg. Acht Wochen waren ausreichend gewesen, die Kräfte wiederherzustellen und die Blutmischung zum Normalen zurückzuführen. Als Hospitalarzt wird man nicht häufig Gelegenheit haben, eine derartige Verordnung zu treffen, weil die Kranken in einem so elenden Zustande den Anstalten zuzukommen pflegen, dass an eine Reise kaum zu denken ist.

Mit dem bisher Mitgetheilten bin ich am Ende von dem angelangt, was ich selbst geprüft und beobachtet habe. Der Vollständigkeit halber sei erwähnt, dass Schüle[2] die Elektrizität und Hydrotherapie als diejenigen Mittel empfohlen hat, welche den besten Erfolg erwarten lassen dürften, indem er von der Vorstellung ausging, dass die perniziöse Anämie der Ausdruck gewisser Formen von Cerebrospinalleiden sei.

---

[1] H. Quincke. *Ueber Transfusion in Fällen von perniziöser Anämie.* (Beilage zum Tageblatt der 49. Versamml. deutsch. Naturforsch. und Aerzte in Hamburg. p. 131. 22. Sept, 1876.)

[2] Schüle. *Beiträge zur Kenntniss perniziöser Anämie.* (Allgem. Zeitschrift f. Psychiatrie. Bd. 32. Jan. 1875.)

Im vorkommenden Falle würde ich mir nach meinen Erfahrungen bei vorgeschrittenem Leiden von der wiederholten Transfusion, am Anfange der Krankheit von Landaufenthalt und Milchdiät den wirksamsten und besten Einfluss versprechen. Und gerade in Bezug auf den letzten Punkt wird man leicht einsehen, wie wichtig es ist, dass für die progressive perniziöse Anämie oder doch wenigstens für eine bestimmte Form derselben eine leicht greifbare anatomische Grundlage geschaffen wurde.

Hoffen wir demnach, dass die Zukunft das Ziel schnell und sicher erreicht, dem die Vergangenheit vergeblich zugestrebt hat.

Fürstner Juni 1875. Juli 1875.

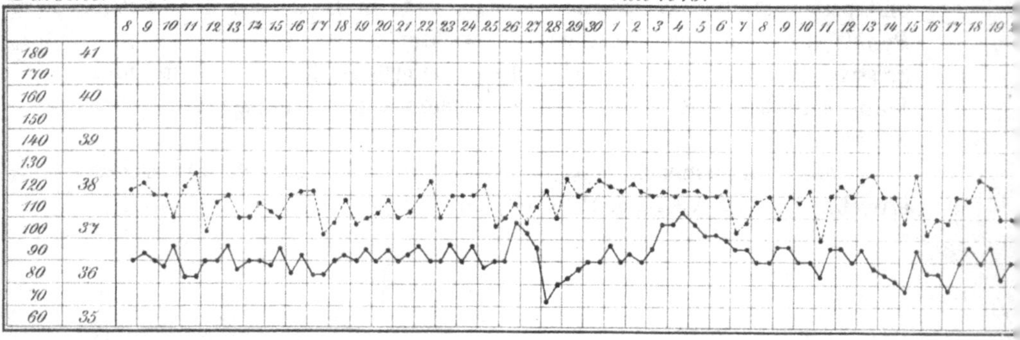

Doppel Dezember 1874. Januar 1875.

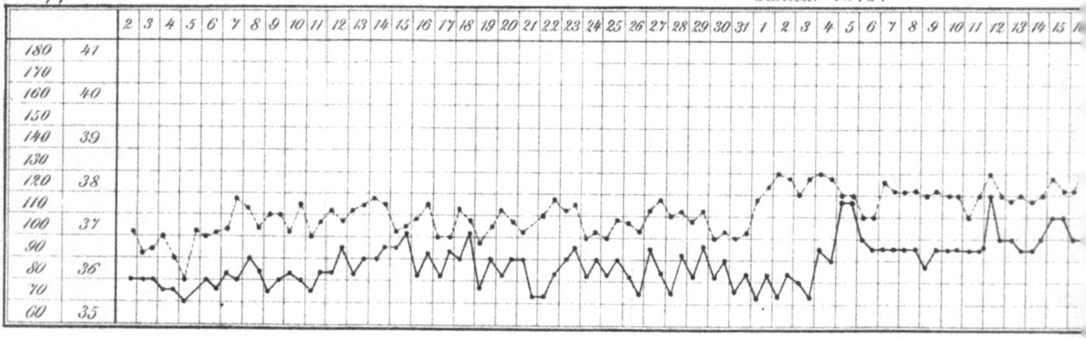

Eichhorst, pern. Anämie.

Neumann Februar 1876.

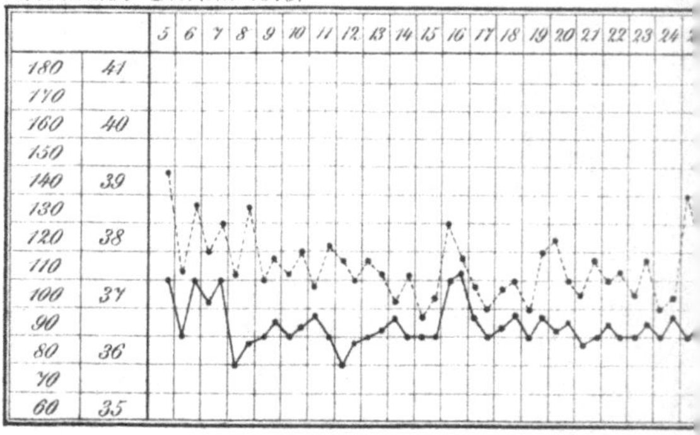

Taf. III.

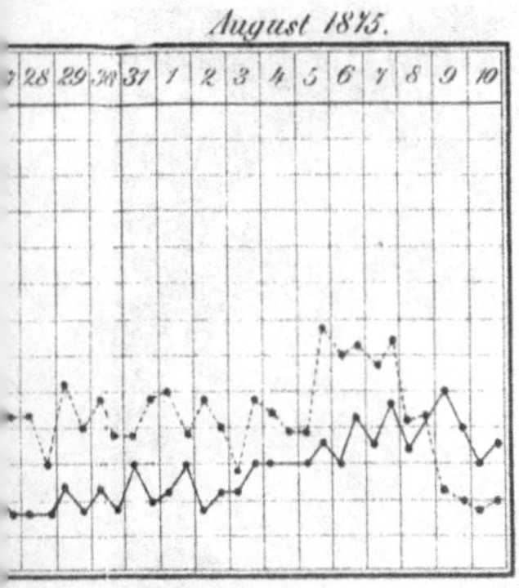

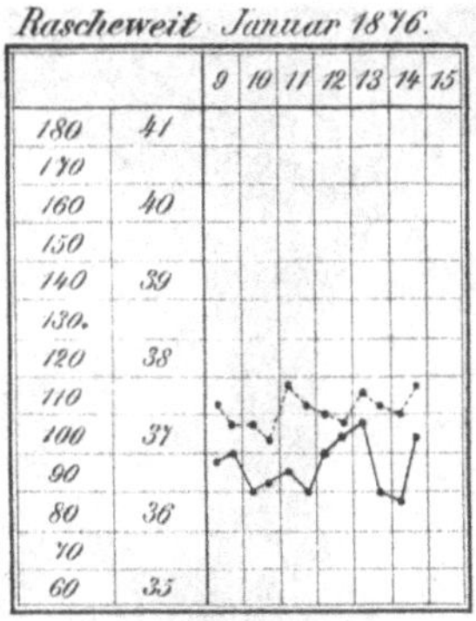

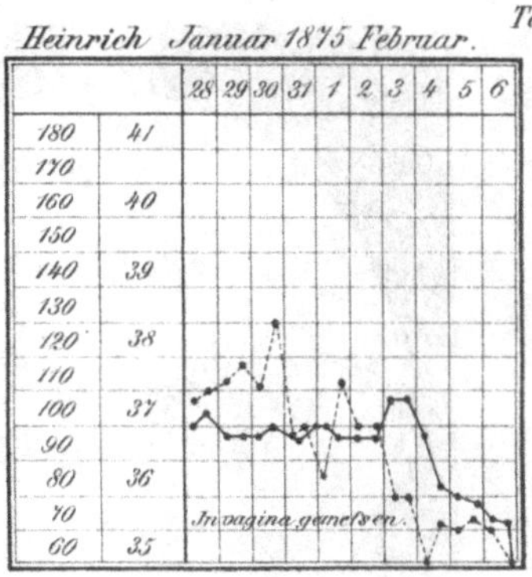

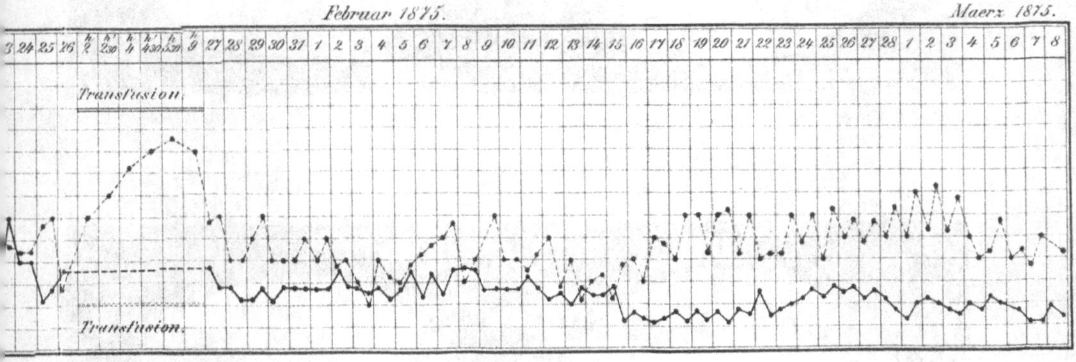

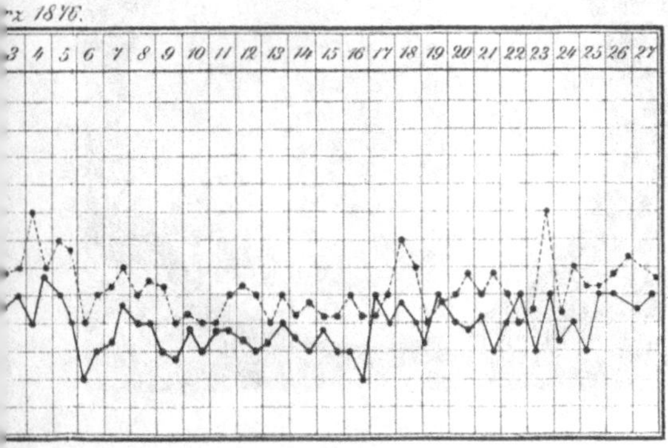

Leipzig, Veit & Comp.

Fig. 1.

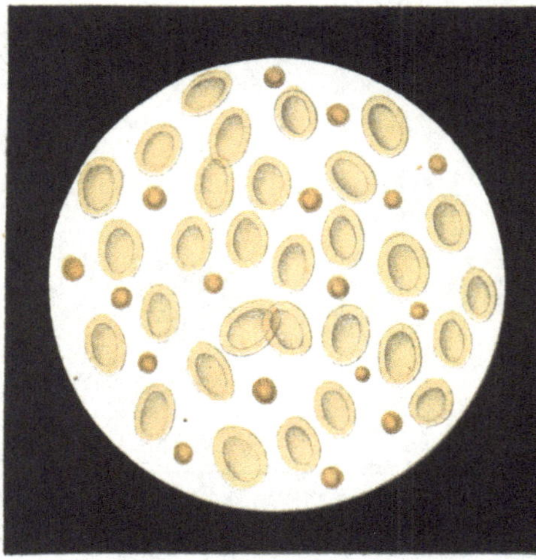

Beobachtung I. (Grünthal.)

Fig. 2.

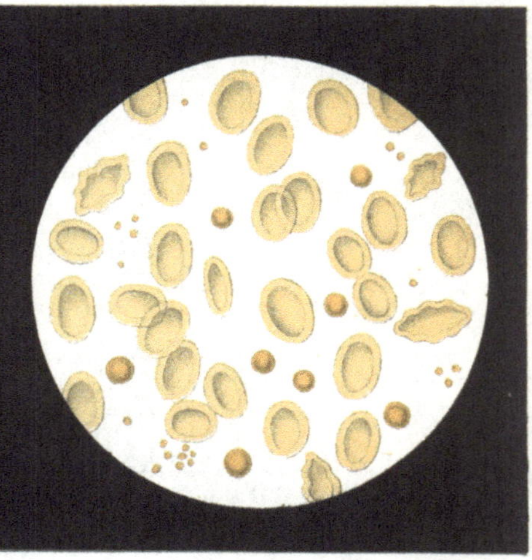

Beobachtung II. (Neumann.)

Fig. 3.

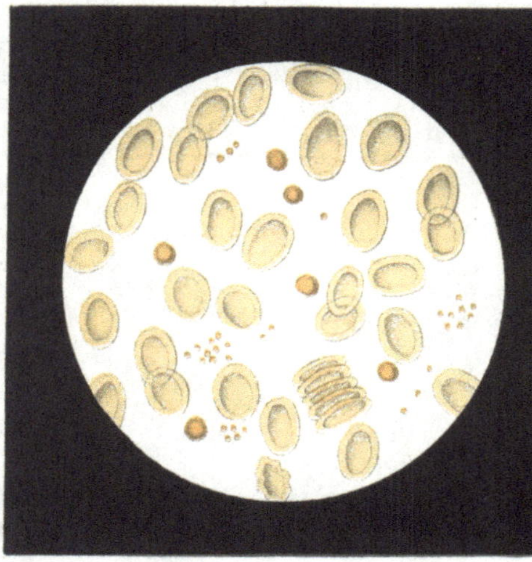

Beobachtung III. (Fürstner.)

Fig. 4.

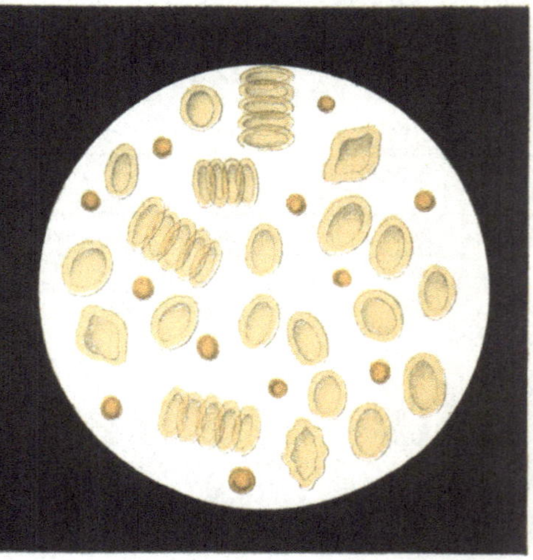

Beobachtung IV. (Heinrich.)

Eichhorst u. Müller ad nat. del.

Leipz

Fig. 3.

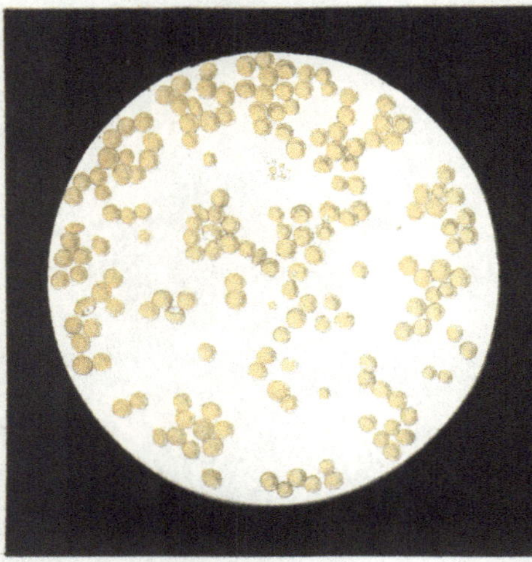

Fig. 4.

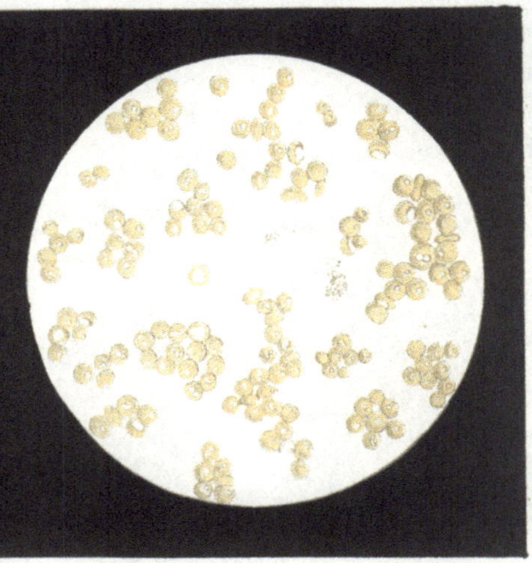

Fig. 1.

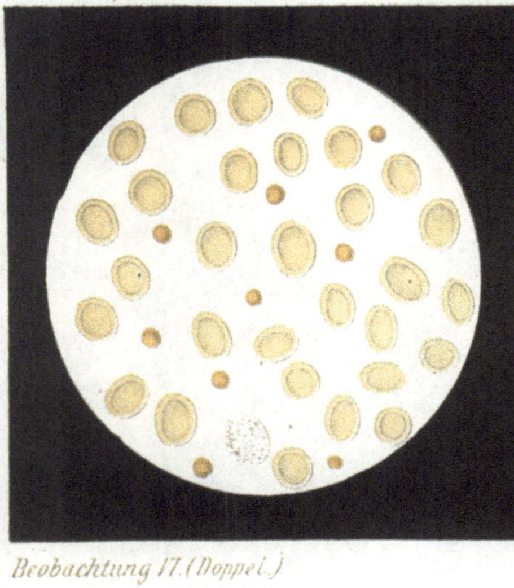

Beobachtung IV. (Doppel.)

Fig. 2.

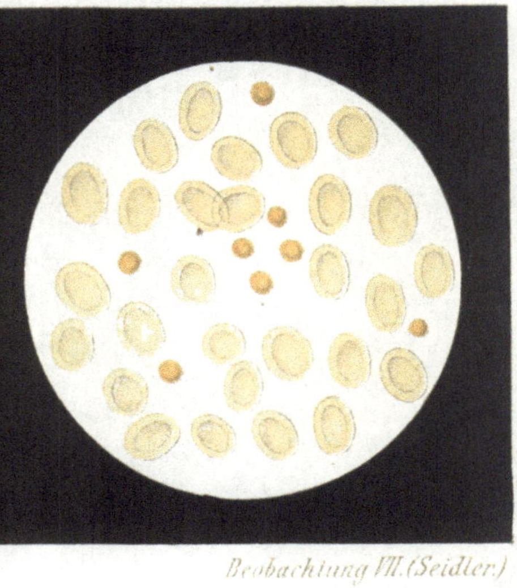

Beobachtung VII. (Seidler.)

Comp. Lith. Anst. v. J. G. Bach, Leipzig.

MIX
Papier | Fördert gute Waldnutzung
FSC® C083411

Kolibri 360 GmbH
Ferdinand-Jühlke-Straße 7
99095 Erfurt, Deutschland
produktsicherheit@kolibri360.de